国家卫生和计划生育委员会"十三五"规划教材

全国高等学校教材

供**预防医学**类专业用

卫生法律制度与监督学

Science of Health Legal System and Supervision

第 **4** 版

主 编 樊立华

副主编 刘金宝 张冬梅

编 者（以姓氏笔画为序）

马 辉	首都医科大学	周 令	大连医科大学
王素萍	山西医科大学	赵 英	南华大学
刘金宝	新疆医科大学	赵存喜	安徽医科大学
苏 维	四川大学	娄峰阁	齐齐哈尔医学院
李 莉	哈尔滨医科大学	姚 平	华中科技大学同济医学院
李春灵	广西医科大学	徐 勇	苏州大学医学部
杨淑娟	吉林大学	栾耀君	黑龙江省卫生监督局
汪保国	广东药科大学	高建伟	上海交通大学医学院
沈孝兵	东南大学	蒋 祎	重庆医科大学
张冬梅	安徽医科大学	韩冬梅	包头医学院
画宝勇	郑州大学	樊立华	哈尔滨医科大学

编写秘书

刘新研 哈尔滨医科大学

人民卫生出版社

图书在版编目（CIP）数据

卫生法律制度与监督学/樊立华主编.—4 版.—北京：人民卫生出版社,2017

全国高等学校预防医学专业第八轮规划教材

ISBN 978- 7- 117- 24322- 3

Ⅰ.①卫…　Ⅱ.①樊…　Ⅲ.①卫生法- 中国- 医学院校- 教材②卫生管理- 医学院校- 教材　Ⅳ.①D922.16②R19

中国版本图书馆 CIP 数据核字（2017）第 093855 号

人卫智网	www.ipmph.com	医学教育、学术、考试、健康，购书智慧智能综合服务平台
人卫官网	www.pmph.com	人卫官方资讯发布平台

卫生法律制度与监督学
第 4 版

主　　编：樊立华
出版发行：人民卫生出版社（中继线 010-59780011）
地　　址：北京市朝阳区潘家园南里 19 号
邮　　编：100021
E - mail：pmph @ pmph.com
购书热线：010- 59787592　010- 59787584　010- 65264830
印　　刷：三河市宏达印刷有限公司
经　　销：新华书店
开　　本：850×1168　1/16　　印张：32　　插页：1
字　　数：753 千字
版　　次：2003 年 12 月第 1 版　　2017 年 6 月第 4 版
　　　　　2025 年 1 月第 4 版第 13 次印刷（总第 31 次印刷）
标准书号：ISBN 978- 7- 117- 24322- 3/R · 24323
定　　价：69.00 元

打击盗版举报电话：010- 59787491　E-mail：WQ @ pmph.com
（凡属印装质量问题请与本社市场营销中心联系退换）

全国高等学校预防医学专业第八轮规划教材修订说明

我国的公共卫生与预防医学教育是现代医学教育的一个组成部分，并在教学实践中逐步形成了中国公共卫生与预防医学教育的特点。现代公共卫生与预防医学教育强调"干中学"（learning by doing）这一主动学习、终身学习的教育理念，因此公共卫生和预防医学教材的建设与发展也必须始终坚持和围绕这一理念。

1978 年，在原卫生部的指导下，人民卫生出版社启动了我国本科预防医学专业第一轮规划教材，组织了全国高等院校的知名专家和教师共同编写，于 1981 年全部出版。首轮教材共有 7 个品种，包括《卫生统计学》《流行病学》《分析化学》《劳动卫生与职业病学》《环境卫生学》《营养与食品卫生学》《儿童少年卫生学》，奠定了我国本科预防医学专业教育的规范化模式。

此后，随着预防医学专业的发展和人才培养需求的变化，进行了多轮教材的修订与出版工作，并于 1990 年成立了全国高等学校预防医学专业第一届教材评审委员会，至今已经是第四届。为了满足各院校教学的实际需求，规划教材的品种也随之进一步丰富。第二轮规划教材增加《卫生毒理学基础》《卫生微生物学》，第四轮增加《社会医学》，第五轮增加《卫生事业管理学》《卫生经济学》《卫生法规与监督学》《健康教育学》《卫生信息管理学》和《社会医疗保险学》，第六轮、第七轮延续了 16 种理论教材的框架。由此，经过 30 余年的不断完善和补充，基本形成了一套完整、科学的教材体系。

为了深入贯彻教育部《国家中长期教育改革和发展规划纲要（2010-2020 年）》和国家卫生和计划生育委员会《国家医药卫生中长期人才发展规划（2011-2020 年）》，通过对全国高等院校第七轮规划教材近四年来教学实际情况的调研和反馈，经研究决定，于 2015 年启动预防医学专业第八轮规划教材的修订，并作为国家卫生和计划生育委员会"十三五"规划教材的重点规划品种。本套教材在第四届教材评审委员会的指导下，增加《公共卫生与预防医学导论》，有助于学生了解学科历史，熟悉学科课程设置，明确专业研究方向，为专业课程的学习奠定基础。

预防医学专业第八轮规划教材的修订和编写特点如下：

1. 坚持教材顶层设计　教材的修订工作是在教育部、国家卫生和计划生育委员会的领导和支持下，由全国高等学校预防医学专业教材评审委员会审定，专家、教授把关，全国各医学院校知名专家、教授编写，人民卫生出版社高质量出版的精品教材。

2. 坚持教材编写原则　教材编写修订工作始终坚持按照教育部培养目标、国家卫生和计划生育委员会行业要求和社会用人需求，在全国进行科学调研的基础上，借鉴国内外医学培养模式和教材建设经验，充分研究论证本专业人才素质要求、学科体系构成、课程体系设置和教材体系规划后，制定科学、统一的编写原则。

3. 坚持教材编写要求　教材编写遵循教育模式的改革、教学方式的优化和教材体系的建设，坚持科学整合课程、淡化学科意识、实现整体优化、注重系统科学。本轮教材修订之初，在全国高等院校进行了广泛而深入的调研，总结和汲取了前七轮教材的编写经验和成果，对院校反馈意见和建议比较集中的教材进行了较大程度的修改和完善。在教材编写过程中，始终强调本科教材"三基""五性""三特定"的编写要求，进一步调整结构、优化图表、精炼文字，以确保教材编写质量，打造精品教材。

4. 坚持教材创新发展　本轮教材从启动编写伊始，采用了"融合教材"的编写模式，即将纸质教材内容与数字教材内容及智育内容、富媒体资源、智慧平台、智能服务相结合的，以纸质为基本载体，与互联网平台有机融合的立体教材和新兴服务，形成针对本专业和学科的终身教育解决方案。教师和学生都可以通过使用移动设备扫描"二维码"的方式，在平台上获得为每本教材量身创作的富媒体资源，包括教学课件、章末思考题解答思路、丰富的教学案例以及多种类型的富媒体资源，实现学生自主学习、终身学习、移动学习的教育目标。

5. 坚持教材立体建设　从第五轮教材修订开始，尝试编写和出版了服务于教学与考核的配套教材，之后每轮教材修订时根据需要不断扩充和完善。本轮教材共有 10 种理论教材配有《学习指导与习题集》、《实习指导》或《实验指导》类配套教材，供教师授课、学生学习和复习参考。

第八轮预防医学专业规划教材系列共 17 种，将于 2017 年 8 月全部出版发行，融合教材的全部数字资源也将同步上线，供秋季教学使用；其他配套教材将于 2018 年秋季陆续出版完成。

希望全国广大院校在使用过程中能够多提宝贵意见，反馈使用信息，以逐步修改和完善教材内容，提高教材质量，为第九轮教材的修订工作建言献策。

全国高等学校预防医学专业第八轮规划教材目录

1. 公共卫生与预防医学导论
   主编：李立明　副主编：叶冬青　毛宗福

2. 卫生统计学　第8版
   主编：李晓松　副主编：陈峰　郝元涛　刘美娜

3. 流行病学　第8版
   主审：李立明　主编：詹思延　副主编：叶冬青　谭红专

4. 卫生化学　第8版
   主编：康维钧　副主编：和彦苓　毋福海　李娟　黄沛力

5. 职业卫生与职业医学　第8版
   主审：孙贵范　主编：邬堂春　副主编：牛侨　周志俊　朱启星　陈杰

6. 环境卫生学　第8版
   主编：杨克敌　副主编：郑玉建　郭新彪　张志勇

7. 营养与食品卫生学　第8版
   主编：孙长颢　副主编：凌文华　黄国伟　刘烈刚　李颖

8. 儿童少年卫生学　第8版
   主编：陶芳标　副主编：武丽杰　马军　张欣

9. 毒理学基础　第7版
   主审：王心如　主编：孙志伟　副主编：陈雯　周建伟　张文昌

10. 卫生微生物学　第 6 版

　　主编：曲章义　副主编：邱景富　王金桃　申元英

11. 社会医学　第 5 版

　　主编：李鲁　副主编：吴群红　郭清　邹宇华

12. 卫生事业管理学　第 4 版

　　主编：梁万年　副主编：胡志　王亚东

13. 卫生经济学　第 4 版

　　主编：陈文　副主编：刘国祥　江启成　李士雪

14. 卫生法律制度与监督学　第 4 版

　　主编：樊立华　副主编：刘金宝　张冬梅

15. 健康教育学　第 3 版

　　主编：傅华　副主编：施榕　张竞超　王丽敏

16. 卫生信息管理学　第 4 版

　　主编：罗爱静　副主编：王伟　胡西厚　马路

17. 医疗保险学　第 4 版

　　主编：卢祖洵　副主编：高广颖　郑建中

全国高等学校预防医学专业第四届教材评审委员会名单

名誉主任委员： 陈学敏　华中科技大学

主 任 委 员： 李立明　北京大学

副主任委员： 孙贵范　中国医科大学

王心如　南京医科大学

委员： 姜庆五　复旦大学　　　　　　　胡永华　北京大学

凌文华　中山大学　　　　　　　孙振球　中南大学

梁万年　国家卫生和计划生育委员会　马　骁　四川大学

金泰廙　复旦大学　　　　　　　郑玉建　新疆医科大学

武丽杰　哈尔滨医科大学　　　　郭爱民　首都医科大学

季成叶　北京大学　　　　　　　吕姿之　北京大学

牛　侨　山西医科大学　　　　　邬堂春　华中科技大学

陈　坤　浙江大学　　　　　　　颜　虹　西安交通大学

吴逸明　郑州大学　　　　　　　孙长颢　哈尔滨医科大学

浦跃朴　东南大学　　　　　　　孟庆跃　山东大学

谭红专　中南大学　　　　　　　陶芳标　安徽医科大学

曹　佳　第三军医大学　　　　　庄志雄　深圳市疾病预防控制中心

刘开泰　中国疾病预防控制中心　汪　华　江苏省卫生和计划生育委员会

潘先海　海南省疾病预防控制中心

秘书： 詹思延　北京大学

主编简介

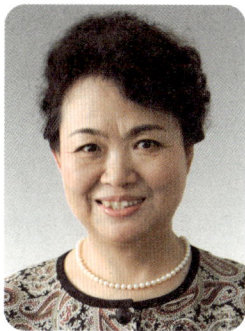

樊立华

教授，博士生导师，自 1978 年至今从事卫生法学、卫生监督学、卫生管理学教学及科研工作，历任哈尔滨医科大学公共卫生学院、卫生管理学院副院长，哈尔滨医科大学医学教育研究所所长。

主要社会兼职：中国卫生法学会常务理事；中国研究型医院学会 QSHE 管理专业委员会副主任委员；中国研究型医院学会理论创新分会常务理事；中国卫生事业管理学会初级卫生保健分会常务理事；教育部高等学校第二届医药学科人文社科课程教学指导委员会委员；中华医学科技奖第二届评审委员会委员；黑龙江省政府立法专家；中国公共卫生管理杂志编委；医学与社会杂志编委等。

主要学术成就：主持与参加国家自然基金 8 项；主持与参加国家博士点基金 2 项；主持国家卫生计生委课题 6 项，国家医学考试中心课题 2 项；主持省级课题 4 项；国际合作项目课题 2 项。 主编教育部国家级"十五，十一五、十二五、十三五"规划教材 7 部，主编原卫生部规划教材 6 部，主编高等医学院校协编教材 3 部。 公开发表论文 122 篇，其中 SCI 收录 12 篇，撰写研究专著 3 部。 获国家级优秀教学成果二等奖 1 项；获省级优秀教学成果奖 9 项。 获黑龙江省政府科技进步二等奖 1 项；获黑龙江省社会科学优秀科研成果二等奖、三等奖等 4 项；获省卫生计生委，教育厅科技进步奖 3 项。 培养博士及硕士研究生 116 名。

获得荣誉：原卫生部有突出贡献中青年专家；黑龙江省第二届高等学校教学名师；黑龙江省优秀中青年专家；黑龙江省首届杰出法学工作者；黑龙江省优秀研究生导师；国家级精品课程《卫生法学》课程负责人。 国家级精品资源共享课程《卫生法学》课程负责人；享受省政府特殊津贴。

副主编简介

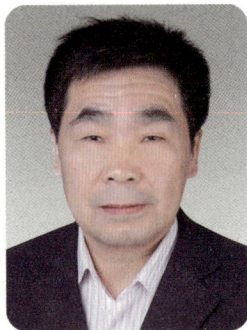

刘金宝

教授，博士生导师、新疆医科大学教育教学督导委员会委员，新疆维吾尔自治区卫生经济学会常务理事，《新疆医科大学学报》杂志编委，新疆医科大学社会医学与卫生事业管理学学科带头人。

长期从事预防医学、卫生事业管理专业的教学和科研工作。 主要涉及领域包括卫生法与卫生监督、卫生服务、卫生资源配置、慢性病流行病学等。 先后承担国家级、省部级和自治区卫生计生委、自治区科协及乌鲁木齐市发改委委托项目 10 余项。 主编和副主编的教材有《卫生法律制度与监督学》《卫生法学》《预防医学》《全科医学基础》《社区预防医学》。 发表论文 80 余篇。

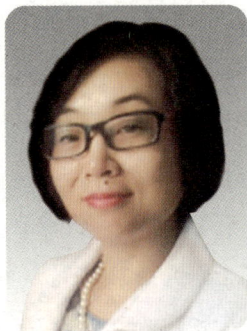

张冬梅

副教授，硕士生导师，安徽医科大学国有资产管理处副处长，安徽医科大学卫生管理学院教师，中华预防医学会卫生事业管理分会委员兼秘书，中国农村卫生事业管理杂志编辑部副主任和审稿专家。

从事社会医学与卫生事业管理教学科研工作 23 年，主要研究领域为慢性病流行病学、老年社会医学和传染病防治监督评价，获安徽省科技进步三等奖 1 项。 近 5 年承担国家卫生计生委、安徽省课题 6 项，发表学术论文 10 余篇，参编教育部国家级规划教材 2 部。 曾赴英国Wolverhampton 大学卫生与健康学院进修。

前　言

　　卫生法是我国社会主义法律体系的重要组成部分，依法治国已经成为我国的基本方略。随着法律制度建设的不断加强和完善，卫生监督工作有了迅速的发展。卫生法律制度与监督学一书是适应法制建设与卫生监督工作的需要，应运而生的一部学科交叉产物，该书将卫生法律制度与卫生监督融为一体，形成了一个新的框架。

　　本书是在人民卫生出版社领导下，由哈尔滨医科大学等二十一所院校共同编写。在内容的选择上既强调基本理论、基本知识、基本技能，又将本领域内的最新研究成果和卫生监督实践纳入其中，体现了思想性、科学性、先进性、启发性、适用性原则。由于法律、法规的修订，卫生监督职能的调整，本版与第3版相比更新内容达到40%之多。全书分为二十四章，包含了五个方面的内容。第一章阐述了卫生法基础理论；第二至九章是卫生监督的基本理论部分，主要阐述卫生监督概念、特征、效力、基本原则；卫生监督法律关系；卫生监督主体；卫生监督依据；卫生监督手段；卫生监督程序；卫生监督调查取证；卫生监督责任与稽查等，这些都是卫生监督中的共性问题，通过对这些方面理论观点的全面阐释以寻求对建立我国卫生法制监督制度的全面认识。第十章至二十二章以现已施行的卫生法律、法规及其调整的内容为准，分别论述了医疗机构卫生法律制度与监督；医疗安全法律制度与监督；传染病防治法律制度与监督；国境卫生检疫法律制度与监督；职业卫生法律制度与监督；放射卫生法律制度与监督；学校卫生法律制度与监督；公共场所卫生法律制度与监督；食品安全法律制度与监督；药事管理法律制度与监督；化妆品卫生法律制度与监督；健康相关产品卫生法律制度与监督；新增一章母婴保健、人口与计划生育法律制度与监督。第二十三章卫生行政执法文书，论述了卫生监督文书的制作与规范；常用的卫生监督文书；文书示例等方面的问题。第二十四章卫生行政法律救济制度，论述了卫生行政复议；卫生行政诉讼；卫生行政赔偿责任。每章均有配套的融合教材数字内容，编入了典型卫生监督案例及讨论题，课后习题及解题思路，PPT，教学要求等。

　　该书可供高等院校预防医学专业作为教材，还可作为卫生监督人员的培训教材和参考书。由于该书是卫生法与卫生监督的融合，是一种新的尝试，加之作者水平有限，谬误在所难免，倘蒙同仁读者不吝斧正，当至为感谢。

樊立华

2017年1月于哈尔滨

目 录

45　第三章　卫生监督法律关系

52　第四章　卫生监督主体

244　第十四章　职业卫生法律制度与监督

265　第十五章　放射卫生法律制度与监督

291　第十六章　学校卫生法律制度与监督

301 第十七章 母婴保健、人口与计划生育法律制度与监督

318 第十八章 公共场所卫生法律制度与监督

336 第十九章 食品安全法律制度与监督

406　第二十二章　健康相关产品卫生法律制度与监督

428　第二十三章　卫生行政执法文书

第一章

卫生法基础

健康是促进人全面发展的必然要求,经济社会发展的基础条件,民族昌盛和国家富强的重要标志,也是广大人民群众的共同追求。如今,党和国家已将"健康中国"提升为国家战略,把人民健康放在优先发展的战略地位。而现况下,我国又面临着工业化、城镇化、人口老龄化以及疾病谱、生态环境、生活方式不断变化等诸因素对卫生与健康事业的挑战。为实现这一目标,必然要克服一系列的困难,从解决路径上考量,其中保障身体健康、生命安全、卫生和计划生育等法律和制度无疑发挥着不可替代的作用。

卫生法(health law)不仅体现保护人民群众生命安全与身体健康的国家意志,有效构建涉及卫生与健康活动的社会秩序,明确医疗卫生实践中的各种权利、义务和利益,而且将具体的健康维护措施落实到社会生活,进而规范涉及卫生与健康的行为,奠定了国家医疗卫生与健康事业平稳运行的基石,形成了最重要的管理手段和最强有力的保障。

本章作为卫生法的基础内容,重点就卫生法的概念、调整对象和作用,卫生法的特征和要素,卫生法的渊源和体系,卫生法的制定与实施,卫生法律责任等展开阐述。这些理论将对学习和掌握卫生法起到较好的指导作用。

第一节 卫生法的概念、调整对象和作用

一、卫生法的概念及其含义

卫生法在我国属于新兴的交叉学科,涉及诸多领域。目前学术界对卫生法的概念表述仍未统一。一般认为卫生法是指由国家制定、认可,并以国家强制力保证实施的,反映由特定物质生活条件所决定的卫生与健康国家意志,以权利义务为内容,旨在确认、调整和保护生命安全与健康活动中形成的社会关系和社会秩序为目的的行为规范体系。从理论上说,卫生法的概念有狭义和广义两种理解。狭义的卫生法仅指全国人民代表大会及其常务委员会制定的卫生法律。广义的卫生法是指卫生法整体,即一切有权机关依照法定职权和程序,制定、修改的各种卫生规范性文件总称;或泛指一切卫生法律规范,包括涉及身体健康与生命安全以及卫生和计划生育的法律、行政法规、地方性法规、自治条例和单项条例、卫生规章等。

卫生法是国家意志和利益在卫生与健康领域的具体体现,是国家开展卫生与健康事业管理的重要工具。目前,我国以卫生与健康单行法律为核心,以涉及面广、内容丰富的行政法规、地方性法规和部门规章为主体,与相关法律法规相衔接的卫生法律法规体系已初步形成,基本实现了有法可依、

有章可循。

本教材所述卫生法取其广义范畴,从法律属性考察,这一概念至少包含以下含义:

1. **卫生法是由国家制定、认可、解释或变更的,具有普遍约束力的规范**　制定或认可是国家创制法的两种主要方式,所谓制定是指有权国家机关依法进行的一种专门直接立法活动,如全国人民代表大会常务委员会制定的《中华人民共和国食品安全法》,国务院制定的《中华人民共和国食品安全法实施条例》,国家食品药品监督管理总局制定的《食品经营许可管理办法》。所谓认可是指国家或国家机关根据社会现实需要,以国家名义对业已存在的某些习惯、行为规范、判例、法理等承认并赋予其法的效力的活动,认可的结果可以是成文法也可以是不成文法。所谓解释是指有权国家机关依法根据一定的标准和原则对卫生法律所进行的阐释,如《国务院关于进一步加强食品安全工作的决定》(国发〔2004〕23 号)、《最高人民法院 最高人民检察院关于办理危害药品安全刑事案件适用法律若干问题的解释》(法释〔2014〕14 号)、国家卫生计生委《关于重庆市卫生计生委康复按摩活动定性有关问题的批复》(国卫法制函〔2014〕168 号)。所谓变更是指有权国家机关依法根据卫生法实施中情况变化所作的修改、补充或废止,如《全国人民代表大会常务委员会关于修改中华人民共和国国境卫生检疫法的决定》(中华人民共和国主席令第八十三号,2007 年 12 月 29 日)、《国家卫生和计划生育委员会关于废止妇幼卫生工作条例等 7 件部门规章的令》(国家卫生计生委令第 2 号,2013 年 9 月 6 日)。所谓具有普遍约束力是指卫生法作为一个整体在本国主权和法律所规定的范围内,具有使一切国家机关、社会组织和公民必须遵行的效力,合法行为受到法律保护,违法行为受到法律制裁,如《中华人民共和国药品管理法》第二条“在中华人民共和国境内从事药品的研制、生产、经营、使用和监督管理的单位或者个人,必须遵守本法。”

2. **卫生法具有国家意志性并以国家强制力保证实施**　具有国家意志性并以国家强制力保证实施是任何法律都具有的特点,卫生法当然也不例外。这也是卫生法区别于其他卫生社会规范如医疗职业道德伦理规范的重要标志。这种国家强制性是就卫生法整体而言的,既表现为对符合卫生法行为的肯定和保护,也表现为对违反卫生法行为的否定和制裁;既表现为国家行政机关依法行使卫生行政执法权,也表现为行政管理相对人在其合法权益受到卫生行政执法主体具体行政行为直接侵害时的行政救济。当负有义务的责任主体拒不履行其卫生法定义务时,有关国家机关可以强制其履行。如果一部“卫生法律”虽然由有权国家机关制定,但人们千百次违反却不受任何制裁,则该法不是真正意义上的法。

3. **卫生法是以规定涉及生命与健康权利和义务为内容的法律规范**　保护生命与健康权益是一切卫生立法和卫生行政执法活动的根本出发点,也是其全部内容的落脚点。卫生法往往通过合理的权利和义务配置机制和有效运作,指导人们的行为,实现生命与健康权益的保护。如《中华人民共和国执业医师法》规定医师在执业活动中享有在注册的执业范围内,进行医学诊查、疾病调查、医学处置、出具相应的医学证明文件,选择合理的医疗、预防、保健方案等权利;履行遵守法律、法规,遵守技术操作规范,尊重病人,保护病人隐私等义务。

4. **卫生法调整涉及生命与健康活动中形成的社会关系**　法律调整的社会关系多种多样,这些社会关系分别由不同的部门法加以明确。就卫生法而言,其调整的卫生社会关系主要包括卫生行政法律关系、刑事法律关系和民事法律关系。前者如卫生行政执法主体与行政管理相对人的关系,后者如刑事犯罪和医患关系。

5. **卫生法是卫生法律规范的总和**　保护生命与健康活动的内容是多方面的,因而与之相对应的卫生法律规范种类繁多,这一系列卫生法律规范的总和构成了卫生法的全部内容。目前,我国的卫生与健康单行法律已有《中华人民共和国传染病防治法》《中华人民共和国职业病防治法》等 10 余部,此外还有大量的卫生法规和卫生规章等。

二、卫生法的调整对象

卫生法的调整对象(objects of regulation of health law)是指卫生法在规范生命与健康相关活动中所形成的各种社会关系。随着卫生法的发展,其调整对象的广泛性、复杂性、多层次性和纵横交错的特点日益凸显,但以其调整的社会关系性质为标准划分,主要包括以下方面:

(一)卫生行政法律关系

卫生行政法律关系(legal relationship in the administration of health)是指卫生法调整的具有行政管理或监督属性的权利义务关系。其主要产生于涉及生命与健康的组织、管理和监督活动之中,相关政府行政主体依法或根据卫生法授权,组织卫生与健康实践活动,对行政管理相对人从事的与生命及健康相关活动进行管理、监督检查,对违法行为予以纠正和惩戒。卫生法调整的这类社会关系和社会秩序的实现是国家保护生命与健康及公共卫生管理职能有效运行的最重要保障。

1. **卫生组织关系**　卫生组织(health organization)是指按照一定目标形成的权力和责任角色结构,可分为相关政府行政组织、卫生事业组织和群众性卫生组织等。卫生组织关系就是国家通过卫生法将不同性质、不同级别、不同类型卫生组织的法律地位、组织形式、隶属关系、职权范围以及权利义务等固定下来,在有效管理体系中所形成的领导和层级关系。其目的是使卫生与健康资源得到合理配置和有效利用,各项卫生与健康工作得以有序开展。如《食品安全法》第五条"国务院设立食品安全委员会,其职责由国务院规定。国务院食品药品监督管理部门依照本法和国务院规定的职责,对食品生产经营活动实施监督管理。国务院卫生行政部门依照本法和国务院规定的职责,组织开展食品安全风险监测和风险评估,会同国务院食品药品监督管理部门制定并公布食品安全国家标准。国务院其他有关部门依照本法和国务院规定的职责,承担有关食品安全工作。"第六条"县级以上地方人民政府对本行政区域的食品安全监督管理工作负责,统一领导、组织、协调本行政区域的食品安全监督管理工作以及食品安全突发事件应对工作,建立健全食品安全全程监督管理工作机制和信息共享机制。县级以上地方人民政府依照本法和国务院的规定,确定本级食品药品监督管理、卫生行政部门和其他有关部门的职责。有关部门在各自职责范围内负责本行政区域的食品安全监督管理工作。"这种食品安全领导和管理职权横向和纵向划分的卫生法律规范,明确了所涉各级组织自主有序地开展相应工作的机制。《母婴保健专项技术服务许可及人员资格管理办法》第十一条"从事遗传病诊断、产前诊断技术服务人员的资格考核,由省级卫生行政部门负责;从事婚前医学检查技术服务人员的资格考核,由设区的市级以上卫生行政部门负责;结扎手术和终止妊娠手术以及从事家庭接生技术服务人员的资格考核,由县级以上地方卫生行政部门负责。母婴保健技术人员资格考核内容由原卫生部规定。"该条层级职权授权,明确了原卫生部、省级、设区的市级、县级卫生行政部门的审批权限和内容,有利于各自相对独立地开展母婴保健专项技术服务从业人员的资格管理。

2. 卫生管理关系 卫生管理(health management)是指相关政府行政部门依法或依职权对卫生与健康工作开展的计划、组织、指挥、调节、监督和执法活动。卫生管理对于维护公民健康权益,保障医药服务正常运营,稳定卫生与健康实践秩序具有重要意义。卫生管理关系就是相关政府行政管理主体基于卫生法与行政管理相对人所形成的行政管理关系。现阶段,卫生行政管理职权主要由相关政府行政主体依据法定或授权的原则行使,其与作为行政管理相对人的自然人、法人以及其他组织之间形成纵向的卫生行政法律关系,主要表现为卫生与健康职能管理,如行政许可、行政处罚、行政强制、行政征用、行政复议、医政管理、药政管理、医患纠纷调解等。

(二)民事法律关系

卫生法领域的民事法律关系(civil legal relationship)主要指医疗卫生与健康服务关系,即相关政府行政机关、医疗卫生机构、有关自然人、法人以及其他组织向社会公众提供医疗预防保健服务、卫生咨询、健康相关产品等活动所产生的法律关系。这种医疗卫生与健康服务关系是横向社会关系,提供服务和接受服务的主体之间权利义务关系平等。如医疗服务中病人民事权利的保障,我国既将医疗事故纳入《医疗事故处理条例》,又纳入《中华人民共和国侵权责任法》调整,诊疗活动中产生的医疗损害责任,药品、消毒药剂、医疗器械缺陷、输入不合格血液造成的医疗损害责任,就被认为是一种特殊的民事法律关系。此外,临床医疗服务及传染病防治中侵犯病人隐私权,职业病病人依法享有的赔偿权,食品及保健产品缺陷等侵权也属于民事法律关系。

(三)刑事法律关系

刑事法律关系(criminal legal relationship)是卫生法不可缺少的调整对象。由于卫生法的根本目的是保护生命与健康,因此对严重侵犯生命健康权的行为,则纳入刑事法律规范调整。卫生法也规定了相应的刑事责任,如《传染病防治法》《食品安全法》《药品管理法》等均有关于刑事责任的指示性条款,《中华人民共和国刑法》中还有"危害公共卫生罪"专章。

此外,我国加入了世界卫生组织(world health organization,WHO)和世界贸易组织(world trade organization,WTO)参加或认可了一些国际条约和国际惯例,向国际社会作出了诸多承诺,其间涉及大量的关于生命与健康的卫生事项。因此,除声明保留外,我国参与国际卫生活动中形成的国际卫生法律关系也是卫生法调整的对象。

三、卫生法的作用

按照一般法学理论,法的作用是指法对人们的行为及最终对社会关系和社会秩序所产生的实际影响,是国家权力运行和国家意志实现的具体表现。卫生法的作用(role of health law)同样有行为和社会两部分,从内容上划分为卫生法的规范作用(normalized usage of health law)和卫生法的社会作用(social usage of health law)。卫生法的规范作用主要相对于个体行为而言,包括指引、评价、预测、制裁、教育等方面;卫生法的社会作用包括政治性作用和公共管理作用。特别值得注意的是其社会作用的地位日益提升。

一般来说卫生法的社会作用主要表现为：

1. 贯彻党的卫生与健康方针，确保国家卫生与健康政策的实现　政策是管理国家事务的重要手段之一，是国家各项活动的指导方针。党和国家制定的各项卫生与健康政策在我国医疗卫生事业发展、医药卫生体制改革、环境保护、妇女儿童权益保障等领域发挥了重要的指导作用。但是，卫生与健康政策本身缺乏强制性、规范性和稳定性。国家往往将卫生与健康政策法律化，以便相关政府行政主体和司法机关可依据明确的卫生法律规范判断和裁量合法与非法的界限，从而使卫生与健康政策得以更有效地贯彻和落实。

2. 规范卫生与健康行为活动，保护生命与健康　我国现代化建设蒸蒸日上的同时也面临着如工业"三废"、化学农药滥用、环境破坏、食品污染、生产销售假劣药品等严重危害生命安全与身体健康的诸多问题。因此，国家借助卫生立法，规范行政机关、企事业单位、社会团体、医疗卫生机构和公民的行为；通过卫生监督与行政执法，依法惩处违法行为，以实现生命与健康的最大限度保护。自然人、法人以及其他组织也可以对照卫生法，判断和约束自身行为并自觉遵守，从而提高生命与健康保护意识。

3. 促进经济发展，推动医学科学进步　人类社会的发展离不开具有一定体力和脑力的劳动者，而卫生法无时无刻不在医疗卫生服务、疾病预防控制、健康相关产品管理、药品管理等领域实现着对生命与健康的保护，为经济建设提供人力资源保障，从而推动和促进国民经济的快速增长。

通过卫生法的制定与完善、规范与标准、鼓励与支持、推广与普及、表彰与奖励等多种形式，将医药卫生和健康事业的行政管理上升为法制管理，从一般技术规范和医德规范提高到法律规范，为推动医学科学的发展和进步提供了强有力支撑。随着医学与科学技术的不断渗透融合，一系列崭新的课题如器官移植、克隆技术、脑死亡、安乐死、基因技术等均需卫生法加以调整和确认。可见，只有通过卫生法的正确引导和规范，才能确保医学维护人类健康的正确方向，其新技术和新成果才能源源不断地造福人类。

4. 加强国际卫生合作，促进国际卫生交流　卫生与健康是全球性热门话题。进入21世纪以来，一方面经济全球化进程加剧，另一方面新发传染病诸如传染性非典型肺炎、人感染高致病性禽流感、埃博拉出血热、寨卡病毒感染，以及长期肆虐的艾滋病、耐药性结核等全球性公共卫生事件频发，公共卫生与外交的交融和碰撞日益激烈，催生了全球卫生外交的新理念。国际交往中涉及的卫生合作事务越来越广泛和复杂，国家框架下的医药卫生双边多边活动日趋频繁。我国政府已签署并批准了《国际卫生条约》《麻醉品单一公约》《精神药物公约》《联合国禁止非法贩运麻醉药品和精神药物公约》等。这就需要卫生立法上必须注意与有关国际条例、公约的协调一致，既维护国家主权，保障彼此间权利和义务，又加强国际卫生合作与交流，为人类的健康作出积极贡献。

第二节　卫生法的特征和要素

一、卫生法的特征

所谓特征就是一个事物区别于其他事物的属性。从方法学上说，要认识事物的特征，必须把事物和其他与之相近的事物相比较,揭示该事物独有的属性。作为法学与医学相结合的产物,卫生法除具有一般法律所具有的基本特征外,还呈现出自身的标志,即卫生法的特征(characters of health law)主要表现以下几个方面:

1. 与自然科学紧密联系　卫生法的许多具体内容是依据基础医学、临床医学、预防医学、生物学、药学等自然科学的基本原理和研究成果确定的,科学技术尤其是医学科学的发展直接推动了卫生法的发展和完善。特别是科技日新月异的今天,大量的医学科技成果被广泛引入或直接运用在卫生法领域,为卫生立法奠定了坚实的科学基础。但是,探索维护人类健康的医学科学实践中充满着风险,需要包括法律在内的导向和保障。因此,脱离包括医学在内的自然科学而制定的卫生法必然没有科学依据,而缺乏卫生法保障的医学科学发展也必将困难重重。正是卫生法和自然科学的紧密结合、相互促进,才使得卫生法更符合卫生与健康的实际需要和保护公民生命健康权益的实现。

2. 融入大量的技术规范和伦理道德规范　技术规范是人们长期同自然作斗争所遵循的行为准则,既是自然法则的反映,又是实践经验的结晶。在预防疾病、诊断治疗、康复保健的过程中,人们逐渐总结出防病治病的方法和操作规程并被普遍遵循。从发展过程上考查,卫生法是在医学发展的基础上逐步形成的,具有浓厚的技术性。国家通过一定的程序将关系到生命安全与健康的科学方法、程序、操作技术规范以法的形式确定下来,便成了卫生法的相应内容,遵守技术规范的义务因此上升为法律义务,对生命安全与健康的保障也因其强制性而更加有力,如《免疫规划技术管理规程》《生活饮用水卫生规范》《建设项目职业病危害评价规范》《化妆品卫生规范》等。另外,卫生与健康管理、监测、监督和行政执法中,判断行政管理相对人是否违法,卫生技术标准往往成为认定的重要依据,如《食品添加剂使用卫生标准》《职业性传染病诊断标准》等。

此外,医疗卫生实践中不可避免涉及病人的隐私、肖像等,这些信息的保护本属于医疗卫生职业道德的范畴,但随着卫生法对以上权益的确认,便进入了卫生法调整的领域。如《执业医师法》第二十二条第三项“关心、爱护、尊重病人,保护病人的隐私”,与之相对应的该法第三十七条第九项“泄露病人隐私,造成严重后果的”,则“给予警告或者责令暂停六个月以上一年以下执业活动;情节严重的,吊销其执业证书;构成犯罪的,依法追究刑事责任。”另一方面,现代医学技术为生命与健康保护带来福音的同时,也产生了许多负面影响。为避免医学生物新技术的无序发展造成社会危害,卫生立法吸收道德和伦理规范的相关内容,予以了必要的规范和限制。如《人体器官移植条例》《人类精子库管理办法》《涉及人的生物医学研究伦理审查办法(试行)》等。

3. 采用多种调节手段　有效保护公民健康权益是一个十分复杂而又非常具体的系统工程。它不仅涉及人们劳动、学习中的卫生条件和居住环境,而且涉及疾病的治疗、预防、控制等一系列卫生质量技术及物质保障;不仅关系到优生优育和健康保障事业的发展,而且关系到公民自身健康权利与其他基本权利的实现,以及由此产生的许多复杂人际关系,等等。如卫生行政执法中,相关政府行政主体不仅以层级管理处理卫生行政主体之间、卫生行政执法主体与其工作人员之间的内部关系,而且要管理和监督本辖区内行政管理相对人所实施的涉及卫生与健康活动的具体行为。相关政府行政主体不仅要受理行政管理相对人提出的行政许可申请,而且要依法依职权对违法的行政管理相对人予以法律责任追究;也可能面临相对人提出的行政复议,甚至行政诉讼。医疗卫生保健服务也是多重复杂法律关系并存,一方面医患之间因医疗服务合同,医疗机构提供临床治疗服务,如果产生医患纠纷,主要由民事法律规范调整,过错方可能承担违约责任或侵权责任;另一方面发生重大医疗过失行为时,则医疗机构应当按照规定向所在地卫生计生行政部门报告,卫生计生行政部门应当依照有关法律规定,对医疗机构和医务人员作出行政处理;再者,如果构成医疗事故罪,则需要适用《刑法》。这些复杂法律关系的存在表明卫生法不仅要积极发挥自身作用,而且需要借助于行政法、民法、刑法、诉讼法等部门法的多种调节手段并用。国外将卫生法解释为与卫生保健及其直接有关的一般民事法、行政法及刑法等法律规范的总称也证实了这一特征。

4. 反映社会共同要求　疾病的发生和流行不因地域、民族、贫富、文化程度、性别的不同而存在根本差异。所以,最大限度地维护人民群众的生命与健康权益,一直是全社会共同关心的主题。预防和消灭疾病,改善劳动和生活环境,保护人体健康,促进经济发展也是国家的根本和长远利益所在。寻求解决之道上,卫生法当然是不可或缺的重要路径和手段。另外,包括世界卫生组织在内的国际组织制定了许多国际卫生协议、条例和公约,成为国际社会共同遵守的准则,也说明卫生法正成为各国保障生命与健康权益、推动国际卫生事物合作与发展的共同选择。

二、卫生法的要素

卫生法的要素(elements of health law)是卫生法的基本成分,即构成卫生法的基本元素。按照法理学通说,法的整体是由各个内部要素组成的,即法是由若干要素构成的集合体。这些要素是多样的、多层次的,既相互联系又相互作用,可以从不同的角度进行分析、分类。参照近年来法理学界的研究成果,一般认为法的要素由法律规则、法律原则和法律概念三个部分构成。卫生法作为国家法律体系的一部分依然如此。

(一)卫生法律规则

卫生法律规则(rules of health law)是指卫生法规定权利、义务、责任的准则、标准,或者赋予某种事实状态法律意义的指示、规定,是构成卫生法的主要要素。

1. 卫生法律规则的意义　主要在于它将某种事实状态与某种法律后果明确连接起来,指明了具有法律意义的事实出现后,在卫生法上意味着什么,什么样的法律关系将随之产生、变更或消灭,什么样的权利、义务和责任将随之确认。此外,卫生法律规则具有确定性和普遍性的特点。确定性即卫生法律规则所确定的卫生法律关系主体与客体、权利与义务、行为与后果均明确而肯定,具有可操作性和可预测性。普遍性是指卫生法律规则调整的对象是抽象的、普遍的,而不是特定的和针对某个具体现象的,即不仅对普遍的行为模式具有重复适用性,而且对具有相同特征的个体具有普遍适用性。

2. 卫生法律规则的构成　从逻辑结构上分析,一般情况下,一个完整的卫生法律规则由三部分构成,即假定条件、行为模式和法律后果。假定条件是指有关适用某卫生法律规则的条件和情况,即什么时间、空间、对何人适用,以及什么情境下对人的行为有约束力。行为模式是卫生法律规则中规定人们如何实施具体行为的方式和范式,它是从大量实际行为中概括出来的要求。根据行为的内容和性质的不同,行为模式可分为三种:①可为模式(授权性法的规则);②应为模式(命令性法的规则);③勿为模式(禁止性法的规则)。法律后果是卫生法律规则中规定人们作出符合或不符合行为模式要求的行为时应当承担的相应结果。法律后果大体分为两类:①合法后果,即卫生法律承认行为以及由此产生的利益和状态的合法性和有效性,并予以保护甚至奖励;②违法后果,即卫生法否认行为以及由此产生的利益和状态的合法性和有效性,不予保护甚至对行为人施以制裁。如《执业医师法》第三十九条:"未经批准擅自开办医疗机构行医或者非医师行医的,由县级以上人民政府卫生行政部门予以取缔,没收其违法所得及其药品、器械,并处十万元以下的罚款;对医师吊销其执业证书;给病人造成损害的,依法承担赔偿责任;构成犯罪的,依法追究刑事责任。"此非法行医的卫生法律规则中,假定条件:当某机构或个人未经卫生行政部门批准擅自开办医疗机构行医或者涉嫌非医师行医的其他情形时,该条法律规则发生作用;行为模式:违反《执业医师法》关于非法行医的规定,未取得"医疗机构执业许可证"和"医师执业证书",或满足构成"非法行医"的其他情形,擅自开展行医活动,触及了禁止性卫生法律规则(严禁非法行医);法律后果:由县级以上人民政府卫生行政部门对非法行医的机构或个人予以取缔,没收其违法所得及其药品、器械,并根据情节和社会危害性处十万元以下的罚款,吊销医师的执业证书;给病人造成损害的,依法承担赔偿责任;构成犯罪的,依法追究刑事责任。

通常情况下,一个卫生法律规则的全部要素可通过一个或数个法律条文加以表述,但有时其中的一个要素可能分别见诸于一部卫生法的不同条文,甚至诸要素分散于多部法律之中,还可能跨越两个以上的法律部门。目前,我国卫生法中有些法律规则的要素在逻辑结构上缺乏完整性,有些甚至缺少法律后果而只有行为模式,这些都值得学习和适用时加以认真研究对待。

3. 卫生法律规则的分类　依照不同标准和目的,通常分为以下几类:

(1)从内容上看,分为授权性规则、义务性规则和复合型规则:授权性规则是规定人们可以为或不为一定行为,以及可以要求他人为或不为一定行为的规则。授权性规则通常采用"可以""有权"等句式表述,其明显的特点在于主体具有可选择性,可实现该项权利也可放弃该项权利。如《执业医师法》第七条"医师可以依法组织和参加医师协会。"义务性规则是明确规定人们必须为一定行为或不为一定行为的规则。该规则以法定义务的形式为主体设定社会责任,具有强制性而不具有选择性,主体对自己的法定义务只能履行而不能拒绝。义务性规则通常以"应当""必须""不得""禁止"等句式表述。如《国境卫生检疫法》第八条"出境的交通工具和人员,必须在最后离开的国境口岸接受检疫。"复合型规则是指兼有授予权利和设定义务双重属性的规则,从获得权利上看,有授权性规则的一面,从设定义务上看,又有义务性规则的属性。如《传染病防治法》第五条第一款"各级人民政府领导传染病防治工作",依该规定,对各级人民政府而言,首先是被授予了领导本行政区域内传染病防治工作的职权,但这种权利是必须行使的,不可转移、放弃或推脱,因为行使这种权利实际上也是义务或职责;再如第六十五条"地方各级人民政府未依照本法的规定履行报告职责,或者隐瞒、谎报、缓报传染病疫情,或者在传染病暴发、流行时,未及时组织救治、采取控制措施的,由上级人民政府责令改正,通报批评;造成传染病传播、流行或者其他严重后果的,对负有责任的主管人员,依法给予行政处分;构成犯罪的,依法追究刑事责任。"可见法定传染病的防治,地方政府获得权力本身是其作为的基础,如果不依法积极作为就是违法。

（2）从强制性程度上看,分为强行性规则和任意性规则:强行性规则是指不问主体的意愿如何而必须加以适用的规则。这种规则所设定的权利和义务具有绝对肯定的形式,不允许任意变更。义务性规则和复合性规则中绝大多数都属于强制性规则。如《食品安全法》第三十五条第一款"国家对食品生产经营实行许可制度。从事食品生产、食品销售、餐饮服务,应当依法取得许可。"任意性规则是指法律规则的适用与否由主体自行选择。这种规则所设定的权利和义务具有相对肯定的形式,允许当事人在法律允许的范围内予以变更。授权性规则多属任意性规则,但只有同个人（私权利）相联系的某些授权性规则才具有任意性,而同职权相联系的授权性规则没有任意性。如《执业医师法》第十三条"国家实行医师执业注册制度。取得医师资格的,可以向所在地县级以上人民政府卫生行政部门申请注册。"

（3）从内容明确与否上看,分为确定性规则、委任性规则和准用性规则:确定性规则是指明确规定了法律规则的具体内容而无须再援用其他规则来确定本规则的规则。这是最常见的形式,绝大多数卫生法律规则都属于确定性规则。如《中华人民共和国献血法》第二十条"临床用血的包装、储存、运输,不符合国家规定的卫生标准和要求的,由县级以上地方人民政府卫生行政部门责令改正,给予警告,可以并处一万元以下的罚款。"委任性规则是指没有明确规定法律规则的内容,而是授权（或委托）有关主体加以具体规定的规则。如《食品安全法》第一百五十二条第二款"保健食品的具体管理办法由国务院食品药品监督管理部门依照本法制定。"准用性规则是指本身没有明确的法律规则具体内容,但明文指示可以或应当依照、援用、参照其他规则来完善本规则内容的规则。如《食品安全法》第一百四十九条"违反本法规定,构成犯罪的,依法追究刑事责任。"

（二）卫生法律原则

卫生法律原则(principles of health law)是指卫生法律体系共同遵从的基础性原理、基本精神、指导思想,是具有综合性、本源性和稳定性以及普遍指导意义的根本准则并始终贯穿于卫生法之中。卫生法的原则往往非常抽象,但直接决定了卫生法的基本性质、基本内容和基本价值取向,保障了卫生法律制度内部的协调和统一,同时对指导卫生法律解释和法律推理、完善卫生法漏洞、强化卫生法的调控能力有着重要影响,有时甚至可以发挥具体卫生法律规则不可替代的作用而直接作为执法和审判依据。卫生法除具有法律面前人人平等、罪罚法定、自然公正、诚实信用、公序良俗、民主、程序正义等法的一般原则外,还特有以下原则。

1. 保护生命与健康权益的原则 "健康是一项基本人权"已得到世界各国的普遍承认和法律保护,我国卫生法同样以保护生命与健康为根本目的,并要求所有和生命与健康有关的法律和卫生活动都必须把这一原则放在首位。如《中华人民共和国宪法》规定了"国家发展医疗卫生事业,保护人民健康。"卫生法律、卫生法规、卫生规章均无一例外地表述以该原则为立法宗旨,甚至列入总则加以确认,并对不符合该原则的内容适时予以废止、修改和完善。如《食品安全法》第一条"为了保证食品安全,保障公众身体健康和生命安全,制定本法。"卫生法的实施中,如疾病预防、治疗,药品食品生产经营,制止、制裁违法行为等,同样以该原则为判断标准。此外,《刑法》规定了侵犯公民人身权利罪,《中华人民共和国民法通则》规定了公民享有生命健康权。可见保护生命与健康权益不仅是卫生法,且已成为刑法、民法、行政法等许多法律部门的共同任务。

2. 预防为主的原则　预防为主是我国卫生工作的根本方针。预防不仅在卫生工作中占据重要地位,也是保护生命与健康的基本需要和根本措施。我国在总结卫生立法成功经验的基础上确立了这项重要原则,要求一切卫生与健康活动和行为都应以预防为主为出发点,正确处理防病和治病的关系,做到防治结合。卫生与健康实践中如改水改厕、实施国家免疫规划和重大疾病防控防治等均直接体现了这一原则。

3. 国家卫生监督的原则　国家卫生监督是指相关政府行政执法主体对管辖范围内有关单位和个人执行卫生法的情况予以监督检查的活动。要使卫生法承担起保障生命与健康不受非法侵害的职责,国家必须对涉及卫生与健康的活动、行为、产品等一切事务,予以规范和管理,对违法行为依法予以制裁。同时,各有关行政管理相对人也必须在国家卫生监督之下,以卫生法为行为准则,接受其制约。可见,国家卫生监督不仅是卫生法的重要原则,而且是卫生与健康活动有序开展的保证。实践中,这一原则要求坚持合法执法主体行使国家卫生监督权,严格依法执法的同时,必须把专业监督、社会监督、群众监督等紧密结合起来,共同保障生命与健康。国家卫生监督的内容涉及卫生活动各个方面,主要包括公共卫生监督、医政监督、药政监督、食品安全监督、健康相关产品监督和其他有关的卫生监督等。

4. 中西医协调发展的原则　中医药是在长期医疗实践中逐步形成的,独特以自然药物为主的诊疗实践医药理论体系,是我国各民族人民同疾病作斗争丰富经验的总结。中国传统医药历史悠久,西方医学传入前曾经对中华民族的繁衍昌盛作出重要贡献。新中国成立后,宪法规定了国家发展现代医药和传统医药的内容。中西医相互补充、协调发展不仅是国家卫生方针政策的内容之一,而且成为医药卫生与健康事业的重要特征和显著优势。中西医协调发展的原则要求正确处理好传统医学和西方医学的关系,对疾病的诊疗护理,不但要学习现代医学技术,也要研究、整理、挖掘、继承和发展祖国传统医学,使中西医共同担负起维护和增进人民健康的重任。如《传染病防治法》第八条"国家发展现代医学和中医药等传统医学,支持和鼓励开展传染病防治的科学研究。"《中医药条例》第三条"国家保护、扶持、发展中医药事业,实行中西医并重的方针,鼓励中西医相互学习、相互补充、共同提高,推动中医、西医两种医学体系的有机结合,全面发展我国中医药事业。"

5. 全社会参与的原则　卫生与健康活动的主要内容之一是预防疾病,这必然涉及和生命与健康有关的所有因素。这些因素存在于人类生活的整个内外部环境之中,如空气、水、食品、居住条件、安全防护和卫生习惯等。这就决定了卫生与健康工作的广泛性,必须充分调动政府、各级组织和人民群众自觉和积极地共同参与。所以要求:①中央和地方各级政府及其相关政府行政部门要编制群众性卫生和健康参与方案并列入经济和社会发展总体规划;②各部门配合。我国虽然有专职的相关政府行政部门和专业队伍,但仅仅依靠一个或几个部门远远不能承担起维护生命与健康庞大工程的全部,而是需要所有领域、部门的共同行动;③加强卫生健康教育,积极引导和促进良好卫生习惯的养成;④个人积极参与公共卫生活动和行动,配合政府应对突发公共卫生事件的应急管理,增强卫生参与意识和责任感。历史上,全社会参与曾发挥过重要作用,产生了巨大影响,如群众性爱国卫生运动、血吸虫病和地方性疾病的防治等。如《传染病防治法》第十三条"各级人民政府组织开展群众性卫生活动,进行预防传染病的健康教育,倡导文明健康的生活方式,消除鼠害和蚊、蝇等病媒生物的危害。"《艾滋病防治条例》规定的"实行综合防治";《食品安全法》提出的"实行社会共治";但目前卫生法关于这一原则的规定多体现在宣示性条款上,还有待于进一步完善。

（三）卫生法律概念

卫生法律概念(concepts of health law)是指在长期卫生法研究和实践活动的基础上,对具有法律意义的现象和事实进行理性概括和抽象表达而形成的权威性范畴或术语。卫生法律概念虽然不涉及权利义务及其分配,不对法律关系主体的行为作出指示或提出要求,但是作为普遍概念,具有语言、法律和实践性三大特征,具备表达、认识、改进和提高卫生法科学性的功能,其内涵和外延具有很强的确定性,往往成为适用卫生法律规则和原则的前提。正是一系列卫生法律概念的组合和运用,并作为卫生立法、行政执法的基本词汇单元,才形成了约定俗成的"法言法语"。

卫生法律概念的区分,是精确理解和把握卫生法不可缺少的环节。按不同标准,主要分为以下类别:

1. 从卫生法律概念的渊源来看,分为专业概念、日常概念和技术概念 专业概念是指从卫生法的理念抽象出来并在实际运用中逐渐产生的,仅适用于说明、反映卫生法现象的专门术语。一般而言,专业概念的含义较为精确、规范和统一,如卫生立法、卫生行政许可、卫生行政处罚、吊销等。日常概念是指将日常生活的某些概念移植到卫生法领域,用来反映有关卫生法现象的术语,如近亲属、病人家属、过失、故意等。技术概念是指卫生法调整涉及经济、科技等新生社会关系时吸纳和采用的有关科学和技术的概念或术语,也是卫生法与自然科学相结合的反映。如《传染病防治法》中传染病病人、疑似传染病病人、病原携带者、医源性感染等;《食品安全法》中食品安全、预包装食品、食品添加剂、食源性疾病等。值得注意的是,卫生法律概念实际上直接或间接地来源于日常生活,但日常生活中的概念一旦成为卫生法律概念就具备了相对明确的定义和应用范围。一个卫生法律概念的技术含量越高,它就越远离日常生活且高度专门化。以"死亡"为例,作为日常生活概念是指生命活动终止,是一种状态性的描述,而作为卫生法律概念的"死亡",各国法律均明确规定了其含义指向。传统法律上,1951年世界著名的《布莱克法律词典》定义死亡是:"血液循环完全停止,呼吸、脉搏停止";我国《辞海》中死亡的定义也是以心跳、呼吸停止作为判断标准。但1959年法国学者P·Mollaret和M·Goulon第一个报道脑死亡,1968年美国哈佛大学医学院提出"脑死亡"诊断标准后,1971年芬兰成为世界上最早以法律形式确定脑死亡的国家。目前,美国、日本、德国等多个国家已制定了有关脑死亡的法律。可见作为卫生法律概念的"死亡"和日常生活中的"死亡"既有联系也有区别。

2. 从卫生法律关系的构成来看,分为主体概念、客体概念、关系概念和事实概念 主体概念是指表达卫生法律关系主体的概念,如自然人、法人、法定代表人、当事人、食品生产经营者、医疗机构、执业医师等。客体概念是指表达卫生法律关系客体的概念,如物、行为等。关系概念是指表达卫生法律关系主体间权利义务关系的概念,如所有权、抵押权、赔偿责任等。事实概念是指表达各种卫生法律事件和行为的概念,如出生、被宣告失踪、不可抗力、违约、侵权等。

第三节 卫生法的渊源和体系

一、法的渊源理论

1. 法的渊源的概念　法的渊源作为法学基本范畴,简称法源。其基本涵义主要指法的来源,也有学者认为法的渊源是指法之产生的原因或途径。法的渊源表明一国的法可以或可能基于何种途径产生,处于何种状态,具有何种特质、价值和功用,也表明法产生的社会、政治和经济基础,包括自然理性、人民意志、公共政策、立法、司法判决,习惯、道德信念、哲学观念,甚至条约、历史现象或事件等。

传统法理学理论认为,法的渊源分为实质渊源、效力渊源、内容渊源、形式渊源和历史渊源等不同解释。近年来研究认为使法得以形成的资源、进路和动因就是法的渊源。

2. 正式法的渊源和非正式法的渊源　尽管关于法的渊源按照不同标准有着不同分类,但主流观点往往更强调正式法的渊源和非正式法的渊源的划分。所谓正式法的渊源,是指可以从权威性法律文件中明确得到的渊源。所谓非正式法的渊源,是指尚未在正式法律文件中得到权威性或至少明文阐述和体现,仅具有一定法律意义和值得考虑的事项。

正式法的渊源和非正式法的渊源通常情形下可以区别为:前者表现为权威国家机关经常据以作为法的来源,或据以作为处理法律问题的根据,如有权立法主体的立法活动,行政机关决策和行政举措,司法机关的司法判例和法律解释,执政党的政策,国家或国际组织之间的缔约活动等;后者仅仅表现为具有法律意义的材料、观念和有关准则,如正义和公平、权威性法学著作等。

3. 当代中国法的渊源　当代中国正式法的渊源主要包括:①立法;②国家机关的决策和决定;③司法机关的司法判例和法律解释;④国家和有关社会组织的政策;⑤国际法。非正式法的渊源主要包括:①习惯;②道德规范和正义观念;③社团规章和民间合约;④外国法;⑤理论学说特别是法律学说。

二、卫生法的渊源与形式

卫生法的渊源(sources of health law)也称卫生法的法源。卫生法作为中国特色社会主义法律体系的有机组成部分,自然和其他部门法一样遵循当代中国法的共同渊源。从立法是我国最直接的法的渊源角度出发,卫生法的渊源更强调已具有法律效力的卫生法具体外在的表现形式,也是卫生法适用和解释中可援引意义上的规范。此外,从卫生法的适用上理解,《刑法》《民法通则》《中华人民共和国婚姻法》《中华人民共和国劳动法》《中华人民共和国环境保护法》等法律中有关生命与健康权益保护的法律规范也是卫生法的渊源的组成部分。国家卫生政策和最高人民法院公报典型判例虽不是严格意义上正式卫生法的渊源,但在没有卫生法律、法规规定时可以参考适用,实际上也成了卫生法的渊源。

卫生法的形式(forms of health law)是指卫生法具体的外部表现形态,主要是卫生法由何种国家机关制定或认可,具有何种表现形式或效力等级。我国成文卫生法的形式主要有以下几种:①宪法(constitution);②卫生法律(health law);③卫生行政法规(health administrative rules);④卫生地方性法规(local health rules);⑤卫生自治条例和单行条例(self-government health ordinance and special health ordinance);⑥卫生规章(health regulation);⑦国际卫生条约(international health treaty)。具体内容可见本教材第五章。

需要说明的是,这里的卫生法具体指规定和调整卫生领域某一方面社会关系或相关问题的单行法,而不是各种卫生法的总称。其他卫生法的形式还包括:①军事卫生法规和卫生规章,如《中国人民解放军传染病防治条例》《军队卫生监督规定》等;②有权司法解释,如《最高人民法院关于参照〈医疗事故处理条例〉审理医疗纠纷民事案件的通知》等。

三、卫生法的效力

卫生法的效力(validity of health law)是指卫生法作为一种国家意志所具有的约束力。具体表现为卫生法律规范对主体行为的普遍约束作用,且不以主体自身的意志为转移,而是以国家强制力作为保证。卫生法的效力包括效力等级和效力范围两个方面。

(一)卫生法的效力等级

卫生法的效力等级(effectiveness class of health law)是指各个层次的卫生法形式中,由于制定主体、程序、时间、适用范围等因素所决定的效力等级体系。即卫生法的渊源中不同形式卫生法效力上的等级差别,其划分时遵循一般规则和特殊规则予以确定。

1. 卫生法效力等级的一般规则　①宪法至上。宪法具有最高效力,所以宪法位于卫生法效力层次体系的最高层;②上位阶的法高于下位阶的法。除宪法具有统摄所有法的效力外,上一级法的效力均高于下一级任何一种法的效力。即卫生法律的效力高于卫生行政法规、卫生地方性法规和卫生规章;以此类推;③同位阶的卫生法律具有同等法律效力。卫生专门法律之间效力相同,卫生行政法规之间效力相同,卫生计生行政部门规章之间效力相同,均在各自的范围内适用。卫生自治条例和单行条例只在本民族自治地方范围内适用;④下位阶的法与上位阶的法冲突无效。一切卫生法律、卫生法规、卫生规章等均不得与宪法相抵触,否则不具有法律效力。卫生行政法规与卫生法律相抵触时无效;卫生规章与卫生法律、卫生行政法规相抵触时无效;以此类推。这些不同效力等级的卫生法律、卫生法规、卫生规章等,共同构成了我国卫生法的效力等级体系。

2. 卫生法效力等级的特殊规则　①特别法优于一般法。同一立法主体制定,涉及卫生与健康的法律、法规、规章等,特别规定与一般规定不一致的,适用特别规定;②新法优于旧法。同一立法主体制定的卫生法律、法规、规章新的规定与旧的规定不一致的,适用新的规定。适用这一规则的前提是新旧规定是现行有效,该适用哪个规定,采取从新原则。这与法的溯及力的从旧兼从轻原则是有区别的。法的溯及力解决的是新法对其生效以前发生的事件和行为是否适用的问题;③卫生法律文本优于法律解释。一般来说,卫生法律解释与卫生法律文本具有同等法律效力,但当卫生法律解释与卫生法律文本规定不一致时,应当适用卫生法律文本的规定;④有关机关裁决。一是,同一机关制定的卫生法新的规定与旧的特别规定不一致时由制定机关裁决。二是,卫生地方性法规与卫生计生行政部门规章不一致的,由国务院提出意见,分两种处理方式:一是国务院认为应适用卫生地方性法规的,直接决定在该地方适用卫生地方性法规;国务院认为应当适用卫生计生行政部门规章的,应当提请全国人大常委会裁决。三是,卫生计生行政部门规章之间、卫生计生行政部门规章与卫生地方政府规章之间规定不一致的,由国务院裁决。四是,根据授权制定的卫生法规与卫生法律不一致的,由全国人大常委会裁决。

（二）卫生法的效力范围

卫生法的效力范围（effectiveness range of health law）是指卫生法生效或适用的范围,包括卫生法的时间效力、空间效力和对象效力。

1. 时间效力　是指卫生法的效力起止时限以及对其实施前行为和事件有无溯及力。

（1）卫生法的生效:我国卫生法开始生效的时间通常有以下三种情况:①卫生法律、法规和规章条文中明确规定其颁布后的某一具体时间生效。其目的是为卫生法的实施提供宣传和准备时间。现行卫生单行法律大多属此类情况。如《传染病防治法》2004 年 8 月 28 日颁布,自 2004 年 12 月 1 日起施行;②卫生法律、法规和规章条文中明确规定自公布之日起生效。如《母婴保健法实施办法》2001 年 6 月 20 日国务院令公布,自公布之日起施行;③卫生法律、法规和规章条文中没有明确规定生效时间,一般视为颁布之日起生效。

（2）卫生法的失效:又称卫生法的废止或终止生效,是指卫生法效力的终止,不再具有约束力。卫生法的失效有明示废止和默示废止两种。明示废止是指卫生法明文规定终止法的效力,一般有两种方式,一是新法中宣布废止,如《医疗事故处理条例》规定"本条例自 2002 年 9 月 1 日起施行。1987 年 6 月 29 日国务院发布的《医疗事故处理办法》同时废止。"二是集中清理,如 2010 年 12 月 28 日原卫生部令第 78 号《关于废止和宣布失效〈改水防治地方性氟中毒暂行办法〉等 48 件部门规章的通知》。默示废止是指不明文规定终止旧法的效力,而实践中新法与旧法冲突时采用新法。

（3）卫生法的溯及力:法的溯及力即某一法对它生效前的行为和事件是否适用。如果适用,就具有溯及力,反之则没有溯及力。我国卫生法原则上没有溯及力,即采取法不溯及既往的原则。有些情况下有溯及力,主要表现在某些程序法中。如《医疗事故处理条例》规定"本条例施行前已经处理结案的医疗事故争议,不再重新处理。"明确表示该条例对其生效前已经结案的医疗事故争议没有溯及力,但发生在该条例施行前还没有处理或已进入处理程序尚未结案的医疗事故争议,则有溯及力,应当以条例为处理依据。

我国对违法（包括卫生违法）、犯罪的制裁,溯及力上一般采取"从旧兼从轻"原则。如果某行为按其发生时的法律规定为违法或制裁较重,而新法规定该行为不属于违法或制裁较轻时,则适用新法;反之,按行为发生时的法律;该行为不属于违法或制裁较轻,新法规定属于违法或制裁较重时,则应当按行为发生时有效的法律认定和处理。

2. 空间效力　是指卫生法律规范适用的地域范围,即在哪些地方发生效力。通常有以下四种情况:

（1）全国范围内有效:卫生法律、卫生行政法规、卫生计生行政部门规章,除特别规定外,适用于我国主权管辖的全部领域,包括领陆、领海、领空以及延伸意义的部分。

（2）一定区域内有效：这里有两种情况，①针对某些特定区域制定的卫生法规和规章，只在其明文规定的特定区域范围内生效，如某些地方病防治的法规和规章；②卫生地方性法规和地方规章仅在发布主体管辖的行政区域内有效。

（3）卫生法的域外效力：是指卫生法不仅在本国管辖空间内有效，而且在域外也有一定效力。某些国内法在一定条件下可以具有域外效力，但其域外效力及其范围，往往由国家之间的条约加以确定或由法律本身明文规定。如《国境卫生检疫法》第二十五条"中华人民共和国边防机关与邻国边防机关之间在边境地区的往来，居住在两国边境接壤地区的居民在边境指定地区的临时往来，双方的交通工具和人员的入境、出境检疫，依照双方协议办理。"

（4）国际卫生法的效力：国际卫生法一般适用于缔约国和参加国，但缔约国和参加国声明持有保留态度的除外。如中国已参加《国际卫生条例（2005）》，自2007年6月15日《国际卫生条例（2005）》正式生效始适用于我国。

3. 对象效力 是指卫生法对什么人有效。这里的人包括自然人、法人以及其他组织。我国卫生法的对象效力，主要有三种情况：

（1）普遍适用：卫生法对空间效力范围内的所有人均适用，包括中国公民、外国人和无国籍人。如《传染病防治法》第十二条"在中华人民共和国领域内的一切单位和个人，必须接受疾病预防控制机构、医疗机构有关传染病的调查、检验、采集样本、隔离治疗等预防、控制措施，如实提供有关情况。"

（2）特定对象适用：卫生法只对空间效力范围内某种具有特定职能的人适用。如《执业医师法》《医疗机构管理条例》分别只适用于执业医师和依法许可的医疗机构。

（3）特定对象不适用：卫生法对空间效力范围内的某些人不适用，则由该卫生法律、法规、规章明文特别规定。如《医疗机构管理条例》第五十三条："外国人在中华人民共和国境内开设医疗机构及香港、澳门、台湾居民在内地开设医疗机构的管理办法，由国务院卫生行政部门另行制定。"

四、卫生法律体系

（一）卫生法律体系的概念

卫生法律体系（system of health law）是指由国家现行保护生命安全和身体健康权益的法律规范按照其自身的性质、调整的社会关系和调整方式，分类组合而形成的一个呈体系化、有机联系的统一整体。由于我国尚无卫生基本法，作为中国特色社会主义法律体系重要组成部分的卫生法能否作为一个独立的法律部门，学术界尚有争议，但这并不妨碍从调整对象和内容上对其分类。

（二）卫生法律体系的内容

我国卫生法律制度较为广泛，按照内容大致可以分为以下几类：

1. 公共卫生管理法律制度 公共卫生是国家卫生与健康工作的基础，是保障生命安全和身体健康的重要领域，其内容主要有：①疾病预防控制法律制度。疾病预防是保障生命安全和身体健康的首要环节。其法律制度包括传染病、职业病、地方病、常见多发病等各类疾病的管理及其危害因素防控，我国制定了《传染病防治法》《职业病防治法》《疫苗流通和预防接种管理条例》《医疗机构传染病预检分诊管理办法》《尘肺病防治条例》《血吸虫病防治条例》《预防性健康检查管理办法》等一系列的卫生法律、法规和规章;②环境及公共场所卫生法律制度。环境及公共场所是人们生活必须接触的客观物质世界,对生命安全和身体健康产生着直接和间接的影响。其法律制度主要包括开展爱国卫生运动,学校、工厂、公共活动场所等选址、设施、环境状态等的卫生要求和科学标准。如《学校卫生工作条例》《公共场所卫生管理条例》《建设项目环境保护管理条例》,水、大气环境污染防治等;③突发公共卫生事件应急法律制度。突发重大传染病疫情、群体性不明原因疾病、重大食物中毒和职业中毒等,因其可能对经济、社会、生命安全和身体健康造成重大损害而成为应对重点。其法律制度主要包括突发公共卫生事件的应急处理预案、监测、预警、应急处理、信息报告制度等。如《突发公共卫生事件应急条例》《食物中毒事故处理办法》《灾害事故医疗救援工作管理办法》《卫生部核事故与辐射事故卫生应急预案》等;④特殊人群健康保护法律制度。主要体现在对生命安全和身体健康较容易受到侵害的弱势群体特殊保护。如老年人、残疾人、精神病人、母亲和儿童等。我国制定了《中华人民共和国母婴保健法》《女职工劳动保护规定》《托儿所幼儿园卫生保健管理办法》等,从而把对该人群健康的保护纳入国家职责范围。

2. 健康相关产品管理法律制度　人类在预防治疗疾病的过程中,不可避免地要使用各类物品,以提高防病抗病能力。随着现代工业的发展,大量与生命安全和身体健康相关的产品不断涌现。国家为确保健康相关产品对人体无毒无害,制定了涉及监督管理、规范体系和卫生标准化建设的法律制度,主要包括药品、食品、保健用品、化妆品、生活饮用水等的产品包装、生产和经营,医疗专用产品如医疗器械、一次性卫生用品、消毒用品、医用生物材料,医疗活动产生的废弃物及其处理,与生命安全和身体健康相关的产品广告宣传等领域。如《药品生产质量管理规范》《食品添加剂新品种管理办法》《血液制品管理条例》《生物制品批签发管理办法》《保健食品管理办法》《化妆品卫生监督条例》《生活饮用水卫生监督管理办法》《医疗器械注册管理办法》《消毒管理办法》《医疗废物管理条例》《药品广告审查办法》等。

3. 医政管理法律制度　主要包括国家对医疗机构和医护人员有关执业活动、医疗技术应用、医疗质量、血液安全和医事纠纷处理的法律制度。如《执业医师法》《护士管理办法》《医疗机构管理条例》《血站管理办法》《医疗事故处理条例》等。

除以上外,还包括人口与计划生育、祖国传统医药管理、卫生资源配置与管理、医疗卫生高科技研究及应用管理等法律制度,如《中华人民共和国人口与计划生育法》《中医药条例》《大型医用设备配置与使用管理办法》《人类辅助生殖技术管理办法》《人体器官移植条例》《病原微生物实验室生物安全管理条例》等。

第四节　卫生法的制定与实施

一、卫生法的制定

(一)卫生法制定的概念

卫生法的制定(health legislation)又称卫生立法,是指有权国家机关依照法定职权和法定程序制定、修改、补充或废止卫生法律和其他规范性卫生法律文件的一种专门活动。卫生法制定有广义和狭义两种理解。广义卫生法制定是指有权国家机关依法创制卫生法律规范的活动，既包括国家权力机关制定卫生法律，也包括国家行政机关、地方有权立法机关等制定卫生法规、卫生规章和其他规范性文件的活动。狭义卫生法制定仅指最高国家权力机关即全国人大及其常委会制定、修改或废止卫生法律的活动。

（二）卫生法制定的原则

卫生法制定的原则（principle of health legislation）是指卫生法制定中必须遵循的指导思想和准则。除遵循宪法的基本原则、维护国家法制统一、从实际和国情出发、发扬民主、严格依照法定权限和程序、稳定性和连续性相结合、原则性与灵活性相兼顾等我国社会主义立法基本要求外，卫生法制定还特有以下几个主要原则：

1. 以保障公民健康权益为宗旨　保障和促进公民健康权益的实现是卫生与健康工作的基本目标，既是卫生法制定的出发点和落脚点，也是落实《宪法》保护人民健康基本要求的具体体现。因此，这一原则不仅是建立和完善卫生法律体系的关键所在，也是党和国家卫生与健康工作方针具体化、规范化的直接反映。

2. 遵循医学科学发展客观规律　卫生与健康工作具有社会科学和自然科学双重属性。因此，卫生法制定中将医学和法学紧密结合，遵循医学科学发展的客观规律，借鉴医学科学最新成果，符合医学科学技术要求，适应人与自然环境、社会环境、生理心理环境的协调一致，以达到医学自然属性和法学社会属性的完美结合，使卫生法的制定更具有科学性，以利于促进医学发展和维护生命与健康的实现。

3. 多种利益关系相互协调　我国幅员辽阔，人口众多，地区经济和社会发展极不平衡。同时，卫生与健康涉及政府、政府部门、企事业单位、社会组织，甚至每一个家庭和公民；而我国仍处于社会主义初级阶段，国家利益、集体利益、个人利益之间，长远利益和当前利益、整体利益和局部利益之间，不同地区、机构、行业、单位、民族利益之间，仍存在着社会卫生资源不足和人们不断增长的医疗卫生与健康需求之间的矛盾，仍存在着优质卫生资源缺乏与分布不均和地区卫生发展的不平衡。因此，卫生法的制定必须着眼于科学合理地规范国家机关、公民、法人以及其他组织的卫生权利与义务，协调多种利益关系，才能确保卫生法具有较好的执行力。

4. 遵循国情与借鉴国外先进经验相结合　无论是卫生法制定的理论研究还是立法实践，都需要借鉴国外先进成熟的卫生立法经验。20 世纪 90 年代以来，我国迎来了卫生法移植的新阶段，出现了借鉴国外医疗卫生立法和参照国际标准的新模式，既节约了立法成本，又较好地体现了立法的先进性。但借鉴国外卫生立法经验，实现我国卫生法制定与国际接轨的同时，必须注意国外卫生法（供体）与本国卫生法（受体）之间的同构性和兼容性，必须认真优选、鉴别和评价，在尊重国情的基础上，实行必要的调适，以实现外来卫生法的本土化，防止生搬硬套。只有将国外先进的卫生立法经验与我国卫生与健康事业发展的实际相结合，卫生法的制定才能彰显更强的生命力。

（三）卫生法制定的体制

1. 卫生法律及其制定机关　国家立法权是由最高国家立法机关以国家名义行使的，主要制定调整最基本的、带有全局性的社会关系的法律规范,其在立法权体系中居于最高地位。全国人大及其常委会行使国家立法权,卫生法律的制定就是全国人大及其常委会行使国家立法权的体现。目前现行的卫生单行法律全部由全国人大常委会制定。

2. 卫生行政法规及其制定机关　国务院根据宪法和法律,制定卫生行政法规。应当由全国人大及其常委会制定卫生法律的事项尚未制定法律的,全国人大及其常委会有权作出决定,授权国务院可以根据实际需要,对其中的部分事项先制定卫生行政法规。授权制定卫生行政法规的立法事项,经过实践检验,制定卫生法律的条件成熟时,国务院应当及时提请全国人大及其常委会制定卫生法律。此外,国务院有权向全国人大常委会提出医疗卫生立法议案,依法制定卫生法律实施细则等执行性卫生行政法规。

3. 卫生地方性法规制定及其机关　2015年3月15日修改的《中华人民共和国立法法》对地方性法规制定的权限和范围有所调整。省、自治区、直辖市人大及其常委会根据本行政区域的具体情况和实际需要,在不同宪法、卫生法律、卫生行政法规相抵触的前提下,可以制定卫生地方性法规。设区的市、自治州的人大及其常委会根据本市的具体情况和实际需要,在不同宪法、法律、行政法规和本省、自治区的地方性法规相抵触的前提下,可以在法律规定的事项范围内制定地方性法规,法律对设区的市制定地方性法规的事项另有规定的,从其规定。除省、自治区的人民政府所在地的市,经济特区所在地的市和国务院已经批准的较大的市以外,其他设区的市开始制定地方性法规的具体步骤和时间,由省、自治区的人大常务会确定,并报全国人大常委会和国务院备案。

省、自治区人民政府所在地的市,经济特区所在地的市和国务院已经批准的较大的市已经制定的卫生地方性法规,除法律另有规定外,继续有效。民族自治地方的人大有权依照当地民族的政治、经济和文化的特点,制定自治条例和单行条例。

4. 卫生规章及其制定机关　卫生规章包括卫生计生行政部门规章和卫生地方规章:①卫生计生行政部门规章是指涉及卫生与健康的国务院相关行政部门、具有行政管理职能的直属机构,可以根据卫生法律和卫生行政法规、决定、命令,在本部门权限范围内,制定的卫生规章。卫生计生行政部门规章规定的应当属于执行卫生法律或卫生行政法规、决定、命令的事项。涉及两个以上国务院行政部门职权范围的事项,应当提请国务院制定卫生行政法规或者由国务院有关部门联合制定卫生计生行政部门规章。目前施行的卫生计生行政部门规章主要由国家卫生和计划生育委员会、国家食品药品监督管理总局、国家中医药管理局、原卫生部等制定,或以上部委与其他部门的联合制定;②卫生地方规章。省、自治区、直辖市和设区的市、自治州的人民政府,可以根据卫生法律、卫生行政法规和本省、自治区、直辖市的卫生地方性法规,制定卫生规章。设区的市、自治州的人民政府可以在法律规定的事项范围内制定卫生地方政府规章,已经制定的卫生地方政府规章,除法律另有规定外,继续有效。除省、自治区的人民政府所在地的市,经济特区所在地的市和国务院已经批准的较大的市以外,其他设区的市、自治州的人民政府开始制定规章的时间,与本省、自治区人大常委会确定的本市、自治州开始制定地方性法规的时间同步。卫生地方规章的内容主要是执行卫生法律、卫生行政法规、卫生地方性法规和属于本行政区域的具体卫生行政管理事项。

（四）卫生法制定的程序

卫生法制定程序（procedures of health legislation）是指有权国家立法机关依法制定、修改、补充和废止卫生法律规范性文件活动所必须遵循的法定步骤和方法。卫生法律的制定、修改和废止遵循《立法法》，卫生行政法规的制定和修改主要适用《行政法规制定程序条例》，卫生规章的制定主要适用《规章制定程序条例》，卫生规章的修改、废止参照《规章制定程序条例》有关规定执行。一般而言，卫生法的修改或废止由原制定机关进行。卫生法律的制定程序主要包括提出、审议、表决和公布等环节；卫生行政法规、卫生地方性法规、卫生自治法规、卫生规章的制定程序虽略有不同，但主要包括立项、起草、审查、决定、公布等环节。

1. 卫生一般法律制定程序

（1）提出法律案：全国人大常委会委员长会议、国务院、最高人民法院、最高人民检察院、全国人大教科文卫委员会、常委会组成人员10人以上联名等，可以向全国人大常委会提出制定卫生法律案。

（2）审议法律案：列入全国人大常委会会议议程的卫生法律案，由有关专门委员会审议，提出审议意见，印发常委会会议，一般应当经三次人大常委会审议后再交付表决。

（3）表决和通过：卫生法律案经全国人大常委会审议，听取各方面意见并对草案加以修改，形成草案修改稿。经全国人大常委会分组会议审议后，由法律委员会根据全国人大常委会组成人员的审议意见进一步修改，提出法律草案表决稿，由全国人大委员长会议提请全国人大常委会全体会议表决，由全国人大常委会全体组成人员的过半数通过。

（4）法律公布：全国人大常委会通过的卫生法律，由国家主席签署主席令予以公布，在全国人大常委会公报和中国人大网以及全国范围内发行的报纸上刊载。

2. 卫生行政法规制定程序

（1）编制立法规划：国家卫生和计划生育委员会、国家质量监督检验检疫总局、国家食品药品监督管理总局、国家中医药管理局等根据需要和社会发展状况，提出卫生立法项目草案，由委（部、局）务会议审定后上报国务院。经国务院统一部署，决定立法项目名称、等级和起草部门，具体工作由国务院法制机构组织实施。

（2）法规起草：卫生行政法规由涉及卫生与健康的国务院相关政府行政部门或国务院法制机构具体负责起草，重要的卫生行政法规草案由国务院法制机构组织起草。起草过程中，应当广泛听取有关机关、组织、人大代表和社会公众的意见。听取意见可以采取座谈会、论证会、听证会等多种形式。

（3）草案报送和审查：卫生行政法规草案起草完成后向国务院报送的送审稿，应当由起草部门主要负责人签署，几个部门共同起草的卫生行政法规送审稿，应当由该几个部门主要负责人共同签署，连送审稿的说明和有关材料一并报送国务院法制机构审查，国务院法制机构在认真研究的基础上形成卫生行政法规草案并向国务院提出审议建议，提请国务院审批。

（4）决定、公布与备案：卫生行政法规草案由国务院常务会议审议或由国务院审批，国务院法制机构根据国务院对卫生行政法规草案的审议意见进行修改，形成草案修改稿，报请总理签署国务院令公布施行,在国务院公报和中国政府法制信息网以及全国范围内发行的报纸上刊载,公布后 30 日内报全国人大常委会备案。

3. 卫生地方性法规制定程序　省、自治区、直辖市的人大及其常委会,设区的市、自治州的人大及其常委会,民族自治地方的人大制定卫生地方性法规和地方自治法规时,由于《立法法》规定地方性法规案、自治条例和单行条例案的提出、审议和表决程序,根据《中华人民共和国地方各级人民代表大会和地方各级人民政府组织法》,参照全国人大立法程序、全国人大常委会立法程序及其他相关要求,由本级人大规定。因此,卫生地方性法规(卫生地方自治法规)的制定程序不尽相同,一般主要包括以下程序:

(1)议案的提出:享有地方性法规制定权的地方人大召开时的主席团、常委会、教科文卫委员会、本级人民政府等可以提出卫生地方性法规的立法议案。

(2)议案的审议:地方人大主席团将卫生立法议案提请本级人大讨论,或先交付议案审查委员会审查后提请本级人大讨论。列入省级人大常委会会议议程的卫生地方性法规案,由省级人大常委会会议讨论,或者先交有关专门委员会审议。

(3)表决、通过、批准、公布与备案:地方卫生立法议案经本级人大/常委会表决。以全体代表/常委会全体组成人员的过半数通过。自治区的自治条例和单行条例,报全国人大常委会批准后生效;设区的市的卫生地方性法规须报省、自治区人大常委会批准后施行;自治州、自治县的自治条例和单行条例报省、自治区、直辖市人大常委会批准后生效。由地方人大大会主席团/常委会公布,在本级人大常委会公报和中国人大网、本地方人大网站以及本行政区域范围内发行的报纸上刊载。

卫生地方性法规、自治条例和单行条例应当公布后 30 日内备案。省级人大及其常委会制定的卫生地方性法规,报全国人大常委会和国务院备案;设的市、自治州的人大及其常委会制定的卫生地方性法规,由省、自治区人大常委会报全国人大常委会和国务院备案;自治州、自治县的人大制定的自治条例和单行条例,由省、自治区、直辖市的人大常委会报全国人大常委会和国务院备案。根据授权制定的卫生法规应当报授权决定规定的机关备案。

4. 卫生计生行政部门规章制定程序

(1)立法规划:有关职能司(局)按委(部、局)部署提出年度立法计划建议项目,法制机构审核,委(部、局)务会议审定。

(2)规章起草:制定专业性卫生计生行政部门规章以职能司局为主,法制机构参与配合。卫生行政法规规定由部门制定实施细则的,应在起草卫生行政法规的同时进行实施细则的起草,其起草程序与卫生行政法规起草程序相同。卫生计生行政部门规章的起草可以邀请医药卫生社会团体以及法律专家等参与论证。

(3)草案审查、决定:卫生计生行政部门规章草案提出后,送起草单位法制部门审核,形成草案修改稿,提交委(部、局)务会议审议,经部务会议或者委员会会议决定。

(4)草案公布、备案:卫生计生行政部门规章由部门首长签署命令予以公布。卫生计生行政部门规章签署公布后,及时在国务院公报或者部门公报和中国政府法制信息网以及全国范围内发行的报纸上刊载,公布后 30 日内报国务院备案。

5. 卫生地方规章制定程序

（1）起草：由享有卫生地方规章制定权的地方政府行政职能部门负责起草，涉及其他部门的，由有关职能部门予以配合，并广泛征求意见。

（2）审查：草案提出后，送当地人民政府法制局（办）审核，组织论证和征求意见后，经法制局（办）常务会议形成送审稿。

（3）决定、公布与备案：卫生地方规章送审稿应当经政府常务会议或者全体会议决定，由省长、自治区主席、市长或者自治州州长签署命令予以公布，及时在本级人民政府公报和中国政府法制信息网以及本行政区域范围内发行的报纸上刊载，公布后30日内报国务院和本级人大常委会同时备案；设区的市、自治州的人民政府制定的卫生规章应当同时报省、自治区的人大常委会和人民政府备案。

另外，根据《立法法》相关规定，卫生法律、卫生行政法规、卫生地方性法规、自治条例和单行条例、卫生规章制定超越权限的；下位法违反上位法规定的；卫生规章之间对同一事项的规定不一致，经裁决应当改变或者撤销一方规定的；卫生规章的规定被认为不适当，应当予以改变或者撤销的；违背法定程序的；由有关机关依照规定的权限予以改变或者撤销。具体撤销权限是：全国人大有权改变或者撤销其常委会制定的不适当的卫生法律、批准的含有违背宪法/法律/行政法规基本原则/民族区域自治法/其他有关法律以及行政法规专门的民族自治地方规定而作出变通的自治条例和单行条例；全国人大常委会有权撤销同宪法和法律相抵触的卫生行政法规，有权撤销同宪法、法律和行政法规相抵触的卫生地方性法规，有权撤销省级人大常委会批准的违背宪法和法律/行政法规基本原则，以及对宪法/民族区域自治法/其他有关法律以及行政法规专门的民族自治地方规定而作出变通的自治条例和单行条例；国务院有权改变或者撤销不适当的卫生计生行政部门规章和卫生地方规章；省级人大有权改变或者撤销其常委会制定的和批准的不适当的卫生地方性法规；地方人大常委会有权撤销本级人民政府制定的不适当的卫生规章；省级人民政府有权改变或者撤销下一级人民政府制定的不适当的卫生规章。授权机关有权撤销被授权机关制定的超越授权范围或者违背授权目的的卫生法规。

二、卫生法的实施

卫生法的实施（enforcement of health law）是指卫生法律规范在社会生活中的实际贯彻与具体施行。卫生法实施的方式一般包括卫生守法、卫生执法、卫生司法和卫生法律监督四个方面。

（一）卫生守法

卫生守法（observing health law）即卫生法的遵守，是指国家机关、公民、法人和社会组织依照卫生法的规定，行使权利（权力）和履行义务（职责）的活动。守法是卫生法实施最基本最主要的形式。卫生守法的范围不仅包括涉及卫生与健康的各种法，还包括人民法院的判决书、调解书、裁定书等具有明确法律效力的非规范性文件。卫生守法的内容包括履行卫生法律义务和行使卫生法律权利。

（二）卫生执法

卫生执法（executing health law）是卫生法实施的重要形式。卫生执法有广义和狭义两种理解。

广义的卫生执法包括一切执行和适用卫生法的活动,包括相关政府行政机关、司法机关和法律法规授权/委托的组织及其公职人员,依法贯彻实施卫生法的活动。狭义的卫生执法仅指涉及卫生与健康的政府行政执法主体及其工作人员依法行政,依法管理社会卫生与健康事物的活动。一般意义上的卫生执法仅指其狭义,即卫生行政执法。卫生行政执法必须遵循合法性、合理性、高效率、正当程序的原则。

（三）卫生司法

卫生司法(judicating health law)即卫生法的适用,是指国家司法机关及其司法人员,依据法定职权和法定程序,运用卫生法处理具体案件的专门活动。卫生司法必须遵循正确、合法、及时、合理和公正的基本要求。"正确"是指适用卫生法时,事实清楚,证据确凿,定性准确,处理适当。"合法"是指处理卫生违法案件时,必须在法律授权范围内依法办事,符合实体法要求和程序法规定。"及时"是指在正确、合法的前提下,在法定期限内办理完案件,提高办案效率。"合理和公正"则是指符合社会主义道德、公平要求以及适用法的目的。

（四）卫生法律监督

卫生法律监督(supervising health law)有广义和狭义之分。广义的卫生法律监督是指一切国家机关、社会组织及公民等对卫生法全部运行过程的合法性所进行的监察和督促。狭义的卫生法律监督仅指有关国家机关依法对卫生立法、执法、司法等运行环节合法性进行的监察和督促。一般讲的卫生法律监督是就广义而言的。

三、卫生法实施中法律方法的运用

卫生法律方法(health legal method)是指卫生行政执法主体认识、判断、处理和解决涉及卫生法问题的专门方法,或者说是指寻求涉及卫生与健康法律问题正确答案的路径。

（一）卫生法律方法的特征

1. 专业性　卫生行政执法主体思考和解决执法实践问题,其核心是法律思维。如认定违法主体、法律事实、行为后果、违法证据、立案权限、处罚依据、事实和理由、程序合法性等,其具体的法律要求及其运用各不相同。所以,执法者不仅要了解卫生法的相关规定,而且要以专业角度对待卫生法实践。

2. 法律性　卫生法是判断卫生法律事实是非曲直的主要依据。卫生行政执法者依法处置卫生法案件,援引卫生法律规范解决实际问题,进而在长期和系统的训练中,强化法律信念并与卫生专门技术结合,自觉养成忠于法律的职业操守,实现卫生与健康的法治,而不是仅仅堆砌卫生法律条文或和普通群众一样站在道德或旁观者的角度谴责违法者。

3. 实践性　卫生法律方法属于方法的范畴,来源于卫生实践,着力于有效地解决人们在实际生活中面临的卫生与健康法律问题。作为参与者,卫生行政执法者不仅直接体现了处理具体案件水平的高低,而且间接反映了卫生行政执法主体依法执法的科学性和合理性。

（二）卫生法律方法的内容

1. 卫生法律推理　卫生法律推理(health legal reasoning)是卫生法律方法在整个卫生法实施领

域运用逻辑思维方法的一个重要体现。卫生法律推理具有相当的正式性和规范性,卫生行政执法者如何依靠卫生法获得明确的法律后果以及确保个案裁判的"正当性"是其核心所在。卫生法律推理的方法通常有形式推理和辩证推理。

(1)形式推理:又称分析推理即运用形式逻辑进行推理,包括演绎推理、归纳推理和类比推理:①演绎推理是指从一般卫生法规定到个别特殊行为的推理。这是最简单的推理形式。由于我国是成文法国家,因此卫生行政执法活动中的形式推理主要是演绎推理,即著名的三段论推理;其大前提是有可以直接适用的卫生法律规则和法律原则,小前提是经过认定的案件事实,结论为可以形成效力的法律后果或具体处罚形式。特别注意的是演绎推理的大、小前提往往需要相应的卫生法律概念与之相结合,严格遵循使用条件、重点分析因果关系及其关联性,力避推导错误。②归纳推理是指从特殊到一般的推理。这种推理的适用面比较窄。当部分卫生违法案件没有合适的法律规则和原则可供适用时,借鉴国家相关政府行政主管部门的批复或公告的案件汇编,将既有事实与先例事实加以比较,决定是否适用,这便存在归纳推理的成分。使用者应重点分析两者之间的异同,前因后果,防止生搬硬套。③类比推理也称类推适用和比照适用,是指在卫生法中没有明确规定的情况下,比照相应卫生法律规范加以处理的推理形式。这种推理的前提是:该卫生法律条文虽然没有明确规定,但该条文赖以存在的基本原理和原则却可以包含某一行为或事件。类比推理的关键是两个对象之间的相似性,而寻找相似性的基本方法是比较,继而通过比较和理性分析得出相关结论。

(2)辩证推理:又称实质推理,是指在两个相互矛盾的或都有一定道理的陈述中选择其一的推理。所以,辩证推理是在缺乏使结论得以产生确定无疑法律与事实时进行的推理。辩证推理一般适用的情况包括:①卫生法没有明文规定或对有关情况未加明确表述,也无相应法律条文可类推,而实践中这种情况出现且必须处理,但对如何处理存在两种或以上对立的理由,需要进行选择;②卫生法虽然有规定,但过于原则和模糊,甚至可以根据同一规定提出两种或以上对立的处理意见,需要从中加以判断和选择;③卫生法中的规定本身自相矛盾,存在两种或以上相互对立的法律规范,需要从中加以选择;④卫生法虽有规定,但由于新情况的出现,适用该规定明显不合理,即出现合法与合理的冲突,如安乐死问题。

上述情况往往需要卫生行政执法者从政策、公理、公共道德、习俗等方面出发,综合考虑与平衡相互之间的冲突,确定居于优先地位的价值并加以理性选择。

卫生行政执法实践中,总体运用卫生法律推理简单地说大致有以下步骤:①寻找可以适用的卫生法律、法规、规章,并注意其效力等级与冲突;②分析可以适用的卫生法律规范,从中确定可适用于本案的具体卫生法律规则或法律原则,并将可适用的各卫生法律规范整合统一,仔细明晰该卫生法律规范的构成;③以案件事实为基础,研究依据卫生法可以认定的法律事实,排除无关和非法证据;④将相关卫生法律规范适用于本案,根据所涉法律事实与卫生法律规范建立的联系或支撑,确定因法律事实引起的权利和义务;⑤根据卫生法律规范推断出本案的法律后果;⑥组织法言法语对卫生法律规范正确解释并撰写卫生行政执法文书(卫生监督文书),形成合法合理的结论,处理违法案件。这个过程类似于形式推理在卫生执法中的运用。一般简易案件最常用,也是卫生行政执法者应当具备的基本功;但考虑到法律推理的前提和事实本身的复杂性,不能完全确定的情况下,往往需要注意卫生法律规范与事实证据之间的非对称性,必要时借助法律概念加以分析,如故意、过失、违约、侵权、行为、事件等。

2. 卫生法律发现   卫生法律发现是指法律人寻找和确定所要适用法律规范的过程。法律发现一般表现为法律推理过程的一个相对独立环节,其最大的意义在于针对复杂卫生与健康案件所涉及的多方面、多层次法律规定,从不同法律部门、法律文件、法律规则中选择最适合所要解决案件的法律规范,同时处理好法与其他社会规范的关系。

3. 卫生法律解释   卫生法的解释(interpretation of health law)是指对具有法律效力的规范性卫生法律文件的内容、含义、概念、术语以及适用条件等所作的解释。卫生法的解释是卫生立法活动的继续,具有卫生法律效力的解释和被解释的卫生法律文本一样,具有普遍约束力。卫生法的解释可以较好地解决成文法的局限性,克服制定法的抽象、遗漏和滞后弊端,反映卫生法适用中社会需求的不断变化,也使卫生法更加趋于完善。

卫生法的解释种类很多,但通常区分的标准主要有两个:一是解释的主体和效力;二是解释的方法。按照前一个标准,卫生法的解释通常有法定解释与非法定解释。法定解释又称有权解释,根据解释的特定机关不同,大体上可分为立法解释、司法解释和行政解释。非法定解释又称无权解释,主要指学理解释与任意解释。本部分具体内容可参见本教材第五章。

4. 卫生法律论证   卫生法律论证(health legal arguments)是指通过提出一定的根据和理由证明某种卫生立法意见、法律表述、法律陈述和法律决定的正确性和正当性。卫生法律论证在卫生立法和卫生法律决定形成的过程中被广泛采用,如人大代表或人大常委会委员就自己提出的或会议提交的卫生立法议案和立法意见进行公开辩论、提出质询和质疑。卫生行政处罚决定、听证、合议、自由裁量权的运用等环节均广泛存在卫生法律论证。卫生行政执法中的卫生法律论证主要体现在针对具体案件,证明其具体行政行为(卫生行政许可、案件管辖、卫生行政处罚、卫生行政强制、卫生行政复议、卫生行政诉讼等)的正确性和合理性。

实际卫生法律论证中,卫生法律规则、法律陈述或法律决定的正确性和合理与判断标准联系密切。因此,以理性论证为基础、以证据为支撑和建立共识机制至关重要,所以按照事先确定的程序性规则体系加以约束或保障,是卫生法律论证合理和充分进行的必要措施,如依据主张、独立陈述、举证责任合理分配、接受质疑、平等发言、非歧视等,以确保论证目的的真正实现。

卫生法律论证的核心是从法律方法角度出发,建立在合乎逻辑证明的基础上,以事实为依据,证据证明充分,以法律为准绳,法律适用恰当。避免先入为主,感情用事,个人武断和草率处理。

第五节   卫生法律责任

一、卫生法律责任的概念与特点

卫生法律责任(health legal responsibility)是指违反卫生法律规范的行为主体,对其违法行为所应承担的带有强制性的不利法律后果。卫生法律责任具有以下特点：

1. 行为具有违法性　卫生法律责任与卫生违法行为相联系。只有在构成卫生违法的前提下，才可能承担相应的卫生法律责任。但承担民事责任时，不一定必然以行为违法作为前提。

2. 由卫生法律规范明确规定　卫生违法行为种类多样，不一定都要承担法律责任。只有那些卫生法律规范作了明确规定的违法行为，其行为主体才承担卫生法律责任。

3. 具有国家强制性　卫生法律责任同其他法律责任一样具有国家强制性。对于拒绝承担法律责任的违法主体，由国家强制力保证实施。

4. 由法定机关追究　卫生法律责任只能由法定或法律授权的专门机关依法追究。这里的专门机关主要指卫生行政执法主体和司法机关。没有获得授权的任何其他组织和个人不能行使该种权力。

二、卫生法律责任的种类

根据行为人违反卫生法律规范的性质和社会危害程度，承担的卫生法律责任主要分为行政责任、民事责任、刑事责任三种。

（一）行政责任

行政责任（administrative responsibility）是指责任主体因违反卫生法或因卫生法规定的事由，尚未构成犯罪时，依法应当承担的不利法律后果。

1. 行政责任的构成要件

（1）行政责任主体必须是行政主体或卫生行政管理相对人：只有具备资格的行政责任主体才承担行政责任，这是行政责任的首要条件。根据我国法律的相关规定，行政责任主体主要包括国家行政机关、法律法规授权的组织，具有法定民事行为能力和责任能力的自然人、法人以及其他组织等。

（2）实施了违法行为：行为人违反卫生法和卫生行政管理规定的义务，实施了违法行为，依法应承担相应的卫生法律责任。卫生法规定的义务包括不得作出一定行为或应当作出一定行为，行为人以积极的方式实施了卫生法所禁止的行为，即行为违法。如食品生产经营者生产了《食品安全法》第三十四条规定禁止生产经营的食品、食品添加剂、食品相关产品，即涉嫌违法。行为人消极地不履行卫生法所规定的义务，即涉嫌不作为违法。如医疗保健机构、疾病预防控制机构发现传染病时，不按《传染病防治法》规定采取控制措施，就是不作为违法。

（3）产生法律规定应当追究违法责任的损害后果：危害公共卫生和生命安全与健康的行为，违法情节上有轻重之分，损害后果上有大小之别。因此，追究其行政法律责任时，必须依据卫生法的明确规定，既不能将显著轻微、危害程度不大的违法行为刻意严惩，更不能将情节恶劣、危害后果严重的犯罪行为以罚代刑。

（4）行为人存在主观过错：主观过错分为故意和过失两种。故意是指行为人明知自己的行为会发生危害社会的结果，实施该行为时主观上希望或者放任这种结果的发生。如出入境人员有意逃避卫生检疫的行为就是故意违法行为。过失是指行为人应当预见自己的行为可能发生危害社会的结果，实施该行为时因疏忽大意而没有预见，或者已经预见而轻信能够避免。如医疗机构及其医务人员违反诊疗护理规范、常规导致的医疗事故。主观上既不是故意、也不是过失的是意外事件,因此虽然产生损害后果的,一般不承担行政责任。

通常情况下,行政责任实行过错推定。如《中华人民共和国水污染防治法》第七十条"拒绝环境保护主管部门或者其他依照本法规定行使监督管理权的部门的监督检查,或者在接受监督检查时弄虚作假的,由县级以上人民政府环境保护主管部门或者其他依照本法规定行使监督管理权的部门责令改正,处一万元以上十万元以下的罚款。"即是过错推定。

2. 行政责任承担的方式　根据我国现行卫生法的规定,追究行政责任的形式主要有行政处罚(administrative penalty)和行政处分(administrative sanction)。

(1)行政处罚:根据《行政处罚法》和卫生法的规定,行政处罚的种类主要有:警告、罚款、没收违法所得、没收非法财物、责令停产停业、暂扣或吊销有关许可证等。

(2)行政处分:根据《公务员法》和卫生法的规定,卫生行政处分的种类主要有:警告、记过、记大过、降级、撤职、开除等形式。

行政处罚与行政处分虽然都属于行政责任的形式,但两者截然不同,主要区别在:①主体不同:行政处罚由专门机关实施,行政处分由所属行政机关或行政监察机关决定;②性质不同:行政处罚是外部具体行政行为,多属于对违法行为的惩戒,行政处分属内部行为,多因失职行为而被追究;③法律救济不同:对行政处罚不服,可以提请行政复议和行政诉讼,对行政处分不服只适用内部申诉途径。

（二）民事责任

民事责任(civil liability)是指行为主体因违反卫生法而侵害了自然人、法人以及其他组织的民事权益,或因卫生法规定的事由,依法应当承担的不利法律后果。卫生违法行为绝大多数会造成生命与健康损害的后果,即侵害了《民法通则》所保护的人身权,故行为主体应当承担相应的民事责任。

1. 民事责任的构成要件　①损害事实:即受害人的财产或人身权利和利益受到损失和伤害的事实,包括人身、财产、精神损害和可能的其他损害;②行为违法:指行为人实施了卫生法律禁止性或命令性规定的行为;③主观过错:包括故意和过失,但卫生法中民事责任的过错主要表现为过失。过失责任原则上通常采用过错原则,特殊情况下也适用过错推定原则、无过错原则和公平责任原则。如《侵权责任法》第五十八条规定病人有损害,且医疗机构伪造、篡改或者销毁病历资料的,推定医疗机构有过错;④损害事实与违法行为之间存在因果关系:因果关系是确定民事责任的必备条件之一。如果违法行为与受害人的损害事实之间不存在因果关系,则无论其他条件是否具备,行为人都不承担民事责任。

2. 民事责任承担的方式　我国民事责任的承担方式主要有:停止侵害、返还财产、赔偿损失、赔礼道歉、支付精神抚慰金等,既可以单独适用,也可合并适用。卫生法所涉及的民事责任多以经济赔偿为主,且大多可以由当事人自愿协商解决。

（三）刑事责任

刑事责任(criminal responsibility)是指行为主体因违反刑事法律构成犯罪应当承担的法定不利

后果。刑事责任是由犯罪所引起的法律制裁,具有强制性和最严厉的惩罚性。根据《刑法》规定,实现刑事责任的方式是刑罚,包括主刑和附加刑。主刑有:管制、拘役、有期徒刑、无期徒刑、死刑;附加刑有:罚金、剥夺政治权利、没收财产。主刑只能独立适用,附加刑既可以附加适用,也可以独立适用。对于犯罪的外国人,还可以独立适用或附加适用驱逐出境。

我国卫生法对于刑事责任的规定一般采取指示条款加以明确。如《职业病防治法》第七十八条"用人单位违反本法规定,造成重大职业病危害事故或者其他严重后果,构成犯罪的,对直接负责的主管人员和其他直接责任人员,依法追究刑事责任。"《国境卫生检疫法》第二十二条"违反本法规定,引起检疫传染病传播或者有引起检疫传染病传播严重危险的,依照刑法有关规定追究刑事责任。"等。

违反卫生法涉及的犯罪主要有:生产销售假药罪;生产销售劣药罪;生产销售不符合卫生标准食品罪;生产销售有毒有害食品罪;生产销售不符合标准的医用器材罪;生产销售不符合卫生标准的化妆品罪;引起甲类传染病传播或者有传播严重危险罪;传染病菌种毒种扩散罪;妨害传染病防治罪;传染病防治失职罪;传播性病罪;妨害国境卫生检疫罪;逃避动植物检疫罪;强迫卖血罪;非法组织卖血罪;非法采集、供应血液、制作、供应血液制品罪;医疗事故罪;非法行医罪;非法进行节育手术罪;滥用职权罪;玩忽职守罪;非国家工作人员受贿罪等。

（赵存喜）

思考题

1. 如何理解卫生法的特征和作用?
2. 卫生法的要素有哪些?
3. 我国卫生法的形式有哪些?
4. 如何理解卫生法的效力等级?
5. 卫生行政执法实践中运用法律推理的主要步骤有哪些?

第二章

卫生监督概述

第一节　卫生监督的内涵

一、卫生监督的概念和性质

（一）卫生监督的概念

卫生监督（health supervision）是政府有关行政部门依据卫生法律、法规的规定对个人、法人和组织从事与卫生有关的事项许可，对执行卫生法律规范的情况进行监督检查，并对其违法行为做出处理的行政执法活动。卫生监督的目的是行使国家卫生职能，实现国家对社会卫生事务的行政管理，保护人民的健康，维护国家卫生法制的统一和尊严。

（二）卫生监督的性质

卫生监督属于国家监督，是国家行政监督的一部分，同时也是国家卫生行政管理的重要环节。从卫生监督的定义我们可以看出，卫生监督的主体必须是由法律授权的行政部门，监督对象是管理相对人——个人、法人和组织。这就表明卫生监督是政府行为，是行政职能。所以，卫生监督的行政性是其根本属性。这里的所谓行政性是说卫生监督是政府的行政行为，是政府公共职能的体现。其含义是：第一，任何政治统治的实现必须以完成一定的公共职能为前提。没有管理、协调、监督等公共职能的实施，政治统治本身就无法实现。第二，国家的本质必须通过一定的公共职能活动得以体现。国家直接通过管理、协调等公共职能来维护公众的利益，并保证社会的长治久安。可以说，只要国家存在一天，公共职能便存在一天，只要国家不断发展，公共职能就会日趋膨胀。卫生监督就是一种既独立存在，又与其他国家职能密切相关的公共职能，具体地说，就是公共管理职能。

在我国，随着法制建设和社会经济的发展，卫生监督作为一种行政执法行为业已成为一种制度。它是通过实施卫生法律、法规，管理和规范社会行为，最大限度地减少危害，控制环境，进而达到增进健康的目的。目前，这一制度已由国家以立法的形式加以确立。如《中华人民共和国职业病防治法》第九条规定："国家实行职业卫生监督制度"。

我们强调卫生监督的行政性的同时，又必须承认它的技术性，这也许是卫生监督区别于其他许多行政工作的显著特点。卫生监督的许多实际工作，如判定是否合法，是以检测检验数据作为判定标准的，没有这些数据很难判断是否符合卫生标准，甚至不能依法监督。因此，技术手段是卫生监督必不可少的，也就是说，卫生监督有赖于许多卫生技术手段才得以有效实施。所以，卫生监督的行政性与技术性是统一的。

二、卫生监督的功能和特征

（一）卫生监督的功能

卫生监督的功能就是卫生监督所具有或应发挥出的效能。主要包括以下几个方面：

1. 规范功能 即有规范人们行为导向的作用，它通过对守法者的认可和对违法者的惩罚，在人们的行为坐标上亮起了指示灯，指出了什么样的行为是合法的，或者是法定必须执行的；什么样的行为是违法的，必须禁止的。基于卫生法律规范有授权性规范与义务性规范之分，卫生监督的规范作用可分为确定性规范和选择性规范。所谓确定性规范，是卫生监督主体通过强制相对人的具体行为而体现出来的命令性和禁止性要求。选择性规范则是通过卫生监督保障法律授予人们的选择权。通过对具体卫生违法案件的处理，来影响周围人们行为的选择。

2. 制约功能 是指卫生监督主体的监督行为对相对人有关权力的限制和在具体行为上的牵制。例如，生产经营活动的各环节各阶段从卫生的角度进行检查、牵制或限制，以随时随地纠正每项具体活动的偏差，从而实现社会生活的各方面协调地运作。这种制约作用便是政府公共职能的体现。

3. 预防功能 是预防为主卫生工作方针的具体化，是强制和规范社会卫生事务或行为的一种制度，起到防患于未然的作用。如对公共场所新建工程项目进行卫生审查，从规划、选址、设计、施工及竣工验收等几个环节依次审查把关，发现不符合卫生标准和要求时，及时提出改进意见，采取积极有效的措施，使其符合卫生标准和要求，把有害健康因素消除在工程项目建成投入使用之前。公共场所正常运营后，还对其进行经常性的检查，强制性规范其经营行为，并及时发现和制止危害公众健康的各类隐患的发生。所以，卫生监督不是消极被动的监督，不是孤立单纯地针对一个或某些阶段的监督，而是积极主动地参与或渗透于监督对象的整个运作过程，提前发现和排除可能发生危害健康的各种问题和潜在因素。

4. 促进功能 卫生监督的目的不仅是发现问题，查处卫生违法行为，而且还要通过对问题或违法行为的分析，发现和找出工作中的薄弱环节和产生问题的根源，总结经验教训，提出有针对性的弥补措施和解决办法，不断改善和调整涉及卫生活动各方面、各环节、各要素之间不和谐的矛盾现象，以促使社会整个运行过程协调一致，和谐同步的发展。同时，还要对卫生监督过程中发现的问题和工作中的薄弱环节，进行深入分析研究和梳理，从而形成强大的信息源，为卫生监督的决策者和执行者提供改进工作的科学依据，进而在管理制度和立法上最终完善保护人类健康的运行机制。总之，卫生监督在很大程度上能促进社会系统的各方面、各环节、各领域特别是涉及卫生活动的各方面不断完善，从而有效地保护人民的健康和生产力水平不断提高。

综上所述，在卫生监督的功能体系中，制约功能显示了卫生监督的目标，规范功能反映了卫生监督的效果，预防功能突出了卫生监督的重心，促进功能明确了卫生监督的结果。这些功能，它们各自既有特定的含义和作用，相互间又有联系，密切配合，形成了卫生监督的整体功能，共同发挥作用。所以，卫生监督的各种功能是一个相辅相成缺一不可的辩证体系和不可分割的整体。

（二）卫生监督的特征

卫生监督的性质、内容、任务及形式，都是由社会生产力的发展水平和现存的生产关系所决定的。基于这样的认识，我们就可以得出卫生监督有如下的特征：

1. 健康权与合法权益保护性　保障国家、团体和个人在特定的社会经济活动中，有关卫生方面的合法权益不受侵害；防止各种有毒有害的因素对人体健康的影响和危害，以保证人们在良好环境状态下进行生活、学习、工作和劳动，是我国卫生立法的根本目的。而卫生监督就是使这一目的得以实现的执行过程。目前，卫生监督已成为现代社会组织和社会生活中的重要组成部分，在保障公民享有健康权的实现中，以及保障公民和组织合法权益的获得等方面起着不可替代的作用。其中保护"公民健康权"是卫生监督特有的作用，这也是卫生监督区别于其他行政执法部门的主要标志。一旦公民或组织的上述权益遭到非法侵犯，或者公民或组织非法侵犯他人或组织享有的权益时，卫生监督主体即以强制手段予以保护。所以，保护性是卫生监督的显著特征。

2. 法定性与授权性　卫生监督，从它的法律意义讲，实际上是卫生监督主体为了管理社会卫生事务，保障人民的身体健康，正确行使卫生管理方面的职权。这种行为是依照国家法律和法规规定行使的，如《中华人民共和国传染病防治法》第五条规定"县级以上人民政府制定传染病防治规划并组织实施，建立健全传染病防治的疾病预防控制、医疗救治和监督管理体系"。监督主体资格的取得是一个复杂的法定过程，必须符合以下特定条件：①其成立由法定机关批准；②已由组织法或者组织规则确定了职责权限；③有法定编制并按编制配备了人员；④有独立的行政经费；⑤有办公地点和必要的办公条件；⑥通过一定的方式宣告成立。

3. 行政性与技术性　卫生监督是对预防医学理论和技术等自然科学知识与卫生政策法规等社会人文科学知识的综合运用。与一般的行政执法相比，具有很严格的专业技术性。这是因为公共卫生法律、法规保护的是人群健康这一特定的对象，因此需要运用自然科学措施与现代科学技术手段，这就必然要将大量的技术规范囊括其中。其在专业知识上表现为自然科学技术与社会科学知识的综合；在手段上表现为预防医学技术与行政法制手段的综合；在方式上表现为业务管理、专业指导、行政执法等措施的综合；在依据上表现为有关卫生法律、法规，卫生标准和卫生技术规范的综合，这些均体现了卫生监督的行政性与技术性。

4. 广泛性与综合性　由于影响人体健康的因素是多方面的，因此，调整人体健康问题的法律规范纷繁复杂，且互相渗透，有社会的、有自然的，它几乎涉及社会生活的一切领域。这就决定了卫生监督行为的广泛性和综合性。它不仅涉及生态环境的维护和改善，而且涉及资源的开发和利用；不仅涉及公民健康权和其他权力的关系，而且涉及因卫生问题而产生的复杂的经济与人际关系。此外，由于现代预防医学、临床医学、生物医学、生态学、工程学、建筑学、水文地质学、环境学、经济学、教育学和社会学等科学技术发展的高度综合，也决定了卫生监督的综合性。

5. 强制性与教育性　监督具有强制性是法律的属性之一，如《中华人民共和国食品安全法》第二十八条规定了11类禁止生产经营的食品，在食品卫生监督检查中，一旦发现即可采取相应的控制和处罚措施，起到"罚一人而百人惧"的作用。但这不是目的，只是一种方式或手段，单纯靠处罚并不能保障法律、法规、规章贯彻实施，关键是人们对法的理解与支持，只有知法，才能守法。行政处罚作为法律制裁的一种形式,也具有教育的功能。如《中华人民共和国行政处罚法》第五条规定"实施行政处罚,纠正违法行为应当坚持处罚与教育相结合,教育公民、法人或者其他组织自觉守法"。

三、卫生监督的作用和意义

（一）卫生监督的作用

1. 保障和提高公众的健康水平　　卫生监督是使卫生法律、法规的立法目标得以实现的基本保证。在公众的居住、旅行、工作、学习、劳动、生活、娱乐及饮食、医药等各方面发挥保护者的作用。只有卫生监督工作与其他卫生工作相结合,与国家其他行政管理工作相结合,使公众生活在安定、安全和卫生的社会中,才能使人们健康水平得以提高,实现卫生立法意图。

2. 实施国家职能打击违法活动　　随着我国加入 WTO,市场经济体制逐步完善,政府职能逐步转变,以往那种单纯依靠行政手段进行管理的方式,已过渡到以法律、行政和经济手段并存的管理方式。目前,卫生监督作为法律手段之一,已成为政府法制工作中不可缺少的组成部分。这是因为各级卫生监督机关贯彻执行卫生法律、法规的过程本身,就是一种国家意志的体现,是国家职能的行使,且以国家强制力作为保证。因此,可以对违反卫生法律、法规的行为,给予必要的制裁。

在新形势下,卫生监督工作显得尤为重要,卫生监督职能的有效实施是各项卫生措施和各种疾病管理制度得以全面贯彻落实的切实保障,特别是对于打击违反卫生法律、法规活动,制止危害人民健康行为的发生有着不可估量的作用。

3. 保护国家、团体、个人有关卫生方面合法权益　　随着经济建设的飞速发展,职业卫生问题已日益突出,工业三废、粉尘、噪声、毒物等有毒物质不断增加,使生产环境恶化,直接威胁着从业人员的身体健康。通过卫生监督可以控制和改善生产环境的卫生状况,防止各种有害因素对从业人员的危害,从而达到保护劳动力,促进社会生产的发展和间接地为社会创造物质财富之目的。

4. 促进卫生法律制度的完善　　首先,卫生监督能把法律固定下来的卫生监督主体的各种管理关系加以确认落实,从而促进整个卫生管理系统合理有序、有规律的良好运行,真正做到从"人治"走向"法治";其次,卫生监督有促进和完善卫生立法的作用。通过卫生监督实践,可以发现已制定的卫生法律、法规某些不够完善的地方或难以操作之处。所以,实施卫生监督的同时,还能为卫生立法反馈有价值的信息,以利于卫生法律、法规的修改和完善,促进卫生立法质量的提高。另外,对促进卫生监督队伍的建设有着重要的作用和意义,通过卫生监督实践可以真实地反馈出人员素质方面存在的某些不足,并找出人员配备上的差距,从而在队伍建设上有针对性的补充、加强和提高,进而真正形成精简、效能、统一和高效的卫生监督体系。

5. 增强人们法制意识　　卫生监督活动的开展,无疑能够促进精神文明建设与发展,提高各级公务人员和人民群众的法制观念,增加依法办事的自觉性,促进公民更好地知法、守法,认真地履行卫生法律、法规所规定的义务,自觉地与违法行为作斗争。特别是通过卫生监督,可以使公民直观地懂得卫生法律、法规提倡什么,禁止什么,鼓励什么,反对什么,从卫生法律规范中明确判断是非的标准,以指导自己的行为。进而增强卫生法制观念和提高卫生知识水平,使讲究卫生、保护健康成为公民的自觉行动。

（二）卫生监督的意义

我国是社会主义国家，人民是国家的主人，卫生监督既体现了党和国家对人民健康的高度重视和关怀，又保障了人民卫生安全的正当权益和要求。同时卫生监督也是维护法律的尊严，保证法律贯彻实施的一项制度，是促进和保障社会经济发展的重要手段。无论是现实还是将来，其意义无疑都是十分深远。

第二节　卫生监督行为

一、卫生监督行为的概念

卫生监督行为是指卫生监督主体在其法定职权范围内实施卫生监督活动、管理社会卫生事务、行使卫生监督职权的过程中，做出的具有法律意义或法律效力的行为。根据卫生监督的性质和特点，卫生监督行为实质上是一种行政行为，该行为应具备以下要件。

（一）必须是行使行政权的行为

运用行政权是以享有行政权能为前提的。因此，只有享有行政权能并实际上运用行政权所做出的行为才是行政行为；而没有运用行政权所做出的行为，即使实施者是享有行政权的组织或个人，也不是行政行为。行政权的实际运用可以称为行政行为成立的权力要件。

（二）具有法律效果的存在

行政行为是一种法律行为，必须具有法律效果或法律意义。所谓法律效果，是指行政主体通过行政管理意志所设定、变更或消灭的某种权利义务关系及所期待取得的法律保护。如果一个行为没有针对相对人，或者没有设定、变更或消灭相对人的某种权利义务，或者尚未形成或完成对相对人的某种权利义务的设定、变更或消灭，则该行为不具有法律意义，因此不是法律行为。法律效果的存在可以称为行政行为成立的法律要件或内容要件。

（三）具有表示行为的存在

行政行为是行政主体的一种意志，是表现于外部的、客观化了的意志，即意思表示。行政主体只有将自己的意志通过语言、文字、符号或行动等行为形式表示出来，并告知行政相对人后，才能成为一个行政行为。否则，就应视为行政行为不存在或不成立。表示行为的存在可以称为行政行为成立的形式要件。

二、卫生监督行为的种类

（一）按卫生监督的过程分类

1. 预防性卫生监督（preventive health supervision）　是指卫生监督主体依据卫生法律、法规对新建、改建、扩建的建设项目所开展的卫生审查和竣工验收。开展预防性卫生监督旨在使工业企业和食品、化妆品、公共场所、学校、医院以及放射性工作场所达到卫生要求，从"源头"上消除可能对公共卫生秩序、从业人员和人民群众健康损害或伤害的潜在隐患或风险。它是卫生监督主体实施卫生行政许可的前提条件,即对预防性卫生监督不符合要求的申请者不能给予卫生行政许可。

2. 经常性卫生监督(regular health supervision)　是指卫生监督主体定期或不定期地对管辖范围内的企事业单位、个人或有关社会组织遵守卫生法律规范的情况进行的日常性监督活动。经常性卫生监督属事中监督,可以是定期的,也可以是不定期的。

监督的重点是了解卫生许可证、健康证、卫生知识培训证的持有情况,环境卫生、产品质量、污染状况以及有无发生危害生产经营人员及消费者健康的隐患等,以便及时发现问题、查明情况、找出原因,进而采取措施并及时予以纠正。对于查出的严重违法行为,卫生监督主体则代表国家进行行政处罚,对其中触犯刑律的,则提请司法部门依法追究刑事责任。

（二）按卫生监督的行为方式分类

1. 羁束卫生监督行为与自由裁量卫生监督行为　卫生监督行为以受卫生法律、法规和规章拘束的程度为标准,可分为羁束行为和自由裁量行为。

羁束卫生监督行为(restricted action of health supervision)指凡是卫生法律、法规和规章对行为的内容、形式、程序、范围、手段等作了较详细、具体和明确规定,卫生监督主体严格依法而实施的卫生监督行为。羁束卫生监督行为对卫生监督主体是一种严格的约束,卫生监督主体实施羁束性卫生监督行为时,必须严格依法办事,不能或很少能以自己的评价、权衡、裁量参与其间,不能带有随意性,否则就是违法行为。严格的羁束性卫生监督行为有利于规范卫生监督主体的执法行为,但在某种情况下也可能束缚卫生监督主体的手脚,影响行政效率。

自由裁量卫生监督行为(freely considered action of health supervision),是指卫生监督主体有一定自由度的卫生监督行为。法律规范在规定行为的内容、形式、程序、范围和手段等方面留有一定的选择余地或幅度,或者只作原则规定,给卫生监督主体留了一定的自由选择权和决定权,可以由卫生监督主体根据对法律规范的理解和对相对人的行为状况的了解给予综合考虑,在职权范围内采取卫生监督行为。即这类行为是卫生监督主体可以斟酌、选择、掺杂自己的意志于其间的行为。

羁束与自由裁量的卫生监督行为两者的划分并不是绝对的。羁束是相对于"自由"而言的,羁束行为一般也存在一定的自由裁量的成分,公共卫生法规不可能对卫生监督在所有情况下所做出的行为都作详细、具体、明确的规定。从目前适用的公共卫生法律规范的总体情况看,卫生监督主体所实施的行政处罚,绝大部分都有自由裁量的余地或幅度。所以,在卫生监督活动中卫生监督主体和卫生监督人员一定要注意,不能滥用自由裁量权,自由裁量也必须合法、适当。因此,卫生监督主体在实施自由裁量行为时,不准违反授权法的目的,更不能超越卫生法律、法规和规章规定的自由裁量范围。否则,依法行政就会变成专制行政、违法行政。在卫生监督中,划分羁束行为和自由裁量行为的意义在于,首先是便于对不同的卫生监督行为提出不同的要求;其次是便于在卫生行政诉讼中,对不同的卫生监督行为,进行不同程度的司法审查和不同的判决。

2. 依职权卫生监督行为与依申请卫生监督行为　依据法律所赋予的权利和监督程序的要求,将卫生监督行为分为依职权行为与依申请行为。

依职权卫生监督行为(health supervision in accordance with authority)是指卫生监督主体依据公共卫生法律、法规赋予的职权,无需相对人申请而由卫生监督主体主动做出的行为。因其是不待请求而主动为之的行为,故又称为主动监督行为。例如,卫生检疫机关对我国口岸实施的卫生检疫行为、卫生监督检查、对违法行为的行政处罚等。采取依职权卫生监督行为应注意的是:首先,卫生法规定无须相对人的申请的行为,卫生监督主体须主动做出,否则即为失职;其次,必须依职权做出,即卫生监督主体必须有做出监督行为的职权,并且这种职权必须在其权限范围内正确实施,超越职权及其权限实施卫生监督行为,都是法律所禁止的,同样要依法追究责任。

依申请卫生监督行为(health supervision in accordance with application)是指卫生监督主体被动情况下做出的行为,只有在相对人申请的条件下,才能依法采取的卫生监督行为。如审批、发放卫生许可证的行为;对生产特殊化妆品进行审核,并发给批准文号的行为。申请是相对人根据卫生法规的规定,为获得某种权力的单方意志体现,它是卫生监督主体被动的监督行为的先决条件。针对该类行为卫生监督主体则负有作为的义务。相对人的申请,卫生监督主体必须给予一定的答复,无论是拒绝或者是批准,不得无故拖延或拒不答复。

3. 要式卫生监督行为与非要式卫生监督行为　我们依据卫生监督是否必须具备一定的法定形式为标准,还可以将卫生监督行为分为要式行为和非要式行为。

要式卫生监督行为(essential action of health supervision)是指卫生监督主体必须依据法定方式实施,同时必须具备一定的法定形式才能产生法律效力和后果的卫生监督行为。例如卫生行政许可行为、卫生行政处罚行为,必须以法定的方式表现出来,否则就不具有效力。

非要式卫生监督行为(unessential action of health supervision)是指卫生监督主体行使职权时,卫生法律、法规未规定具体方式或形式,允许卫生监督主体依据情况自行选择适当方式或形式进行的卫生监督行为。这类行为无论是采用口头形式,书面形式,还是电话、电报等各种其认为适当的形式,都可以生效。例如,食品行业从业人员健康检查通知,既可以为口头、电话形式,也可以为书函形式,它们皆能达到告知被检者的目的。

划分要式行为和非要式行为,便于卫生法律、法规对于不同的卫生监督行为做出不同的要求,从而达到既保障卫生监督行为的严肃性,又能保证卫生监督行为效率的目的。对于大多数卫生监督行为,由于它们直接涉及相对人的权益,卫生法规就必须规定明确的形式,以防止事后发生争议,一旦事后发生争议,也便于查明责任归属和解决争议。这也是贯彻依法行政原则的具体体现,即卫生监督主体的监督活动要执法有据,无法律根据不得为之。而少数卫生监督行为,不直接涉及相对人权益或特别需要赋予卫生监督主体自由裁量权,卫生法律、法规将行为方式或形式的选择权留给卫生监督主体,以有利于提高卫生监督行为的效率。一般非要式行为仅限于特定的场合和条件。法院在处理卫生行政诉讼中,对于要式行为主要审查其形式的合法性,而对于非要式行为只审查其形式是否有越权和滥用自由裁量权的现象。

三、卫生监督行为的效力

(一)卫生监督行为的有效成立

卫生监督行为的成立必须具备一定的要件。这里的成立要件是指卫生法律、法规要求卫生监督主体实施监督行为时所必须遵守的条件。只有遵守或符合这些条件,卫生监督行为才能有效成立,并具有法律效力。否则，该行为就不具有法律效力，为无效行为或可撤销的行为。

卫生监督行为有效成立的一般要件，包含以下几个方面：

1. 行为的主体合法　卫生监督行为的成立，首先要求实施行为的主体合法。只有具备卫生监督主体资格的行政部门才能进行卫生监督活动。相反，不具有卫生监督主体资格的部门就不能行使卫生监督职权，其做出的行为也没有法律效力。卫生监督的主体资格都是由卫生法律、法规规定的。如，安全生产监督管理局进行职业卫生监督的主体资格是依据《职业病防治法》而获得。只有卫生法律、法规设定的卫生监督主体，其卫生监督行为才是有效的。

2. 行为不超越权限　卫生法律、法规确定了卫生监督主体的职责权限，所以，卫生监督主体只能在卫生法律、法规规定的职权范围内代表国家行使其权力，所实施的卫生监督行为必须在法定职权范围之内，而不得超越权限。一般判断权限范围的标准有地域、事项、级别以及授权的法律、法规等。

3. 行为内容合法　这里所讲的行为内容合法是指卫生监督行为的内容要合乎卫生法律、法规的规定。例如，卫生计生行政部门对学校卫生方面的违法行为所给予的处罚是依据《学校卫生工作条例》实施的，其处罚的客体、范围、程度都必须符合条例的规定，不得与法规规定相抵触。如该条例规定对供学生使用的文具、娱乐器具、保健用品，不符合国家有关卫生标准且情节严重的，可处以非法所得的二倍以下的罚款。若卫生计生行政部门对直接责任单位处以非法所得三倍的罚款，就是明显的不合法行为。合法还包括卫生监督的内容要适当、明确，符合社会公认的基本原则，不损害公民、法人或其他组织的合法权益以及社会公共利益。只有符合卫生法规规定，合乎公共利益的卫生监督行为才能合法成立。

4. 行为符合法定形式　对于卫生法律、法规要求有特定形式的要式行为，卫生监督主体在具体实施中必须遵照法定形式实施其行为才能有效成立。如申请化妆品生产许可，要按照行政许可法规定制作和颁发"化妆品生产企业卫生许可证"，一经颁发便是同意了申请许可的事项。对于各种卫生法律、法规所明确规定形式要求的，卫生监督主体必须严格遵守。至于那些卫生法规未作特别形式要求的非要式行为，卫生监督主体则可以任选一般卫生法律、法规允许的各种形式，但仍不得违背卫生法律、法规的限制性要求。

5. 行为符合法定程序　程序是保证卫生监督行为正当、合法的必要条件，卫生监督行为必须按照法定程序进行，才能合法成立。此处的程序是指卫生监督行为实施时所要经过的过程和步骤。任何一项卫生监督行为的做出，都有一定的程序约束，不受程序约束的卫生监督行为，在原则上是不存在的，也是违法的。卫生监督严格按照程序进行，对保护相对人的合法权益不受侵犯，保障卫生监督行为的科学性和正确性，维护卫生监督主体的整体形象均有重要的实际意义。

（二）卫生监督行为的法律效力

行为的效力是由行为的性质所决定的。卫生监督行为是卫生监督主体代表政府依法实施的具体行政行为，所以，该行为是具有法律效力的行为。一般依据卫生监督行为的内容，可以发生三种效力，即：确定力、拘束力和执行力。

1. 确定力（determination）　是指卫生监督行为依法有效成立后，即产生不可变更力，非依法定事实和程序不得随意变更或撤销。其含义是:①卫生监督主体没有法定理由和依据法定程序,不得随意改变行为的内容,也不得就同一事项重新做出行为;②卫生监督管理相对人既不得自行否认也不得随意改变卫生监督行为的内容,同时没有法定理由或依据法定程序也不能请求改变卫生监督行为;③其他国家机关、社会组织也不能否认或拒绝卫生监督行为所确定的事实和法律关系。卫生监督行为的确定力是卫生法制稳定的基本因素之一,它对于保障相对人对卫生监督行为的信任无疑是非常重要的,假如已实施的卫生监督行为可以被任何一个国家机关或卫生监督主体本身所任意变更和撤销,那么,相对人的权力和义务就会随时处于一种不稳定的状态之中,致使相对人无所适从,失去安全感,从而给相对人乃至社会的利益造成不必要的损失。换一个角度说,确定力也是维护卫生监督主体的权威性和法律的严肃性的重要保障。

2. 拘束力(restriction)　是指卫生监督行为依法有效成立,行为的内容对有关组织和人员具有约束和限制的效力,必须遵守、服从。有效的卫生监督行为,对卫生监督主体及相对人具有相同的约束力。其含义是:①卫生监督行为对卫生监督主体有约束力,无论是做出卫生监督行为的卫生监督主体,还是其上级机关或下级机关,以及其他有关机关,在该行为未被合法撤销或变更之前都要受其拘束。②卫生监督行为对行政管理相对人有约束力,卫生监督行为是针对管理相对人做出的,首先要约束相对人。对依法生效卫生监督行为,相对人必须遵守、服从和执行,按照卫生监督行为内容履行卫生监督行为设定的义务,不得做出与该行为相抵触的行为,否则将承担法律后果。卫生监督行为作为代表国家的一种执法行为,如果没有拘束效力,那么,卫生监督行为的存在也就没有什么价值了。

3. 执行力(execution)　是指卫生监督行为依法生效后,卫生监督主体有权依法采取必要手段和措施,使卫生监督行为的内容得以完全实现。卫生监督的目的是维护公共卫生秩序、保护公民健康和公众利益的重要措施,卫生监督行为相对方都必须严格遵守和执行。如不遵守和执行,卫生监督主体可依法采取一定手段强制执行。如根据《中华人民共和国传染病防治法》的规定,要对乙类传染病中的传染性非典型肺炎、人感染高致病性禽流感、炭疽中的肺炭疽病人予以隔离治疗。拒绝隔离治疗或者隔离期未满擅自脱离治疗的,可以由公安部门协助治疗单位采取强制隔离治疗措施。通常,执行力只能在有关机关依法确定为无效后,才停止执行。在申诉或诉讼期间,原则上卫生监督行为不停止执行,除非法律、法规另有规定。

总之,确定力、拘束力与执行力是卫生监督行为效力的三种表现形式,三者是相互联系、互为条件的,缺少其中任何一项,就谈不上卫生监督行为的效力。

(三)卫生监督行为的撤销、废止、变更和消灭

1. 卫生监督行为的撤销(cancellation of health supervision)　是指卫生监督行为在适用过程中,发现不符合生效要件的情况,由有权机关依法予以撤销,使该行为向前向后均失去效力。撤销的卫生监督行为其法律后果是使该行为在整个被适用过程中自始至终无效,相对人因该行为获得的利益应当上缴或返还,承担的义务应当被解除且应得到补偿;监督主体因违法而侵害了相对人切身利益的,不仅该行为向后失去效力,而且行为主体应对已造成的损害承担责任。卫生监督行为的撤销以有溯及力为原则,因卫生监督行为违反法律规定就根本不应存在。

2. 卫生监督行为的废止（abrogation of health supervision）　是指卫生监督行为在成立时是合法的,后来由于情况发生变化,使其不宜继续存在,使它消失了效力,这便是卫生监督行为的废止。被废止的卫生监督行为自废止之日起不再有效,而废止前的行为后果则依然有效。它只是效力的终止。导致卫生监督行为废止的原因,是多方面的,既有因客观形势发生变化的一面,也有源于法规及政策发生变化而引起卫生监督行为废止的情况,一般是否废止卫生监督行为应由做出行为的原卫生监督主体或其上级机关来决定。

应注意区别的是,废止与撤销两者性质是完全不同的,卫生监督行为的撤销是因其违法或不当而引起撤销,废止则是因情况的变化而造成过失,本身并无违法或不当现象。因此,我们在卫生监督实践中,对这两个概念一定要严格区分。

3. 卫生监督行为的变更（alternation of health supervision）　是指对已经发生效力的卫生监督行为,发现其不当或因情况变迁,使原行为变得部分不适用,从卫生监督行为的变更而对部分行为加以改变或使部分行为失去效力,并做出新的规定,就是卫生监督行为的变更。而所谓情况变迁是指卫生监督主体做出的监督行为一般都允许相对人有一定的履行期限,在此期限内,具体适用情况和条件有可能发生很多变化。如政策形势变化、相对人的条件变化、相应的法规的废止等,都可能导致一部分卫生监督行为不再适用。在此情况下,对已做出的卫生监督行为就应及时变更。

4. 卫生监督行为的消灭（elimination of health supervision）　是指卫生监督行为的效力完全停止、不复存在。多半是因撤销或废止而使卫生监督行为消灭。除上述原因外,还有其他情况可以导致卫生监督行为的消灭,如:①卫生监督行为的对象已不复存在,如责令停业改进的食品加工企业的破产或倒闭;②期限届满;③科以相对人的义务已充分履行完毕。

第三节　卫生监督的原则

在卫生监督活动中不仅要遵循"有法可依,有法必依,执法必严,违法必究"的基本要求,还应注意遵循以下原则。

一、合法性原则

合法性原则是法治国家、法治政府的基本要求。

卫生监督合法性原则依据行政法学主要包括以下几个方面的内容:

1. 卫生监督主体的设立必须合法　卫生监督主体是能以自己的名义拥有和行使卫生监督职权,并能以自己名义为行使卫生监督职权的行为产生的后果承担法律责任的机关或组织。卫生监督主体是卫生监督职权的拥有者和行使者,合法性原则要贯彻实施,首先就必须保证卫生监督主体的合法性。监督主体不合法,其任何"监督行为"都不会具有法律效力。

2. 卫生监督职权的拥有应当合法　一切监督行为都以监督职权为基础,无职权便无监督。而监督职权的拥有必须有法律依据,监督主体若无任何法律依据就能拥有监督职权,与现代行政法的民主法制精神相背离。

3. 卫生监督职权的行使应当合法   其基本含义是监督主体必须在法定权限范围内行使行为，一切超越法定权限的行为无效，不具有公定力、确定力、拘束力和执行力，即越权无效。

4. 违法行使监督职权应当承担法律责任   任何监督主体或依法以监督主体的名义行使监督职权的组织和个人，违法行使监督职权，做出监督行为，侵犯了公民、法人和其他组织的合法权益，都应当承担相应的法律责任。这是保证监督合法性原则全面贯彻执行必不可少的一个组成部分。

二、合理性原则

卫生监督合理性原则，是指卫生监督主体的设立、拥有监督职权、行使监督职权、追究违法行为和实施行政救济等必须正当、客观、适度。具体体现在以下几个方面：

1. 公平、公正原则   公正原则的基本精神是要求卫生监督主体办事公道、不徇私情，平等对待不同身份、民族、性别和不同宗教信仰的管理相对人。监督公平是民主国家的要求。民主国家意味着国家是全体人民的，因此，全体人民在自己的国家内应享有同等的权利和机会，监督主体应平等地对待任何相对人，不能厚此薄彼。因此，卫生监督公平原则的基本要求是平等对待相对人、不歧视。

2. 比例原则   基本含义是卫生监督主体实施监督行为应当兼顾监督目标的实现和保护相对人的权益，如果为实现监督目标可能对相对人权益造成某种不利影响时，应当使这种不利影响限制在尽可能小的范围和限度内，保持二者处于适度的比例。

三、正当法律程序原则

正当法律程序原则的基本含义是卫生监督主体做出影响管理相对人权益的监督行为，必须遵守正当法律程序，包括事先告知相对人，向相对人说明行为的根据、理由，听取相对人的陈述、申辩，事后为相对人提供相应的救济途径等。

1. 行政公开   其价值在于增加程序参加人参与程序活动的目的性和针对性，使监督活动的整个过程中出现的错误容易被发现和及时纠正。在监督行为的决定以及执行阶段，除公开会损及公共利益情况外，卫生监督主体有义务将所有与监督行为有关的情况公开，以接受来自公众的监督，行政公开的核心是咨询公开、信息公开。

2. 说明理由   卫生监督主体做出任何行政行为，特别是做出对管理相对人不利的监督行为，除非有法定保密的要求，都必须说明理由。对于抽象监督行为，如卫生行政法规和规章，应当通过政府公报或者其他公开出版的刊物说明理由。

3. 听取陈述和申辩   卫生监督主体做出任何监督行为，特别是做出对管理相对人不利的监督行为，必须听取管理相对人的陈述和申辩。卫生监督主体做出严重影响管理相对人合法权益的监督行为，还应依管理相对人的申请或依法主动举行听证，通过管理相对人与卫生监督人员当庭质证、辩论，审查卫生监督主体据以做出监督行为的事实、证据的真实性、相关性与合法性。

4. 回避   卫生监督主体及其工作人员处理涉及与自己有利害关系的事务或裁决与自己有利害关系的争议时，应主动回避或应当事人的申请回避。回避原则通过管理相对人对卫生监督主体中立性态度的挑剔，与卫生监督人员的自我回避，来维护监督权行使的权威性和客观公正性。

四、信赖保护原则

信赖保护原则的基本内涵是卫生监督主体对自己做出的行为或承诺应守信用,不得随意变更,不得反复无常。信赖保护原则的要求主要有四:其一,监督行为一经做出,非经法定事由和法定程序,不得随意撤销、废止或改变,即行政行为具有确定力和公定力。其二,卫生监督主体对管理相对人做出授益监督行为后,事后即使发现有违法情形,只要这种违法情形不是因相对人过错,卫生监督主体不得撤销或改变,除非不撤销或改变此种违法监督行为会严重损害国家、社会公共利益。其三,监督行为做出后,如事后据以做出该监督行为的法律、法规、规章修改或废止,或据以做出该监督行为的客观情况发生重大变化,为了公共利益的需要,卫生监督主体可以撤销、废止或改变已经做出的监督行为。但是卫生监督主体在做出撤销、废止或改变已经做出的监督行为的决定之前,应当进行利益衡量。只有通过利益衡量,认定撤销、废止或改变已经做出的监督行为所获得的利益确实大于管理相对人将因此损失的利益时,才能撤销、废止或改变相应监督行为。其四,卫生监督主体撤销或改其违法做出的监督行为,如这种违法情形不是因管理相对人过错造成,要对管理相对人因此受到的损失予以赔偿或补偿。

第四节　卫生监督体系

一、卫生监督体系的变迁

中国的卫生监督体系自新中国成立以来大致经历了开创,发展和法制管理三个历史阶段。

（一）开创阶段

1949年10月中央军委卫生部召开的全国卫生行政会议提出"预防为主"的卫生工作指导思想,中央政府原卫生部下设立公共卫生局,主管全国卫生防疫工作,具有一定的卫生监督管理职能。1951年毛泽东主席在起草"中共中央关于加强卫生防疫和医疗工作指示"时首先提出卫生监督的指导思想。1953年开始建立各级卫生防疫站,将卫生监督监测作为主要任务之一,依据国家法规和规章及命令实行各项卫生监督工作,从组织上保证了国家卫生监督制度的实施。1953年第三届卫生行政会议指出"应逐步建立卫生监督制度,首先从新建的主要工矿开始试办预防性监督"。之后在工业比重较大城市的卫生行政部门及防疫站建立了卫生监督科室,对工业企业实施预防性及经常性卫生监督。1956年,国家建委、原卫生部联合颁布《工业企业设计暂行卫生标准》,此后还进行了两次修订,成为卫生监督的重要依据。

1957年第一届全国人大常委会第四次会议通过、国家主席公布实施的《中华人民共和国国境卫生检疫条例》,是我国第一次由国家最高权力机构颁布的卫生法律,对卫生监督制度及机构予以法律形式的确认。这成为我国卫生立法的起点,到20世纪60年代初我国的卫生法律、法规、规章已有30余部。在此期间,各级卫生防疫机构建立起专业科室,开展相应的监督监测和技术服务及指导工作。

新中国成立以来 30 年间，卫生防疫机构实施卫生监督执法，大多限于行政业务管理、技术服务和技术指导。卫生法制建设不够完善，缺乏卫生监督的法律或法规，大多数是国家卫生行政部门颁布的卫生行政规章，主要从业务技术规范和道德行为规范上提出要求，不能发挥卫生监督应有的作用。

在"文化大革命"中，很多卫生防疫机构被取消，队伍被拆散，公共卫生的监督执法基础受到破坏，工作基本处于停滞状态。

（二）发展阶段

1978 年以后，我国的卫生法制建设和卫生监督工作得到迅速发展。到 1990 年，全国人大常委会相继颁布了《中华人民共和国食品卫生法（试行）》《中华人民共和国药品管理法》《中华人民共和国国境卫生检疫法》《中华人民共和国传染病防治法》。国务院颁布了一批行政法规，如《尘肺病防治条例》《公共场所卫生管理条例》《放射性核素与射线装置放射防护条例》《化妆品卫生监督条例》《学校卫生工作条例》《艾滋病监测管理的若干规定》等。此外，原卫生部还制定了许多卫生规章，各省、自治区、直辖市根据地区特点颁布了大量地方性卫生法规和规章。这些法律法规既是我国卫生法律体系中的组成内容，也是卫生执法监督的重要依据。

在这一阶段，随着国家卫生监督制度的完善，我国建立起一支专职的卫生监督队伍，基本形成了劳动卫生、食品卫生、环境卫生、学校卫生、放射卫生、药品及传染病的监督检测网络。一是把住卫生预防性监督关，对新建、改建、扩建的工矿企业，食品生产经营企业，公共场所，放射性工作场所等工程的选址和设计进行卫生审查和竣工验收，对生产经营部门和企业核发卫生许可证。二是通过定期监测、不定期抽查、巡回检查等多种方式开展大量经常性卫生监督工作，对新产品、新原料的审查，中毒污染事故调查等多种形式的监督活动，有力地保护了人民群众正常的工作、学习和生活，取得了较好的社会效益和经济效益。

由于我国的卫生监督和疾病预防控制体制初建于 20 世纪 50 年代初，是在计划经济体制下逐步发展起来的，几十年来主要是以卫生防疫站为主体，内设机构及管理均强调突出专业的设置和学科的分类。随着社会经济的发展，这种体制的弊端逐渐暴露出来。集执法、科研及技术服务于一体的模式，政事不分，淡化了卫生监督的执法属性，削弱了卫生监督执法力度；卫生监督与有偿技术服务行为不分，卫生监督队伍分散，难以形成监督合力，行政效率低下。因此，从 20 世纪 90 年代起，我国开始酝酿卫生监督体制改革。

（三）法制管理阶段

我国改革开放和社会主义市场经济体制的确立，为卫生监督工作的发展带来新机遇也提出了新问题。卫生监督不仅要在改善公共卫生状况、提高社会卫生水平和人民生活质量方面发挥重要作用，而且要在调整商品生产经营行为与保护消费者权益，规范市场经济秩序，优化投资环境，促进经济发展等方面发挥积极作用。同时，这也是法制建设新形势的需要。在 1990 年 5 月举行的第一次全国卫生监督工作会议上，卫生部何界生副部长作了"强化国家监督，开创全国卫生监督工作的新局面"的讲话，总结了新中国成立以来，特别是党的十一届三中全会以来，我国卫生监督的发展以及存在的问题。会议提出"中国卫生监督立法体系"的规划设想和卫生监督职能的

"中国卫生监督体系"方案,确定了卫生监督工作以国家监督、行政执法、综合管理、监督监测适当分离的改革基本原则,将我国卫生监督工作向综合管理、系统管理、科学化管理、法制管理推进了一大步。

1. 行政执法 现行公共卫生法律法规大多规定由卫生行政部门执法,但由于卫生防疫部门长期以来承担公共卫生监督监测任务,也依法确立了监督权和执法权,这样同时存在着两个执法主体。改革的第一任务就是解决现行公共卫生监督法规体系不一致的问题将所有执法权过渡到卫生行政机关。各级政府的卫生行政机关是依组织法设立,承担《宪法》赋予的国家卫生事业行政管理职权,是国家权力机关的执行机构,基本职能是代表国家行使社会卫生事务的管理和监督。因此由国家卫生主管机关承担公共卫生执法是体现国家监督的首要保证在确立执法主体后,国家及时修改了曾授权卫生防疫机构执法的法律和法规,实现了执法主体转移和规范了公共卫生监督法规体系。

2. 综合执法 综合执法是卫生监督体制改革的目标。把公共卫生监督统一在卫生行政部门领导下,为综合执法奠定组织基础,提高了法律的威慑力,达到了集中现有人、财、物力,发挥现有资源的综合效益,不但有利于提高执法水平,而且有利于树立执法者的良好形象。

综合执法一是要实现队伍的综合,公共卫生领域的立法将会逐步形成体系,如果颁布一个法律就成立一支队伍,这样无论在理论上还是实践上都不现实,既形成不了执法队伍规模,又发挥不出执法人员整体水平。如能综合利用监督员队伍,在适当增加编制的情况下就能壮大执法队伍,提高执法水平,实现综合执法监督目的。二是卫生监督要综合分类,现行的卫生监督是依照法律法规进行分类,并据此配备人员和机构,这样在实际操作中难免出现重复和交叉现象。三是监督过程要综合分工,现行的监督过程从立案到处罚都是从一而终,环节之间不分工。

二、卫生监督体系建设

随着卫生改革的进一步深化和卫生法制建设的不断加强,卫生监督体系已经拥有相对独立的组织机构、机构设置、人员编制、技术支持和经费投入,无论是制定卫生法律法规,还是依法行政,加大执法力度、提高执法质量方面,都取得了很大的成就。

(一)各级卫生监督体系已经形成

我国卫生监督工作实行的是分级管理,中央、省、设区的市、县级卫生行政部门内设卫生监督机构并下设卫生监督执行机构,并领导卫生监督机构的工作。覆盖从中央到省、地(市)、县卫生监督网络已经形成。

卫生部负责全国卫生监督体系建设的规划与指导,于2002年年初成立了卫生监督中心,主要职责为:对地方卫生监督工作进行业务指导;协助卫生部组织实施全国性卫生监督抽查工作;协助卫生部承担全国监督队伍的业务培训与管理;承办卫生行政许可工作的具体事项;承担卫生标准的具体管理工作;承担规范卫生监督检验的事务性工作;承办卫生监督的咨询、投诉受理和执法稽查;负责卫生监督信息收集、整理和分析工作;协助卫生部查处大案要案;承担卫生部交办的其他事项。省级卫生监督机构负责辖区内卫生监督的组织协调和监督指导,设区的市、县负责日常监督工作。截至

2002年底,全国省级卫生监督体制改革方案都获得政府批准。

(二)卫生立法取得进展

20世纪80年代以来,由全国人大常委会通过的《食品卫生法》《传染病防治法》《国境卫生检疫法》《执业医师法》《母婴保健法》《献血法》等,国务院颁布的《公共场所卫生管理条例》《化妆品卫生监督条例》《放射性核素与射线装置放射防护条例》《学校卫生工作条例》《传染病防治法实施办法》和《医疗机构管理条例》等行政法规,以及原卫生部制定和修订的《医疗机构管理条例实施细则》《人类辅助生殖技术管理办法》《公共卫生管理条例实施细则》等卫生行政规章和法规性文件、卫生标准,省、自治区、直辖市结合当地实际情况制定的卫生监督工作的地方性法规和行政规章,基本覆盖了卫生监督管理的大部分领域。

在加入WTO的立法准备工作中,及时清理、修订与WTO规则和我国承诺不符的部分规章。从2001起对国家食品卫生标准及其检测方法进行清理审查,此外随着《行政许可法》的颁布实施还对卫生法律、行政法规、部门规章和其他规范性文件设定的行政审批项目进行了全面清理,各地卫生行政部门也清理和削减了地方法规设定的卫生行政审批项目。

(三)卫生监督工作保障得到加强

改革开放以来,在各级政府相关行政部门的共同努力下,卫生监督体制改革步伐正在加快,卫生监督体系建设取得稳步进展。例如,全国31个省、自治区、直辖市建立卫生监督机构,全国341个市与2825个县改革方案获得地方政府批准,组建卫生监督机构。由卫生计生行政部门、卫生监督机构、技术支持机构组成的卫生监督体系初步构成。各级政府对卫生监督工作投入不断加大,卫生监督机构工作条件得到明显改善,业务用房面积超过380万平方米。同时中央财政通过转移支付方式实施中西部地区卫生监督建设项目。随着卫生监督体系建设步伐加快、投入加大,我国卫生监督队伍初具规模。目前我国仅卫生计生卫生监督员超过6万人,其中80%以上人员拥有大专以上学历。通过严格的筛选以及加强培训教育,卫生监督人员的整体素质、专业技能素质明显提高,同时通过规范化的管理、着装、统一标识卫生监督队伍形象得到提升,进一步提高了卫生监督人员的执法水平。同时在乡镇、街道的派出机构或卫生院中还有许多卫生监督协管人员协助卫生检查监督工作。与此同时,有计划的改善卫生监督监测机构的条件和装备,统一卫生监督执法文书,建立统一的统计报告制度,开展实验室的认证管理工作,系统、标准的管理措施推动了卫生监督工作的全面开展。

三、卫生监督体系改革进一步深化

卫生监督体制改革是卫生系统贯彻依法治国方略、提高依法行政的重要举措,是政府卫生行政改革和职能转变的重要组成部分。按照依法行政、政事分开和综合管理的原则,调整卫生资源配置,理顺和完善现行卫生监督体制,建立结构合理、运转协调、行为规范、程序明晰、执法有力、办事高效的卫生监督新体制,建立具有中国特色卫生执法监督体系。

2008年随着《国务院办公厅关于印发卫生部主要职责内设机构和人员编制规定的通知(国办发〔2008〕81号)》和《食品安全法》的出台,在卫生部卫生监督司的基础上设立食品安全综合协调与卫生监督局,其主要职责:组织拟订食品安全标准;承担组织查处食品安全重大事故的工作;组织开展食品安全监测、风险评估和预警工作;拟订食品安全检验机构资质认定的条件和检验规范;承担重大食品安全信息发布工作;指导规范卫生行政执法工作;按照职责分工,负责职业卫生、放射卫生、环境卫生和学校卫生的监督管理;负责公共场所、饮用水等的卫生监督管理;负责传染病防治监督;整顿和规范医疗服务市场,组织查处违法行为;督办重大医疗卫生违法案件。至此卫生部门承担的食品安全(食品卫生)日常监督工作则分别由质检、工商、食药监部门在各自职权范围内行使相应职权。

2010年10月,根据中央机构编制委员会办公室文件《关于职业卫生监管部门职责分工的通知》 中央编办发[2010]104号文件要求,将卫生部门职业病防治的监督管理工作调整为负责监督管理职业病诊断与鉴定工作等工作,而职业病防治日常监督管理交由安检部门负责。在2011年12月31日十一届全国人大常委会第24次会议修订的《职业病防治法》中将上述职能再次进行了明确。

根据党的十八大和十八届二中全会精神,2013年3月14日第十二届全国人民代表大会第一次会议审议批准通过了《国务院机构改革和职能转变方案》,其中为更好地坚持的基本国策,加强医疗卫生工作,深化医药卫生体制改革,优化配置医疗卫生和计划生育服务资源,提高出生人口素质和人民健康水平,将卫生部的职责、国家人口和计划生育委员会的计划生育管理和服务职责整合,组建国家卫生和计划生育委员会。主要职责是:统筹规划医疗卫生和计划生育服务资源配置,组织制定国家基本药物制度,拟订计划生育政策,监督公共卫生和医疗服务,负责计划生育管理和服务工作等。国家中医药管理局由国家卫生和计划生育委员会管理。并将国家人口和计划生育委员会的研究拟订人口发展战略、规划及人口政策职责划入国家发展和改革委员会。

2013年12月17日,国家卫生计生委下发了《关于切实加强综合监督执法工作的指导意见》,要求各地在机构改革中要进一步加强卫生计生综合监督执法能力,有效整合卫生计生综合监督执法资源,优化结构,健全网络,强化对公共卫生、医疗卫生和计划生育的综合监督,为深化医药卫生体制改革、落实计划生育基本国策和维护人民群众健康权益提供有力保障。明确了综合监督执法的主要任务是负责公共卫生、医疗卫生、计划生育综合监督,监督检查卫生计生法律法规的落实情况,查处违法行为。县级以上卫生计生行政部门的综合监督科(处)应当做好公共卫生、医疗卫生和计划生育监督政策制定、规划计划制定、考核评估、队伍管理、组织协调等工作。地方各级卫生计生行政部门应当整合下设的监督执法机构和人员,组建卫生计生委综合监督执法局(以下统称综合监督执法局),作为卫生计生行政部门集中行使公共卫生、医疗卫生和计划生育等综合监督执法职权的执行机构。

(樊立华)

思考题

1. 卫生监督的性质?

2. 卫生监督有哪些功能?

3. 卫生监督的作用有哪几方面?

4. 卫生监督的效力有哪些?

第三章

卫生监督法律关系

卫生监督法律关系是卫生监督学的一个重要理论问题。在卫生监督活动中基于一定的法律事实,卫生监督员有权代表卫生监督机关要求行政相对人"为"或"不为"一定的行为,此时,卫生监督机关和卫生监督员之间、卫生监督机关和行政相对人之间、甚至卫生监督员和其他利害关系人之间都可能发生具有法律意义的社会关系。

第一节　概述

一、法律关系

人生活在社会中,人与人之间的关系被称为社会关系。在所有的社会关系中,由法律调整的社会关系被称为法律关系(legal relations)。法律关系不同于一般的社会关系,是由法所构建或调整的、以权利与义务为主要内容的社会关系。法律关系是法律制度对现实生活调整的具体指向,法律制度往往是抽象的,但法律关系则是具体的。法律关系具有如下特征:①法律关系是法律调整的社会关系。法律关系是以法律规范的存在为前提,没有某种法律规范的存在,也就不可能形成与之相应的法律关系;②法律关系是人们之间的权利、义务关系。法律关系与其他社会关系的重要区别,就在于它是法律化的社会关系,当事人之间按照法律规定或约定分别享有一定的权利或承担一定的义务,是以权利和义务为内容联结的人与人之间的社会关系;③法律关系是由国家强制力保障的社会关系。任何个人或组织未经另一方主体同意,不得任意变更或废除法律关系的内容,不得侵犯另一方的权利或不履行应尽的义务。法律关系的任何一方无故拒绝或延迟履行义务,另一方有权请求国家机关责令对方履行义务或承担由于未履行义务而产生的法律责任。

按照法律规范所属的法律部门不同,法律关系分为宪法关系、民事法律关系、行政法律关系、刑事法律关系等,根据主体在法律关系中的地位不同,法律关系被分为横向法律关系和纵向法律关系。横向法律关系指平等主体之间的法律关系,纵向法律关系指不平等主体之间权力与服从关系。横向法律关系以民事法律关系为代表,纵向法律关系以行政法律关系和刑事法律关系为典型。

二、卫生法律关系

卫生法律关系(health legal relations)是由卫生法律规范所构建或调整的的社会关系。"卫生"本意是"护卫生命",从最广泛意义上来理解,中华人民共和国一切法律的立法目的都是直接或间接地护卫生命,都可纳入卫生法律规范的范畴。"卫生"的通常意义是"预防和治疗疾病、维护和增进健康",本书的卫生法律规范仅指后者。

自然科学领域的卫生可被分为医疗卫生和公共卫生,法律规范也可作相应区分。医疗卫生法律规范围绕病人权利展开,包括医疗机构及人员的准入、诊疗行为规范、病人权利、医疗损害赔偿制度等。公共卫生法律规范范围宽泛,涵盖传染病防治、职业卫生、放射卫生、食品卫生、学校卫生、公共场所卫生等,上述规范的立法目的是维护不特定多数人的生命、健康,主要内容是被监管者权利与义务、监管行为规范,国家强制力主要表现为对违法主体的行政强制和行政处罚。因此,医疗领域的法律关系通常被理解为医方与患方之间的法律关系,被定性为民事法律关系,公共卫生领域的法律关系一般被理解为政府与市场主体之间的监管与被监管关系,归入行政法律关系的范畴。

三、卫生监督法律关系

卫生监督法律关系(legal relations in health supervision)是由卫生监督法律规范调整的、因实施国家卫生监督权而发生的行政主体之间、行政主体与行政人员之间、行政主体与行政相对人之间的权利义务关系。因卫生监督法律规范包括医疗、传染病、职业病、食品、药品、医疗器械、学校、公共场所等管理规范,卫生监督法律关系通常被理解为卫生监督机关和医疗服务提供者、与公共卫生有关的各种主体之间因卫生监督而产生、变动的权利义务关系。卫生监督法律关系可分别归入内部行政关系和外部行政关系,内部行政关系指行政主体之间、行政主体与行政人员之间因行政职权行使发生的法律关系,外部行政关系是指行政主体与行政相对人之间的法律关系。

（一）内部卫生监督关系

卫生监督活动中,内部行政关系可分为行政主体之间、卫生监督主体与行政人员之间的法律关系。行政主体之间的法律关系包括各级行政主体之间的领导、管理、分工合作、工作委托及监督关系。卫生监督主体与行政人员的关系是指各卫生监督机关与其有隶属关系的行政人员个人之间的关系,主要包括卫生监督主体对行政人员的考试、录用、任免、培训、交流、辞职、辞退、考核、奖惩、工资、保险、福利和职务升降等人事管理关系和行政人员职务保障关系,以及行政人员以行政主体名义行使职权、履行行政职责的公务代表关系。

（二）外部卫生监督关系

在卫生监督活动中,卫生监督主体与作为行政相对人的自然人、法人和其他组织之间的法律关系被定义为外部行政关系。外部卫生监督法律关系具有如下特征:①一方当事人是国家行政机关、法律法规授权组织或其他社会公权力组织;②双方当事人往往处于不平等地位;③法律关系的发生不以双方当事人的同意或符合双方当事人的意志为前提;④在国家行使卫生监督职能过程中发生的,或者与国家行使卫生监督管理职能有关;⑤双方当事人的权利义务通常是由卫生监督法律法规所预先规定的;⑥发生的争议、纠纷,一般先由行政机关或行政司法机关根据行政程序或行政司法程序解决,也可向人民法院行政审判庭提起行政诉讼。外部卫生监督法律关系内容相当丰富,包括管理关系、服务关系、合同关系、指导关系、补救关系等。

1. 卫生监督主体与行政相对人的管理与被管理关系　卫生监督主体为了保障人体健康和公共卫生,对行政相对人发布命令、采取强制措施的权力时所形成的命令与执行、决定与服从、强制与被强制的不平等关系。随着民主行政、法治行政的理念和实践的影响,卫生监督主体对行政相对人并没有绝对的、当然的支配权,卫生监督主体与行政相对人并不存在绝对的、无条件的命令与服从关系,而是受到更多法律约束。卫生监督主体处于管理者地位时,享有更多实体权力,而同时也要履行更多的程序义务。如卫生监督主体在行使行政命令、决定的权力时,必须同时在行政程序上履行对相对人说明理由、告知权利等义务,而行政相对人在履行实体服从义务之前,则先在程序上有了解、申辩等权利。

2. 卫生监督主体与行政相对人的服务与被服务关系　卫生监督主体享有权力,同时也负有义务,须为行政相对人、为全社会提供更多的服务活动,履行更多的服务职责,如行政奖励、行政救助、行政保护等。在这种关系中,行政相对人居于主导地位,在法定条件下,有权利要求国家和社会提供帮助、奖励等。行政机关基于法定职责,对一定对象在特定情况下履行扶持、帮助、救助和保护等义务。

3. 卫生监督主体与行政相对人的权益救济关系　在行政相对人认为其权益受到卫生监督主体作出的行政行为侵犯时,有权向履行救济职能的主体提出申请和要求,救济主体对其申请和要求予以审查,并作出相应决定。受理行政相对人申诉、控告、检举、行政复议申请、行政诉讼的国家机关包括:行政机关、信访机关、复议机关、人民法院。

第二节　卫生监督法律关系构成要素

卫生监督法律关系构成要素,是指一个具体卫生监督法律关系所必须具备的条件因素。一般认为,卫生监督法律关系包括主体(subjects)、客体(objects)和内容(contents)三个方面的要素。

一、卫生监督法律关系主体

主体是权利(权力)和义务的承担者,即自然人或自然人组织体。卫生监督法律关系主体是指卫生监督法律关系的实际参加者,即参加到卫生监督法律关系中去、在卫生监督法律关系中享有(或行使)权利(权力)和承担义务的双方(或多方)当事人。卫生监督法律关系主体包括两类,一是行政主体,即行使行政职权的国家机关、法律法规授权组织或其他社会公权力组织,二是行政相对人或行政受体,是与行政主体相对应的处于管理者地位的自然人、法人或者其他组织。

（一）行政主体

国家卫生监督机关、法律法规授权组织或其他社会公权力组织是卫生监督法律关系的一方当事人,也被称为行政主体。这类行政主体具有如下特征:①通常具有独立的法人地位;②以自己的名义对外行使卫生监督职权;③独立承担法律责任。

在卫生监督法律关系中,行政主体通常具有法人资格,兼具权利能力和行为能力,即依法享有、并可通过自己的行为实际行使权力和履行义务的法律资格。例如,各级卫生计生委内设卫生监督部门,卫生监督部门实际履行卫生监督职责,但其只是卫生计生委的内设部门,并无独立行使权力、履行义务的法律资格,因此,在卫生监督法律关系中,卫生计生委才是适合的行政主体。

（二）行政相对人

卫生监督法律关系的另一方是行政相对人,包括企业事业单位、社会组织和公民个人、外国人、无国籍人等。

作为行政相对人的企事业单位、社会组织,其权利能力和行为能力始于组织成立、终于组织解体。在法定范围内,其权利能力和行为能力以其成立的宗旨和业务范围为限,权利能力与行为能力一致,即依法具有享有权利或履行义务的资格、并可通过自己的行为实现之,但在成立宗旨和业务范围之外,既无权利能力也无行为能力。

自然人普遍享有一般性的权利、在特定条件下享有特定的权利,具备一般性或特定的权利能力。但其行为能力却受到年龄、智力的影响。一般来说,年满 18 周岁智力正常的自然人,具备完全的行为能力,有权自己行使权利或履行义务,反之,不完全行为能力人或无行为能力人,尽管同样享有权利能力,但需要其法定代理人代为行使权利、履行义务,即自然人具有权利能力却不一定同时具有行为能力。

二、卫生监督法律关系客体

客体是主体权利(权力)义务所指向的对象,是抽象的权利义务的具体载体。卫生监督法律关系客体是指主体权利义务所共同指向的对象或标的,即联系主体双方之间权利义务的客观媒介。在卫生监督法律关系,作为客体的事物通常具备以下特征:①客观性,即客观存在之物,包括有体物和无体物,也包括不以物质形态存在、但为社会成员普遍承认的利益,如名誉、荣誉等;②可控性,即可被人类控制或利用之客观存在;③有用性,为主体所需要、对主体有用之客观存在。因卫生监督的最终目的是保障人体健康和公共卫生,采取的措施往往涉及社会生活的方方面面,法律关系客体的具体形态也多种多样。通常认为,卫生监督法律关系最主要的客体是物、人身和行为。

（一）物

作为卫生监督法律关系客体之物,首先必须具有物理属性,以一定物理形态存在,有体物、无体物、天然物、生产物均可;其次,只有那些卫生监督法律规范具体规定的物,才能作为卫生监督法律关系的客体;原则上,人身只能是法律关系主体的承载者,但与人体分类的部分可以成为法律关系的客体,如离体血液、毛发等器官或组织。卫生监督活动通常指向的标的物包括食品、饮用水、化妆品、药品、医疗器械、消毒产品等。例如,为了保障诊疗安全、预防院内感染,医疗机构应使用合格的消毒产品,在因消毒产品监督而形成的法律关系中,行政主体行使监督职权、医疗机构履行法定义务的对象共同指向消毒产品,消毒产品则是该卫生监督法律关系的客体。

（二）行为

卫生监督法律规范通常围绕行政主体和行政相对人的行为展开,主要内容是双方依法必须或不得实施的行为,其中,行政相对人的行为是卫生监督法律关系的客体。例如,医疗机构的诊疗行为应符合法律、法规、诊疗护理规范或常规,卫生监督机构监管和医疗机构履行义务的对象同时指向诊疗行为,则诊疗行为是该卫生监督法律关系的客体。如果该诊疗行为是必须履行的义务,违规履行通常被定性为作为,消极不履行被定性为不作为。

（三）人身

人是身体和人格的统一体,原则上不能作为法律关系的客体,如权利人不能出卖自己的身体,不得对自身进行违法或有伤风化的活动,不得作践自己的人格。但是,与人身相关的人身自由、人格尊严、资格等利益可以作为卫生监督法律关系的客体。如在违反卫生管理法律规范时,行政主体有权限制行政相对人的人身自由,也可剥夺其从事特定活动的资格、资质等,在该种特定的法律关系中,行政主体行使职权、行政相对人履行义务的对象均指向人身自由、行为资格。

三、卫生监督法律关系内容

法律关系的内容是指主体的权利(权力)和义务,权利是指权利主体以实现其正当利益为目的而自由行使意志的范围,权力是指依法改变个人或团体行为的能力,义务则表示为保障权利实现所必须的作为或不作为。卫生监督法律关系的内容指主体双方所享有(或行使)的权利(权力)和所承担义务的总和。

（一）行政主体的权力与义务

在卫生监督活动中,行政主体的权力包括:一定的规则创制权、行政命令权、行政处理决定权、行政检查权、行政奖励权、行政制裁权等。行政主体的义务主要有执行法律、依法行使职权、履行法定职责、遵守法定程序、纠正违法或不当行为、对侵权损害予以补偿或赔偿等。

（二）行政相对人的权利与义务

作为卫生监督活动的被管理对象,行政相对人有行政参与权、受保障权和受益权、请求权、救济权等,其义务主要有遵守法律、服从及协助行政管理等。

第三节　卫生监督法律关系产生、变更和消灭

卫生监督法律关系是由卫生监督法律规范所调整的社会关系,其产生、变更和消灭均需具备一定的条件,其中,最主要的条件有:一是卫生监督法律规范,二是法律事实。卫生监督法律规范是法律关系形成、变更和消灭的法律依据,没有一定的法律规范,就不会有相应的法律关系。但是,卫生监督法律规范的规定只是主体权利(权力)和义务关系的一般模式,还不是现实的法律关系。现实的法律关系产生、变更和消灭还必须具备直接的前提条件,这就是法律事实。

一、法律事实

法律事实(legal facts)是指法律规范所规定的、能够引起法律关系产生、变更或消灭的客观现象。

（一）法律事实的特征

1. 法律事实是一种规范性事实　法律事实是法律规范社会的产物,是一种趋向于法律规范陈述形态的事实,没有法律就不会有法律事实。

2. 法律事实是一种能用证据证明的事实　法律事实不仅是客观事实,而且它还应是能用证据

证明的"客观"事实。对法律事实来说，无论其多么简单，它都需要有一个证明的过程，在相关主体用法律思维方式对"客观"事实过滤之后，再由证据加以证明。

3. 法律事实是一种具有法律意义的事实　法律事实是对法律关系产生了某种程度影响的事实，可以引起法律关系的产生、变更或消灭。

4. 法律事实是一种制度性事实　制度性事实不仅取决于世界上某些行为或事件的发生，而且取决于规则适用于这些行为或事件。

（二）法律事实的分类

在卫生监督实践中，法律事实种类多样，随着标准的不同，分类也会不同。最常见的分类依据是主体的自由意志。根据是否以主体的意志为转移，法律事实被分为法律事件和法律行为。

1. 法律事件　法律事件是法律规范规定的、不以当事人的意志为转移而引起法律关系产生、变更或消灭的客观事实。如疫情引起的卫生监督法律关系的产生、变更，再如时间流逝所引发的卫生监督法律关系的消灭。法律事件可分为社会事件和自然事件，前者如革命、战争，后者如自然灾害、生老病死。

2. 法律行为　法律行为是指由当事人的意思表示而导致法律关系产生、变更和消灭的客观现象。需要注意的是，在卫生监督法律关系中，法律关系的变动可以依行政主体与行政相对人双方的意思表示变动，也可因一方的意思表示而产生、变更或消灭。如卫生监督机构作出吊销卫生许可证的处罚决定，以吊销卫生许可证为表现形式的法律行为，在行政主体与经营者之间形成行政制裁关系，但该结果依行政主体单方意志发生法律效力。

二、卫生监督法律关系的产生、变更和消灭

（一）卫生监督法律关系的产生

卫生监督法律关系的产生，是指由于一定的法律事实在行政主体与行政相对人之间所形成的特定的权利义务关系。卫生监督法律关系的产生以法律规范存在为前提，以法律事实出现为基本条件，以主体间的权利（权力）义务形成为表现形式。例如，医务人员发现法定传染病应按照传染病防治法进行报告。在围绕传染病报告形成的法律关系中，法定传染病报告制度是该法律关系产生的前提，发现传染病是法律关系产生的基本条件，主体之间的权利（权力）义务关系表现为卫生计生行政部门接受报告的权力和医务人员的报告义务，主体之间产生了传染病报告的法律关系。再比如，因未履行报告义务，卫生监督机构和医疗机构之间形成行政处罚关系，形成法律关系的前提是违反传染病报告义务的医疗机构应受行政处罚，法律事实是医疗机构违反传染病报告义务，结果是卫生监督机构依法有权处罚医疗机构，医务机构有义务接受处罚。

（二）卫生监督法律关系的变更

卫生监督法律关系的变更是指卫生监督法律关系要素的变更，即卫生监督法律关系主体、客体或内容发生变更。在原法律关系形成之后，为了适应客观情况的某些变化，并以灵活、合理、可行的方式维持或稳定原法律关系，在继续承认原法律关系未变更要素的基础上，法律认可变更部分的效力。

1. 主体的变更　行政主体的变更可表现为行政主体的增减、合并，也可是法律授权的改变，抑或管辖区域的重新划分。行政相对人的变更形式主要是转让、合并、分立等，如餐饮经营者将经营权转让给他人，由他人依法变更后继续经营等。

2. 客体的变更　原客体消灭后，能以另一种客体代替原客体，则原权利义务仍可实现而并未消灭。如餐饮业更换了经营项目，使得卫生监督法律关系仍然存在，只是监督的客体发生了变化。

3. 内容的变更　该情况主要发生在卫生法律、法规的颁布和修订后，新的法律规范使主体原有的权利与义务发生了变更，产生了新的权利和义务。

（三）卫生监督法律关系的消灭

卫生监督法律关系的消灭是指卫生监督法律关系主体间权利和义务关系的消灭。

1. 主体的消灭　行政机关的撤销、行政相对人死亡或解散，且无权利（权力）义务的继受者。

2. 客体的消灭　原客体消灭后，其他物不能取代原客体，则权利义务无法实现而只能归于消灭。

3. 内容的消灭　如义务履行完结、行政行为被撤销等。

（马　辉）

思考题

1. 卫生监督法律关系的构成要素是什么？

2. 如何理解事实和法律事实的关系？

3. 什么是法律行为？　请举例说明之。

第四章

卫生监督主体

为了更好地保护公众健康,国家针对公共卫生、医疗卫生、计划生育、食品安全、药品安全等方面的法律制度逐步完善,卫生监督体制也日趋合理。而其中规范卫生监督主体的设立、职权和执法行为尤为重要,因此,有必要掌握卫生监督主体及其监督机构、人员的概念、地位与职责。

第一节　概述

卫生监督主体的确立是我国卫生工作贯彻"预防为主""打击和惩处卫生违法"和实现"为人民健康服务宗旨"的重要措施,是公共卫生事业的核心任务。

一、卫生监督主体的概念

卫生监督主体(subject of health supervision)是指在卫生监督法律关系中享有卫生监督权力,能以自己的名义独立从事卫生监督活动,并对由此产生的行为后果承担法律责任的行政部门。从法制的要求上说,卫生监督涉及卫生与健康管理职能,卫生监督主体应由国家专门负责该职能的部门担任,即卫生行政机关和法律、法规授权的组织。

二、卫生监督主体的特征

(一)卫生监督主体是享有国家卫生监督权的国家机关或社会组织

卫生监督主体是被赋予卫生监督权力,执行国家卫生法律、法规、规章,维护公共卫生秩序和医疗服务秩序的现实载体。卫生监督权是国家行政权力的一部分,任何行政权力必须依法取得是国家法制的要求。只有依照法律法规的明确规定享有国家卫生监督权的组织才能成为卫生监督主体。

卫生监督权的来源有两种途径:一是卫生主体在成立之时就由法律直接规定的,例如:《职业病防治法》第五十三条规定:"县级以上人民政府卫生计生行政部门对传染病防治工作履行下列监督检查职责:(一)对下级人民政府卫生计生行政部门履行本法规定的传染病防治职责进行监督检查;(二)对疾病预防控制机构、医疗机构的传染病防治工作进行监督检查;(三)对采供血机构的采供血活动进行监督检查;……"此类主体被称为固有职权的卫生监督主体。二是卫生主体在成立后法律法规授予其新的职权,例如:2016年7月2日第十二届全国人民代表大会常务委员会第二十一次会议修订的《职业病防治法》第九条规定:"国务院安全生产监督管理部门、卫生计生行政部门、劳动保障行政部门依照本法和国务院确定的职责,负责全国职业病防治的监督管理工作。"此类主体被称为被授予职权的卫生监督主体。

（二）卫生监督主体是能够以自己的名义行使卫生监督权的国家机关或社会组织

卫生监督主体具有独立的法律人格，也就是说它具有独立的法律地位，能够以自己的名义从事法律行为、承担法律后果。如果该机构不能够以自己的名义从事卫生监督行为，则不具有主体资格。例如卫生监督主体内设的卫生监督科（处），只能以该主体的名义作出卫生行政许可、卫生行政处罚等行政行为，因为卫生监督科不是监督主体，不具有独立的法律人格，隶属该监督科的能以自己名义作出对外行政行为的卫生监督机关才是行政主体。

（三）卫生监督主体是能够对自己的行政行为独立承担相应法律责任的国家机关或社会组织

卫生监督主体能独立承担因行使行政权力而产生的法律责任，是指其能够独立地参加行政复议或行政诉讼，成为行政复议的被申请人或行政诉讼的被告。

三、卫生监督主体的地位

卫生监督主体是由卫生法律、法规确立的，卫生监督主体一经确立便具有不可替代的法律地位，具体体现在以下几个方面。

（一）明确的法律关系

卫生监督主体的地位一旦确立，便明确了与监督相对人之间的监督法律关系，即前者与后者之间确立了"管理与被管理"的关系。前者必须依法对后者进行卫生监督；后者必须遵守法定的义务并接受前者的监督检查。当然，后者可以对前者的监督管理合法性进行监督，并当自身权利受到侵害时或发现卫生监督主体违法时提出复议和诉讼的请求。

（二）法定的监督权力

卫生监督主体的监督权力只能来自于相应的法律、法规规定或授权，所有的权力和范围不得超越卫生法律、法规的规定，越权无效。如依据 2015 年修订的《中华人民共和国食品安全法》的规定，卫生计生行政部门具有"食品安全综合协调职责，负责食品安全风险评估、食品安全标准制定、食品安全信息公布、食品检验机构的资质认定条件和检验规范的制定，组织查处食品安全重大事故"的权力。

（三）独立的监督活动

卫生监督主体进行卫生监督活动有其独立性。这就是说，卫生监督主体独立完成卫生法律、法规赋予的权利。不能出现"齐抓共管""共同负责"等含糊不清的监督方式，同时也要划清上下级之间的责权关系。如，某卫生监督主体（某县卫生计生委）全权负责本辖区内属于本级卫生监督部门管辖范围内卫生监督任务，上级卫生监督主体（市、省卫生计生委）不得与之重复管辖（可以进行督导、协助和纠正等等）；同时该行政区域的政府首脑机关（县政府）及其领导（县长、主管副县长）尽管对卫生监督主体有直接的领导权，对卫生监督主体工作人员及其法定代表人有任免权，但不得违法干预其卫生监督工作。需要解释的是，"独立性"与公务协助关系应当是一致的，例如，公安机关、劳动保障行政部门等在卫生监督工作上的协助等，这与"齐抓共管"是两回事，不能与之混淆。

（四）固定的法律地位

是指卫生监督主体地位的不可改变性。卫生监督主体的地位是由卫生法律、法规确立的。同理，卫生监督主体的变更也必须通过卫生法律、法规的重新设定而变更。例如，1995 年颁布的《中华人民共和国食品卫生法》规定："国务院卫生计生行政部门主管全国食品卫生监督管理工作……"而经过第十二届全国人大常委会第十四次会议修订、2015 年 10 月 1 日起实施的《中华人民共和国食品安全法》明确规定"国务院食品药品监督管理部门对食品生产经营活动进行管理。"之所以进行这样的变更，主要是 2013 年前对食品进行"分段监管"的机制已经不符合食品安全形势的总体要求，并且 2013 年 3 月国务院大部制改革已经将质监、工商关于食品在生产、流通环节的监督权力全部划由国家食品药品监督管理总局行使，因此目前食品安全的监督执法主体不再是卫生计生行政部门。卫生计生行政部门的职权职责限于进行食品安全风险监测与评估，并会同食品药品监督管理部门制定、发布食品安全标准。

（五）有限的监督权力

卫生监督主体权力的无限性必然会影响到社会经济和卫生事业的发展。因此，无论何种权力都必须受到制约，这是当代国家管理理论的共识。卫生监督主体作为具体行政行为的执行者也必须接受监督和制约。这种监督和制约是多方面的，如卫生监督程序的规范化、同级人民代表的监督检查、上级卫生监督主体的指导、检查和纠正、相对人申请复议和提起诉讼等。这些监督和补救措施可以制约卫生监督主体的权力，促使其依法行政，减少和避免违法行政和非法行政情况的发生。

总之，一旦卫生监督主体的权力被授予某机关，该机关便具有卫生监督主体的地位，可在法定的权限和范围内行使卫生监督权力。

第二节　卫生监督主体的组成与职权

一、卫生与计划生育委员会

卫生与计划生育委员会（以下简称"卫生计生委"）是依照法律赋权和法定程序成立，承担国家卫生行政管理和计划生育管理事务的行政机关。其行政职权始于该卫生计生委的成立，承担的各项卫生行政管理工作不需专门法律授权。

目前，卫生计生委与卫生监督有关的职责是：①负责制定疾病预防控制规划、国家免疫规划、严重危害人民健康的公共卫生问题的干预措施并组织落实，制定检疫传染病和监测传染病目录、卫生应急和紧急医学救援预案、突发公共卫生事件监测和风险评估计划，组织和指导突发公共卫生事件预防控制和各类突发公共事件的医疗卫生救援，发布法定报告传染病疫情信息、突发公共卫生事件应急处置信息；②负责制定职责范围内的职业卫生、放射卫生、环境卫生、学校卫生、公共场所卫生、饮用水卫生管理规范、标准和政策措施。组织开展相关监测、调查、评估和监督，负责传染病防治监督。组织开展食品安全风险监测、评估，依法制定并公布食品安全标准，负责食品、食品添加剂及相关产品新原料、新品种的安全性审查；③负责制定医疗机构和医疗服务全行业管理办法并监督实施。

制定医疗机构及其医疗服务、医疗技术、医疗质量、医疗安全以及采供血机构管理的规范、标准并组织实施,会同有关部门制定和实施卫生专业技术人员准入、资格标准,制定和实施卫生专业技术人员执业规则和服务规范,建立医疗服务评价和监督管理体系;④指导地方卫生和计划生育工作,完善综合监督执法体系,规范执法行为,监督检查法律法规和政策措施的落实,组织查处重大违法行为等。

二、中医药管理局

中医药管理局是代表国家管理、监督中医、中医中药结合、中西医结合以及民族医疗医药的行政机关,隶属于卫生计生委。与卫生监督有关的主要职责有:①拟订中医药和民族医药事业发展的战略、规划、政策和相关标准,起草有关法律法规和部门规章草案,参与国家重大中医药项目的规划和组织实施;②承担中医医疗、预防、保健、康复及临床用药等的监督管理责任。规划、指导和协调中医医疗、科研机构的结构布局及其运行机制的改革。拟订各类中医医疗、保健等机构管理规范和技术标准并监督执行;③负责监督和协调医疗、研究机构的中西医结合工作,拟订有关管理规范和技术标准;④负责指导民族医药的理论、医术、药物的发掘、整理、总结和提高工作,拟订民族医疗机构管理规范和技术标准并监督执行;⑤组织拟订中医药人才发展规划,会同有关部门拟订中医药专业技术人员资格标准并组织实施,会同有关部门组织开展中医药师承教育、毕业后教育、继续教育和相关人才培训工作,参与指导中医药教育教学改革,参与拟订各级各类中医药教育发展规划;⑥承办国务院及原卫生部交办的其他事项。

三、食品药品监督管理总局

国家食品药品监督管理总局是国务院综合监督食品、保健品、化妆品安全和主管药品安全的行政机关,其主要职责是:①负责起草食品(含食品添加剂、保健食品,下同)安全、药品(含中药、民族药,下同)、医疗器械、化妆品监督管理的法律法规草案,拟订政策规划,制定部门规章,推动建立落实食品安全企业主体责任、地方人民政府负总责的机制,建立食品药品重大信息直报制度,并组织实施和监督检查,着力防范区域性、系统性食品药品安全风险;②负责制定食品行政许可的实施办法并监督实施。建立食品安全隐患排查治理机制,制定全国食品安全检查年度计划、重大整顿治理方案并组织落实。负责建立食品安全信息统一公布制度,公布重大食品安全信息。参与制定食品安全风险监测计划、食品安全标准,根据食品安全风险监测计划开展食品安全风险监测工作;③负责组织制定、公布国家药典等药品和医疗器械标准、分类管理制度并监督实施。负责制定药品和医疗器械研制、生产、经营、使用质量管理规范并监督实施。负责药品、医疗器械注册并监督检查。建立药品不良反应、医疗器械不良事件监测体系,并开展监测和处置工作。拟订并完善执业药师资格准入制度,指导监督执业药师注册工作。参与制定国家基本药物目录,配合实施国家基本药物制度。制定化妆品监督管理办法并监督实施;④负责制定食品、药品、医疗器械、化妆品监督管理的稽查制度并组织实施,组织查处重大违法行为。建立问题产品召回和处置制度并监督实施;⑤负责食品药品安全事故应急体系建设,组织和指导食品药品安全事故应急处置和调查处理工作,监督事故查处落实情况等。

四、国家质量监督检验检疫总局

国家质量监督检验检疫总局是国务院主管全国质量、计量、出入境商品检验、出入境卫生检疫、出入境动植物检疫、进出口食品安全和认证认可、标准化等工作,并行使行政执法职能的直属机构。

质检总局机关内设 17 个司(厅、局),即:办公厅、法规司、质量管理司、计量司、通关业务司、卫生检疫监管司、动植物检疫监管司、检验监管司、进出口食品安全局、特种设备安全监察局、产品质量监督司、执法督查司(国家质检总局打假办公室)、国际合作司(港澳台办公室)、科技司、人事司、计划财务司、督察内审司。

五、国家安全生产监督管理总局

2011 年 12 月 31 日,第十一届全国人民代表大会常务委员会第二十四次会议通过了《职业病防治法》修正案,将职业卫生监督执法主体卫生行政机关的主要职权移交给了国家安全生产监督管理机关,即国家安全生产监督管理总局,主要由职业安全健康监督管理司负责。其职责是:①依法监督检查工矿商贸作业场所(煤矿作业场所除外)职业卫生情况;②按照职责分工,拟订作业场所职业卫生有关执法规章和标准;③组织查处职业危害事故和违法违规行为;④承担职业卫生安全许可证的颁发管理工作;⑤组织指导并监督检查有关职业安全培训工作;⑥组织指导职业危害申报工作;⑦参与职业危害事故应急救援工作。

同时,《职业病防治法》2011 年修正案明确规定:“国务院安全生产监督管理部门、卫生计生行政部门、劳动保障行政部门依照本法和国务院确定的职责,负责全国职业病防治的监督管理工作。国务院有关部门在各自的职责范围内负责职业病防治的有关监督管理工作。”根据这一规定,职业卫生监管职权由安监、卫生和劳动三个行政机关在各自的职责范围内分别行使。这样,就使得职权职责更加明晰,监督执法更加有力。在职业病防治方面,卫生计生行政部门的职权包括:①组织制定职业病的分类目录,职业卫生及职业病诊断标准,开展重点职业病检测专项调查和健康风险评估;②对本行政区域职业病情况进行统计、调查分析以及职业病统计报告调查工作;③负责职业健康检查机构及职业病诊断机构的认定;④负责职业病危害事故的医疗救治;⑤负责组织职业病诊断鉴定;⑥对用人单位及医疗机构未按规定报告职业病、疑似职业病以及承担职业健康检查、职业病诊断鉴定机构的违法行为进行处罚;⑦对医疗机构放射性职业病危害控制进行监督管理。劳动保障部门的职权包括:①负责对用人单位与劳动者劳资关系、工种、工作岗位的仲裁;②会同卫生计生行政部门制定职业病伤残等级鉴定办法。

六、市场监督管理局

在对食品、药品、保健品、化妆品、医疗器械等健康相关产品监管过程中,工商行政管理局、质量技术监督局、食品药品监督管理局等机关经常会出现业务交叉、职责不清的情况。为此,我国部分省、市在县级行政管理层面把这三个部门合并为“市场监督管理局”,以实现对健康相关产品的统一管理,而省市级则保持了原来的组织架构。在行政机关的上下级关系方面,由原来单一的市级职能部门领导转变为地方政府领导和三类职能部门的分别指导。目前也有一些地区在进行将工商、食药、质监、知识产权、物价、卫生六个职能部门合并为市场监督管理局的尝试。但是由于市场监督局的职权职责在国家层面还没有明确的法律规定,本书不再赘述。

第三节　卫生监督机构与人员

卫生监督机构是设置在卫生计生行政部门中具体执行监督职能的内部机构。在卫生计生部门、食品药品监督管理部门、安全生产监督管理部门中均设有监督机构。在监督机构中设置有卫生监督员,他们是从事卫生监督工作的人员,法律对其职权职责、任职要求和行为规范都有明确规定。本书以卫生计生部门中的监督机构为例介绍卫生监督机构与人员。

一、卫生计生委监督机构

2013 年 3 月,中华人民共和国卫生与计划生育委员会成立。为了适应这一机构与职能的转变,2013 年 12 月 17 日,国家卫生计生委颁布了《关于切实加强综合监督执法工作的指导意见》,指出"各地在机构改革中要进一步加强卫生计生综合监督执法能力,有效整合卫生计生综合监督执法资源,优化结构,健全网络,强化对公共卫生、医疗卫生和计划生育的综合监督,为深化医药卫生体制改革、落实计划生育基本国策和维护人民群众健康权益提供有力保障。"

根据这一文件,国家卫生计生委监督机构负责全国卫生计生监督工作;县级以上的卫生计生行政部门的综合监督科(处)主要做好公共卫生、医疗卫生和计划生育监督政策制定、规划计划制定、考核评估、队伍管理、组织协调等工作;地方各级卫生计生行政部门组建综合监督执法局,作为卫生计生行政部门集中行使公共卫生、医疗卫生和计划生育等综合监督执法职权的执行机构。

各级卫生监督机构的具体职权如下:

（一）国家卫生计生综合监督执法局

主要职权包括:①协助组织开展公共卫生、医疗卫生和计划生育综合监督执法,对地方卫生计生监督综合执法工作进行指导和督导;②组织制定、修订公共卫生、医疗卫生和计划生育综合监督执法相关的标准、规范和指南,规范监督执法行为;③负责公共卫生、医疗卫生和计划生育综合监督执法相关的信息化建设和管理工作;④具体承担全国卫生计生监督人员培训和管理相关工作;⑤承办国家卫生计生行政许可和资质认定相关工作;⑥协助组织全国卫生计生监督抽检;⑦承担国家卫生计生委交办的其他工作。

（二）省级综合监督执法局

主要职权包括:①实施行政区域内卫生计生监督工作规划和年度计划,制订相应的工作制度和规范;②对下级的卫生计生监督工作进行指导和监督检查;③开展卫生计生专项整治;④查处行政区域内大案要案,参与重大活动的卫生保障;⑤执行国家卫生计生监督抽检任务,组织实施行政区域内的卫生计生监督抽检;⑥开展执法稽查,对下级综合监督执法局和人员的执法行为进行督查;⑦实施行政区域内卫生计生监督人员的资格考试和审定工作;⑧实施行政区域内卫生计生监督人员培训;⑨实施行政区域内卫生计生监督信息的汇总、核实、分析、上报;⑩实施卫生计生法律法规宣传教育和执法检查。

（三）设区的市级、县级综合监督执法局

主要职权包括:①实施卫生计生专项整治和日常监督检查;②对公共场所卫生、生活饮用水卫生、学校卫生及消毒产品和涉及饮用水卫生安全产品进行监督检查;③对医疗机构、采供血机构及其从业人员的执业活动进行监督检查,查处违法行为;④打击非法行医和非法采供血;⑤整顿和规范医疗服务秩序;⑥对医疗卫生机构的放射诊疗、职业健康检查和职业病诊断工作进行监督检查,查处违法行为;⑦对医疗机构、采供血机构、疾病预防控制机构的传染病疫情报告、疫情控制措施、消毒隔离制度执行情况、医疗废物处置情况和菌(毒)种管理情况等进行监督检查,查处违法行为;⑧对母婴保健机构、计划生育技术服务机构服务内容和从业人员的行为规范进行监督,依法打击"两非"行为,做好计划生育违法违纪案件的督查督办;⑨对派出机构进行管理,对监督协管员进行培训、业务指导;⑩行政区域内卫生计生监督信息的收集、核实和上报。

除了以上机构,乡镇(街道)计划生育办公室负责本行政区域内的计生管理、服务、监督执法和卫生监督等工作。乡镇卫生院、社区卫生服务机构承担卫生计生监督协管工作,接受县级综合监督执法局和乡镇(街道)计划生育办公室业务指导。由村(居)计生专干兼任村(居)卫生计生监督信息员,做好信息收集和报告工作。

二、卫生计生委监督机构监督员

（一）卫生监督员的概念

卫生监督员是指通过资格考试,经依法聘任,在法定职责范围内履行卫生监督职能的卫生执法人员。他们从事公共场所卫生、生活饮用水卫生、学校卫生及消毒产品、医疗机构卫生、采供血机构卫生、母婴保健的监督等。

卫生监督机构的具体监督执法活动要通过卫生监督员来进行。卫生监督员是卫生监督机构卫生监督职能的具体承担者和执行者。各级卫生监督机构的卫生监督员编制,应当根据辖区人口、工作量、服务范围和经济水平等因素科学合理制定。

（二）卫生监督员的特征

1. 卫生监督员是卫生监督机构的组成人员　卫生监督员与卫生监督机构是内容与形式的关系,卫生监督机构依赖于卫生监督员的存在而存在,卫生监督机构的职能通过卫生监督员的行为去实现,卫生监督员是卫生监督职能的具体承担者和履行者;卫生监督员也离不开卫生监督机构,离开了卫生监督机构,卫生监督员则成为一般公民,不再具有卫生监督员身份。

2. 卫生监督员是卫生监督机构中依法从事卫生监督任务的人员　卫生监督机构中并非所有的人都是卫生监督员,只有依法从事卫生监督任务的人才是卫生监督员。卫生监督机构中不依法从事卫生监督任务的人,如工勤人员就不是卫生监督员。

3. 卫生监督员必须符合一定条件　卫生监督员实行聘任制,必须符合一定条件,经过资格审查,参加统一组织的卫生监督员资格考试,成绩合格,经同级卫生计生行政部门依法聘任,才能成为卫生监督员。

4. 卫生监督员的卫生监督行为是卫生计生行政部门的行政行为　卫生监督员只能以所在卫生计生行政部门的名义从事卫生监督活动,而不能以个人名义进行活动,卫生监督行为所产生的后果由所在卫生计生行政部门承担。

（三）卫生监督员的职权

卫生监督员在法定范围内,根据政府卫生计生行政部门或相应的监督管理机构交付的任务,行使下列监督职权:①依法进行预防性和经常性卫生监督管理;②进行现场调查和监督记录,依法取证和索取有关资料;③进行现场采样,提出检测项目;④对违反卫生法律、法规的单位和个人依法进行处理;⑤参加对有害人体健康事故和疫情的调查处理;⑥宣传卫生法规和业务知识,指导、协助有关部门对有关人员进行卫生知识培训;⑦执行卫生行政部门、卫生监督机构交付的其他监督任务。

（四）卫生监督员的职业道德行为规范

①遵纪守法,廉洁奉公,作风正派,实事求是;②忠于职守,有法必依,执法必严,违法必究;③风纪严谨,证件齐全,着装整齐,文明执法,恪守职业道德;④遵守监督执法程序、标准、规范和制度;⑤取证及时、完善,方法科学、手段合法;⑥执法文书书写规范,手续完备;⑦履行相关法律、法规规定的保密义务;⑧不与被监督者建立经济关系,不担任被监督者的顾问或在被监督单位兼职;⑨遇有与被监督者有直接利害关系或其他有碍公正执法情况时,应当回避。

（五）卫生监督员的培训

卫生监督员的教育培训是卫生监督员队伍建设的重要内容,是提高卫生监督员素质的有效手段。国家实行卫生监督员资格考试、在职培训、工作考核制度。

1. 培训类别

（1）岗前培训:按照《卫生监督员管理办法》及其他相关卫生法律、法规和规范规定,卫生监督员的录用要进行资格考试,各级卫生监督机构要对拟录用卫生监督员进行卫生法律、法规及相关业务知识的强化培训。聘用后上岗前,要结合岗位特点,有针对性地进行基本技能、着装、礼仪等方面的培训。对拟录用卫生监督员的培训实行省级负责制,培训内容按国家《卫生监督员培训大纲》要求进行,省级卫生监督机构负责全省新录用卫生监督员培训的组织和实施。

（2）在岗经常性培训:根据宣传贯彻执行国家法律、法规、政策及卫生监督业务需要,对在岗卫生监督员进行法律、法规的培训和岗位专业技术更新培训,不断提高卫生监督员法律、法规知识水平和专业技术水平。在岗经常性培训实行分级培训的原则,培训内容按照《卫生监督员培训大纲》并结合日常卫生监督工作进行,由地(市)级以上卫生监督机构有计划、定期举行。

2. 培训内容　卫生监督员必须具备较高的政治素质和职业道德素养,熟练掌握和运用与本职工作有关的各项国家法律、法规规章、国家标准、技术规范和工作程序等。培训应当包含以下内容:国家基本法律、法规;卫生相关法律、法规;卫生监督员文明礼仪、职业道德;卫生监督专业技术知识;卫生监督现场工作程序;卫生监督采样、现场快速监测仪器操作技能;卫生事业管理知识及卫生监督机构工作规范;突发公共卫生事件和重大活动的卫生监督工作要点;国际国内卫生监督方面新进展。

（蒋 祎）

思考题

1. 什么是卫生监督主体？卫生监督主体的特征有哪些？

2. 我国的卫生监督主体有哪些？分别享有哪些职权？

3. 目前我国的卫生计生部门监督机构体系是怎样的？在不同级别分别享有哪些职权？

4. 卫生监督员的概念是什么？有哪些特征？

第五章

卫生监督依据

依据,辞海中解释为:依靠、凭借、按照。一般有两个含义,一是把某种事物作为依托或根据,即动词含义;二是作为根据或依托的事物,即名词含义。卫生监督作为国家管理社会卫生事务的一项政府职能,是卫生监督主体依据法定职权,将卫生法律规范适用于现实社会关系的活动,是卫生监督主体依法处理具体卫生行政事务的活动,因此,卫生监督依据既是卫生监督主体赖以存在并拥有卫生监督公共职权的法律根源,也是卫生监督主体实施各项卫生监督职能和作出各种卫生监督行为的法律根据。

第一节　卫生监督依据概述

一、卫生监督依据的概念

卫生监督依据(basis of health supervision)是指卫生监督活动借以成立的法律根据。既包括有法律效力的法律、法规、标准,还包括有法律意义的法律解释、卫生政策等。卫生监督依据是一个相对抽象的概念。它不是指某一个具体的法律、法规、政策和技术规范文件,而是卫生监督活动过程中必须自始至终遵照执行的法律、法规、政策和技术规范的总和。卫生监督依据从总体上是抽象的,但是针对某一个特定的事务、事项和行为的卫生监督依据则必须是具体的、明确的。

卫生监督在某种意义上说,就是把卫生法规适用到社会生活中涉及卫生的活动中去,以引起某种法律关系变化或消灭的卫生行政行为。卫生监督依据是卫生监督活动借以成立的法律根据。因此,卫生监督人员在卫生监督工作中要想做到正确、合法,其要点之一就是必须熟谙公共卫生法律、法规、规范,即弄清和掌握卫生监督的依据所在,从而在实际工作中认真依据实体法、严格遵守程序法,进而才能有助于改变执法不严、滥施处罚、执法犯法的状况,真正做到依法行政。

二、卫生监督依据的分类

(一)法律依据、技术依据和政策依据

这是根据卫生监督依据的效力及性质所作出的分类。

1. 卫生监督的法律依据　是指国家有立法权的机关根据宪法和《中华人民共和国立法法》(以下简称《立法法》)规定的职责、权限和程序,制定、颁布并公布的法律规范文件,包括法律、行政法规、地方性法规(自治条例和单行条例)和规章。这是卫生监督的法律依据,也是卫生监督的法定依据。《中华人民共和国行政处罚法》(以下简称《行政处罚法》)第三条规定"公民、法人或者其他组

织违反行政管理秩序的行为,应当给予行政处罚的,依照本法由法律、法规或者规章规定,并由行政机关依照本法规定的程序实施。没有法定依据或者不遵守法定程序的,行政处罚无效。"因此,卫生监督主体在实施卫生监督,作出卫生监督行为时必须以相应的法律、法规和规章作为依据,没有法定依据或者与卫生监督法定依据不一致的卫生监督行为则是无效的行为,既不能产生法律效力,也不可能约束卫生监督相对人的行为。

《中华人民共和国行政诉讼法》第六十三条规定"人民法院审理行政案件,参照国务院部、委根据法律和国务院的行政法规、决定、命令制定、发布的规章以及省、自治区、直辖市和省、自治区的人民政府所在地的市和经国务院批准的较大的市的人民政府根据法律和国务院的行政法规制定、发布的规章。"人民法院认为地方人民政府制定、发布的规章与国务院部、委制定、发布的规章不一致的,以及国务院部、委制定、发布的规章之间不一致的,由最高人民法院送请国务院作出解释或者裁决。人民法院审理行政案件,参照规章。这就是说人民法院在审理卫生监督行政案件时,适用法律有依据和参照之分,对法律、法规必须作为依据,对规章则作为参照依据。"参照"从字义上讲,是"参酌之后而决定是否依照"。所以规章从总体上说对人民法院没有绝对的约束力。人民法院对违反《立法法》规定的规章,有权拒绝适用;对符合《立法法》规定的规章,应当作为裁判的依据。这一规定是司法权的性质、任务所决定的。

但是,行政权的性质、任务不同于司法权,上级行政机关对下级行政机关有绝对的权威。所以,卫生监督主体在实施卫生监督时,不能把规章作为一种"参照"的依据,而是必须将规章作为一种法定的依据执行。在执行中,发现规章与上位法有抵触问题时,可以按照程序逐级向制定规章的机关反映,由有权的机关决定是否继续作为依据。

2. 卫生监督的技术依据　卫生监督主体是卫生监督中必须执行和依据的技术性法规。它包括医疗技术规范、操作规程和卫生标准等,是从事卫生监督、监测和管理,进行医学诊断和治疗的准则。而卫生标准,则是卫生监督的重要技术依据。

3. 卫生监督的政策依据　政策是党和国家为实现一定历史时期的工作目标制定的行动纲领或准则。政策虽然不是法律,但是也有许多与法律的相同之处,其中最突出的是政策和法律都是由一定的国家机关制定的;都是人们应当普遍遵循的准则。政策与法律的不同在于政策的稳定性不如法律;政策的时限性比较突出;政策的指导性优于执行的强制性等。

卫生监督的政策依据,一般是指党的机关、权力机关、行政机关等在一定的时期制定的有关卫生政策性文件,这些文件虽然不是法律、法规,但是对卫生监督具有规范性和指导性。例如:国务院办公厅关于印发国家卫生和计划生育委员会主要职责内设机构和人员编制规定的通知、药品经营质量管理规范(原卫生部令第 90 号)、原卫生部关于印发《地方卫生标准工作管理规范》的通知、原卫生部印发《关于卫生系统领导干部防止利益冲突的若干规定》的通知、原卫生部关于印发《医药卫生中长期人才发展规划(2011—2020 年)》的通知等都属于政策性文件。卫生监督主体在实施卫生监督的过程中,对这些文件都需要贯彻执行,应当作为卫生监督的依据。

除了上述依据外,具有法律意义的卫生法律解释、卫生行政批复、卫生规范性文件等也能成为某些卫生监督执法行为的依据。

（二）职权依据和工作依据

这是根据卫生监督依据主体的业务性质所作出的分类。

1. 职权依据　是指卫生监督主体卫生监督职权借以存在的法律根据。一般是指能够说明卫生监督主体具有相应的卫生监督职责、职权的法律规定和文件。卫生监督主体的职权包括卫生监督主体的主管权限范围和管辖权限范围。主管权限范围，是卫生监督主体行政职权的性质和任务的体现，也就是国家授予卫生监督主体具体管理哪一类社会公共事务的权限范围；管辖权限范围，是卫生监督主体管理社会公共事务的级别和地域的划分。

卫生监督主体的职责、权限一般由规范相应卫生监督内容的法律、法规具体规定，但是也有一部分卫生监督职责，需要专门的文件规定或者上级机关依法授予和调整。例如，国务院颁布的"国务院各部门的三定方案"就是规范各具体行政部门职责权限的专门规定；国务院或者经国务院授权的省、自治区、直辖市人民政府可以决定一个行政机关行使有关行政机关的行政处罚权，但限制人身自由的行政处罚权只能由公安机关行使，这就是人民政府可以调整行政机关职权的法律依据。卫生监督主体应当依据三定方案和法律、法规规定的职责范围，实施卫生监督。卫生监督主体不依法履行职责或者超越法律和上级授予的职责和权限实施卫生监督，滥用职权实施卫生监督等，都属于违法行政。

2. 工作依据　是指卫生监督主体实施内部管理的法律和文件根据，是卫生监督主体加强内部管理的规范要求。例如《卫生监督员管理办法》（1992 年 5 月 11 日卫生部令第 20 号），以及有关档案管理、统计报告管理、案件备案管理的有关规定等，都属于卫生监督的工作依据。卫生监督主体应当依据统一的工作依据，加强自身建设和管理，提高业务素质和执法能力。

（三）实体依据和程序依据

这是根据卫生监督依据的形式所作出的分类。

1. 实体依据　一般是指卫生监督主体具体执行的卫生法律规范。例如《中华人民共和国食品安全法》《中华人民共和国药品管理法》《中华人民共和国执业医师法》（以下简称《执业医师法》）《中华人民共和国母婴保健法》《中华人民共和国职业病防治法》等都属于实体依据。实体依据是卫生监督主体对卫生监督相对人的行为活动实施监督检查、衡量相对人行为对错、对相关卫生事务作出处理、对卫生违法行为作出定性和处罚的法律根据。评价卫生监督行为的正确与否，其关键是判断卫生监督行为适用的法律是否正确，即卫生监督行为在实体上是否有法律根据、具体内容是否和法律、法规规定的内容完全一致。如果没有实体依据，卫生监督行为的合法与违法就无从谈起。

2. 程序依据　是指卫生监督主体实施卫生监督时的方法、形式、过程、时间、步骤、顺序的法律根据。在法治社会里行政程序尤为关注，行政主体不按法定的程序办事，即使其行政行为在实体上是正确的也不能产生效力。卫生监督必须按照法定的程序进行，违反法定程序的监督行为也可以说是违法行政行为。卫生监督的程序依据，分为两种情况：①在实体法中对卫生监督程序作出原则或具体的规定，例如《执业医师法》《医疗机构管理条例》中都有规定程序的条款；②专门的程序性法律规范，例如《行政处罚法》《卫生行政处罚程序》等都是专门的程序依据。两种程序依据卫生监督主体都必须遵守。

三、卫生监督依据在卫生监督综合执法和卫生监督诉讼中的作用

我国卫生法规由于制定机关的不同,其法律规范的地位、法律效力也不一样。具有高低层次的等级之分。目前卫生法规从法律效力分析已经逐步形成具有中国特色的多层次的卫生法律规范体系。

卫生监督依据分为法定依据、参照依据和技术依据,其在卫生监督综合执法和卫生监督诉讼中的作用不同。我国《行政诉讼法》及卫生法的表现形式,确定了卫生监督的法定依据范围,即卫生法律、卫生行政法规、地方性卫生法规、民族自治地方的卫生单行条例。

卫生行政规章可分为全国性和地方性,在实际工作中可以同时作为反复实施卫生监督的依据和参照依据。其含义是:人民法院认为某项规章的规定符合卫生法律、法规、以及国家有关的法律规定,卫生监督机关据此作出卫生监督行为,人民法院就应认定是合法的,并确认其效力。卫生行政规章的效力低于卫生法律、法规。当发现卫生行政规章与卫生法律、法规不一致时,应适用后者。在特定的条件下"参照"可以变为依照,在无卫生法律、法规的规定,或有卫生法律、法规的规定但不具体时,卫生规章可以作为卫生监督的依照依据。

卫生监督除了上述的法定依据和参照依据外,还存在技术依据。技术依据主要指卫生标准。卫生标准是执法的技术规范,它的规定与人体的健康关系密切。卫生标准作为技术依据的效力也是分层次的,在卫生监督过程中要正确适用。

第二节　卫生监督法律依据

一、卫生监督法律依据的概念及特征

(一)卫生监督法律依据的概念

卫生监督法律依据,是指卫生监督主体在实施卫生监督,做出卫生监督行为时遵照执行的法律、法规和规章的总和。因此,卫生监督主体在实施卫生监督,做出卫生监督行为时必须以相应的法律、法规和规章作为依据,没有法定依据或者与法律依据不一致的卫生监督行为则是无效的行为,既不能产生法律效力,也不可能约束卫生监督相对人的行为。

(二)卫生监督法律依据的特征

卫生监督所依据的卫生法律、法规和规章,具有法律的一般属性,和其他法律部门相比,又有自己的特征:如以保护公民健康权为根本宗旨,这是卫生法最主要、最基本的特征;调整的范围广泛;与医学发展紧密联系;融入大量技术规范;采用多种调节手段;反映社会共同要求。(详见第一章第一节)

二、卫生监督法律依据的形式

(一)宪法中有关卫生的规定

宪法是我国的根本大法,是由国家最高权力机关通过和修改的国家的总章程。在内容上,宪法

规定国家最根本的问题;在法律效力上,宪法具有最高的法律效力,是普通法律的立法依据和基础;在制定和修改的程序上,宪法的要求更加严格。

我国宪法包含的卫生法内容有:《宪法》第21条规定,"国家发展医疗卫生事业,发展现代医药和我国传统医药,鼓励和支持农村集体经济组织、国家企事业组织和街道组织举办各种医疗卫生设施,开展群众性的卫生活动,保护人民健康";第25条规定"国家推行计划生育,使人口的增长同经济和社会发展计划相适应";第33条规定,"国家尊重和保障人权";第45条规定,"中华人民共和国公民在年老、疾病或者丧失劳动能力的情况下,有从国家和社会获得物资帮助的权利。国家发展为公民享受这些权利所需要的社会保险、社会救济和医疗卫生事业";第49条规定,"婚姻、家庭、母亲和儿童受国家的保护;夫妻双方有实行计划生育的义务"等。宪法的这些规定是制定卫生法律、法规的来源和基本依据,也是我国卫生监督的法律依据。

（二）卫生法律

卫生法律,是指全国人民代表大会及其常务委员会制定颁布的有关卫生方面的规范性文件。它又分为两种,一是由全国人民代表大会制定的卫生基本法;二是由全国人民代表大会常务委员会制定的卫生法律。

卫生基本法是国家为了保护人体健康,对全国卫生事业管理所制定的综合性、系统性的法律文件,其内容应当包括我国卫生工作方针、政策、基本原则、卫生基本制度,国家对公共卫生、健康相关产品、卫生机构和专业人员设置及职责的管理等。

卫生法律是由全国人民代表大会常务委员会制定的有关卫生方面的法律文件。从20世纪80年代以来,我国颁布实施和修订的卫生单行法律共有11部:《中华人民共和国食品安全法》《中华人民共和国国境卫生检疫法》《中华人民共和国红十字会法》《中华人民共和国母婴保健法》《中华人民共和国献血法》《中华人民共和国执业医师法》《中华人民共和国药品管理法》《中华人民共和国职业病防治法》《中华人民共和国人口与计划生育法》《中华人民共和国传染病防治法》《中华人民共和国精神卫生法》。此外,其他基本法律,如《中华人民共和国刑法》《中华人民共和国民法通则》《中华人民共和国劳动法》《中华人民共和国婚姻法》《中华人民共和国环境保护法》《中华人民共和国侵权责任法》等有关卫生方面的法律规定,都是我国卫生监督的法律依据。

（三）卫生行政法规

卫生行政法规,是指由国务院根据宪法和法律制定颁布的有关卫生行政管理方面的规范性文件。国务院是我国最高国家权力机关的执行机关,是国家最高行政机关,它所制定和发布的卫生行政法规、决定、命令等规范性文件,对在全国范围内贯彻执行卫生法律,完成国家的卫生工作任务和履行卫生管理职能,具有十分重大的作用。卫生行政法规的地位和效力,低于卫生法律,但高于各级地方国家权力机关和行政机关制定的有关卫生方面的规范性文件,是地方性卫生法规制定的依据之一。

目前,我国由国务院发布或批准发布的与卫生计生行政部门有密切联系的卫生行政法规有55件。主要有:《突发公共卫生事件应急条例》《医疗事故处理条例》《艾滋病防治条例》等。卫生行政法规的制定应以我国宪法、法律为依据,其法律效力低于法律。

（四）地方性卫生法规

地方性卫生法规,是指省、直辖市的人民代表大会及其常务委员会,根据本行政区域的具体情况和实际需要,在法定权限内制定、颁布的有关卫生方面的规范性文件。地方性卫生法规只在本辖区范围内有效,其地位和效力低于卫生法律和卫生法规,不得与卫生法律和卫生法规相抵触,否则无效。

（五）卫生自治法规

卫生自治法规,是指民族自治地方的国家权力机关行使法定自治权所制定、颁布的有关卫生方面的规范性文件。卫生自治法规只在民族自治机关的管辖区域内有效。

（六）卫生行政规章

卫生行政规章,是指有关行政机关依法制定的有关卫生行政管理的规范性文件。按卫生行政规章制定的主体来分,可分国务院相关行政部门制定发布的卫生行政规章;省、自治区、直辖市人民政府制定发布的卫生行政规章;省、自治区、直辖市人民政府所在地的市和经国务院批准的较大的市的人民政府制定发布的卫生行政规章。这三种类型的卫生行政规章的法律效力等级是不同的,国务院相关行政部门制定发布的卫生行政规章的效力高于省、自治区、直辖市人民政府制定发布的卫生行政规章,在全国有效;省、自治区人民政府制定发布的卫生行政规章的效力高于其下级人民政府制定发布的卫生行政规章。卫生行政规章不得与卫生法律、卫生行政法规相抵触。

根据卫生部 2011 年第 5 号公告,卫生部(含国家食品药品监督管理局)现行有效的部门规章有近 200 件。包括:①综合类规章,如《卫生行政许可管理办法》(2004 年 11 月 17 日);②疾病预防与控制类规章,如《公共场所卫生管理条例实施细则》(2011 年 3 月 10 日)等;③职业卫生类规章,如《放射工作人员职业健康管理办法》(2007 年 6 月 3 日)等;④医疗执业类规章,如《护士执业注册管理办法》(2008 年 5 月 6 日);⑤健康相关产品,如《药品不良反应报告和监测管理办法》(2011 年 5 月 4 日)等。

（七）国际卫生惯例和条约

国际卫生惯例条约,是指我国与外国缔结或者我国加入并生效的国际法规范性文件。它可由全国人民代表大会常务委员会决定同外国缔结卫生条约和卫生协定,或由国务院按职权范围同外国缔结卫生条约和卫生协定。国际卫生条约虽然不属于我国国内法律的范畴,一旦我国签订或加入的条约生效后,除我国声明保留的条款外,就对我国具有约束效力。如 1985 年 6 月第六届全国人民代表大会常务委员会决定,我国加入经修正的联合国《1961 年麻醉品单一公约》和《1971 年精神药品公约》,1979 年我国正式加入了《国际卫生条约》。这些国际卫生条约都是我国卫生监督的依据。

三、卫生监督法律依据的效力等级

作为卫生监督依据的卫生法律在具体适用中效力是不同的。卫生监督人员在实际工作中不仅要掌握卫生监督的依据所在,而且要熟悉卫生监督依据的效力等级性和适用规则。

卫生监督法律依据的效力层次是指不同等级的主体制定的卫生法有不同的法的效力,等级高的主体制定的卫生法,效力自然高于等级低的主体制定的卫生法。卫生监督法律根据制定机关的不同

和法律形式的不同,可以分为五个不同的层次。(详见第一章第三节)

卫生监督法律依据的适用规则是由《立法法》规定的已经确定的卫生法律规则如何协调、适用的问题,如上位法优于下位法,特别法优于一般法等,就是最典型的法律适用规则。(详见第一章第三节)

四、常见重点社会卫生监督领域的法律依据

食品安全、公共场所、饮用水、化妆品等是人们生活的组成部分,其存在的卫生问题涉及环境卫生学等公共卫生的各个领域,相关联的法律法规在公共卫生法律中显得尤为重要,在卫生监督实务中应加强重视。

第三节　卫生监督技术依据

卫生监督是一项法律性与科学技术性都很强的工作。卫生监督工作不仅要有法律依据,严格依法进行,而且要遵循科学,有科学的技术依据。卫生监督主要的技术依据是卫生标准。

一、卫生标准的概念

我国《标准化基本术语》对于标准(standard)所下的定义是:"对重复性事物和概念所作的统一规定,它以科学、技术及实践经验的综合成果为基础,经有关方面协商一致后,由主管机构批准,以特定的形式发布,作为共同遵守的准则和依据"。而制定、发布和贯彻标准的全过程,就是标准化。

卫生标准(health standard)是指为保护人体健康,对医药卫生、食品卫生等诸方面的卫生要求而制定的标准。它是以保障人体健康为目的,以医药卫生科学成果和实践经验为依据,针对人的生存、生活、劳动和学习等有关的各种自然、人为环境因素和条件所作的一系列量值规定,以及为保证实现这些规定所必需的技术行为规定和管理要求,经有关部门协商一致,由主管部门批准,并以特定程序和形式颁布的统一规定。

我国卫生标准经历了从无到有、从易到难的发展过程。目前已建立起卫生标准体系,研制了一系列卫生标准。这些卫生标准的颁布与实施,使我国卫生监督有了技术依据,卫生监督管理更加科学,也增强了我国卫生监督执法的力度。

二、卫生标准的特征

卫生标准作为国家的一项重要的卫生技术规范,它既是国家标准体系的重要组成部分,是国家标准化工作的重要内容,又是国家的卫生技术规范,是我国进行预防性和经常性卫生监督的重要依据。因此,它既不同于一般的法律规范,也不同于其他的技术标准,具有其内在的规定性。卫生标准的概念揭示了它的基本特征。

(一)卫生标准的科学性

每项卫生标准都是充分利用每个专业领域的现有科学技术资料,根据日常卫生监督执法、疾病

防治等现场、临床、实验室等实际情况,进行高度浓缩、概括,并结合我国社会、经济、文化等国情及客观规律而形成的。所以,卫生标准在理论依据、调查实验和技术方法等方面都表现出很强的科学性。科学性并非意味着卫生标准一成不变,随着社会、经济的发展,随着医学科学的发展和医学模式的转变,卫生标准也会呈现动态的变化,以便更加有利于人体健康的保护。

（二）卫生标准的法定性

卫生标准是国家的一项重要的技术法规。它是由《中华人民共和国标准化法》(以下简称《标准化法》)和相应的卫生法律、法规规定的,用以判定卫生监督执法和守法过程中法律事实是否存在的依据,具有法律的约束力。如国务院《中华人民共和国标准化法实施条例》(以下简称《标准化法实施条例》)规定,药品、食品卫生标准,产品及产品生产、储运和使用中的安全、卫生标准,劳动安全、卫生标准,工程建设质量安全、卫生标准等均属强制性标准。

（三）卫生标准的更新性

任何标准都不可能是完善的,在使用过程中都会发现问题,需要不断的完善。这是标准需要不断的持续改进的要求。卫生标准是保护人体健康,保障人身安全,建立和保存人类生存和生态环境的技术依据和基础;是提高食品、保健品、化妆品、消毒药械、医用材料装置以及药品和生物制品等各类医药卫生产品质量的重要技术保证;是减少不合格产品,保证医疗服务质量,保护人类健康,提高生存质量的重要措施之一。在实践中应用按照法定程序,不断更新标准,适用先进的卫生标准,建立科学的现代化生产、管理制度,必将促进社会、经济的发展,产生不可估量的效益。

（四）卫生标准的统一性

卫生标准的统一性是要求国家卫生标准的一致性。简化、统一、协调、优化是卫生标准的基本要求。卫生标准对标准化对象,诸如名词术语、符号代号、卫生质量、产品质量、环境质量、服务质量、分析检验方法等所具有的多样性、重复性进行简化和统一,从而体现卫生标准的一致性。而卫生标准简化和统一的过程,实际上是协调优化的过程,在众多的方案中选择最优方案,以达到卫生标准的最佳效果。卫生标准的这一特征有利于不断提高卫生标准的质量和水平。

（五）卫生标准的规范性

卫生标准规范的对象十分广泛,包括技术指标规范、技术行为规范、技术程序规范、技术质量规范和技术方法规范。规范是组织活动的手段和方法。卫生标准之所以具有规范性,是因为卫生标准具有技术法规的性质和它的约束力。卫生标准作为技术法规,多年来一直是衡量从事与卫生相关活动中遵守卫生法律、法规的法定技术依据,作为法定的技术目标而存在。从现代管理科学的角度看,卫生标准作为技术目标,也完全适用于卫生管理活动。以卫生标准作为相应目标管理的指标,有利于不断提高相关行业的卫生水平,不断提高健康相关产品的质量,不断提高医疗卫生服务的质量,也就会不断提高卫生标准的社会、经济效益。

（六）卫生标准的可及性

卫生标准的可及性是指卫生标准制定颁布后,能够在社会生活中得以执行,发挥保护人民健康的作用。卫生标准过高,有关单位、个人的卫生行为由于我国现有的物质条件和技术条件的限制无法达到,或者卫生监督部门现有的物质、技术水平无法达到。卫生标准无法执行,就会使得卫生标准成为一纸空文,这样,卫生标准同样也起不到保护人民健康的作用。因此,卫生标准必须具有可及性,要符合我国国情,根据我国现有的经济发展和科学技术发展水平制定。

三、卫生标准的分类

（一）国家标准、行业标准、地方标准和企业标准

按照卫生标准的审批权限划分,分为国家标准(代号 GB)、行业标准(代号 ZB),地方标准和企业标准。医药卫生标准的国家、行业标准,主要是对涉及人民生命健康的重要卫生领域和产品。

1. 国家标准　《标准化法实施条例》规定:需要在全国范围内统一保障人体健康和人身、财产安全的技术要求,应当制定国家标准(含标准样品的制作);药品、食品卫生的国家标准,由国务院卫生计生行政部门组织草拟、审批;其编号、发布办法由国务院标准化行政主管部门会同国务院卫生计生行政部门制定。法律对国家标准的制定另有规定的,依照法律的规定执行。国家标准的编号由国家标准代号,国家标准发布顺序号和国家标准发布年号构成。示例:GB××××-××××,GB/T×××××-××××。

2. 行业标准　《标准化法实施条例》规定:对没有国家标准而又需要在全国某个行业范围内统一的技术要求,可以制定行业标准(含标准样品的制作)。制定行业标准的项目由国务院有关行政主管部门确定。行业标准在相应的国家标准实施后,自行废止。行业标准的编号由行业标准代号、行业标准发布顺序号及行业标准发布年号构成。行业标准代号由汉语拼音字母组成,并经国务院标准化行政主管部门审查确定并正式公布。如卫生行业为 WS。示例 WB××××-××××,WB/T×××××-××××。

卫生行业标准在国务院标准化行政主管部门指导下,由卫生计生行政部门负责,国家卫生计生委批准发布的卫生行业标准,由主管部门领导签发国家卫生计生委通告发布;卫生计生行政部门与国务院其他部门共同批准发布的标准,由主管部门领导与其他部门领导共同签发;国家标准化管理委员会批准发布的标准,以卫生计生行政部门办公厅发文形式函报该委员会。卫生行业标准发布后,应以卫生计生行政部门办公厅发文形式函报国家标准化管理委员会备案。

3. 地方标准　《标准化法实施条例》规定:对没有国家标准和行业标准而又需要在省、自治区、直辖市范围内统一的工业产品的安全、卫生要求,可以制定地方标准。制定地方标准的项目,由省、自治区、直辖市人民政府标准化行政主管部门确定;地方标准在相应的国家标准或行业标准实施后,自行废止。地方标准的编号由地方标准代号、地方标准发布顺序号及地方标准发布年号构成。汉语拼音字母 DU 加上省、自治区、直辖市行政区划代码前两位数,组成地方标准代号。示例:DU××/×××-××××。

4. 企业标准　《标准化法》规定:企业生产的产品没有国家标准、行业标准和地方标准的,应当制定相应的企业标准,作为组织生产的依据。企业标准由企业组织制定(农业企业标准制定办法另定),并按省、自治区、直辖市人民政府的规定备案。对已有国家标准、行业标准或者地方标准的,国家鼓励企业制定严于国家标准、行业标准或者地方标准要求的企业标准,以在企业内部适用。企业标准的编号由企业标准代号、企业标准发布顺序号及企业标准发布年号构成。汉字拼音字母"Q",

加斜线再加企业代号组成企业标准代号,企业代号可用大写拼音字母或阿拉伯数字或者两者兼用所组成。

卫生计生行政部门负责制定的国家标准、行业标准在全国范围有效,任何人都必须遵守,是全国各地的卫生监督机构进行卫生监督的法定依据;没有国家标准、行业标准的,省市卫生计生行政部门根据需要可以制定地方标准、企业标准。地方标准、企业标准是地方卫生监督机构进行卫生监督的依据。

（二）强制性标准和推荐性标准

按其约束力来划分,分为强制性标准和推荐性标准。《标准化法》规定,保障人体健康,人身财产安全的标准和法律及行政法规规定强制执行的标准是强制性标准,其他标准是推荐性标准。

1. 强制性标准　《标准化法实施条例》规定:下列标准属于强制性标准:药品标准、食品卫生标准、兽药标准;产品及产品生产、储运和使用中的安全卫生标准、劳动安全、卫生标准、运输安全标准;工程建设的质量、安全、卫生标准等。强制性国家标准的代号为"GB",推荐性国家标准的代号为"GB/T"。

《国家职业卫生标准管理办法》规定,国家职业卫生强制性标准包括:①工作场所作业条件的卫生标准;②工业毒物、生产性粉尘、物理因素职业接触限值;③职业病诊断标准;④职业照射放射防护标准;⑤职业防护用品卫生标准。

2. 推荐性标准　有一些卫生标准只涉及估算方法、模式、参数的标准。属于推荐性标准不具有强制性,此种标准作为卫生监督的技术标准只能鼓励采用。在卫生监督过程中采用卫生标准为依据时,必须从标准的内容和用途上弄清是强制性标准,还是推荐性标准,以避免在卫生监督行为方面出现失误。对强制性标准,必须执行,不符合强制性标准的产品,禁止生产、销售和进口。国家对推荐性标准鼓励自愿采用。

（三）技术标准、管理标准和工作标准

按照卫生标准的性质来划分,分为技术标准、管理标准和工作标准。

1. 技术标准　按照对象特性分为四类:①基础标准:医药卫生基础标准是在一定范围内作为其他标准的基础并普遍使用,带有共性、规律性的具有广泛指导意义的标准。各个专业领域根据专业特性均有它不同的专业基础标准。比如常用量和单位、基本标志符号等。②方法标准:包括制定标准的基本方法,如流行病学方法、临床医学方法及其他方法的标准;又如生物监测、检验方法、分析方法等;再如生产方法、操作方法、工艺规程、试验方法等。③专业标准:按医药卫生领域特点,分为环境卫生、劳动卫生、学校卫生、食品卫生、放射卫生标准;传染病、职业病、放射病、地方病标准;消毒药械、保健品、生物材料、医疗器材、检验、血液质量及药品、生物制品标准等。④综合卫生标准:包括多学科、多专业卫生标准在内的综合性卫生标准。

2. 管理标准　包括技术行为要求及技术规范。具体有组织机构、各类人员、服务、仪器设备及技术评价、控制和管理的标准。

3. 工作标准　是指工作程序标准。按照岗位承担的职责和任务,规定任务数量、质量、工作程序和方法及评估方法,使管理量化,便于监督、考核和信息反馈。

四、卫生标准在卫生监督中的作用

卫生标准是国家一项重要的法规,是进行预防性和经常性卫生监督的重要依据。在卫生监督中的作用主要表现在以下几个方面。

（一）卫生监督监测检验的规范性依据

在卫生监督过程中,监测检验是常用的手段之一。要使监测结果具有法律有效性,必须使监测检验方法规范化,这就需要制定统一的监测规范,即检验方法标准。所以,卫生标准是施行卫生监督,进行监测检验的技术规范。

（二）卫生监督评价的技术依据

卫生监督是对被监督单位执行卫生法律、法规,执行或符合卫生标准的状况做出判断,即通常说的卫生评价。而对监测检验结果进行卫生评价的主要依据是卫生标准。

（三）实施行政处罚的法律依据

在卫生监督中,对违反卫生法律、法规的卫生监督管理相对人,将视其情况轻重做出相应的行政处罚。只有对其违反卫生法律、法规所导致的危害程度的大小做出正确判断,才能确定实施行政处罚的种类和幅度。而如何判定危害程度,卫生标准就是一个重要的尺度。从这一点上说,卫生标准是实施卫生行政处罚的法律依据。

（四）行政诉讼的举证依据

在行政诉讼中,作为被告的卫生计生行政部门对于做出具体行政行为负有举证责任,应当提出做出该具体行政行为的证据和所依据的规范性文件,这其中就包括监督方法和监测结果有效性的卫生标准。如果行政机关在行政诉讼中不举证或举不出证据,将要承担败诉的后果。

第四节　卫生监督的其他依据

一、卫生法律解释

与医药卫生有关的法律解释（指法定解释,不包括学理解释）是卫生法的渊源,也是卫生监督的依据。法定解释又可分为立法解释、司法解释和行政解释。卫生法律解释是根植于法律解释基础之上的一种部门法解释,也是支撑法律方法论的重要支柱。

卫生法律解释是指有关机关、组织与个人在卫生执法、卫生司法过程中,运用有效的法律方法对卫生法律规范、卫生案件事实及其两者关系所做出的利于卫生疑难案件定纷止争的阐述与说明。我国法律解释分为立法解释和具体应用解释,具体应用解释又包括司法解释和行政解释。

（一）立法解释

是立法机关根据立法原意,对法律规范具体条文的含义以及所使用的概念、术语、定义所作的说明。作出法律解释的目的是为了更准确地理解和适用法律。由于法律适用广泛性要考虑各地方、各部门的具体情况和技术性问题,法律有时只能作比较原则的规定,因而有些原则性条文的适用往往需要解释。这些条文适用大多又是间接的,它依赖于其他法规和实施细则来落实。法规和实施细则与法律不协调和矛盾时,需要对法律进行解释。这方面的解释主要是立法解释。通过解释,以确定行政法规、地方性法规和其他规范性文件是否符合立法原则。

立法解释是一种完善补充法律的重要手段,又是介于立法和法律实施之间促进法律实施的一种技术,在某种程度上,立法解释对于衡量是否为违法行为具有决断作用。因此立法解释也可以作为卫生监督的依据。作为卫生监督依据的立法解释有以下作用:

1. 完善法律　通过对法律的解释,可以将条文准确化,充分阐明法律条文的意义,明确行为界限,将原则性的东西具体化,弥补不周全的地方,从而使法律具有操作性,保证法律准确良好地实施。

2. 补充法律　通过法律解释,使不周全的法律得以周全,有遗漏的法律得以填补,并可以根据新的社会关系,对法律条文作比立法原意更广的扩充解释或转义解释,使某些词语和句子更富有包容性,以适应形势发展的需要。

3. 修改法律　在有些情况下,立法解释实质上起着修改法律的作用,它可以改变法律原意,赋予那些已不适应客观现实的法律条文以新的含义。当然,通过解释改变法律条文的原意必须十分慎重,应严格遵守解释规则,符合语词与逻辑规范。

4. 裁断违法行为　法律解释的一种十分重要的作用就是实际上起着对违法行为的裁决作用。法律解释往往是就某个具体问题或案件是否合乎法律而提出,而很少作一般抽象解释,针对具体案件解释的结果,就必然是对某种或某类行为是否违法作出判断,从而制止违法行为。解释法律实质上能起到裁决违法行为,监督、保障法律实施的作用。

（二）司法解释

司法解释是司法机关对法律、法规的进一步明确界限或作的补充规定。司法解释分为四种:①全国人民代表大会常务委员会司法解释;②最高人民法院、最高人民检察院司法解释;③国务院及主管部门司法解释;④地方人民代表大会常务委员会和地方人民政府主管部门司法解释。

司法解释这一概念极具有中国特色,我国的司法解释是由最高司法机关根据法律的规定对具体应用法律进行的解释,具有普遍的法律效力,约束各级人民法院的审判工作。

司法解释是法律法规应用于具体案件的桥梁,也是法律发展完善的必经之路,它的效力来源于宪法。司法解释的效力相当于法律法规的效力。当然,这种解释应该有范围与程度的限制。

我国的司法解释包括最高司法机关制定的规范性司法解释（文件）和法官（审判组织）在个案中适用法律时所作的具体解释。各级地方法院原则上不制定地方性的司法解释文件,以避免行政性管理对法官审判权的侵蚀。抽象的法律规范与具体的案件事实之间永远存在着沟壑,法律适用才是法律真正生命意义所在。由于种种原因,许多法律条文过于原则、抽象甚至含糊,给法院适用法律造成了很大的困难。大量司法解释不仅填补了法律漏洞,而且为法官裁判案件提供了更为具体、明确的规则依据。因此也成为卫生监督的依据。

（三）行政解释

行政解释是指,由行政机关作出的,旨在阐明行政法律、规范的意义,并为行政法律规范的适用提供具体、明确的法律依据的有权解释。

在当代国家法律适用的过程中,行政机关无疑是最主要的法律主体,而行政机关执行法律规范的过程必然伴随着其对法律的解释活动。在审判实践中,对于此类行政解释不能无条件的将其作为认定案件事实的依据,因为法律、法规或规章赋予特定行政机关的解释权只表明特定行政拥有解释特定法律、法规或规章的资格,只是具有法律意义,而不意味着这种解释具有绝对的法律效力,因此也成为卫生监督的依据。

行政解释的主要类型包括:

1. 抽象行政解释与个案行政解释　广义的抽象行政解释,是指行政机关在阐明行政法律规范的意义时,针对不特定的人作出的,可以多次反复适用并具有法律规范的外观的行为。从法律效力层面分析,广义的抽象行政解释又可再细分为立法性行政解释以及作为内部规则的行政解释。前者是指行政机关针对不特定的人作出的,可以反复多次适用并能够产生普遍的外部法律效力的解释行政法律规范的行为。后者则是指由行政机关所作出的,通常只在行政系统内部的具有约束力的解释行政法律规范的行为;个案行政解释,是指由行政机关针对已做出之具体行政行为的相关内容以及所适用之法律规范的意义进行阐明与澄清的行为。

2. 羁束性行政解释与裁量性行政解释　羁束性行政解释,是指行政机关在解释行政法律规范的意义时,必须严格的按照相关法律所规定的范围、条件、方法、程序以及形式等要件作出解释,不能自行选择超越法律条文本身之意义作出扩张或限缩性解释;裁量性行政解释,是指行政机关可以在法律规定的范围或幅度之内,结合具体语境自行选择,合理的扩张或限缩法律规范之意义的解释行为。

二、卫生政策

(一)卫生政策定义

政策(policy)是党和国家为实现一定历史阶段的任务制定的行动纲领或准则。何谓卫生政策(health policy)至今没有统一的定义。世界卫生组织在制定"卫生发展管理程序"中把卫生政策定义为:"改善卫生状况的目标,这些目标的重点以及实现这些重点目标的主要途径。"这一定义具有很大的模糊性。郝模主编的《卫生政策学》将卫生政策定义为"各层次的执政中心或决策中心,如国际组织、国家、地区用以引导卫生事业发展方向,调节卫生资源配置,协调各利益群体利益、矛盾等,以最终维护社会稳定、推动社会发展的手段或途径。"还有学者定义为:卫生政策一般是指党的机关、权力机关、行政机关等在一定时期内制定的对卫生工作具有规范性、指导性的政策性指导文件。由于各国的医疗卫生体制和内容不一样,并且研究者对这一领域主要内容的理解也有差异,因此对医疗卫生政策的界定不完全一致。概括一些研究者的观点,可以将卫生政策的概念定义为:政府通过配置医疗卫生资源,以预防疾病,促进、保护或恢复国民的健康为目标而采取的一系列规定和行动的总称。

卫生政策是国家一切卫生活动的依据,包括卫生立法活动。但是,卫生政策只有以法的形式表现出来,才能凭借国家强制力来保证实施。在卫生事业的建设方面,国家根据一定时期的国内、国际政治经济形式的需要,经常性地制定一些调整相应卫生活动的政策,以推动卫生事业的稳定、有序、健康发展。卫生政策和卫生法律在本质上是一致的。但卫生政策和卫生法律又是有区别的。

1. 卫生政策与卫生法律的相同点   在我国,卫生政策与卫生法律在经济基础、体现的意志、思想理论基础和根本任务等都是一致的。具体表现在:①卫生政策与卫生法律都建立在社会主义经济基础之上,由社会主义经济基础决定并为其服务;②体现的是广大人民的意志和共同利益;③都以马克思列宁主义、毛泽东思想、邓小平理论、"三个代表"、"科学发展观"和"建设和谐社会"重要思想作为指导思想;④以促进和保障社会主义卫生事业、保护人类健康,促进社会进步为己任。

2. 卫生政策与卫生法律的区别   卫生政策与卫生法律在制定的机关和程序、表现形式、调整的范围和方式、稳定性程度等方面,都有区别。具体区别是:

(1)主体差别:卫生政策就其主体而言,包括政府制定的国家卫生政策、党制定的卫生政策,有地方机关制定的地方卫生政策,有党和国家针对某一方面制定的具体卫生政策;卫生法律是由国家机关依据法定程序通过制定和认可的方式创制的。

(2)实施差别:卫生政策的实施,主要依靠宣传动员和说服教育;卫生法律以国家强制力保证其实施。

(3)表现形式差别:卫生政策的表现形式通常采用纲领、决议、宣言、社论等,其内容比较原则、概括,很少以具体的条文来表述;卫生法律通常采用成文法的形式表现出来,我国卫生法律的表现形式有宪法、法律、行政法规、规章等,也有的国家采取判例法的形式。

(4)调整范围差别:卫生政策调整的范围非常广泛,卫生政策不仅要处理已经发生的问题,而且要对正在形成或将要出现的问题做出反应,因而可以采取灵活多样的措施,具有较大的灵活性;卫生法律调整的对象往往是较为稳定的社会关系,是对既有的社会关系的确认、保护和控制,法律一旦制定出来,就要相对稳定地存在一个时期,不能朝令夕改。

在我国,卫生政策与卫生法律的关系一直是社会主义法制建设过程中面临的一个突出的问题,我们要正确认识和把握政策与法律的关系。一方面,坚持依法治国的同时,不能完全忽视政策的作用,在复杂变化的社会中,政策具有不可替代的地位和重要性;另一方面,也反对政策至上,把政策当成社会调整的主要手段。我们不仅要依靠政策,还要依靠法律。党对国家的领导,需要通过国家政权来实现,而国家政权的组织和运作仅仅依靠政策是远远不够的,现代国家应当是实行民主政治和法治的国家,我们要建立社会主义法治国家,不仅需要政策,更需要法律,我们应该坚持依法办事,维护法律的稳定性和权威性,同时,又要根据新的政策的精神适时地对法律做出修订,以使卫生政策和卫生法律的内容和原则互相协调。

（二）卫生政策的功能

卫生政策是制订社会卫生策略和卫生措施的前提和依据。卫生政策分析是政府为解决卫生问题而进行的政策本质、产生原因及实施效果的研究,它具有以下功能:

1. 导向功能   卫生政策的导向功能是指政策能够引导人们行为和事务发展方向。从发挥效力的形式看,卫生政策的导向功能分为直接导向功能和间接导向功能。从作用的结果形式来看,卫生政策导向功能分为正导向功能和负导向功能。卫生政策的导向功能具体表现如下:统一思想,确立目标,因势利导。

2. 制约功能　卫生政策的制约功能是指政策能够对作用对象的行为与事物发展失范的控制和约束。制约功能所要达到的目标是制约、禁止政策制定者所不希望的行为发生。卫生政策制约功能是一种消极性功能。政策制约功能是卫生政策规范性的重要表现形式。

3. 管理功能　卫生政策的管理功能是指卫生政策在其运行过程中应承担和可能承担的基本政策任务。其核心问题是要充分调动和发挥政策主客体服从政策的积极性和主动性。卫生政策的管理功能主要体现在它的决策职能、计划职能、组织职能、控制职能以及协调职能上。

4. 分配功能　卫生政策的分配功能是指卫生政策在一定时期内新创造出来的价值或体现这部分价值的利益在社会生活中进行分配的能力和作用。卫生政策作为一种社会规范,它的一项基本功能就是调控卫生领域各种社会关系及其整个社会成员的利益分配机制,它需要回答利益向谁分配、如何分配、为什么分配、需不需要再分配等一系列政策对象所关心的问题。

5. 动力功能　卫生政策的动力功能是指卫生政策利用自身的资源优势和符号象征对国家管理和社会改造所具有的促进和推动的能力和作用。卫生政策组合物质的、精神的、动力的各种要素,利用物质动力、精神动力和信息动力,创造出各种物质的或精神的新产品与行为,以不断地调整社会关系和满足不断发展的社会需要。

6. 准法律功能　卫生政策的准法律功能是指卫生政策作为一种社会规范起到了指导、补充甚至替代法律的功能。卫生政策作为一种社会规范,与道德规范、法律规范一样,是对作用对象的观念和行为进行的约束和限定的规范形式。任何时代、任何国家制定和实施法律,都必然地要以一定的政策作指导;任何法律由于不可能对现实生活做出尽善尽美的规定而在其实施过程中必须以政策作补充;当卫生法律出现缺位或过时时又要以卫生政策作为替代。

（三）卫生政策对卫生监督的作用

在我国,政策与法律作为两种社会规范,两种社会调整手段,均承担着各自的职能,发挥着各自不可替代的作用。卫生政策对卫生监督的作用,主要体现在以下几个方面:

1. 指导卫生监督立法工作　党的卫生政策以科学的世界观、方法论为基础,正确反映客观规律,是对人民共同意志和利益的高度概括和集中体现。能够指导卫生监督的立法工作,并调整、修改有关的卫生管理的法规和规章。在整个立法过程中,参考当时国家和党的政策的总体精神,体现党的行动纲领和一些基本的国策,并作为法律的基本原则,对一些经过检验比较成熟的政策,可以直接体现为法律。党的政策还能够指导和及时调整卫生的重点计划。

2. 指导卫生法律的执行　卫生政策对卫生法律的执行具有指导作用。指导卫生监督主体正确地适用卫生法律、法规和规章,处理相关的卫生事务,做出恰当的裁量。卫生监督主体在执法过程中,不仅要通晓卫生法律,而且要熟悉国家和党在各个时期所制定的卫生政策,具有较高的政策水平,只有这样,才可能正确地适用卫生法律、法规和规章,处理相关的卫生事务,做出恰当的裁量。但是卫生监督主体不能在没有法律依据的前提下,依据有关政策对卫生违法行为实施行政处罚或者任意设定义务。

3. 弥补卫生法律规范的不足　由于法是在党的政策指导下制定的,而党的政策能及时反映客观情况,因而卫生监督主体在执法过程中,如果卫生法律规范不明确、不具体,甚至没有法律规定,而又需要对事务加以处理的情况下,卫生政策可以作为法律的非正式渊源,代行法律的作用,弥补法律规范的不足。

三、卫生规范性文件

(一)卫生规范性文件的定义

规范性文件是指各级机关、团体、组织制发的各类文件中最主要的一类,因其内容具有约束和规范人们行为的性质,故名称为规范性文件。目前我国法律法规对于规范性文件的涵义、制发主体、制发程序和权限以及审查机制等,尚无全面、统一的规定。

根据《立法法》规定,我国的各级国家权力机关(人大及其常委会)制定的是法律和地方性法规,国务院制定全国性的行政法规、国务院部委制定部门规章、各省市自治区政府制定地方性规章,各级政府及其部门均可依法制定规范性文件。卫生规范性文件,是指卫生计生行政部门及被授权组织为实施卫生法律和执行卫生政策,在法定权限内制定的除卫生行政法规或规章以外的决定、命令等具有普遍性行为规则的总称。我国法定的规范性文件包括五种:条例、规定、通告、办法和决定等。

(二)卫生规范性文件的效力

法律、法规和规章以外的“规范性文件”是一类《立法法》没有规定却在法律实践中会对公民权利和义务产生重大影响的法律文件,由于《立法法》等法律对其缺乏应有的规范,因此,理论界要么对于此类“规范性文件”的范围、效力等级等问题存在很多争议,在卫生监督实践中的运用也是同样具有争议,甚至可以直接影响到卫生监督行为的法律效力。

最高人民法院在《关于审理行政案件适用法律规范问题的座谈会纪要》中指出:“行政机关往往将这些具体应用解释和其他规范性文件作为具体行政行为的直接依据。这些具体应用解释和规范性文件不是正式的法律渊源,对人民法院不具有法律规范意义上的约束力。但是,人民法院经审查认为被诉具体行政行为依据的具体应用解释和其他规范性文件合法、有效并合理、适当的,在认定被诉具体行政行为合法性时应承认其效力;人民法院可以在裁判理由中对具体应用解释和其他规范性文件是否合法、有效、合理或适当进行评述。”

卫生规范性文件承载着行政效力,也是卫生监督的执法依据之一。但是卫生规范性文件作为行政执法依据应当遵循两个基本原则:一是不得违反法律的强制性规定,如其他规范性文件不得设定行政处罚,一旦违反必然导致其本身无效,更不用谈是否可作为行政处罚依据;另一个是必须坚持法的效力位阶,遵守下位法服从上位法,即其他规范性文件的内容本身不得与法律、行政法规等上位法的内容相冲突。因此,只要卫生规范性文件的内容符合以上两点要求,即应认定其效力,即可作为卫生监督的依据。

(杨淑娟)

思考题

1. 什么是卫生监督依据? 我国卫生监督的依据有哪几类?
2. 卫生监督法律依据的适用原则有哪些?
3. 卫生标准的概念及特征是什么?
4. 卫生政策对卫生监督的作用表现在哪些方面?

第六章

卫生监督手段

卫生行政部门为确保公民享有宪法及国家法律赋予的健康权,有权利、有义务采取一定的措施和方法,发现和制止危害公众健康的各类隐患因素的发生,并依法对违法的相对人予以制裁。卫生监督手段(means of health supervision)是指卫生监督主体贯彻卫生法律规范,实施卫生监督过程中所采取的措施和方法。主要包括:卫生法制宣传教育、卫生行政许可、卫生监督检查、卫生行政奖励、卫生行政处罚、卫生行政强制措施、卫生行政强制执行。

第一节　卫生法制宣传教育

一、卫生法制宣传教育的概念

卫生法制宣传教育(education of health legal system)是指卫生监督主体将卫生法律规范的基本原则和内容向社会做广泛的传播,使人们能够得到充分的理解、认识和受到教育,从而自觉地遵守卫生法律规范的一种活动。卫生监督主体依法进行卫生监督,也是一个实施卫生法律规范的过程。其根本目的是为了保护人民的健康,维护公民、法人和其他组织的合法权益。为了防止侵犯公民健康权的违法行为的发生,应当以预防为主,对公民、法人或其他组织实施卫生法制宣传教育,使广大人民知法、守法。因此,卫生法制宣传教育已作为卫生监督主体和卫生监督人员在日常卫生监督活动中普遍采用的手段之一。

二、卫生法制宣传教育的意义

(一)使相对人知法守法

针对卫生行政法律关系中的相对人而言,通过卫生法制宣传教育,让他们了解什么样的行为是合法的,是可以做的;什么样的行为是非法的,必须禁止的,且要受到制裁的,使自己的行为符合卫生法律规范的卫生标准和要求,消除不健康因素,做到防患于未然,避免受到卫生监督主体的惩处。例如《食品安全法》第二十七条规定食品生产经营应当符合食品安全标准,并专门列举了食品生产经营过程中的卫生要求,第二十八条列举了禁止生产经营的食品,第八十五条又规定对生产经营违禁食品的行为要给予罚款、吊销许可证等处罚。卫生监督主体通过对《食品安全法》具体内容的宣传,让食品生产经营者按照《食品安全法》的要求采取相应措施,预防违法,从而保护广大公民、法人或其他组织的合法权益。

（二）使人民群众保护自身合法权益

针对广大人民群众而言,通过卫生法制宣传教育,让大家了解卫生法律规范保护公民健康权的范围、具体要求和有效措施等,提高卫生法律意识。辨别行为是否合法,运用法律手段配合卫生监督主体制裁违反卫生法律规范的相对人,从而保护自己的合法权益。

（三）使卫生监督主体依法行政

对卫生监督主体来说,通过卫生法制宣传教育,使自身对卫生法律规范有了更进一步的理解,为更好地合理合法地实施卫生监督打下了良好基础;通过对相对人直接的卫生法制宣传教育,消除相对人对卫生法律规范的误解,为顺利执法扫除了障碍;通过卫生法制宣传,让卫生监督的内容、程序、时限都置于公众的监督之下,有利于卫生监督主体提高行政效率,切实做到依法行政;通过卫生法制宣传教育,使相对人了解自己的救济权益,一旦认为合法权益受到侵犯,可依法申请行政复议,提起行政诉讼,请求国家赔偿。

三、卫生法制宣传教育的形式

根据对象的不同,卫生法制宣传教育分为一般性宣传教育和具体的宣传教育两种形式。

（一）一般性宣传教育

一般性宣传教育是指通过电视、报纸、标语、图画等多种形式的宣传工具,经常性地针对所有的人进行卫生法制宣传,普及卫生法制知识,使人们受到教育,并在新的卫生法律规范颁布以后,从上而下进行大张旗鼓地有重点地宣传新的卫生法律规范的工作。比如《全国食品药品监督管理系统法制宣传教育第六个五年规划(2011—2015年)》提出,积极面向社会开展法制宣传教育:要紧密结合饮食健康安全和合理用药知识的普及,深化"法律六进"活动。通过开展食品药品安全科普宣传、电影放映、赠书、知识竞赛、创建社区法律图书角等活动,利用"3·15"消费者权益保护日、"12·4"全国法制宣传日、食品安全宣传周等有声势、有影响的主题法制宣传活动,重点进行食品药品法律基本知识、饮食用药安全知识以及依法表达诉求、依法维护权利意识的培育。鼓励创建适合本地区实际的食品药品宣传品牌,贴近群众,贴近基层,形成关注和支持食品药品监管工作的良好社会氛围。对新颁布和新修订的与食品药品监管系统履行职责密切相关的法律法规,要及时开展专题宣传活动,保证法律法规的顺利贯彻实施。要建立法制宣传与舆情监测的联动机制,及时抓住与食品药品监管工作相关的舆论热点问题,组织开展针对性强的法制宣传。

（二）具体的宣传教育

具体的宣传教育是指卫生监督主体或者卫生监督人员在具体的监督活动中,通过纠正和处理相对人的违法行为,针对某特定的公民、法人或者其他组织进行卫生法制宣传教育。如食品药品监督管理部门对违反《食品安全法》,经营不符合卫生标准食品的饭店或餐馆进行处罚的同时,由监督人员对其进行食品安全法律规范的讲解,使其知法、懂法、从而守法。

第二节　卫生行政许可

一、卫生行政许可的概念、特征及意义

（一）卫生行政许可的概念

卫生行政许可（health administrative permit）是相关政府行政部门根据公民、法人或者其他组织的申请，按照卫生法律、法规、规章和卫生标准、规范进行审查，准予其从事与卫生管理有关的特定活动的行为。

卫生行政许可作为卫生监督的重要手段，在我国已成为一项独立的法律制度，即许可证制度。

（二）卫生行政许可的特征

1. 卫生行政许可是依申请的行政行为　《中华人民共和国行政许可法》（以下简称《行政许可法》）规定，行政许可必须"根据公民、法人或者其他组织的申请"进行，所以，管理相对人提出申请是卫生行政许可的前提条件。只有相对人提出申请，相关政府行政部门才审查，并决定是否颁发许可证。如果相对人不提出从事法定的某种行为的申请，则相关政府行政部门不得主动做出许可的行为。相关政府行政部门不因相对人准备从事某项活动而主动做出卫生许可行为。当然，申请并不意味着必定得到相关政府行政部门的同意。

2. 卫生行政许可存在的前提是卫生法律的一般禁止　卫生行政许可的内容是国家普遍禁止的活动。但是，为适应社会生活和生产的需要，对符合一定条件者即可解除禁止，允许其从事某项活动，享有特定权利和资格。所以，卫生行政许可是对一般禁止的解除。没有法律的一般禁止，便无卫生行政许可的存在余地。正是有了前面的禁止，才会产生随后的许可。这是卫生行政许可的基本特点。

3. 卫生行政许可是授益性行政行为　与卫生行政处罚不同，卫生行政许可不是对相对人权益的剥夺或限制，而是赋予相对人某种资格或权利的行政行为。这是卫生行政许可在内容上的特点。

4. 卫生行政许可是要式行政行为　卫生行政许可必须遵循法定程序，并应以正规的文书、格式、日期、印章等形式予以批准、认可和证明。卫生行政许可一般有卫生许可证和资格证等形式要件。书面许可是卫生行政许可形式上的特点。

（三）卫生行政许可的意义

许可证制度（license system）已经越来越广泛地适用于国家卫生管理的领域中，成为卫生监督的重要手段。其主要意义和作用在于卫生行政许可是一项预防性卫生监督措施，是"预防为主"卫生工作方针的具体化，通过条件的审核，把可能危害人身健康等因素控制在生产、经营等各项活动开始之前。已取得许可证的相对人，则必须遵守许可的范围和卫生法律规范规定的许可条件，若超越许可范围或违反许可条件，相关政府行政部门可以对其实施吊销卫生许可证的处罚，从而维护广大消费者的切身利益。卫生行政许可有利于国家对涉及卫生方面的经济领域进行宏观调控；有利于国家维护一定的经济秩序，保障公民、法人和其他组织的合法权益；有利于保障社会公共利益，维护公共安全和社会秩序；有利于资源的合理配置和环境保护，促进人与环境的和谐、健康、协调发展。

二、卫生行政许可的原则

（一）法定原则

法定原则也称为合法性原则，是指设定和实施卫生行政许可应当依照法定的权限、范围、条件和程序。其运行过程不得违背法律，其纠纷的解决也必须依照法律进行。

程序合法是指卫生行政许可要制定严格缜密的程序，实施卫生行政许可必须依据程序完成许可事项，否则是无效的行政许可。

（二）公开、公平、公正原则

1. 公开原则　设定和实施卫生行政许可的过程、规定、程序、决定等都应当是明确和公开的。

设定行政许可遵循公开原则的基本要求：①设定卫生行政许可的过程应当公开，广泛听取意见，鼓励公众参与；②卫生行政许可的规定必须公布，否则不得作为实施卫生行政许可的依据。

实施行政许可遵循公开原则的基本要求：①实施的主体要公开，让公众周知；②实施的条件应该是规范、具体和公开的；③实施的程序应当是具体、明确和公开的；④实施期限是公开的；⑤卫生行政机关做出卫生行政准予许可的决定，除涉及国家秘密、商业秘密或者个人隐私的外，应当予以公开，公众有权查阅。

2. 公平、公正原则　卫生行政机关在履行职责、行使权力时，不仅在实体和程序上要合法，而且还要合乎常理，没有偏私。因为卫生行政许可具有广泛的自由裁量性，所以要求卫生行政机关必须遵循公平、公正原则，合理裁量，平等对待每个申请人，避免出现程序上的偏私。设定和实施行政许可要遵循公平、公正原则，要平等对待所有个人和组织，做到一视同仁。卫生行政机关实施卫生行政许可时要听取对方意见，允许相对人提出异议，申请复议、提起诉讼、请求赔偿。

（三）便民、效率原则

便民原则是相关政府行政机关履行行政职责、行使行政权力应当恪守的基本准则。严格遵守法律规定的期限，减少卫生行政许可的环节，简化程序，提高效率，提供优质服务，在法定期限内做出卫生行政许可决定或办完有关事项。主要要求如下：

1. 除依法应当由申请人到相关政府行政机关办公场所提出行政许可申请的以外，申请人可以委托代理人提出卫生行政许可申请。

2. 相关政府行政机关应当将法律、法规、规章规定的有关卫生行政许可事项、依据、条件、数量、程序、期限以及需要提交的全部材料的目录和申请书示范文本等在办公场所公示。

3. 卫生行政许可需要相关政府行政机关内设的多个机构办理的，应当确定一个机构统一受理行政许可申请，统一送达卫生行政许可决定。实行"一个窗口"对外，防止多头受理，多头对外。这些都是方便群众申请卫生行政许可的重要措施。

（四）救济原则

救济原则是指公民、法人或者其他组织对行政机关实施的行政许可，享有陈述权、申辩权；对于行政机关不予许可的，有权依法申请行政复议或提起行政诉讼；其合法权益因行政机关违法实施行政许可受到损害的，有权依法要求赔偿。

（五）信赖保护原则

信赖保护原则的基本内涵包括三个方面：

1. 公民、法人或其他组织依法取得的卫生行政许可，是正当的合理信赖，应当受到法律保护。除法律、法规有明确规定的以外，相关政府行政机关不得撤销或变更已生效的卫生行政许可。

2. 卫生行政许可决定所依据的法律、法规、规章修改或者废止，或者准予卫生行政许可所依据的客观情况发生重大变化的，为了公共利益的需要，相关政府行政机关可以依法变更或者撤回已经生效的卫生行政许可。

3. 相关政府行政机关依法变更或者撤回已经生效的卫生行政许可给公民、法人或者其他组织造成财产损失的，应当依法给予补偿。

（六）监督原则

监督原则是指相关政府行政机关应当依法加强对行政机关实施卫生行政许可和从事卫生行政许可事项活动的监督。根据行政许可法的规定，行政许可的监督包括行政机关内部的监督和行政机关对相对人的监督两个方面。

1. 上级行政机关要加强对下级行政机关实施卫生行政许可的监督检查，及时纠正违法行为。

2. 行政机关对相对人从事卫生行政许可事项的活动应当进行有效的监督。这也是"谁许可，谁监督"的原则。

三、卫生行政许可的设定

（一）行政许可设定的概念

行政许可是指国家机关依据法定权限和法定程序创设行政许可的一种立法行为。"设定"使某种行政许可从无到有，产生首次性规范。它是实施行政许可的基础。设定行政许可，应当遵循经济和社会发展规律，有利于发挥公民、法人或者其他组织的积极性、主动性，维护公共利益和社会秩序，促进经济、社会和生态环境协调发展。

（二）可以设定行政许可的事项

根据《行政许可法》第十二条的规定，下列事项可以设定行政许可：

1. 直接涉及国家安全、公共安全、经济宏观调控、生态环境保护以及直接关系人身健康、生命财产安全等特定活动，需要按照法定条件予以批准的事项。

如根据《中华人民共和国食品安全法》《中华人民共和国传染病防治法》《国务院对确需保留的行政审批项目设立行政许可的决定》中规定由卫生行政部门许可的食品添加剂、新资源食品、进口无国标食品、新的食品相关产品、消毒剂、消毒器械、涉及饮用水卫生安全产品等与人体健康相关的产品；根据《中华人民共和国药品管理法》《中华人民共和国食品安全法》《化妆品卫生监督条例》《保健食品注册与备案管理办法》等规定由食品药品监督管理部门许可的药品、保健食品、餐饮、化妆品等。

2. 有限自然资源开发利用、公共资源配置以及直接关系公共利益的特定行业的市场准入等，需要赋予特定权利的事项。

3. 提供公众服务并且直接关系公共利益的职业、行业，需要确定具备特殊信誉、特殊条件或者特殊技能等资格、资质的事项。

如根据《中华人民共和国执业医师法》《中华人民共和国母婴保健法》《中华人民共和国献血法》《医疗机构管理条例》《血站管理办法》等规定的医疗机构、母婴保健机构、采供血机构、卫生技术人员资格和执业许可等。

4. 直接关系公共安全、人身健康、生命财产安全的重要设备、设施、产品、物品,需要按照技术标准、技术规范,通过检验、检测、检疫等方式进行审定的事项。

如根据《中华人民共和国食品安全法》《中华人民共和国传染病防治法》《国务院对确需保留的行政审批项目设立行政许可的决定》中规定由卫生行政部门许可的食品添加剂、新资源食品、进口无国标食品、新的食品相关产品、消毒剂、消毒器械、涉及饮用水卫生安全产品等与人体健康相关的产品;根据《中华人民共和国药品管理法》《中华人民共和国食品安全法》《化妆品卫生监督条例》等规定由食品药品监督管理部门许可的药品、保健食品、餐饮、化妆品等。如根据《医疗器械监督管理条例》规定由食品药品监督管理部门许可的医疗器械。

5. 企业或者其他组织的设立等,需要确定主体资格的事项。

6. 法律、行政法规规定可以设定行政许可的其他事项。

（三）行政许可设定的权限

《行政许可法》规定,法律、行政法规、地方性法规和规章设定行政许可的权限为:

1. 法律的设定权　对可以设定行政许可的各类事项,法律可以设定各类行政许可。

2. 行政法规的规定权和设定权　行政法规可以在法律设定的行政许可事项范围内对实施该行政许可做出具体规定;对可以设定行政许可的各类事项,尚未制定法律的,行政法规可以设定行政许可。

3. 国务院决定的设定权　必要时,国务院可以采用发布决定的方式设定行政许可。实施后,除临时性行政许可事项外,国务院应当及时提请全国人民代表大会及其常务委员会制定法律,或者自行制定行政法规。

4. 地方性法规的规定权和设定权　对可以设定行政许可的各类事项,已制定法律、行政法规的,地方性法规可以在法律、行政法规设定的行政许可事项范围内对实施该行政许可做出具体规定;对可以设定行政许可的各类事项,尚未制定法律、行政法规的,地方性法规可以设定行政许可。

5. 规章的规定权和设定权　规章可以在上位法设定的行政许可事项范围内,对实施该行政许可做出具体规定;对可以设定行政许可的事项,尚未制定法律、行政法规和地方性法规的,因行政管理的需要,确需立即实施行政许可的,省、自治区、直辖市人民政府规章可以设定临时性的行政许可。临时性的行政许可实施满一年需要继续实施的,应当提请本级人民代表大会及其常务委员会制定地方性法规。

6. 对不得设定行政许可的规定　《卫生行政许可管理办法》规定,各级卫生行政部门实施的卫生行政许可应当有以上法定依据。各级卫生行政部门不得自行设定卫生行政许可项目,不得实施没有法定依据的卫生行政许可。

四、卫生行政许可的形式

行政许可的形式,有书面文件形式与非书面形式。在书面文件形式中,又可以分为证照式形式与非证照式形式。证照式形式是行政许可的主要表现形式,如许可证等。非证照式的行政许可文书,包括批准书、同意书等。

根据行政许可法的规定,行政许可证件包括以下几类。

（一）许可证

许可证(license)是指有关行政许可机关根据行政相对人的申请而依法核发的批准书。我国现行的卫生许可证包括:

1. 生产或经营许可证　如药品生产许可证、药品经营许可证和制剂许可证等。

2. 卫生许可证　如餐饮服务许可证、化妆品生产企业卫生许可证、公共场所卫生许可证、集中式供水和二次供水设施清洗消毒单位卫生许可证等。

3. 进出口许可证　如进出口药品注册证或许可证、麻醉药品进出口准许证、精神药品进出口准许证等。

4. 执业和工作许可证　如医疗机构执业许可证、单采血浆许可证、母婴保健技术服务执业许可证、大型医用设备配置许可证、放射工作许可证等。

（二）资格证、资质证或其他合格证书

资格证、资质证是指经过考试、考核等审核程序合格后,颁发给申请人的证明其能力和资格的许可证件。许可证件持有人可以从事某种职业或某种活动。包括:

1. 执业证书　如医师执业证书、护士执业证书、母婴保健技术考核合格证书、大型医用设备上岗人员技术合格证等。

2. 产品证书　如新药证书、保健食品证书等。

3. 健康合格证明　如食品生产经营人员健康证明、公共场所直接为顾客服务人员健康合格证等。

4. 其他证书　如预防接种证书、除鼠证书、免疫除鼠证书、食品广告证明等。

（三）国家相关行政机关的批准文件或证明文件

1. 国家相关行政机关的批准文件　是指行政机关批准有关主体从事一定活动的书面意见。如批准文号。

对一些特殊产品,以颁发批准文号的方式给予行政许可并进行监督管理,是卫生行政许可区别于其他行业行政许可的一大特点。获得批准文号是对于那些国家予以特殊限制的产品,在进入生产和流通前通过严格审查后取得行政许可的特殊标志。

目前,我国颁发批准文号的产品包括药品和生物制品、化妆品、食品、生物材料和医疗仪器等四类。

2. 行政机关的证明文件　是指行政机关对特定事实予以确认的书面意见。

（四）法律、法规规定的其他行政许可证件

对于国家相关行政机关实施卫生行政许可,采取对设备、设施产品、物品进行检验、检测、检疫的,行政机关经检验、检测、检疫合格的,可以直接在设备、设施、产品、物品上加贴表示其合格的标签或者加盖印章。

如《国境卫生检疫法》规定,入境的交通工具和人员,必须在最先到达的国境口岸的指定地点接受检疫。国境卫生检疫机关依据检疫医师提供的检疫结果,对未染有检疫传染病或者已实施卫生处理的交通工具,签发入境检疫证。

五、卫生行政许可的效力

许可证作为卫生行政许可的重要表现形式,该法律文件一经国家相关行政部门颁发,即获得法律效力,其法律效力体现在三个方面。

(一)证明力

许可证的证明力(power of certification)是通过两个方面表现的:一方面,可证明持有者的权利能力,即证明许可证持有者具有从事国家相关行政部门所赋予的某种活动的权利,它起到了证明文书的作用,而无须通过其他方式证明;另一方面,是国家对许可证持有者具有从事某种活动的行为能力认可的证明。例如执业医师资格证是通过全国统一的执业医师资格考试后,由国家卫生计生委统一发放的,是我国从业医师必须拥有的证书,可以证明持证人具有独立从事医疗活动的技术和能力。

(二)确定力

许可证的确定力(determination)是指许可证一经卫生行政部门颁发,即具有任何人都不得随意变更的效力。一般来说,只要许可证持有人依法使用许可证件,在许可范围内依法从事活动,许可机关就不得改变行政许可。对持有人来讲,许可证所确定的事项,未经相关政府行政部门通过法定程序,不得更改。如"药品经营许可证"上的经营范围,其更改必须经药品监督管理部门的审查批准。对药品监督管理部门来说,如要撤销、变更或宣布许可证无效,也应依法定程序进行。

(三)拘束力

许可证是由相关政府行政部门依法颁发的,因此,许可证中有关权利义务的规定,对相对人具有拘束力(restriction)。许可证一经发放,被许可人必须在许可的范围内进行活动,不得违反;许可机关也不得随意加以干预,其他机关或组织、个人也不得侵犯其法定权利。如"药品经营许可证"使企业获得了药品经营权,但同时也对药品经营范围、年限、方式等做出了规定,企业必须遵守。若企业违反了药品管理法律规范的规定,将会受到责令停止经营、罚款、吊销其许可证的行政处罚。

六、卫生行政许可的变更与延续

(一)卫生行政许可的变更

卫生行政许可的变更是指根据被许可人的请求,相关政府行政机关对许可事项的具体内容在许可被批准后加以变更的行为。相对人在从事许可活动的过程中,随着时间的推移和情况的发展变化,可能对卫生行政许可会产生新的要求,从而需要变更原来的卫生行政许可。

被许可人在卫生行政许可有效期满前要求变更卫生行政许可事项的,应当向作出卫生行政许可决定的相关政府行政部门提出变更申请。相关政府行政部门对被许可人提出的变更申请,应当按照有关规定进行审查。对符合法定条件和要求的,相关政府行政部门应当依法办理变更手续。

(二)卫生行政许可的延续

卫生行政许可通常是有一定期限的,相对人只能在卫生许可的有效期内从事许可活动。超过法定期限,原来被许可的事项便成为法律所禁止的事项,相对人不得继续从事该事项。所以,相对人需要在有效期届满后继续从事被许可活动的,就必须延续行政许可的期限。

被许可人需要延续卫生行政许可有效期的,应当在该卫生行政许可有效期届满 30 日前向作出卫生行政许可决定的相关政府行政部门提出申请。但法律、法规、规章另有规定的,依照其规定。

因为行政许可事项涉及的领域广泛,对不同事项采取的审查方式是不同的,有些事项的审查需要较长时间。如《药品管理法实施条例》第八条规定,"《药品生产许可证》有效期为 5 年。有效期届满,需要继续生产药品的,持证企业应当在许可证有效期届满前 6 个月,按照国务院药品监督管理部门的规定申请换发《药品生产许可证》。"

相关政府行政部门应当按照根据被许可人的申请,在该卫生行政许可有效期届满前作出是否准予延续的决定;逾期未作决定的,视为准予延续。

七、卫生行政许可的撤销、注销与中止

如前所述,被许可人经法定程序获得相关政府行政机关的卫生行政许可是受法律保护的,具有证明力、确定力和拘束力。非因法定程序,被许可人的权利不被剥夺或限制,行政机关亦不得擅自改变已经生效的卫生行政许可。但是,卫生行政许可的效力也会由于某些情况的出现而发生变化。

(一)卫生行政许可的撤销

《卫生行政许可管理办法》规定,有下列情况之一的,作出卫生行政许可决定的行政部门或者上级行政部门,根据利害关系人的请求或者依据职权,可以撤销卫生行政许可:①行政机关工作人员滥用职权,玩忽职守作出准予卫生行政许可决定的;②超越法定职权作出准予卫生行政许可决定的;③违反法定程序作出准予卫生行政许可决定的;④对不具备申请资格或者不符合法定条件的申请人准予卫生行政许可的;⑤依法可以撤销卫生行政许可决定的其他情形。

依照上述情形撤销卫生行政许可,被许可人的合法权益受到损害的,行政部门应当依法予以赔偿。被许可人以欺骗、贿赂等不正当手段取得卫生行政许可的,应当予以撤销。

撤销卫生行政许可,可能对公共利益造成重大损失的,不予撤销。

(二)卫生行政许可的注销(废止)

《卫生行政许可管理办法》规定,有下列情形之一的,行政部门应当依法办理有关卫生行政许可的注销手续:①卫生行政许可复验期届满或者有效期届满未延续的;②赋予公民特定资格的卫生行政许可,该公民死亡或者丧失行为能力的;③法人或其他组织依法终止的;④卫生行政许可依法被撤销、撤回或者卫生行政许可证件依法被吊销的;⑤因不可抗力导致卫生行政许可事项无法实施的;⑥法律、法规规定的应当注销卫生行政许可的其他情形。

卫生行政许可自注销之日起,不再生效。即卫生行政许可的注销,其效力不溯及既往,在注销之日以前,仍然有效。该许可证效力持续到失效原因产生时为止,而不是自始至终不发生效力。

(三)卫生行政许可的中止

卫生行政许可的中止是指卫生行政许可暂时失去法律效力。引起卫生行政许可中止的最重要原因之一是被许可人有违法行为,相关政府行政部门为制止或惩罚被许可人的违法行为所采取的暂

时停止其从事被许可活动的措施。只有在违法行为停止、消除或卫生行政主体实现了对被许可人的惩罚后，卫生行政许可才恢复其法律效力。如对于生产或经营不符合卫生标准要求的食品企业，相关政府行政部门可令其暂停生产或经营，进行整改，许可证暂时失去法律效力；整改后经过验收符合卫生标准要求，可恢复原生产或经营资格，即许可证恢复法律效力。

八、卫生行政许可的法律责任

（一）卫生行政部门及其工作人员的法律责任

1. 行政责任

（1）卫生行政部门及其工作人员违反卫生行政许可管理办法规定，有下列行为之一的，由上级卫生行政部门责令改正；拒不改正或者有其他情节严重的情形的，对直接负责的主管人员和其他直接责任人员依法给予行政处分：①对符合法定条件的卫生行政许可申请不予受理的；②不在卫生行政许可受理场所公示依法应当公示的材料的；③在受理、审查、决定卫生行政许可过程中，未向申请人、利害关系人履行法定告知义务的；④申请人提交的申请材料不齐全、不符合法定形式，能够 1 次告知而未 1 次告知申请人必须补正的全部内容的；⑤未向申请人说明不予受理或者不予卫生行政许可的理由的；⑥依法应当举行听证而不举行听证的。

（2）卫生行政部门及其工作人员违反卫生行政许可管理办法规定，有下列行为之一的，由上级卫生行政部门责令改正，并对直接负责的主管人员和其他直接责任人员依法给予行政处分：①对不符合法定条件的申请人准予卫生行政许可或者超越法定职权作出准予卫生行政许可决定的；②对符合法定条件的申请人不予卫生行政许可或者不在法定期限内作出准予卫生行政许可决定的；③索取或者收受财物或者谋取其他利益的；④法律、行政法规规定的其他违法情形。

（3）卫生行政部门不依法履行监督职责或者监督不力，造成严重后果的，由其上级卫生行政部门责令改正，并对直接负责的主管人员和其他责任人员依法给予行政处分。

2. 刑事责任

（1）卫生行政部门及其工作人员违反卫生行政许可管理办法规定，有下列行为之一的，涉嫌构成犯罪的，移交司法机关追究刑事责任：①对不符合法定条件的申请人准予卫生行政许可或者超越法定职权作出准予卫生行政许可决定的；②对符合法定条件的申请人不予卫生行政许可或者不在法定期限内作出准予卫生行政许可决定的；③索取或者收受财物或者谋取其他利益的；④法律、行政法规规定的其他违法情形。

（2）卫生行政部门不依法履行监督职责或者监督不力，造成严重后果的，涉嫌构成犯罪的，移交司法机关追究刑事责任。

（二）行政许可申请人及被许可人的法律责任

1. 行政责任

（1）申请人提供虚假材料或者隐瞒真实情况的，卫生行政部门不予受理或者不予许可，并给予警告，申请人在 1 年内不得再次申请该许可事项。

（2）被许可人以欺骗、贿赂等不正当手段取得卫生行政许可的，卫生行政部门应当依法给予行政处罚,申请人在 3 年内不得再次申请该卫生行政许可。

（3）被许可人有下列行为之一的,卫生行政部门应当依法给予行政处罚:①涂改、倒卖、出租、出借或者以其他方式非法转让卫生行政许可证件的;②超越卫生行政许可范围进行活动的;③在卫生监督检查中提供虚假材料、隐瞒活动真实情况或者拒绝提供真实材料的;④应依法申请变更的事项未经批准擅自变更的;⑤法律、法规、规章规定的其他违法行为。

（4）公民、法人或者其他组织未经卫生行政许可,擅自从事依法应当取得卫生行政许可的活动的,由卫生行政部门依法采取措施予以制止,并依法给予行政处罚。

2. 刑事责任

（1）被许可人以欺骗、贿赂等不正当手段取得卫生行政许可的,涉嫌构成犯罪的,移交司法机关追究刑事责任。

（2）被许可人有下列行为之一的,涉嫌构成犯罪的,移交司法机关追究刑事责任:①涂改、倒卖、出租、出借或者以其他方式非法转让卫生行政许可证件的;②超越卫生行政许可范围进行活动的;③在卫生监督检查中提供虚假材料、隐瞒活动真实情况或者拒绝提供真实材料的;④应依法申请变更的事项未经批准擅自变更的;⑤法律、法规、规章规定的其他违法行为。

（3）公民、法人或者其他组织未经卫生行政许可,擅自从事依法应当取得卫生行政许可的活动的,涉嫌构成犯罪的,移交司法机关追究刑事责任。

第三节　卫生监督检查

一、卫生监督检查的概念及特征

（一）卫生监督检查的概念

卫生监督检查（health supervision and inspection）是指卫生监督主体依法对管理相对人遵守卫生法律规范和具体行政决定所进行的了解和调查,并依法处理的卫生行政执法活动。

卫生法律、法规、规章颁布实施后和行政决定、命令生效后,卫生监督主体必须对遵守情况进行检查监督,否则就容易成一纸空文、一道废立。我国目前卫生法制工作中不同程度存在着法律规范难以实施的情况,应该说,这与疏于监督检查有一定关系。因此,卫生监督主体应视具体情况采用不同方法、方式进行监督检查,对模范遵守者应予表彰、奖励,对不认真遵守者应督促其遵守,对违反者要依法处理。

卫生监督检查主要是对两种情况的监督检查:一种情况是,对相对人是否遵守卫生法律规范进行监督检查。例如,卫生监督主体对相对人是否遵守公共场所卫生管理条例加以监督和检查;另一种情况是,对相对人是否履行卫生监督主体依法作出的卫生行政决定进行监督检查。例如,相对人在接到罚款的处理决定后,是否按时缴纳。

（二）卫生监督检查的特征

1. 卫生监督检查是一种单方的依职权实施的具体行政行为　卫生监督检查是对相对人遵守卫

生法律法规情况的监督检查,针对的是特定相对人和具体的权利和义务,是一种具体行政行为。同时,卫生监督检查是对相对人守法情况的监督检查,所以在行使职权和实施方式上,既不需要以相对人的申请为前提,也不需要与相对人采取协商的方式来实现,而是由卫生监督主体依据法定卫生监督检查权单方决定和主动实施的。

2. 卫生监督检查可以影响但不直接处理和改变相对人的法律地位 卫生监督检查对相对人权利义务的影响表现为,可能限制其权利的行使,或妨碍其正常活动的进行,或迫使其提供相关材料,但不直接对其实体权利义务做出处理或改变,不创设、改变或消灭相对人的法律地位。所以,它不同于那些处理或改变相对人法律地位的卫生行政许可、卫生行政处罚等行为。

3. 卫生监督检查是一种给相对人设定程序性义务和限制其权利的行为 对卫生监督主体来说,卫生监督检查表现出很强的权利(力)性,如强制性的检查、查验、询问等。对于相对人来说,卫生监督检查不会给相对人产生权利,而只会给相对人设定某些程序性义务或对其权利进行一定的限制。如接受检查、询问、如实提供相关材料,暂时停止正常营业等。所以,卫生监督检查也不同于赋予相对人一定权益的行为,如卫生行政许可。

二、卫生监督检查的分类

(一)一般卫生监督检查与特定卫生监督检查

根据卫生监督检查对象是否为特定相对人所作的分类。

1. 一般卫生监督检查 指卫生监督主体对不特定的管理相对人遵守卫生法律、法规、规章的情况进行普遍的监督检查。如卫生监督主体对辖区范围内的所有个体行医进行的监督检查。

一般卫生监督检查可以使卫生监督主体从宏观上把握相对人的守法情况,起到宏观控制的作用,以利于创造一个良好的社会与法律环境。

2. 特定卫生监督检查 指卫生监督主体针对特定的管理相对人遵守卫生法律、法规、规章的情况进行的监督检查。如食品药品监督机构对某制药企业的制药情况进行监督检查;卫生监督机构对某医院在医疗执业、医院感染方面进行监督检查等。

特定卫生监督检查可以使卫生监督主体从微观上把握相对人的守法情况,制止和纠正具体的违法行为。

(二)依职权卫生监督检查与依授权卫生监督检查

根据卫生监督检查与监督主体的职权关系所做的分类。

1. 依职权卫生监督检查 是指卫生监督主体依据自身的职责权限,对相对人所实施的卫生监督检查。

2. 依授权卫生监督检查 是指实施该项卫生监督检查的机关和单位,并非依据自身的管理职责权限,而是依据有关法律法规授予的监督检查权而实施的。

(三)事前卫生监督检查、事中卫生监督检查和事后卫生监督检查

根据卫生监督检查实施的时间阶段所作的分类。

1. 事前卫生监督检查 是指在相对人的某种行为开始之前实施的卫生监督检查。如《放射性

核素与射线装置放射防护条例》第六条规定,放射防护设施的设计,必须经所在省、自治区、直辖市的卫生行政部门会同公安等部门审查同意,竣工后须经卫生、公安、环境保护等有关部门验收同意,获得许可登记证后方可启用。

2. 事中卫生监督检查　是指在相对人的行为过程之中实施的卫生监督检查。如对医疗机构的卫生服务过程进行的监督检查。

3. 事后卫生监督检查　是指在相对人完成某一活动之后实施的卫生监督检查。如对已生产出售的药品的监督检查;对公共场所危害健康事故的调查处理等。

事前卫生监督检查的作用在于防范于未然;事中卫生监督检查的作用在于及时发现问题;事后卫生监督检查的作用在于对已实施的违法行为及时进行补救或追究其法律责任。三者相辅相成,缺一不可。

（四）定期卫生监督检查与不定期卫生监督检查

1. 定期卫生监督检查　是指卫生监督主体按照卫生监督工作计划和要求,在一定时期内,如一年、一月,有规律地对管理相对人进行若干次监督检查。这种监督检查一般都有比较规律的时间间隔,有比较固定的检查内容以及模式化的检查方式。这种方法是必要的,但相对人往往会有应付检查的对策。

2. 不定期卫生监督检查　即没有固定的时间间隔的卫生监督检查。因为不定期卫生监督检查没有规律性,使相对人无法有准备地应付检查,更有利于发现问题,以便纠正违法行为。

（五）全面卫生监督检查与重点卫生监督检查

1. 全面卫生监督检查　是指卫生监督主体对全部管理相对人进行卫生法律规范要求的全部内容的监督检查。即对管辖范围内的所有相对人都无一例外地进行检查,也对所有的卫生法律规范的要求进行检查。大范围的全面卫生监督检查是不常采用的。

2. 重点卫生监督检查　即指卫生监督主体针对部分相对人或卫生法律规范的部分要求,或针对部分相对人对法律规范的部分要求进行的卫生监督检查。因此,在实施重点检查时,可针对相对人中的一部分作为重点检查对象进行检查(重点对象的检查),如在食品安全监督检查中,可将饮食摊点作为重点检查对象;也可对卫生法律规范中最主要的要求作为检查内容进行检查(重点要求的检查),如食品安全的法律规范很多,有时只对餐饮服务许可证进行检查;还可针对重点对象进行卫生法律规范的重点要求的检查(重点对象与重点要求相结合的检查),如在食品安全监督检查中,可对街头饮食摊点的许可证进行检查。

另外,还可以从其他不同角度进行分类。根据监督检查方式的不同,可分为现场卫生监督检查和书面卫生监督检查;根据监督检查内容的不同,可分为食品安全监督检查,职业卫生监督检查、放射卫生监督检查、公共场所卫生监督检查、学校卫生监督检查、化妆品卫生监督检查、医疗服务监督检查、传染病防治监督检查等。

三、卫生监督检查的方式

卫生监督检查的方式是指卫生监督主体为了达到卫生监督检查的目的而采取的手段和措施。

根据不同的情况可采用不同的卫生监督检查的方式。

（一）实地检查

实地检查是指卫生监督主体直接深入现场进行的监督检查。是一种常用的监督检查的方式。实地检查的特点就是对实物、行为、现场的直接检查了解。实地检查的形式多样,既可以全面检查,也可以抽样检查;既可以定期检查,也可以临时检查;既可以综合检查,也可以专项检查。

（二）查验

查验是卫生监督主体对管理相对人的某种证件或物品进行检查、核对。如卫生监督员对公共场所从业人员的健康证和卫生知识培训合格证的查验。通过查验以发现问题、消除隐患。

（三）采样送检

采样送检是指卫生监督主体对管理相对人生产的产品、提供的服务物品及其环境场所与卫生有关的条件进行科学采样并送有资质的检验机构进行检验,通过检验结果判断特定相对人是否遵守卫生法规从事相关活动的监督行为。

（四）查阅资料

查阅资料是指卫生监督主体通过查阅书面材料对管理相对人进行的一种书面监督检查的方式。通过对相对人生产经营活动中有关记录、档案、以及相关资料的审查检查,了解有关情况,是卫生监督检查的一种常用的方式。在查阅资料的过程中,如有需要,卫生监督主体可以复制有关材料,以获取相对人违法行为的证据。

（五）统计分析

卫生监督主体通过统计数据了解相对人守法情况的一种监督检查方法。凡是负有统计义务的相对人必须按期上报统计资料。如《职业健康监护管理办法》第十六条规定,体检机构应当按统计年度汇总职业健康检查结果,并将汇总材料和患有职业禁忌证的劳动者名单,报告用人单位及其所在地县级卫生行政部门。

第四节　卫生行政奖励

一、卫生行政奖励的概念及特征

（一）卫生行政奖励的概念

卫生行政奖励(health administrative encouragement and reward)是指相关政府行政部门依照法定条件和程序,对自觉遵守卫生法律规范,为国家、人民和社会做出突出贡献的行政相对人给予精神或物质奖励的具体行政行为。

比如,《中华人民共和国执业医师法》第三十三条规定:医师有下列情形之一的,县级以上人民政府卫生行政部门应当给予表彰或者奖励:①在执业活动中,医德高尚、事迹突出的;②对医学专业技术有重大突破,作出显著贡献的;③遇有自然灾害、传染病流行、突发重大伤亡事故及其他严重威胁人民生命健康的紧急情况时,救死扶伤、抢救诊疗表现突出的;④长期在边远贫困地区、少数民族地区条件艰苦的基层单位努力工作的;⑤国务院卫生行政部门规定应当予以表彰或者奖励的其他情形的。

过去,我国卫生监督管理较多地强调对违法者法律责任的追究,而相对忽视对模范遵纪守法者的奖励,现行法律、法规、规章中规定罚则的多,而规定奖励的少,便是一例。一般说来,国家要完成监督管理的任务和目标,主要通过两种方式:一是依靠相对人遵纪守法的自觉性,并在法律、法规的宏观调控下,调动和发挥相对人的积极性和创造性,使相对人更好地遵守行政法律规范。卫生监督的成败关系着每个公民的生命健康与否,尤其需要这种手段。二是通过惩罚少数违法者来教育群众遵纪守法,以维持法律、法规所要求的秩序。从理论上讲,奖励和制裁二者的作用是相辅相成,互为补充,不可偏废的。从功用上讲,卫生行政处罚是相关政府行政部门通过矫正反面行为,强制相对人被动消极地守法;而卫生行政奖励则是相关政府行政部门通过树立正面楷模,鼓励公民主动积极地守法护法。因此,它更容易为相对人所接受。

（二）卫生行政奖励的特征

1. 卫生行政奖励是由相关政府行政部门根据卫生行政法律规范授予或颁发的。其他国家机关或主管部门授予或颁发的奖励不属于卫生行政奖励。

2. 卫生行政奖励的目的在于表彰先进,激励和推动后进,调动和激发相对人的积极性和创造性。

3. 卫生行政奖励的对象是对国家和社会做出突出贡献或模范遵守卫生行政法律规范的相对人。对于一般的能够执行遵守卫生行政法律规范的,不必给予奖励,因为这是公民或组织应尽的义务。因此,也说明卫生行政奖励是赋予符合条件的相对人的权利,并非卫生行政部门的一种"恩赐"。

4. 卫生行政奖励的内容包括物质和精神的奖励。这两种奖励,既可单独进行,又可合并进行。

二、卫生行政奖励的原则

为了充分发挥卫生行政奖励的作用,在实施奖励行为时,一般应遵循以下几项原则。

（一）依法奖励原则

卫生行政奖励是一种法定行为,任何卫生行政奖励都必须坚持法定的标准和条件,实事求是地进行。如果由领导者个人意志决定是否实施卫生行政奖励,势必影响卫生行政奖励目的的实现,甚至产生负效应。因此,为了确保达到卫生行政奖励的本来目的,对于违反这一原则者,要按情节给予批评、撤销奖励直至行政处分。

（二）精神奖励与物质奖励相结合

精神与物质不仅是哲学上的一对基本范畴,同时也是人们生存的基本需要。精神和物质相互依存,相互作用,又成为推动社会发展的重要动因,社会文明的程度,取决于精神文明和物质文明发展和协调的程度。二者无论在宏观领域还是微观领域都具有密不可分的关系。因此,在卫生行政奖励中,也必须坚持精神奖励和物质奖励相结合的原则。

（三）民主公正原则

卫生行政奖励应坚持民主公正原则，奖励条件应当公布，奖励哪些单位、组织或个人，应当充分听取群众意见，增加卫生行政奖励的民主性和透明度。奖励必须公正合理，严格依条件评定，既不能无功受奖，也不能有功不奖；既不能论资排辈，也不能搞平均主义。

（四）功奖适应原则

论功行奖，功奖适应，也是卫生行政奖励必须坚持的原则。根据卫生法律、法规的规定，行政奖励分为若干种类和等级。成绩和贡献大小不同，奖励的方式和等级也不一样。只有让每一个受奖单位和个人都能得到与他们所付出的劳动、取得的成绩、作出的贡献相适应的奖励，使其工作得到恰当的肯定和评价，才能使卫生行政奖励起到鼓励先进、鞭策后进，激发更多、更广泛的相对人的积极性。

三、卫生行政奖励的种类和形式

由于卫生行政法律规范表现形式多、数量大，实施卫生行政奖励的对象、内容不同，其奖励的条件方式也就不尽相同。对此，卫生行政奖励应在贯彻奖励原则的前提下，根据卫生法律规范规定的具体条件合法、合理地实施。其种类大致如下：

1. 物质奖励　即发给相对人有形的物质。如颁发奖金、发给奖品等。

2. 精神奖励　指以一定形式给予相对人某种荣誉。如表扬、记功、授予荣誉称号、颁发奖章、通令嘉奖等。

这些奖励形式即可单独运用，也可同时并用。

第五节　卫生行政处罚

一、卫生行政处罚的概念和特征

（一）卫生行政处罚的概念

卫生行政处罚（health administration punishment）是指卫生监督主体为维护公民健康，保护公民、法人或其他组织的合法权益，依法对相对人违反卫生行政法律规范尚未构成犯罪的行为给予的惩戒或制裁。它是卫生监督的重要手段。

（二）卫生行政处罚的特征

1. 卫生行政处罚的主体是具有法定职权的卫生监督主体　法律法规规定享有卫生行政处罚权的卫生监督主体必须严格依据法定权限实施卫生行政处罚。

2. 卫生行政处罚的对象是违反卫生法律规范的管理相对人　这一特征区别于卫生行政机关基于行政隶属关系或监察机关依职权对卫生监督人员做出的行政处分。

3. 卫生行政处罚的前提是管理相对人实施了违反卫生法律规范且尚未构成犯罪的行为　包括三层含义：①只有相对人实施了违反卫生法律规范的行为，才能给予卫生行政处罚；②只有卫生法律法规规定必须处罚的行为才可以处罚；③必须是尚未构成犯罪的行为才能实施卫生行政处罚，如已构成刑事犯罪,应当予以刑罚处罚。

4. 卫生行政处罚的目的是行政惩戒制裁 卫生行政处罚是针对相对人不履行法定义务或不正当行使权利所实施的惩戒措施。其制裁性体现在对违法相对人权益的限制或对其科以新的义务,这使之区别于刑事制裁和民事制裁,也区别于授益性的卫生行政奖励和卫生行政许可。

二、卫生行政处罚的原则

(一)处罚的法定原则

实施处罚必须依照卫生法律、法规、规章的明文规定。具体要求如下:

1. 处罚主体及其职权的法定性 凡是违反卫生行政法律规范的行为一律由卫生监督主体实施卫生行政处罚,其他机关无权实施。再者,卫生监督主体内部的处罚职权也是法定的。不同的卫生行政处罚由不同的卫生监督主体实施。如吊销《化妆品生产企业卫生许可证》的处罚由省级食品药品监督管理部门决定;撤销特殊用途化妆品批准文号的处罚由国务院食品药品监督管理部门决定。

2. 被处罚行为的法定性 凡是卫生法律、法规、规章未规定给予卫生行政处罚的行为,均不受卫生行政处罚。这就要求被处罚行为必定是在实施前就已经通过卫生法律、法规、规章确认是违法行为,并应当施以卫生行政处罚。否则,不受卫生行政处罚。

3. 处罚的种类、内容和程序的法定性 对于卫生行政法律规范规定应予处罚的行为,不仅必须科以处罚,而且必须科以法定的种类和内容的处罚。实施卫生行政处罚,不仅要求实体合法,还必须程序合法。程序合法是实体合法的保障。没有法定依据或者不遵守法定程序的卫生行政处罚无效。

(二)处罚的公正、公开原则

实施卫生行政处罚不仅要合法,还要合理、公正,要做到公正,首先要做到公开。

1. 处罚的公开 要求对违法行为给予卫生行政处罚的规定必须公布,未经公布的,不得作为卫生行政处罚的依据;执法人员身份公开为被处罚人申请公务回避提供可能;处罚程序必须公开。只有实施处罚公开,才能形成社会舆论监督,确保卫生监督主体依法施罚。

2. 处罚的公正 要求卫生监督主体行使卫生行政处罚的自由裁量权时做到合理、适当、公平,没有偏私。

(三)处罚与教育相结合原则

处罚与教育相结合是指实施卫生行政处罚必须责令当事人纠正违法行为,并教育当事人今后不再违法。同时,通过处罚纠正违法行为,进行宣传,教育其他公民、法人和其他组织自觉守法。

(四)作出罚款决定的机构与收缴罚款的机构相分离的原则

除依法当场收缴的罚款外,作出罚款决定的卫生监督主体及其执法人员不得自行收缴罚款。卫生监督主体应告知当事人到指定的银行缴纳罚款,银行应当收受罚款,并将罚款直接上缴国库。

(五)一事不再罚的原则

这是指卫生监督主体不能对已受处罚的行为依据同一卫生法律规范再实施处罚;对同一应受处罚的行为不能由几个卫生监督主体分别依据同一卫生法律规范多次处罚;对不仅违反了卫生法律规

范,而且还违反了其他行政法律规范应受处罚的行为,如果另外的行政机关根据相关的法律规范已对相对人实施了处罚,卫生监督主体根据卫生法律规范实施处罚时,不得再施以罚款的行政处罚。

一事再罚的现象在实际工作中时有发生,如针对同一相对人的违法行为,县卫生监督主体实施处罚后,市卫生监督主体再进行处罚,这实质上是一种成倍加重处罚的违法行为,严重损害了相对人的合法权益。

(六)处罚的救济原则

由于卫生行政处罚是一种以制裁违法行为为目的的具有惩罚性的具体行政行为,给相对人带来的是不利的法律后果。所以,在实施卫生行政处罚时,要听取相对人的意见,允许相对人申辩,做出处罚决定后,要告知相对人有寻求救济的权利,并明确告知救济的期限和途径,以保障相对人的合法权益。

三、卫生行政处罚的管辖

卫生行政处罚的管辖(jurisdiction of health administrative punishment)是指卫生监督主体在受理、处罚相对人违反法律规范行为时的分工和权限。它具体解决某一违反卫生法律规范的行为应由哪一级,哪一个区域的卫生监督主体处罚。

(一)地域管辖

地域管辖是指同级卫生监督主体实施行政处罚的权限分工。卫生行政处罚案件由违法行为发生地的县级以上卫生监督主体管辖为一般原则。违法行为发生地一般是指实施违法行为的一切必要行为的地点,包括行为预备地、经过地、行为实施地和危害结果发生地等。只要行为人在哪个地方实施了违法行为,就应该由当地的卫生监督主体实施处罚。

(二)级别管辖

级别管辖是指不同级别的卫生监督主体实施行政处罚的权限分工。《卫生行政处罚程序》规定,县级以上卫生监督主体负责查处所辖区域内的违反卫生法律、法规、规章的案件;省级卫生监督主体可依据卫生法律、法规、规章和本地区的实际,规定所辖区内管辖的具体分工;国家卫生计生委负责查处重大、复杂的案件。

(三)指定管辖

是指两个以上的卫生监督主体对管辖权发生争议时,应当报请其共同的上级卫生监督主体指定管辖。它主要是解决卫生行政处罚中存在的"有利争着管,无利无人管"的问题。

(四)移送管辖

移送管辖是指卫生监督主体发现查处的案件不属于自己管辖,应当及时书面移送给有管辖权的卫生监督主体。受移送的卫生监督主体应当将案件查处结果函告移送的卫生监督主体。受移送的卫生监督主体如果认为移送不当,应当报请共同的上级卫生监督主体指定管辖,不得再自行移送。

卫生监督主体在依法查处违法行为的过程中,如果发现查处违法行为涉嫌构成犯罪,依法需要追究刑事责任的,应将案件及时移送司法机关。

四、卫生行政处罚的适用

卫生行政处罚的适用是指对卫生行政法律规范规定的行政处罚的具体运用,也就是卫生监督主体在认定相对人卫生行政违法行为的基础上,依法决定对相对人是否给予卫生行政处罚和如何科以卫生行政处罚的活动。它是将卫生法律规范有关卫生行政处罚的原则、形式、具体方法等运用到各种卫生行政违法案件中的活动。

（一）卫生行政处罚适用的条件

适用卫生行政处罚,必须符合下列条件:

1. 必须以卫生行政违法行为的实际存在为前提   包括:①行为人必须是违反了卫生法律规范的规定,如果只有想作而实际上没有作某种违法行为,则不构成违法;②这一行为必定是在不同程度上侵犯了卫生法律规范保护的社会关系;③行为人出于故意或过失。这些条件都需要卫生监督主体调查取证予以认定。

2. 必须以《中华人民共和国行政处罚法》(以下简称《行政处罚法》)和相应的卫生法律规范为依据   被处罚的行为确定属于卫生法律规范规定应予处罚的行为;处罚的形式和适用的范围,都是卫生法律规范明确设定的;适用处罚的程序符合《行政处罚法》和卫生法律规范的要求。

3. 必须由享有该项卫生行政处罚权的卫生监督主体实施   根据卫生法律规范的要求,不同的处罚形式由卫生行政部门内部不同的主体实施,各卫生行政部门实施处罚时不能越权。

4. 所适用的对象必须是违反卫生行政法律规范并已达到法定责任年龄和有责任能力的公民、法人或者其他组织   根据《行政处罚法》的规定,公民只有达到法定责任年龄和有责任能力,才能成为违法主体,才受行政处罚。未满14周岁以及精神病病人不受卫生行政处罚。

5. 适用卫生行政处罚必须遵守时效的规定   根据《行政处罚法》的规定,一般情况下,违法行为必须是在违法行为发生之日起2年内被发现的才予处罚,违法行为有连续或者继续状态的,从违法行为终了之日起计算。如果单行卫生法律规范另有规定的除外。

（二）卫生行政处罚适用的方法

1. 不予处罚或免于处罚   不予处罚是指卫生监督主体对某些形式上虽然违法但实质上不应承担违法责任的人,不适用行政处罚。有下列情形之一的不予处罚:①不满14岁的人实施违法行为的;②精神病病人在不能辨认或者不能控制自己行为时有违法行为的;③违法行为轻微并及时纠正,未造成危害后果的;④超过追究时效的;⑤行为属于正当防卫或紧急避险的;⑥因意外事故而致违法。

免于处罚是指卫生监督主体依照卫生法律法规的规定,考虑有法定的特殊情况存在,对本应处罚的违法者免除其处罚。法定的应当免除处罚的情况有:①行为人的违法行为是因行政管理人员的过错造成的;②因国家法律、法规和政策影响及其他要素而违法的。

2. 从轻或减轻处罚   从轻处罚是指卫生监督主体在法定的处罚种类和幅度内,适用较轻的处罚种类和幅度较低的处罚。减轻处罚是指卫生监督主体在法定的处罚幅度最低限以下使用行政处罚。

《行政处罚法》规定以下几种情况应当从轻或减轻处罚:①已满十四周岁不满十八周岁的人有

违法行为的;②主动消除或者减轻违法行为危害后果的;③受他人胁迫有违法行为的;④配合行政机关查处违法行为有立功表现的;⑤其他依法从轻或者减轻行政处罚的。

3. 从重处罚 是指卫生监督主体在法定的处罚种类和幅度内,适用较重的处罚种类或者较高幅度的惩罚。

4. 行政处罚与刑事处罚的竞合适用 相对人的某一行为既违反了卫生法律法规的规定,同时又触犯了刑律的规定,从而构成了行政违法行为与犯罪行为竞合。由于违法行为的竞合,产生了行政处罚与刑罚的竞合。

在竞合的适用上,可视不同情况采用下列几种方法:①只由司法机关予以刑法处罚:对于刑罚处罚就足以达到惩处和预防行政违法和犯罪的目的,就没有必要再由卫生监督主体予以卫生行政处罚;②刑法与行政处罚双重适用:即对违法行为人除由人民法院判处刑罚外,卫生监督主体还应予以行政处罚。如《传染病防治法》第七十条规定,非法采集血液或者组织他人出卖血液的,由县级以上人民政府卫生行政部门予以取缔,没收违法所得,可以并处十万元以下的罚款;构成犯罪的,依法追究刑事责任;③免刑后适用行政处罚:在人民法院判处免于刑罚后,卫生监督主体应依据卫生法律规范的规定给予犯罪人以相应的行政处罚。

五、卫生行政处罚的种类和形式

根据卫生行政处罚的内容对相对人所产生的影响,可以将其划分为以下几类。

(一)申诫罚

申诫罚(reprimand)也称精神罚或声誉罚,是影响相对人声誉或名誉的卫生行政处罚。即卫生监督主体以一定的方式对违反卫生法律规范的相对人在声誉上或名誉上惩戒。虽然任何处罚对于相对人的声誉都要产生一定的影响,但是只有申诫罚是单纯以影响声誉为目的,以申明其违法行为,使其以后不再违法,如不纠正就转罚更严厉的处罚形式。

1. 警告 警告(warning)是指卫生监督主体对违法行为人予以谴责和告诫的处罚形式。适用于较轻的违法行为,既有教育也有制裁性质,目的是通过对违法行为人精神上的惩戒,申明其有违法行为,使其不再违法。具有纠正违法行为和有效预防危害结果发生的作用。

如《食品安全法》《药品管理法》《传染病防治法》《执业医师法》《医疗机构管理条例》《公共场所卫生管理条例》等卫生法律法规中,均设有这种处罚形式。警告要用书面形式,不同于一般的口头批评教育。

2. 通报批评 是卫生监督主体将对违法者的批评以书面形式公布于众,指出其违法行为,予以公开谴责和告诫,以避免其再犯的处罚方式。通报批评既有对违法者的惩戒和教育,也是对广大群众的教育,有一般社会预防的作用。如《传染病防治法》设有这种处罚形式。

(二)财产罚

财产罚(penalty of property)是影响相对人财产权利的处罚。即强制违反卫生行政法律规范的相对人缴纳一定数额的金钱或剥夺其一定的财产权利。这是应用最广泛的一类以经济手段进行的处罚。

1. 罚款　　罚款（penalty）是指卫生监督主体强制违反卫生法律规范、不履行法定义务的相对人在一定期限内向国家缴纳一定数额的金钱的处罚形式。由于罚款不影响被处罚人的人身自由，同时又能通过经济上的制裁对其违法行为起到惩戒作用。因此，是目前卫生行政处罚中应用最为广泛的一种处罚形式。

2. 没收违法所得、没收非法财物　　没收是指卫生监督主体依法将违法行为人因违法行为而获得的财产或用于从事违法活动的财物收归国有的处罚形式。包括没收违法所得和没收非法财物。违法所得（illegal income）是指以违法行为和手段所获得的财产。如用非食品原料加工成食品销售后所得收入，假药、劣药销售后的所得收入。非法财物（illegal property）包括违禁物品和违法行为工具。违禁物品是指卫生法律规范禁止生产、储存、加工运输、销售的物品，如生产卫生法律规范禁止生产经营的食品、食品添加剂等。违法行为工具是指用于生产、储存、加工、运输、销售违禁物品的工具。如生产腐败变质，有毒食品的器具。

（三）行为罚

行为罚（conduct penalty）也称能力罚，它是影响相对人卫生行政法上的权利能力和行为能力的处罚。即卫生监督主体限制或剥夺相对人卫生行政权利能力和行为能力的处罚。

1. 责令停产停业　　是指卫生行政部门根据卫生法律、法规，在自身法定职权范围内，对有行政违法行为的企业责令其停止生产、停业经营的处罚形式。这种处罚形式运用的目的是通过一定期限内暂时剥夺违法行为人的生产经营权，从而促使相对人改善卫生状况或改进生产、经营方式，以消除可能引起对人体健康的危害。等其能够履行法定义务后，一般可以恢复生产经营活动。

2. 暂扣许可证、执照　　暂扣许可证、执照（withheld permits, licenses）是限制违法行为人从事某项活动的权利或资格的一种处罚方式。暂扣许可证、执照是中止持证人从事某项活动的资格，待其改正违法行为或经过一定期限，再发还证件，恢复其资格，允许其重新享有该权利和资格。

3. 吊销许可证、执照　　吊销许可证、执照（revocation of permits, licenses）即对违法行为人从事某种活动或享有某种资格的取消。目的是剥夺违法行为人已合法取得的某种特许的权利。这是对相对人违反卫生法律法规的行为所实施的最严厉的一种处罚，应严格依法办理，慎重进行。

第六节　卫生行政强制

一、行政强制概述

（一）行政强制的概念

行政强制是指行政主体为实现行政目的，对相对人的财产、身体及自由等予以强制而采取的措施。

行政强制具有以下特点：

1. 行政强制的主体是行政机关或法律法规授权的组织。行政机关或法律法规授权的组织在其本身没有直接采取强制措施权力的情况下，可以申请人民法院实施强制执行。

2. 行政强制的对象是拒不履行行政法义务的行政相对人，或对社会秩序及他人人身健康和安全可能构成危害或其本身正处在或将处在某种危险状态下的行政相对人。

3. 行政强制的目的是保证法定义务的彻底实现，维护正常的社会秩序，保障社会安全。

4. 行政强制行为的法律性质是一种具有可诉性的具体行政行为。行政强制属于单方行政行为，由行政主体单方面做出，无须相对人同意。但相对人不服行政强制，可以依法向人民法院提起诉讼。

（二）行政强制的类型

根据行政强制行为适用的目的和程序等不同，可分为行政强制措施和行政强制执行两种类型：

1. 行政强制措施　是指行政机关在行政管理过程中，为制止违法行为、防止证据损毁、避免危害发生、控制危险扩大等情形，依法对公民的人身自由实施暂时性限制，或者对公民、法人或者其他组织的财物实施暂时性控制的行为。

2. 行政强制执行　是指行政机关或者行政机关申请人民法院，对不履行行政决定的公民、法人或者其他组织，依法强制履行义务的行为。根据我国现行法律、法规的规定，目前享有强制执行权能够依法强制执行的行政机关，主要有公安、工商、外贸、海关、税务等行政机关。卫生行政部门尚没有强制执行权，只能通过申请法院强制执行。

（三）行政强制措施与行政强制执行的区别

行政强制措施与行政强制执行均属于行政强制，两者也都通过一定的强制性措施表现出来，但二者仍有着明显的区别。

1. 目的不同　行政强制执行的目的在于强制相对人履行义务或达到与履行义务相同的状态；行政强制措施的目的则是使相对人的人身与财产保持一定的状态，从而预防、制止或者控制正在发生或可能发生的违法行为或危险状态。

2. 前提不同　行政强制执行的前提是相对人不履行法定义务；行政强制措施不以相对人不履行法定义务为适用条件，而是以危害社会的行为或事件的发生为前提。

3. 动因不同　行政强制执行的起因只能是义务人负有作为义务而不作为或负有不作为义务而作为的行为；而行政强制措施的起因，既可以是危害社会的行为，也可以是危害社会的某种事件的发生，甚或是某种状态的出现。

4. 实施主体不同　行政强制执行的实施主体包括行政机关和人民法院；行政强制措施的实施主体只有行政机关。

5. 结果不同　行政强制执行的结果是以相对人履行义务或达到与履行义务相同状态而结束；行政强制措施在情况调查清楚后，经认定不需要继续实施行政强制措施的，应该解除强制、恢复原状，经认定需要继续实施强制措施的，应依法采取相应的处理决定。

二、卫生行政强制措施

（一）卫生行政强制措施的概念

卫生行政强制措施（health administrative compulsory measures）是指相关政府行政部门为预防或

制止危害公共健康的行为或事件的发生或扩大,维持公共卫生的正常秩序,依法采取的强制限制相对人的人身或财产流通的各种措施。

在现实生活中,为预防控制某些急性传染病的传播,相关政府行政部门应当依据《传染病防治法》的规定,对病人和病原携带者采取卫生行政强制措施,实施隔离治疗以及其他必要的预防控制措施。相关政府行政部门采取行政强制措施的另一目的是为了调查相对人是否有违反卫生法律规范的行为。如食品药品监督管理部门认为某餐饮店经营的食品可能导致食物中毒,即可对该食品予以临时封存。经检验,属于可能导致食物中毒或被污染的食品,予以销毁;不导致食物中毒或未被污染的食品,则予以解封。

卫生行政强制措施具有以下特征:

1. 强制性　卫生行政强制措施是以国家强制力为依托,对相对人的人身权或财产权强行加以限制的手段,具有明显的强制性,相对人必须服从。

2. 预防性或制止性　卫生行政强制措施的适用是为了预防可能发生的违法行为,或制止危害健康的行为或事件的扩大,并非对违法相对人的惩罚。因此,它不是行政制裁行为,而是具有预防性或制止性的行政措施。

3. 暂时性　卫生行政强制措施是通过对正在实施或可能实施违反卫生行政法律规范的相对人,或可能带来健康危害的相对人的人身权或财产权予以限制,将其暂时控制在一定状态,以便根据具体情况和法律规定,进一步做出卫生行政处理决定,它不是对相对人权利义务的最终处分,而是在紧急情况下所采取的暂时性手段。

（二）卫生行政强制措施的实施要件

1. 必须有法律依据　卫生行政强制措施是由相关政府行政部门不进行任何预告而突然采取的强制措施,对相对人的人身、财产具有较大的制约作用,很容易导致相对人的合法权益的损害。因此,一般来说,实施强制措施必须要有明确的法律根据。如《传染病防治法》《艾滋病监测管理的若干规定》规定,如果甲类传染病人、艾滋病病人拒绝隔离治疗或隔离期未满擅自脱离隔离治疗的,可以由公安部门协助治疗单位采取强制隔离治疗措施。

2. 合法实施卫生行政强制措施　合法实施即要求实施强制措施的主体、内容、程序、形式都严格按照卫生法律规范的规定。做到主体合法、内容合法,程序法定、形式完备。比如,当甲类传染病暴发时,相关政府行政机关自行宣布疫区,并对出入疫区的人员、物资和交通工具实施卫生检疫和封锁,即是实施强制措施主体的不合法。应该是报经政府做出强制措施决定。以上是合法实施卫生行政强制措施的一般要求,但在某些特殊的紧急情况下,来不及严格按照法律规定的程序实施强制措施时,事后应及时补办手续。

3. 准确适用卫生行政强制措施　适用卫生行政强制措施的人、财物、行为,必须准确,证据确凿。如果强制措施的标的不准确、导致不该实施强制措施的财物或人身被强制,造成合法权益损害的,相关政府行政部门应予以行政赔偿。

4. 合理采取卫生行政强制措施　合理性原则是行政法的基本原则,行政强制措施作为一种行政行为,必须合理、适当。这就要求相关政府行政部门实施行政强制措施应当依据法定条件,选择适当的方式,既要达到卫生行政管理的目的,又要最小限度地损害相对人的合法权益。

（三）卫生行政强制措施的分类

根据卫生行政强制措施的目的,可分为预防性强制措施和制止性强制措施。

1. 预防性强制措施　预防性强制措施是在危害事件发生之前采取的强制措施,且措施的直接目的是预防危害事件的发生。其特点是相对人的行为或物品即将对社会或公共利益产生危害,非采取即时强制不足以防止危害结果的发生。

如根据《国境卫生检疫法》第六条规定,在国外或者国内有检疫传染病大流行的时候,国务院可以下令封锁有关的国境或者采取其他紧急措施。目的即是防止传染病的传入。

2. 制止性强制措施　制止性强制措施是在危害事件发生而没有结束之前采取的强制措施,且措施的直接目的是制止危害事件的继续。其特点是相对人危害社会的行为已经开始,非采取即时强制不足以遏制危害结果的继续和发展。

如根据《传染病防治法》第四十二条规定,传染病暴发、流行时,县级以上地方人民政府应当立即组织力量,按照预防、控制预案进行防治,切断传染病的传播途径,必要时,报经上一级人民政府决定,可以采取下列紧急措施并予以公告:限制或者停止集市、影剧院演出或者其他人群聚集的活动;停工、停业、停课;封闭或者封存被传染病病原体污染的公共饮用水源、食品以及相关物品;控制或者扑杀染疫野生动物、家畜家禽;封闭可能造成传染病扩散的场所。

卫生行政强制措施还可按控制对象分为对人的强制措施,如强制隔离、强制治疗等;以及对财物的强制措施,如封存、查封和扣押、销毁等。

三、卫生行政强制执行

（一）卫生行政强制执行的概念

卫生行政强制执行(forcible execution of health administration)是指相对人逾期拒不履行法定义务或拒不执行相关政府行政部门做出的已生效的具体行政行为,由相关政府行政部门申请人民法院强制其履行义务的行政行为。

卫生行政强制执行具有以下特征:

1. 卫生行政强制执行以相对人不履行法定义务为前提　卫生行政强制执行对于相关政府行政部门来说,是一种执法手段。只有当相对人不履行法定义务时,相关政府行政部门为了使卫生监督活动正常进行,不得已而采取的一种强迫相对人履行义务的手段。如果没有相对人不履行法定义务这一事实存在,卫生行政强制执行就不可能发生。还需强调的是,相对人不履行义务,不是由于无法履行,而是主观上故意不履行,相关政府行政部门才能申请强制执行。

2. 卫生行政强制执行由人民法院实施　根据我国现行法律、法规规定,行政强制执行的主体有行政机关或人民法院,由谁适用行政强制执行,必须依据法律、法规规定。行政机关的行政强制执行权由法律设定并按照法律规定实施。法律规定,没有行政强制执行权的行政机关,可以向人民法院申请强制执行。卫生行政强制执行是由相关政府行政机关申请人民法院予以适用。

3. 卫生行政强制执行的目的是实现义务的履行　卫生行政强制执行的目的是实现法律直接规

定或由行政行为所确立的义务的履行。即卫生行政强制执行不具有惩罚性,不是给相对人设定新的权利义务关系,而是实现已经确立的权利义务。

4. 在卫生行政强制执行中不得进行执行和解　执行和解是指在执行过程中,双方当事人在自愿协商、互谅互让的基础上,就生效法律文书确定的权利义务关系达成协议,解决争议,从而结束执行程序的一种制度。行政强制执行是为执行法律文书所确定的权利义务而采取的特别措施。对于负有义务的相对人来说,只有一个选择,即履行其应履行的义务。对于享有行政权力的行政主体来说,行使行政权力既是权利也是义务,必须依法行使,不得放弃或自由处置。所以,与民事强制执行不同,在行政强制执行中不得进行执行和解。

（二）卫生行政强制执行的内容

相关政府行政部门申请强制执行的内容主要是涉及财产权和人身权的强制执行。

1. 涉及财产权的强制执行　是指行政主体对负有履行法定财产义务却拒不履行的相对人所采取的迫使其履行义务或达到与履行义务相同状态的强制执行。如强制划拨、强制扣缴、滞纳金等。

如《医疗机构管理条例》第五十一条规定:"当事人对行政处罚决定不服的,可以依照国家法律、法规的规定申请行政复议或者提起行政诉讼。当事人对罚款及没收药品、器械的处罚决定未在法定期限内申请复议或者提起诉讼又不履行的,县级以上人民政府卫生行政部门可以申请人民法院强制执行。"

2. 涉及人身权的强制执行　是指国家有权机关,如公安、海关等对那些可能威胁社会秩序或公共利益或者拒不履行法定或规定义务的行政相对人采取的限制人身自由或迫使其履行义务的强制执行。如强制履行、强制隔离等。

如《传染病防治法》第三十九条规定,"拒绝隔离治疗或者隔离期未满擅自脱离隔离治疗的,可以由公安机关协助医疗机构采取强制隔离治疗措施。"再如根据《艾滋病监测管理的若干规定》的规定,已知系艾滋病病人或感染者,有传播艾滋病行为的,卫生行政部门给予 50 元以上,3000 元以下的罚款,并强制采取预防、治疗和消毒措施。这就是涉及人身内容的卫生行政强制执行。

（三）卫生行政强制执行的形式

人民法院根据卫生行政部门的申请,实施强制执行的形式通常有以下几种:

1. 滞纳金　滞纳金(overdue fine)是指有缴纳金钱义务的相对人不按时缴纳应缴款项时,依法反复科以新的金钱给付义务,迫使相对人尽快履行金钱缴纳义务。相对人履行缴纳义务的时间越晚,所交滞纳金越多。

2. 强行扣缴　强行扣缴(coercive deduction)是指相对人不肯履行缴纳金钱的义务,法院可以从相对人的另一笔款项中扣除并代为缴纳。

3. 强行划拨　强行划拨(coercive appropriation)是指相对人不履行缴纳金钱的义务,法院通知银行从义务人的存款中强行划拨相当数额的金钱。强行扣缴和强行划拨无本质上的区别,只是形式上不同。强行划拨是指在银行账目上的变动,强行扣缴则指扣住货币或取出货币。

4. 强制履行　强制履行(forcible fulfillment)是指相对人拒不履行卫生行政义务决定时,则强制其履行的执行方法。

（苏　维）

思考题

1. 试述卫生行政许可的基本原则。

2. 哪些情形下会导致卫生行政许可的撤销、注销与中止?

3. 谈谈卫生行政处罚的管辖与适用条件。

4. 卫生行政强制措施与卫生行政强制执行有何不同?

第七章

卫生监督程序

卫生监督是一种卫生行政执法行为,具体行政行为的合法性包括实体合法与程序合法两个方面。卫生监督活动的合法性、合理性与正确性除了要有实体保障外,还须要有程序保障。《行政诉讼法》第54条规定:具体行政行为违反法定程序时人民法院要作出"撤销或者部分撤销"或者让行政机关重新作出具体行政行为的判决。规范卫生监督程序可以使卫生监督行为有规可循,降低行政滥权的风险,提高行政效率。

第一节 概述

一、卫生监督程序的概念和特征

（一）卫生监督程序的概念

卫生监督程序（health supervision procedure）是指卫生监督主体发生卫生监督行为的形式、方法、步骤、顺序和期限。即卫生监督主体依法行使职权的时间、空间表现形式。它是卫生监督运行机制的规则,是卫生行政程序的重要组成部分,与卫生监督行为的实体内容相对称。

（二）卫生监督程序的特征

卫生监督是卫生监督主体行使职权针对相对人的具体、直接的活动,由于这一活动的内容和手段的多样性,使卫生监督程序具有如下特征:

1. 法定性 卫生监督程序由卫生法律规范所规定,这是卫生监督行为有效的构成要件之一。倘若卫生监督行为违反了程序规定,就会发生监督行为无效、部分无效或经补正后才有效的法律后果。卫生监督程序的表现形式主要有:①制定法典式的卫生监督程序法,对监督行为作一般性的规定;②通过制定专门的单行程序办法或规定,对某种监督行为做出明确具体的规定。例如原卫生部发布的《卫生行政处罚程序》《健康相关产品卫生行政许可程序》等;③监督程序的规定与实体内容相结合,即在主要规定实体问题的法律文件中附带规定有关程序问题。这也是目前我国卫生监督程序的最主要表现形式。

2. 有序性 卫生监督程序作为一种程序性法律规范,相对于实体性法律规范而言,主要规定卫生监督主体如何去行使职权。因此,卫生监督程序所规定的顺序步骤必须符合逻辑关系,精炼严谨,并且是完整、统一和有序的。例如《卫生行政处罚程序》规定,卫生行政处罚的程序包含受理与立案、调查取证、处罚决定、送达、执行与结案等五个步骤的内容和时间顺序。

3. 制约性 卫生监督程序源自于国家的法律法规,由国家强制力保证其实施,如有违反,必须承担相应的法律责任。因此,卫生监督程序是卫生监督主体和相对人之间为实现卫生法律规范规定的权利和义务而采取的方式、步骤、顺序和期限等方面的行为规则。一方面,卫生监督程序是保障卫生监督得以及时、有效实现的重要手段,使相对人更好地履行法定义务,提高行政效率;另一方面,卫生监督程序又是对监督活动的制约,使卫生监督机构及其卫生监督人员,须按一定的程序规则来行使职权,以保证卫生行政行为的公平、公正,保护相对人的合法权益。

二、卫生监督程序的基本原则

(一)公正原则

公正原则是指卫生监督主体及其监督人员实施具体行政行为时,在程序上应平等地对待相对人,排除一切可能造成不平等或者偏见的因素。程序公正是实质性公正的前提,在没有程序性公正保障的具体行政行为中,不可能有实质性的公平。

公正原则由回避程序、调查程序、合议程序、辩论程序等具体程序规则体现,其内容包括:①卫生执法人员在作出与自己有利害关系的具体行政行为时应主动回避,以免造成所作行为存在偏见的事实和嫌疑。在此情形下,相对人也有权申请该执法人员回避;②卫生执法人员应客观地调查事实真相,在取证的手段和方式上应防止行事主观武断;③在处理涉及多个相对人权利和义务的争议时,应保证每个当事人有平等的陈述权;④实施重大的具体行政行为时,应采用单数合议制方式作出决定;⑤卫生执法主体及其执法人员必须遵守法定的程序权限。

(二)公开原则

公开原则是指卫生监督主体通过一定的方式和途径让相对人了解有关卫生监督的情况。可以由表明身份程序、告知程序、说明理由程序、咨询程序等具体程序规则来体现。公开原则是政务公开化在卫生监督工作中的具体体现。卫生监督活动的公开,将提高相对人对卫生监督主体及其卫生监督人员的信任度,也有利于提高卫生行政执法的公平公正性。

(三)相对人参与原则

相对人参与原则,是指卫生监督行为的程序必须为相对人所了解,相对人对卫生监督行为的程序有发表意见的权利。具体体现在:①卫生监督主体必须公开实施卫生监督行为的程序,让相对人事先了解其在程序上的权利和义务,接受相对人的监督;②相对人对影响其权利和义务的具体卫生监督行为,有权知道结论,也有权要求告知理由;③卫生监督主体在作出影响相对人权利和义务的具体行为时,必须给相对人发表意见或提出申辩的机会。

(四)效率原则

提高卫生行政效率是卫生监督程序的设立目的之一,没有一定的行政效率,就无法达到预期的行政管理目的。效率原则主要通过时效、紧急处置和简易程序等来实现,其内涵包括:①法定程序的设立应考虑提高卫生监督活动的效率,强调简便、实用;②卫生监督活动在程序顺序上不能颠倒,必须按法定程序和步骤进行;③卫生监督主体必须在法定期限内做出具体行政行为,超越法定时限的行为即构成行政违法或无效;④卫生监督主体实施具体行政行为的方式应规范化,各种执法文书的制作应使用统一格式。

第二节 预防性卫生审查程序

一、预防性卫生审查概念和依据

（一）预防性卫生审查的概念

预防性卫生审查是指政府相关行政部门根据法律法规及规章的规定,对城乡规划、工矿企业、住宅建筑和公共建筑等新建、改建、扩建的建设项目的选址、设计、施工、竣工验收等过程进行的卫生审查。

预防性卫生审查的目的是:通过对建设项目进行预防性卫生审查,建设项目在规划、选址、设计、施工等环节切实贯彻国家的有关卫生标准、条例和法规,把可能影响人体健康的环境因素和可能产生的不卫生问题消除或者控制在选址、设计和施工的过程中,以期建设项目建成投入使用后,不至于发生局部危害或污染外界环境,不至于对人体健康产生直接或间接的危害,并具有预防、控制疾病,保护、增进健康的功能。

预防性卫生审查分设计审查和竣工验收,分别于建设项目动工前和建设项目完工后投入使用前进行。

（二）预防性卫生审查的依据

卫生法律法规是开展预防性卫生审查的依据。在我国现行的多部卫生法律法规中,均明确要求所涉及场所的选址、设计、装修应当符合国家相关标准和规范的要求,要求办理预防性卫生审查手续。而相应的国家标准、卫生法律法规则是进行预防性卫生审查的技术依据。

二、预防性卫生审查的类型

（一）可行性研究阶段的卫生审查

可行性研究阶段的卫生审查主要是对建设项目选址的审查。《食品安全法》《职业病防治法》《公共场所卫生管理条例》《学校卫生工作条例》等,皆对相应建设项目提出选址的卫生要求。不同的建设项目,其选址的卫生要求也不尽相同,但目的却是一致的——避免对建设项目使用人员健康、周围环境质量和人群健康造成不良影响。

按国家法律法规必须执行建设项目卫生评价报告书制度的建设项目,应当在施工设计前进行建设项目的可行性研究,并向政府相关行政部门提交卫生评价报告书。获得政府相关行政部门审核同意后,有关部门才能批准该建设项目。例如,《食品安全法》第二十七条规定:食品生产经营场所应与有毒、有害场所以及其他污染源保持规定的距离;《公共场所卫生管理条例》第四条规定:国家对公共场所以及新建、改建、扩建的公共场所的选址和设计实行"卫生许可证"制度。

政府相关行政部门应在接到新建、扩建、改建工程选址和设计卫生审查申请及有关资料之日起三十日内进行审查,并作出书面答复。必要时,可指定专业技术机构对提交的资料进行审查和现场勘察,作出卫生学评价。做出审核决定并书面通知建设单位。未提交预评价报告或者预评价报告未经政府相关行政部门审核同意的,有关部门不得批准该建设项目。

卫生评价报告书经政府相关行政部门审查同意后不得擅自变更,需要更改的应当取得政府相关行政部门的同意。

（二）设计阶段的卫生审查

设计阶段的卫生审查主要是为了保证建设项目的建筑结构、场所设置、布局、分隔、面积等方面具有合理的设计,政府相关行政部门依据相关卫生要求和卫生标准进行审查。

《职业病防治法》《公共场所卫生管理条例》等,皆要求建设项目的设计应当符合国家的卫生标准,并取得当地政府相关行政部门的许可。

在设计卫生审查阶段,建设项目单位应向政府相关行政部门提供以下资料:①《建设项目卫生审查申请书》;②建设项目设计全套图纸;③建设项目卫生篇章。其中,建设项目卫生篇章应载明以下主要内容:①建设项目概况;②建筑物布置;③工艺流程及设备布置;④有害因素或卫生问题的分析;⑤拟采取的卫生防护措施及预期效果;⑥卫生防护专用投资概算;⑦存在问题及建议。

建设项目设计卫生审查的重点是:①建筑物的布置及其建筑材料是否符合卫生要求;②工艺流程及设备布局是否合理,是否产生卫生问题;③卫生防护措施的配置是否符合规定要求,是否产生有效的卫生防护效果。

完成建设项目设计的卫生审查后,政府相关行政部门对不符合卫生要求的,应提出具体意见,要求建设单位或设计单位按卫生审查意见修改设计;对符合卫生要求的,同意其设计。据此,建设单位方可进行施工设计,并将施工设计图纸报政府相关行政部门审查,经批准后,方可办理施工手续。建设项目设计经政府相关行政部门审查同意后不得擅自变更,需要更改的应当取得政府相关行政部门的同意。

（三）施工阶段的卫生审查

施工阶段卫生审查的任务主要是对建设项目施工过程进行检查,监督建设项目单位和施工单位按照政府相关行政部门审批的施工图纸进行施工。施工期间,任何人不得擅自修改施工设计,若需变更施工设计的,必须征得原审批政府相关行政部门的同意。

（四）建设项目的竣工验收

按法律法规应进行预防性卫生监督的建设项目竣工后,建设单位应向原审批的政府相关行政部门提出卫生验收申请。《职业病防治法》《公共场所卫生管理条例》《学校卫生工作条例》等皆有要求当地政府相关行政部门参加相应新建、改建、扩建建设项目竣工验收的规定。

三、预防性卫生审查的流程

国家并未对预防性卫生审查的程序做出统一规定,但在《公共场所卫生管理条例实施细则》明确规定:预防性卫生审查程序和具体要求由省、自治区、直辖市政府相关行政部门制定。

预防性卫生审查程序的具体步骤总结如下。

（一）选址和设计的审核程序

1. 申请　首先由项目建设者提出申请,并提交以下材料:

（1）《建设项目预防性卫生审查申请登记表》。

（2）设计图纸：根据建设项目选址、扩初、施工的不同阶段分别提供项目方案，地形图，施工的总平面图，建筑平、立、剖面图，工艺流程图，日照分析、水、电、风图，结构图等。

（3）卫生专篇：根据建设项目用途提供相应的卫生专篇，如食品卫生、环境卫生、放射卫生、职业卫生专篇等，包括水源、水质、土质、污水、污物、废气废物排放处理资料，卫生设施配套情况，卫生预评价报告。

（4）政府相关行政部门要求的其他资料：包括上级主管部门批准文件、投资、任务来源、项目用途、规模及相关鉴定、意见书等。

2. 受理　政府相关行政部门在接到申请人提交的申请材料后进行初步审核，判断是否受理。

（1）相对人申请的建设项目属本监督机构管辖。

（2）申请的内容属于法律法规要求进行预防性卫生审查建设项目；申请资料齐全，申请登记表填写符合填表说明的要求。

（3）受理程序：政府相关行政部门在收到材料之日起一定时间内（各省不同）对资料进行受理审查：①对符合受理要求的应予受理并制作《受理申请通知书》，进行登记编号；②对申请登记填写不符合要求或资料不齐全的，制作《补正申请通知书》，限期补充有关材料，逾期不补正，作为未申请处理；③对不符合要求的不予受理，并制作《不予受理申请通知书》，退回资料，告知申请人复议和起诉的权利。

3. 审核　是政府相关行政部门对建设单位或经营者提交材料进行审核的过程。包括：

（1）选址审核：依据平面图、地形图、风向图和建设项目性质、用途，对项目毗邻的有毒有害场所、卫生防护带、进行选址审核；根据需要到建设项目现场进行踏勘，制作现场审核记录。

（2）资料审核：①审核提供的图纸、资料、预评价报告的合法性、有效性，包括图纸设计单位、资料出具单位、预评单位的签章、资质等；②依据卫生规范、标准，审查卫生专篇中关于设备、工艺布局、卫生设施（厕所、浴室消毒等）、职业卫生防护设施等；③审查生活区和生产区的分割情况，以及废弃物处理排放措施符合卫生要求。

（3）提出审核意见：①对疑难项目可征询专家意见，作为提出审核意见的参考；②在出具受理决定书后一定时间内完成资料和现场审核工作，提出书面的预防性卫生审核意见；③符合卫生要求的，通过选址、方案、扩初、施工卫生审查；④不符合卫生要求的，提出改进意见并说明理由。

4. 对审核合格者出具《建设项目设计卫生审查认可书》　建设项目的建设单位或经营者必须严格按照政府相关行政部门审查同意后的图纸和方案进行施工，不得擅自变更设计。如需变更设计的，必须征得原审查的政府相关行政部门的同意。

在建设项目施工过程中，政府相关行政部门可根据实际情况到现场进行施工过程监督。政府相关行政部门进行施工过程监督，主要是监督施工单位是否按图纸要求进行施工。

（二）竣工验收的卫生审核

1. 申请　建设项目的建设单位或经营者在项目建设完工后，应向原负责设计审查的政府相关行政部门提出竣工验收申请，并提交以下材料：①填写建设项目竣工验收申请书；②《建设项目设计卫生审查认可书》；③施工阶段书面的卫生审核意见；④有资质的卫生专业机构出具的检验报告；⑤政府相关行政部门要求提供的其他资料。

2. 受理　受理审查程序见选址和设计的审核受理程序。

3. 审核

（1）资料审核：审核申请者所提供资料的合法性、有效性（包括资料出具单位的资质和材料的形式、内容）；必要时对专业机构出具的评价报告和检测报告进行复核和抽测。

（2）现场审核：在现场勘察建设单位是否按图施工。

（3）检查施工阶段卫生审核意见的执行情况。

（4）制作竣工验收现场审核勘验记录。

（5）出具审核意见：①书面提出建设项目竣工验收意见；②参加建设单位竣工验收，如实签署意见。

4. 准予工程验收　对审核合格者出具《建设项目竣工卫生验收认可书》。

第三节　卫生行政许可程序

一、卫生行政许可程序的概念

行政许可，是指行政机关根据公民、法人或者其他组织的申请，经依法审查，准予其从事特定活动的行为。获得卫生行政许可是公民、法人或者其他组织从事法律规定需依法从事的卫生行政许可事项活动的前提条件。

卫生行政许可程序，是有关卫生行政许可的申请、审查、听证、决定、变更、延续、收回、撤销、注销等一系列步骤和过程的总称。卫生行政许可行为直接影响申请人的利益得失，因此对许可权在程序上应当严格控制。为规范卫生监督主体的卫生行政许可行为，2004 年 11 月 17 日，卫生部根据《中华人民共和国行政许可法》发布了《卫生行政许可管理办法》，制定了卫生行政许可程序的规范性标准。

二、卫生行政许可程序的步骤

（一）许可的申请和受理

卫生行政许可是一种要式的行政行为，这一行为的前提条件是申请人提出申请。政府相关行政部门接收卫生行政许可申请时，根据不同情况分别作出处理。

1. 许可的申请　《卫生行政许可管理办法》规定，公民、法人或者其他组织申请卫生行政许可，应当按照法律、法规、规章规定的程序和要求向政府相关行政部门提出申请。如果委托代理人提出卫生行政许可申请，代理人应当提供委托代理证明。

政府相关行政部门应当公示下列与办理卫生行政许可事项相关的内容：①卫生行政许可事项、依据、条件、程序、期限、数量；②需要提交的全部材料目录；③申请书示范文本；④办理卫生行政许可的操作流程、通信地址、联系电话、监督电话等。并应当根据申请人的要求,对公示内容予以说明、解释。

申请人申请卫生行政许可,应当如实向政府相关行政部门提交有关材料,并对其申请材料的真实性负责,承担相应的法律责任。政府相关行政部门不得要求申请人提交与其申请的卫生行政许可事项无关的技术资料和其他材料。

2. 许可的受理　政府相关行政部门接收卫生行政许可申请时,应当对申请事项是否需要许可、申请材料是否齐全等进行核对,并根据下列情况分别做出处理。

(1)不予受理:两种情形下对申请人的申请不予受理:①申请事项依法不需要取得卫生行政许可的,应当即时告知申请人不受理;②申请事项依法不属于卫生行政部门职权范围的,应当即时做出不予受理的决定,并告知申请人向有关行政机关申请。

(2)更正、补全材料:具体要求是:①申请材料存在可以当场更正的错误,允许申请人当场更正,但申请材料中涉及技术性的实质内容除外。申请人应当对更正内容予以书面确认;②申请材料不齐全或者不符合法定形式的,应当当场或者在5日内出具申请材料补正通知书,一次告知申请人需要补正的全部内容,逾期不告知的,自收到申请材料之日起即为受理;③补正的申请材料仍然不符合有关要求的,可以要求继续补正。

(3)予以受理:申请材料齐全、符合法定形式,或者申请人按照要求提交全部补正申请材料的,政府相关行政部门受理其卫生行政许可申请。

政府相关行政部门受理或者不予受理卫生行政许可申请,均应出具加盖卫生行政部门专用印章和注明日期的文书。

（二）许可的审查

受理申请后,应当及时对申请人提交的申请材料进行审查。并根据法律、法规和规章的规定,确定审查申请材料的方式,常用的审核方式主要有:

1. 依法需要对申请人进行现场审查的,应当及时指派两名以上工作人员进行现场审查,并根据现场审查结论在规定期限内做出卫生行政许可决定。

2. 依法需要对申请行政许可事项进行检验、检测、检疫的,应当自受理申请之日起5日内指派两名以上工作人员按照技术标准、技术规范进行检验、检测、检疫,并书面告知检验、检测、检疫所需期限。需要延长期限的,应当另行书面告知申请人。检验、检测、检疫所需时间不计算在卫生行政许可期限内。

3. 依法需要根据鉴定、专家评审结论做出卫生行政许可决定的,应当书面告知申请人组织专家评审的所需期限。政府相关行政部门根据专家评审结论做出是否批准的卫生行政许可决定。需要延长专家评审期限的,应当另行书面告知申请人。鉴定、专家评审所需时间不计算在卫生行政许可期限内。

4. 依法需要根据考试、考核结果做出卫生行政许可决定的,申请人在考试、考核合格成绩确定后,根据其考试、考核结果向政府相关行政部门提出申请,政府相关行政部门在规定期限内做出卫生行政许可决定。需要根据考试成绩和其他法定条件做出卫生行政许可决定的,应当事先公布资格考试的报名条件、报考办法、考试科目以及考试大纲。但是，不得组织强制性的资格考试的考前培训，不得指定教材或者助考材料。

5. 依法需要根据检验、检测、检疫结果做出卫生行政许可决定的，检验、检测、检疫工作由依法认定的具有法定资格的技术服务机构承担。申请人依法可自主选择具备法定资格的检验、检测、检疫机构，政府相关行政部门不得为申请人指定检验、检测、检疫机构。

6. 依法应当逐级审批的卫生行政许可，下级政府相关行政部门在法定期限内按规定程序和要求出具初审意见，并将初步审查意见和全部申报材料报送上级政府相关行政部门审批。法律、法规另有规定的，依照其规定。符合法定要求的，上级政府相关行政部门不得要求申请人重复提供申请材料。

7. 法律、法规、规章规定实施卫生行政许可应当听证的事项，或者政府相关行政部门认为需要听证的涉及重大公共利益的卫生行政许可事项，在做出卫生行政许可决定前向社会公告，并举行听证；卫生行政许可直接涉及申请人与他人之间重大利益关系的，政府相关行政部门在做出卫生行政许可决定前发出卫生行政许可听证告知书，告知利害关系人有要求听证的权利。在接到申请人、利害关系人申请听证的书面材料二十日内组织听证，并在举行听证的七日前，发出卫生行政许可听证通知书，将听证的事项、时间、地点通知申请人、利害关系人。听证由政府相关行政部门具体实施行政许可的机构负责组织，由政府相关行政部门的法制机构主持。听证所需时间不计算在卫生行政许可期限内。

（三）许可的决定

政府相关行政部门对申请材料审查后，应当在受理申请之日起 20 日内作出卫生行政许可决定；20 日内不能作出卫生行政许可决定的，经本级政府相关行政部门负责人批准，可以延长 10 日，并应当将延长期限的理由书面告知申请人。法律、法规对卫生行政许可期限另有规定的，依照其规定。

经审核，认为申请人的申请符合法定条件、标准的，应当依法做出准予卫生行政许可的书面决定。依法需要颁发卫生行政许可证件的，应当向申请人颁发加盖政府相关行政部门印章的卫生行政许可证件。卫生行政许可证件应当按照规定载明证件名称、发证机关名称、持证人名称、行政许可事项名称、有效期、编号等内容，并加盖政府相关行政部门印章，标明发证日期。

政府相关行政部门作出的卫生行政许可决定，除涉及国家秘密、商业秘密或者个人隐私的外，应当予以公开，公众有权查阅。

申请人依法取得的卫生行政许可，其适用范围没有地域限制的，在全国范围内有效，各级政府相关行政部门不得采取备案、登记、注册等方式重复或者变相重复实施卫生行政许可。

同一公民、法人或者其他组织在同一地点的生产经营场所需要多项卫生行政许可，属于同一政府相关行政部门实施行政许可的，可以只发放一个卫生行政许可证件，其多个许可项目应当分别予以注明。

（四）许可的变更与延续

被许可人在卫生行政许可有效期满前要求变更卫生行政许可事项，或被许可人依法需要延续卫生行政许可有效期的，均需按照《卫生行政许可管理办法》的要求和程序，进行申请和审核，具体步骤和内容参见本书第六章第二节。

三、对许可事项活动的监督检查

1. 对卫生行政许可行为和被许可人从事卫生行政许可事项的活动实施全面监督,对违法从事卫生行政许可事项活动的,政府相关行政部门应当及时予以查处。

2. 政府相关行政部门应当设立举报、投诉电话,任何单位和个人发现违法从事卫生行政许可事项的活动,有权进行举报,政府相关行政部门应当及时核实、处理。

3. 发现被许可人从事卫生行政许可事项的活动,不符合其申请许可时的条件和要求的,应当责令改正;逾期不改正的,应当依法收回或者吊销卫生行政许可。对违法从事卫生行政许可事项活动的,政府相关行政部门应当及时予以查处。对涉及本辖区外的违法行为,应当通报有关部门进行协查;接到通报的部门应当及时组织协查;必要时,可以报告上级组织协查;对于重大案件,由政府相关行政部门组织协查。

第四节   卫生监督检查程序

卫生监督检查是最常用的卫生监督手段,检查结果直接左右着卫生行政处理决定。为了保证卫生监督检查的公平公正及有效性,必须遵守一定的程序——即卫生监督检查程序。目前我国尚无法典式的卫生监督检查程序,综合各实体法对卫生监督检查程序的规定,可以总结归纳如下。

一、卫生监督检查程序的步骤和内容

（一）监督前的准备

进入现场监督检查前,应当做好相应的准备工作:①了解检查目的,熟悉被检查人的有关情况和现场检查的有关内容;②熟悉被检查人的有关情况和现场检查的有关内容;③备好现场监督检查所需的检验、测试、采样及取证工具;④备好现场监督检查所需的文件。

（二）表明身份和说明理由

政府相关行政部门及其卫生监督人员实施卫生监督检查,首先应当履行表明身份的义务,即在进入现场时,卫生监督人员必须向相对人出示监督执法证件(监督员证),否则,相对人有权拒绝接受检查。同时,卫生监督人员还应当向相对人说明实施卫生监督检查的原因、依据以及进行检查的方法,并允许相对人陈述。这一程序,一方面是为了防止滥用监督检查权利,损害相对人的合法权益;另一方面可以获得相对人的理解、支持和配合。在监督检查过程中,相对人有权要求说明理由,如果政府相关行政部门及其卫生监督人员未说明理由或者说明的理由不充分,相对人可以拒绝检查。

（三）现场检查

政府相关行政部门及其卫生监督人员在履行监督检查职责时,有权进入被检查单位和传染病疫情发生现场调查取证,查阅或者复制有关的资料和采集样本。根据有关卫生法律、法规的规定,进入

现场监督检查时,应不少于2人。现场检查的内容有:①听取被检查人根据监督检查内容所作的介绍;②查阅被检查人的有关制度、检验记录、技术资料、产品配方和必需的财务账目及其他书面文件;③采用卫生专业技术手段进行实地检查、勘验、采样和检测;④根据需要对有关人员进行了解情况;⑤现场检查须进入洁净区域时,应穿戴洁净衣帽、口罩及一次性手套,并遵守被检查人的卫生、安全规定。

(四)调查取证

1. 询问　卫生执法人员应分别询问当事人或证人,并当场制作《询问笔录》。询问笔录经核对无误后,卫生执法人员和被询问人应当在笔录上签名。被询问人拒绝签名的,应当由两名卫生执法人员在笔录上签名并注明情况。

2. 现场检查　卫生执法人员进行现场检查时,应制作《现场检查笔录》,笔录经核对无误后,卫生执法人员和被检查人应当在笔录上签名。被检查人拒绝签名的,应当由两名卫生执法人员在笔录上签名并注明情况。

3. 证据确认　调查取证的证据应当是原件、原物,调查取证原件、原物确有困难的,可由提交证据的单位或个人在复制品、照片等物件上签章,并注明"与原件(物)相同"字样或文字说明。

4. 证据类型　书证、物证、视听材料、证人证言、当事人陈述、鉴定结论、勘验笔录、现场检查笔录等,经卫生执法人员审查或调查属实,为卫生行政处罚证据。

5. 证据保存　在收集证据时,在证据可能灭失、或者以后难以取得的情况下,经政府相关行政部门负责人批准,可以先行登记保存。执法人员应向当事人出具由负责人签发的保存证据通知书。应本着客观、全面、及时、真实的原则进行调查取证工作,尊重被检查人的人格尊严,保守被检查单位的商业机密。

(五)通报结果

卫生监督人员完成卫生监督检查后,应向相对人通报卫生监督检查的结果并告知其拥有的权利。实施行政处罚时,应遵守《行政处罚法》《卫生行政处罚程序》的规定。相对人对检查结果有异议的,允许其申辩,并做好记录。

二、卫生监督检查程序中应注意的问题

(一)保守秘密

在实施卫生监督检查时,对接触涉及相对人的某些技术秘密、业务秘密,甚至个人隐私,必须承担保守秘密的义务。《药品管理法》第六十四条规定:药品监督管理部门进行监督检查时,对监督检查中知悉的被检查人的技术秘密和业务秘密应当保密;《职业病防治法》第五十八条规定:职业卫生监督执法人员依法执行职务时,涉及用人单位的秘密的,应当为其保密。由于失密造成相对人权益损失的,要承担赔偿责任。

(二)采取措施

在实施监督检查时,有可能出现某些特殊或紧急情况,卫生监督人员有责任及时采取强制措施或临时控制措施,以主动控制局面或减少事故危害。

（三）依法救济

根据我国《行政法》第二条的规定,行政相对人在卫生监督检查中依法享有救济性权利。如不服卫生监督检查结果的,有权依法申请行政复议或者提起行政诉讼;对卫生监督检查造成其合法权益受到损害的,有权要求政府相关行政部门予以赔偿。

第五节　卫生行政处罚程序

为保证正确行使行政处罚职权,保护公民、法人和其他组织的合法权益,维护公共利益和社会秩序,1997 年 6 月 19 日,卫生部根据《行政处罚法》和有关卫生法律、法规的规定,发布了《卫生行政处罚程序》。实施行政处罚,应坚持先调查取证后裁决、合法、适当、公正、公开和处罚与教育相结合的原则。

一、卫生行政处罚程序的类型

为了提高办案效率,根据案情不同,卫生行政处罚可分为简易程序和一般程序。

（一）简易程序

卫生行政处罚的简易程序,又叫当场处罚程序,是指政府相关行政部门对事实清楚、情节简单、后果轻微的卫生行政违法行为当场进行处罚的程序。简易程序具有简便、灵活、快捷的特点,既节省了行政执法的成本、提高了行政效率,又减少了不必要的行政程序对卫生监督机构及当事人的拖累,在卫生行政处罚中起着重要的作用。但是,在卫生行政处罚适用简易程序时,不仅要注意行政效率,同时也要保证公平公正,使相对人的合法权益不受侵犯。

1. 简易程序的适用条件　《卫生行政处罚程序》第四十三条规定,对于违法事实清楚、证据确凿并有下列情形之一的,可以当场作出卫生行政处罚决定:①予以警告的行政处罚;②对公民处以 50 元以下罚款的行政处罚;③对法人或者其他组织处以 1000 元以下罚款的行政处罚。

适用简易程序的卫生行政处罚行为,应该具备三个要素:即违法事实清楚并且证据确凿、有法定依据、处罚程度较轻。

2. 简易程序的具体内容

（1）表明身份:卫生监督人员当场做出行政处罚决定的,应当向当事人出示卫生监督身份证件。

（2）说明理由和依据:卫生监督人员指出当事人的违法行为,说明给予行政处罚的理由及行政处罚依据,必要时进行现场取证。

（3）填写当场行政处罚决定书:卫生监督人员应在现场填写预定格式、编有号码并加盖印章的当场行政处罚决定书。行政处罚决定书应当载明当事人的违法行为,行政处罚依据、具体处罚决定、时间、地点及政府相关行政部门名称,并由卫生监督人员签名或盖章。行政处罚决定书中应书面责令当事人改正或限期改正违法行为。

（4）交付与告知:行政处罚决定书应当当场交付当事人,并告知履行时限、方式、拒不履行时应承担的法律后果以及申请复议或者提起行政诉讼的权利。

（5）备案：卫生监督人员当场作出的行政处罚决定，应当在七日内报所属卫生行政机关备案。

（二）一般程序

除《卫生行政处罚程序》第四十三条规定的可以当场作出的行政处罚外，其他的依法应当给予行政处罚的行为，均应遵循一般程序处理。一般程序包括受理与立案、调查取证、听证、处罚决定、送达、执行、结案等六个步骤。

1. 受理与立案

（1）受理：《卫生行政处罚程序》第十四条规定，对以下四类案件应当及时受理并做好记录：①在卫生监督管理中发现的；②卫生机构监测报告的；③社会举报的；④上级交办、下级报请的或者有关部门移送的。

（2）立案：即立案审查。《卫生行政处罚程序》第十五条规定，受理的案件符合下列条件的，应当在七日内立案：①有明确的违法行为人或者危害后果；②有来源可靠的事实依据；③属于卫生行政处罚的范围；④属于本机关管辖，对决定立案的应当制作报告，由直接领导批准，并确定立案日期和两名以上卫生执法人员为承办人。

2. 调查取证　对于依法给予卫生行政处罚的违法行为，应当调查取证，查明违法事实。案件的调查取证，必须有两名以上卫生监督人员参加，并出示有关证件。对涉及国家机密、商业秘密和个人隐私的，应当保守秘密。

调查终结后，承办人应当写出调查报告。其内容应当包括案由、案情、违法事实、违反法律、法规或规章的具体款项等。

3. 处罚决定　调查终结后，对违法行为的事实、性质、情节以及社会危害程度进行合议并作好记录，合议应当根据认定的违法事实，依照有关卫生法律、法规和规章的规定分别提出处理意见。处罚决定的程序如下：

（1）合议：对于重大的处罚决定，应实行合议制度。应当由承办案件的执法人员与其他执法人员 3 人或 3 人以上的单数组成合议小组，在调查终结后，对违法行为的事实、性质、情节以及社会危害程度进行集体讨论，根据认定的违法事实，依照有关卫生法律、法规和规章的规定，分别提出不同的处理意见：①确有应当受行政处罚的违法行为的，依法提出卫生行政处罚的意见；②违法行为轻微的，依法提出不予卫生行政处罚的意见；③违法事实不能成立的，依法提出不予卫生行政处罚的意见；④违法行为不属于本机关管辖的，应当移送有管辖权的机关处理；⑤违法行为构成犯罪需要追究刑事责任的，应当移送司法机关。同时应当予以行政处罚的，还应当依法提出卫生行政处罚的意见。

（2）告知：在作出合议之后，应当及时告知当事人行政处罚认定的事实、理由和依据，以及当事人依法享有的权利。对拟给予较大数额罚款、责令停产停业、吊销许可证照处罚的案件，还应依法告知当事人有要求举行听证的权利。政府相关行政部门必须充分听取当事人的陈述和申辩，并进行复核，当事人提出的事实、理由或者证据成立的，应当采纳。政府相关行政部门不得因当事人申辩而加重处罚。

告知的方式有口头和书面两种。一般在处罚决定书中明确告知相对人应该享有的申请行政复议、提起行政诉讼的权利及时效。如果处罚决定书中没有诉讼权的内容，口头告知就是必不可少的程序。

(3)听证:适用听证程序的,见本节(三)。

(4)审批:通过调查取证、听证等程序,对当事人违法事实已查清,依据卫生法律、法规、规章的规定应给予行政处罚的,承办人应起草行政处罚决定书文稿,报政府相关行政部门负责人审批。

(5)决定:政府相关行政部门负责人根据情节轻重及具体情况做出行政处罚决定。对于重大、复杂的行政处罚案件,由政府相关行政部门负责人集体讨论决定。行政处罚决定做出后,制作行政处罚决定书,写明违法事实,处罚依据,处罚内容以及不服处罚的救济途径和期限。

卫生行政处罚应在立案之日起 3 个月内做出决定,因特殊原因需延长的,应当报请上一级政府相关行政部门批准。

4. 送达　卫生行政处罚决定书在宣告后当场交付当事人并取得送达回执。当事人不在场的,应当在 7 日内依照规定,将卫生行政处罚决定书送达当事人。

卫生行政处罚决定书由承办人送达被处罚的单位或个人签收,受送达人在送达回执上记明收到日期、签名或盖章,受送达人在送达回执上的签收日期为送达日期。卫生行政处罚决定书应直接送交受送达人。受送达人是公民的,本人不在时,交同住成年家属签收;受送达人是法人或者其他组织的,应由法定代表人、其他组织的主要负责人或者该法人、其他组织负责收件人员签收。

受送达人或者其同住成年家属拒收行政处罚决定书的,送达人应当邀请有关基层组织或者所在单位人员到场并说明情况,在行政处罚决定书送达回执上注明拒收事由和日期,由送达人、见证人签名(盖章),将行政处罚决定书留在被处罚单位或者个人处,即视为送达。

直接送达有困难的,可以委托就近的政府相关行政部门代送或者用挂号邮寄送达,回执注明的收件日期即为送达日期。受送达人下落不明,或者依据本程序的其他方式无法送达的,以公告方式送达。自发出公告之日起,经过 60 日,即视为送达。

5. 执行　卫生行政处罚决定作出后,当事人应当在处罚决定的期限内予以履行。当事人对卫生行政处罚决定不服申请行政复议或者提起行政诉讼的,行政处罚不停止执行,但行政复议或行政诉讼期间裁定停止执行的除外。应特别注意以下情况:

(1)做出罚款决定与收缴罚款的机关分离,除按规定当场收缴的罚款外,做出行政处罚决定的政府相关行政部门及卫生执法人员不得自行收缴罚款。在边远、水上、交通不便地区,政府相关行政部门及卫生执法人员依照规定做出处罚决定后,当事人向指定的银行缴纳罚款确有困难的,经当事人提出,政府相关行政部门及卫生执法人员可以当场收缴罚款。卫生执法人员当场收缴罚款时,必须向当事人出具省、自治区、直辖市财政部门统一制发的罚款收据。

(2)当事人在法定期限内不申请行政复议或者不提起行政诉讼又不履行的,政府相关行政部门可以采取下列措施:①到期不缴纳罚款的每日按罚款数额的 3% 加处罚款;②申请人民法院强制执行。

6. 结案　卫生行政处罚决定履行或者执行后,承办人应当制作结案报告。并将有关案件材料进行整理装订,加盖案件承办人印章,归档保存。适用听证程序的行政处罚案件,应在结案后一个月内报上一级政府相关行政部门法制机构备案。

（三）听证程序

听证程序,指政府相关行政部门在做出行政处罚决定之前,由政府相关行政部门指派专人主持听取案件调查人员和当事人就案件事实、处罚理由及适用依据进行的陈述、质证和辩论的法定程序。听证程序在行政处罚程序中不是一个单独的程序,而是一般程序中的一个环节。它发生在事先告知违法事实、处罚理由、依据和相关权利之后,在正式做出处罚决定之前的阶段。

1. 听证程序的适用范围 《卫生行政处罚程序》第三十条规定,在作出的责令停产停业、吊销许可证或者较大数额罚款等行政处罚决定前,应当告知当事人有要求举行听证的权利。对较大数额罚款的听证范围依照省、自治区、直辖市人大常委会或人民政府的具体规定执行。国境卫生检疫机关对二万元以上数额的罚款实行听证。

2. 听证的原则 听证应遵循公正、公开的原则,并实行告知、回避制度,依法保障当事人的陈述权和申辩权。

听证人员包括听证主持人、听证员和书记员。为保证听证的客观、公正,听证主持人由政府相关行政部门负责人指定本机关内部的非本案调查人员担任,一般由本机关法制机构人员或者专职法制人员担任,其余听证人员应当由政府相关行政部门内部的非本案调查人员担任。当事人认为听证主持人、听证员和书记员与本案有利害关系的,有权申请回避。

3. 听证程序的基本内容

（1）告知听证权利:对于适用听证程序的卫生行政处罚案件,应当在作出行政处罚决定前,向当事人送达听证告知书。听证告知书应当载明下列主要事项:①当事人的姓名或者名称;②当事人的违法行为、行政处罚的理由、依据和拟作出的行政处罚决定;③告知当事人有要求听证的权利;④告知提出听证要求的期限和听证组织机关。

（2）听证的申请:听证程序的适用以当事人的申请为前提,政府相关行政部门不主动启动听证程序。当事人对符合法定条件的行政处罚案件要求听证的,应当在告知后3日内提出。

（3）听证通知:政府相关行政部门决定予以听证的,听证主持人应当在当事人提出听证要求之日起2日内确定举行听证的时间、地点和方式,并在举行听证的7日前,将听证通知书送达当事人。

（4）听证的组织:听证由做出行政处罚的政府相关行政部门组织,当事人不承担听证的费用。

（5）听证的形式:除涉及国家秘密、商业秘密或者个人隐私外,听证一般以听证会的形式公开举行。

（6）听证的内容:举行听证时,案件调查人提出当事人违法事实、证据和适用听证程序的行政处罚建议,当事人进行陈述、申辩和质证。案件调查人员对认定的事实负有举证责任,当事人对自己提出的主张负有举证责任。

（7）听证笔录:听证应当制作笔录,由听证主持人在听证后将听证笔录当场交当事人和案件调查人员审核,并签名或盖章。当事人拒绝签名的,由听证主持人在听证笔录上说明情况。

听证是一般程序中对特定行政处罚案件的特殊调查取证方式,听证结果是重大卫生行政处罚决定的主要依据,必须严格按照程序执行。

二、自由裁量权的运用

行政处罚自由裁量权是法律、法规授予行政执法机关在行政管理过程中依据立法目的和公正原则自行判断行为条件、自行选择行为方式和自由做出行政决定的权利。行使卫生行政处罚自由裁量权利时应注意以下原则：

（一）过罚相当原则

实施卫生行政处罚必须以事实为依据，以法律为准绳，在行使自由裁量权时应当综合考虑违法行为的事实、性质、情节以及造成的社会危害程度等情况，作出的行政处罚种类和处罚幅度要与违法行为的性质和过错程度相适应。

（二）公平公正原则

对于违法行为的处罚，应当优先适用法律效力层级高的法律规范，在法律效力相当的情况下，应优先适用新出台的法律规范；对于相同性质的违法行为，应当适用相同的法律规范予以处罚。

对于性质相同、情节相近、危害后果基本相当、违法主体同类的违法行为，在实施行政处罚行使自由裁量权时，适用的法律依据、处罚种类及处罚幅度应当基本一致。

（三）教育与处罚相结合原则

在行使行政处罚自由裁量权时，既要制裁违法行为，又要教育当事人自觉遵守法律，维护法律尊严。对情节轻微的违法行为以教育为主、处罚为辅。

（四）综合裁量原则

在行使行政处罚自由裁量权时，应当综合分析违法行为的主体、客体、主观方面、客观方面及社会危害后果等因素，在对违法行为处罚与否以及处罚的种类和幅度进行判断后，作出相应的处罚决定。

三、卫生行政案件移送

（一）卫生行政案件移送的概念

卫生行政案件移送，是指卫生行政执法机关发现受理的行政处罚案件不属于自己管辖的或者认为所管辖的案件中的违法行为已经构成犯罪，依法将案件移送给其他有管辖权的行政执法机关或处理犯罪案件的司法机关处理的制度。

卫生行政案件移送的对象有两类：一类是其他有管辖权的行政部门，如工商行政部门、食品药品监督管理部门、计划生育行政部门、安全生产监督管理部门等；另一类是人民法院、人民检察院和公安机关。本节主要介绍卫生计生行政机关将涉嫌犯罪的卫生行政案件向检察机关或公安机关移送的程序。

（二）卫生行政案件移送的依据

《行政处罚法》第二十二条，国务院《行政执法机关移送涉嫌犯罪案件的规定》第三条规定，原卫生部《卫生行政执法责任制若干规定》第九条规定。

（三）卫生行政案件移送的程序及要求

根据《行政执法机关移送涉嫌犯罪案件的规定》，卫生计生行政机关对涉嫌犯罪案件的移送需遵守以下程序和要求：

1. 保存　对涉案证据务必妥善保存。

2. 调查核实　对涉案事件进行调查核实,并提出移送涉嫌犯罪案件的书面报告。

3. 移送审批　卫生行政执法机关的审批领导应当自接到案件移送报告之日起 3 日内作出批准移送或者不批准移送的决定。

4. 移送期限　获批准的,应当在 24 小时内向同级公安机关移送。

5. 移送材料　卫生行政执法机关向公安机关移送的案件,应当附有下列材料:①涉嫌犯罪案件移送书;②涉嫌犯罪案件情况的调查报告;③涉案物品清单;④有关检验报告或者鉴定结论;⑤其他有关涉嫌犯罪的材料。

6. 移交　卫生行政执法机关对公安机关决定立案的案件,应当自接到立案通知书之日起 3 日内将涉案物品以及与案件有关的其他材料移交公安机关,并办理交接手续;法律、行政法规另有规定的,依照其规定。

7. 提请复议或检察院介入　卫生行政执法机关接到公安机关不予立案的通知书后,认为依法应当由公安机关决定立案的,可以自接到不予立案通知书之日起 3 日内,提请作出不予立案决定的公安机关复议。对公安机关不予立案的复议决定仍有异议的,应当自收到复议决定通知书之日起 3 日内建议人民检察院依法进行立案监督。

8. 归档　将涉嫌犯罪案件的相关处理资料归档保存,尤其是移送书回执和公安机关受理书面通知书等。

卫生行政执法机关对公安机关决定不予立案的案件,应当依法作出处理。卫生行政执法机关向公安机关移送涉嫌犯罪案件前已经作出的行政处罚决定,不停止执行。

第六节　卫生行政强制程序

本节以卫生计生行政部门卫生行政强制执行为例进行论述。卫生行政强制执行是指卫生计生行政部门申请人民法院对不履行发生法律效力的卫生行政决定的行政相对人采取强制方式,以迫使该相对人履行义务,或达到义务履行的同一状态的行为或制度。

卫生行政强制执行程序是指实施这一行为或制度的方式、步骤和顺序。

卫生计生行政部门本身没有行政强制执行权,卫生行政强制执行必须申请法院实施,这一性质和特点决定了卫生行政强制执行必须依照法定程序进行,才能保障行政强制执行的合法性和防止相对人的合法权益被非法侵害。

一、卫生行政强制执行的步骤

按照最高人民法院《关于贯彻执行〈中华人民共和国行政诉讼法〉若干问题的解释》(以下简称《若干解释》)的规定,卫生计生行政部门申请法院强制执行程序可以分为以下四个步骤:

（一）申请

对发生法律效力的卫生行政判决书、行政裁定书、行政赔偿判决书和行政赔偿调解书,负有义务的一方当事人拒绝履行的,卫生计生行政部门可以依法申请人民法院强制执行。申请人民法院强制执行其具体行政行为,应当提交申请执行书、据以执行的行政法律文书、证明该具体行政行为合法的材料和被执行人财产状况以及其他必须提交的材料。

（二）受理

受理,是指人民法院对卫生计生行政部门的申请进行审查后,对符合申请条件的案件予以立案的行为。根据《若干解释》第八十六条的规定,卫生计生行政部门申请人民法院执行其具体行政行为,应当符合以下条件:

1. 具体行政行为依法可以由人民法院执行　其一是被申请执行的具体行政行为符合法律规定的依法可以由人民法院执行的范围。其二是法律、法规没有赋予行政机关强制执行权,因此,可以申请人民法院强制执行。

2. 具体行政行为已经生效并具有可执行内容　一是指所作出的行政处罚决定已经生效(作为执法依据的法律文书已经生效);二是指被申请执行的具体行政行为具有可执行内容,即必须确定相对人交付金钱、财物或者完成一定的行为。

3. 申请人　是做出该具体行政行为的行政机关或者法律、法规、规章授权的组织。

4. 被申请人　是该具体行政行为所确定的义务人,即具体卫生行政行为的相对人,包括公民、法人和其他组织。

5. 被申请人在确定期限内未履行义务　被申请人在具体卫生行政行为所确定的期限内或者行政机关另行指定的期限内未履行义务,即卫生行政强制执行的申请,它是在相对人拒不履行具体行政行为所确定的义务的情况下所采取的强制措施,其指征就是被申请人在具体行政行为所确定的期限内未履行义务。

6. 申请人在法定期限内提出申请　《若干解释》第八十八条规定,行政机关申请人民法院强制执行其具体行政行为,应当自被执行人的法定起诉期限届满之日起 180 日内提出。逾期申请的,除有正当理由外,人民法院不予受理。

7. 被申请执行的卫生行政案件属于受理申请执行的人民法院管辖　申请人民法院强制执行,由申请人所在地的基层人民法院受理;执行对象为不动产的,由不动产所在地的基层人民法院受理,基层法院认为执行确有困难的,可以报请上级人民法院执行。

上述这 7 项条件不是选择性的,而是必须全部满足,人民法院才能立案,予以受理;不符合其中之一项的,人民法院就不能受理。

（三）审查

审查,是指人民法院受理卫生计生行政部门申请执行其具体卫生行政行为的案件后,在法定期限内由行政审判庭对具体行政行为的合法性进行审查,并裁定是否准予强制执行的过程。

《若干解释》第九十三条规定,人民法院受理行政机关申请执行其具体行政行为的案件后,应当在 30 日内由行政审判庭组成合议庭对具体行政行为的合法性进行审查,并就是否准予强制执行做出裁定;需要采取强制执行措施的,由本院负责强制执行非诉行政行为的机构执行。

（四）强制执行

如果行政相对人在指定的期限内仍拒绝履行义务的，人民法院就应当开始采取强制手段执行。根据规定，当需要采取强制执行措施时，人民法院行政审判庭应当及时将案件移交给执行庭办理，而不能由行政审判庭直接办理。执行完毕，法院要将执行结果书面通知申请执行的卫生计生行政部门。另外，执行费用应当由被执行人承担。

二、卫生行政强制执行程序中应注意的问题

卫生行政强制执行因其强制的性质而成为卫生行政管理中比较敏感的行政方式，用好了可以起到警示、示范作用，用不好时可能会激化矛盾，埋下冲突的祸根。因此在卫生行政强制执行程序中应注意以下几点：

（一）卫生行政强制执行程序的适用

只有在当事人在法定期限内不及时充分履行行政法义务的，方可依法启用行政强制执行程序。这一规定有两层含义：

1. 卫生计生行政部门申请实施行政强制执行必须有法律依据。

2. 当事人没有充分及时履行行政法义务是实施行政强制执行的前提条件。充分及时的涵义是义务人已超过履行期限未能及时履行；或者虽已开始履行，但在期限到来时未能履行完毕，处于不完全不充分的状态。

（二）强制要与教育相结合

卫生行政强制执行的目的是迫使义务人履行义务或者达到义务被履行的同一状态，因此它不同于行政处罚。实施行政强制执行时应当先动员后强制，即在强制执行之前，卫生计生行政部门应当进行督促教育，动员义务人自己履行。当事人履行了行政法义务的，就不再实施行政强制执行。这是一个确定强制必要性的重要程序规则。

（三）优先选择轻微方式

如果有两个以上强制措施可供选择时，卫生计生行政部门不得首先使用最严厉的措施，而应当遵循由弱到强的使用顺序。

（李春灵）

思考题

1. 何谓卫生监督程序？　如何理解卫生监督程序的效率原则？

2. 预防性卫生审查有何意义？　有哪些类型？

3. 卫生行政许可程序包含哪些内容？　何种情形下可收回或吊销卫生行政许可？

4. 卫生行政处罚的简易程序和一般程序有何异同之处？

5. 卫生行政强制执行程序中应注意哪些问题？　你如何理解这些问题？

第八章

卫生监督调查取证

卫生监督调查取证是相关政府行政部门在卫生监督过程中,对卫生行政违法案件进行证据收集和证据审查判断的工作。它是查明案件事实,完成证明任务的前提。调查取证工作质量的高低,关系到政府行政部门的监督职能能否实现和办案质量,关系到政府行政部门能否正确、合法地保护人民的利益,关系到政府行政部门在人民群众中的威信和形象。

第一节　概述

一、卫生监督调查取证的概念

（一）概念

卫生监督调查取证,是指有管辖权的相关政府行政部门对决定立案处理的卫生行政违法案件,为查明案件的违法事实真相而依法进行的专门调查、获取证据和采取强制措施的活动。

卫生监督调查取证工作,包括收集证据和审查判断证据两个方面。收集证据由调查和取证两部分组成。调查,是指监督人员依照法定程序询问当事人,询问证人及利害关系人;取证,是指监督人员依照法定程序提取物证、书证,进行现场勘验、检查和对专门性问题进行鉴定的活动。审查判断证据,主要是指相关政府行政部门通过调查取证,并不断运用分析、判断的方法,对收集到的证据进行"去粗取精、去伪存真、由此及彼、由表及里"的加工整理,使证据与证据之间、证据与案件事实之间反映出必然的内在联系,从而掌握足够的证据,对案件事实作出结论的过程。

（二）卫生监督调查取证的涵义

对卫生监督调查取证的概念,可以从以下几个方面来理解:

1. 调查取证　调查取证是政府行政部门的一种职权根据我国法律、行政法规和规章的规定,对卫生行政违法行为的调查取证只能由享有国家卫生行政执法职权的行政机关,法律、法规授权的组织,以及相关政府行政部门委托的组织进行。其他机关,组织和个人无权对卫生行政违法行为进行调查取证。

在监督过程中,调查取证既是政府行政部门的权利,也是政府行政部门的义务。从权利方面讲,通过卫生调查取证,查明案件真实情况,当事人或者有关人员应该配合、协助,不得阻挠、隐瞒;从义务方面讲,政府行政部门调查取证应当全面、客观、公正,有关联性的证据都应当收集,不得借口不收集对当事人不利的证据或者只收集对当事人不利的证据,使当事人逃脱法律的惩处或者受到不应有的追究。

2. 调查取证的目的　调查取证的目的在于查明卫生行政违法事实,查获卫生行政违法行为的当事人,获取与案件事实有关的各种证据,以便给予卫生行政处罚。

3. 调查取证是卫生行政处罚的必经程序　以事实为依据,以法律为准绳,是我国社会主义法制的一项基本原则。查明事实,确定当事人是否存在违法行为,这是进行卫生行政处罚的前提。为此,就必须进行调查取证。所以调查取证是正确实施卫生行政处罚的基础和前提。

4. 调查取证包括专门调查工作和采取的有关措施所谓"专门调查工作"　是指查明卫生行政违法案件事实,必须进行的专门调查取证工作,如现场勘验、鉴定等。所谓"有关措施",是指为确保专门调查工作的顺利进行,所采取的一些相应的行政强制措施,如对具有危害性的和与健康相关的产品封存、查封、扣押和强制销毁。

5. 调查取证必须依照法律、法规和规章的规定进行我国法律、行政法规和规章对调查取证规定了严格的程序,必须遵守　如询问相对人应当制作询问笔录,并经相对人审阅后签名或盖章,使用非法手段和违法法定程序所收集的证据都是无效的。

二、卫生监督调查取证的原则

1. 公开原则　公开原则是指相关政府行政部门的调查取证除涉及国家机密等法定理由不得公开的以外,一律公开。公开原则是制止自由裁量权专横行使最有效的武器。

调查取证公开原则要求其符合一些最低限度的程序规则的要求,包括:①事先告知,即相关政府行政部门在进行调查取证之前,依照法定方式告知行政管理相对人即将进行的调查相关事项行为,有助于相对人事先准备相关资料及事项,有助于政府行政部门进行全面而细致的调查,从而提高调查的效率;②表明身份,在进行调查取证时,监督人员主动向行政管理相对人出示有效的身份证明,包括工作证件、授权证书以及其他证明文件等,证明其具有主体和行为资格;③结果公开,调查结束后,监督人员应做好记录,除涉及国家机密、个人隐私和商业秘密外,应当向行政管理相对人公开。

2. 迅速及时原则　迅速及时原则是指监督人员发现案件后,应尽快到达案发现场,立即着手提取和收集各种证据材料,对于容易灭失的各种证据迅速采取保全措施。

一方面,证据本身有自然灭失、损毁的可能;另一方面,趋利避害是人之常情,任何当事人都有串供或隐瞒、销毁、伪造变造证据甚至指使他人作伪证的可能。因此,迅速及时取证非常重要。

3. 客观全面原则　客观全面原则是指监督人员调查取证时,应当尊重客观事实,从案件的实际出发,实事求是,按照证据的本来面目去认识它,客观全面地收集与案件事实相联系的一切事物,尽可能地走访与案件有关的一切人。

监督人员搜集证据必须客观全面,认真负责,切忌先入为主、偏听偏信、随意取舍,更不能断章取义、歪曲事实、弄虚作假。调查取证中监督人员既要收集行政管理相对人有违法行为、有从重处罚情节的证据,也要收集行政管理相对人无违法行为、无需承担行政法律责任以及有法定的免罚或从轻减轻处罚情节的证据,确保行政处罚公平公正。收集的证据种类要全面,只要是能反映案情的客观事实材料,都应尽量收集。不能仅凭当事人陈述为证,要尽量收集现场检查笔录、物证、书证、鉴定意见、证人证言等其他证据相互印证。

4. 合法原则　合法原则是指监督人员调查取证,必须严格依法进行。合法应既合实体法,又合程序法。

合法原则包括以下几个方面：

(1)调查主体合法：应当由法律、法规授权,具有法定资格的政府行政部门以及依照法律、法规委托的其他组织行使。

(2)调查权限法定：调查取证必须在法定的职权范围内实施,不能在没有得到法律授权或者超出法律授权范围实施调查活动。

(3)调查程序法定：必须按照法定的步骤、顺序、方式和时限实施。我国《最高人民法院关于执行<中华人民共和国行政诉讼法>若干问题的解释》第三十条规定,行政机关在作出具体行政行为后自行收集的证据和严重违反法定程序收集的其他证据不能作为定被诉具体行政行为合法的根据。

(4)调查手段合法：根据《最高人民法院关于行政诉讼证据若干问题的规定》第五十七条,严重违反法定程序收集的证据材料,以偷拍、偷录、窃听等手段获取侵害他人合法权益的证据材料,以利诱、欺诈、胁迫、暴力等不正当手段获取的证据材料,以及其他不具备合法性和真实性的证据材料,均不能作为定案依据。非法安装窃听器、监视器,属严重侵权行为,但在公众场合以秘密拍摄、秘密录音录像方式取证,一般不认为侵害他人合法权益。

5. 回避原则　回避原则是指调查取证的监督人员与当事人有直接利害关系的,应当回避。回避可以由当事人提出,或者办案的监督人员主要要求回避。

实行回避原则,可以防止监督人员不公正地处理案件,可以消除当事人和其他参与人的思想顾虑,增加卫生监督的透明度。

第二节　卫生监督证据

一、卫生监督证据的概念

证据,是指用于证明案件事实的一切材料和事实。卫生监督证据,是指在卫生监督过程中用以证明案件事实情况的一切材料和事实。

卫生监督中卫生违法案件的查处,一是要查明案件的事实,二是要正确适用法律,而查明案件的事实离不开证据。证据不单纯是材料和事实,这些材料和事实是用来揭示案件事实真相的。在卫生监督过程中,相对人提供和政府行政部门采集的证据,有的是真实的,有的可能是虚假的,有的可能是伪造的,其中只有真实可靠的证据才能作为作出卫生具体行政行为的根据。

(一)卫生监督证据的特点

1. 在卫生监督过程中取得或者形成　卫生监督证据是相关政府行政部门在卫生监督过程中取得或者形成的,这就排除了政府行政部门非执法行为取得或者形成的有关事实作为卫生监督证据。

2. 是卫生执法主体所认定的事实　卫生行政执法是由卫生行政执法人员主动调查获取证据,虽然也会经过一方确认,但最后作出认定的仍然是卫生行政执法人员。

3. 为具体行政行为提供依据　卫生监督证据的功能在于为政府行政部门作出具体的行政行为

提供依据。如对相对人的违反卫生法律、法规的行为实施行政处罚时,就必须用证据来证明相对人的行为的违法性,这些证据就成为作出处罚决定的依据,没有证据就不能处罚。

（二）卫生监督证据的作用

1. 正确认定违法事实的基础　卫生行政违法案件事实是发生在过去的事件。没有亲身经历的人要想知道过去的事实真相,就得通过证据来了解,并能对案件事实作出正确的判断,这也是证据所要达到的要求。在卫生行政违法案件调查中,没有证据证明的事实是不存在的,所以卫生监督证据是正确认定违法事实的基础。

2. 实现公正执法的前提　政府行政部门必须按照公正、公平、正义的原则来处理卫生违法行为,而公正执法必须建立在正确认定案件事实的基础之上,这就需要证据去证明违法行为的存在,否则就有违公平、正义的基本原则。

3. 保障相对人的合法权益　政府行政部门的具体行政行为,对相对人的权益会产生直接的影响。没有卫生监督证据,卫生行政执法行为就会成为卫生监督机关的随意行为,相对人的合法权益就无法得到保证。只有以已被证据证明了的事实为依据,才能作出正确的判断和处理,不枉不纵,维护相对人的正当权益。

二、卫生监督证据的分类

卫生监督证据分类,即证据在学理上的划分,指根据证据的来源、作用及其特点,按照不同的标准将证据在理论上划分为不同的类别。

（一）原始证据和传来证据

根据证据的来源和出处不同,证据可以分为原始证据和传来证据。

原始证据（original evidence）是直接来源于案件事实且未经复制或转述的证据,也就是通常所说的"第一手资料",如书证的原本、物证的原件。原始证据证明力强,可信度高,因其不可再生,应尽量收集和采用,要注意原始证据的保全。

传来证据（hearsay evidence）是间接来源于事实,即从原始证据中衍生出来或者在信息传递中间环节中形成的证据,也就是人们通常所说的"第二手材料",如书证的副本或复印件,物证的照片或复制品,视听资料、勘验、检查笔录的复印件。传来证据的作用表现在:①可作为发现原始证据的线索,有利于执法机关发现和收集原始证据;②有助于验证、核实原始证据的真伪;③在不能获得原始证据时,经查证属实的传来证据,可用作认定案件事实的根据。如《卫生行政处罚程序》第二十条规定:调查取证的证据应当是原件、原物,调查取证原件、原物确有困难的,可由提交证据的单位或个人在复制品、照片等物件上签章,并注明"与原件（物）相同"字样或文字说明。

（二）直接证据和间接证据

根据能否独立地证明案件的主要事实,可以将证据分为直接证据和间接证据。

直接证据（direct evidence）是指以证据本身具有的性质、特征和内容就可以证明案件事实的证据。卫生监督中的直接证据主要有:①监督人员在现场检查时对违法行为所作的现场检查笔录;②监督相对人就案件主要事实所作的陈述;③能够证明案件主要事实的证人证言;④能够证明案件主要事实的书证;⑤能够证明案件主要事实的视听材料、电子数据。直接证据能够单独证明案件事实,证明方式简单,证明效力强,可靠性大,在卫生监督实践中尽量获取。

间接证据(indirect evidence)是指需要借助于其他证据支持才能对案件事实产生证明作用的证据。间接证据不能单独证明案件事实,需要其他证明的辅助和配合,如物证、鉴定意见等。间接证据的作用主要表现在:①可以作为调查研究整个案件的向导;②可借以获取直接证据;③是鉴别与核实直接证据和其他间接证据真伪的有效手段;④在特定条件下,可以完全依靠间接证据判明案件的真相,认定案件事实。几个间接证据联系起来的证明效力,就可以相当于甚至超过一个直接证据的证明效力。

(三)言辞证据和实物证据

根据证据事实的表现形式,可以把证据分为言词证据与实物证据。

言词证据(verbal evidence)是指以人的陈述为存在和表现形式的证据。如当事人陈述、证人证言、鉴定意见等。鉴定意见虽然具有书面形式,但实质上是鉴定人就案件中某些专门性问题进行鉴定后所作的判断,而且在审理案件时,当事人有权对鉴定人的鉴定意见发问,鉴定人有义务对这种发问作出口头回答,以阐明或补充其鉴定意见,因此,鉴定意见属于言词证据。言词证据与待证实事实之间的关联性比较明显,能够动态地证明案件事实。言词证据一般要经历感知、记忆、陈述几个环节,易受各种主客观因素的影响,而使言词证据失实,此外还受到提供者是否愿意如实作证的影响,如陈述人与案件有利害关系有可能使陈述人有意作虚假陈述。

实物证据(real evidence)是指以物品、痕迹或书面文件等实物作为表现形式的证据。包括物证、书证、视听资料、电子数据、勘验笔录、现场笔录等。实物证据具有较强的客观性,不易失实。除某些视听资料之外的大多实物证据是不会说话的"哑巴证据",不能直接表达对案件的证明作用,并且还可能被伪造,容易灭失。

监督人员在监督过程中既要注意收集言词证据,也要注意收集实物证据,对于收集到的言词证据,要特别重视审查是否陈述人如实作出,以判明其真伪及对案件事实的证明力。对于收集到的实物证据,要特别注意审查它是否伪造以及其与案件事实的联系。

三、卫生监督证据的种类

证据分类与证据的种类是不同的概念。证据分类属于学理上的类别划分,属于理论研究中的划分,而证据的种类是依据法律规定作出的划分,具有法律效力。我国《行政诉讼法》(2015)将证据分为书证、物证、视听资料、电子数据、证人证言、当事人的陈述、鉴定意见、勘验和现场笔录八类。

(一)书证

书证(documentary evidence)是指以文字、符号、图案所表达的思想内容来证明案件事实的书面文件或其他物品。如询问笔录、卫生许可证、健康合格证、检验合格证、采样记录、病历资料等。

书证具有两个特征:①必须是以文字、符号、图案等记载或者表达了人的一定思想的物品,而且它所记载或表达的思想内容,能为人们所认知和理解,可以借以发现信息;②书证所记载的内容或所表达的思想,必须与案件有关,能用以证明案件事实。值得注意的是书证必须与当事人所作的书面陈述、证人提供的书面证言,鉴定人提交的鉴定意见等区分开来。后者虽然也表现为书面形式,但是是在卫生监督过程中作出的,本质上属于当事人陈述、证人证言、鉴定意见,不能把它们混同于书证。书证的形成一般在案件发生之前,在案件发生之后被发现、提取而作为证据。如《食品安全法》规定,食品生产企业应当建立食品原料、食品添加剂、食品相关产品进货查验记录制度,如实记录食品原料、食品添加剂、食品相关产品的名称、规格、数量,生产日期或生产批号,保质期,进货日期以及供货者名称、地址、联系方式等内容,并保存相关凭证。这里的记录和凭证就属于书证的范畴。

（二）物证

物证(physical evidence)是指以其本身客观存在的外部特征、物质属性、存在状态等证明案件事实的物品或痕迹。如在卫生监督过程中查获的违法经营的食品、药品、从事非法行医使用的医疗机械等都是物证。

物证的主要特征:①它是以物品具有的外部特征、物质属性、存在状态等来证明有关案件事实;②物证是客观存在的物品、痕迹,一般可用肉眼进行观察,更直观、更容易把握;③物证客观性强,不易受人们主观因素的影响,真实性大;④物证一般有保存期限,易变化,因此要妥善保管,防止灭失。

书证和物证既有联系又有区别。在某些情况下,同一物品,有时既可以做书证,又可以做物证。如果以其记载的内容来证明待证事实,就是书证;如果以其外部特征来证明待证事实,就是物证。两者的区别在于:①书证是以记载的内容证实人的思想或行为,而物证则是不具备思想内容的物质的外部特征;②法律对某些书证的内容有特殊的条件要求,如不具备法定形式或不履行法定手续,就不能起证明作用。

（三）视听资料

视听材料(audio-visual material)是指以录音带、录像带等科技存储设备为载体,以声音、图像、活动影像等内容来证明案件事实的证据。如录音带、录像带、电影胶片等。

视听材料的主要特征:①视听材料证据的取得和存储必须借助科学设备和技术;②视听材料证据生动真实地记录和再现案件事实,使用和保存方便,可以直接认定某些案件事实,验证其他证据,具有很强的证明力。由于视听资料需依赖于科技设备,有人会利用高科技设备、手段进行拼接、剪接、伪造等,视听资料会出现失真或虚假。因此,对视听资料应认真审查,才能作为定案的依据。

收集视听资料作为证据时,应提供有关资料的原始载体,注明制作方法、制作时间、制作人和证明对象等,声音资料应当附有该声音内容的文字记录。

（四）电子数据

电子数据(electronic data)是指通过电子邮件、电子数据交换、网上聊天记录、博客、微博客、手机短信、电子签名、域名等形式或者存储在电子介质中的信息。以前,我国法律未将电子数据列为一类证据,而是归为视听资料,2012年修订的《民事诉讼法》和2014年修订的《行政诉讼法》新增了"电子数据"这一证据类型,未将电子数据与视听资料进行并列规定,而是将电子数据单独列为一种法定证据类型。

较为常见的电子数据有三类:

1. 计算机数据资料　是指计算机磁盘(包括硬盘和软盘)中贮存的与案件事实有关的图形、文字、数据等信息,其物质形式是计算机数据盘。包括电子数据交换、单独计算机文件、数据库、日志文件等。

2. **网络信息资料**　是指从网络系统中获得的与案件事实有关的数据、文字、图像或者其他信息。这类数据无法以有形的物质载体作为其存在形式,往往只能够通过提交打印件的方式显示其内容。

3. **通信数据资料**　主要包括电报电文、传真资料、电话录音、手机短信等。

电子数据具有不同于其他证据种类的自身特点。主要包括:①电子数据含有其他证据(除鉴定意见、视听材料等)一般不具有的极高的科学技术成分;②电子数据具有高度准确性和逼真性,较少受主观因素影响而造成对案件事实的歪曲;③电子数据的形成需要借助特定的设备,这些设备也可被用于伪造电子数据,电子数据一旦被伪造,不易分辨、甄别;④电子数据的收集和审查判断都依赖科学技术。电子计算机被传染病毒或者输出、输入数据被改变,这些证据一旦被篡改、伪造,不通过借助科学技术手段难以甄别。对电子数据应认真审查,才能作为定案的依据。

(五)证人证言

证人证言(witness testimony)是指证人,即了解案件有关情况的非本案利害关系人,以口头或书面形式所作的证明事实的陈述。

证人证言的主要特征:①证人是与案件事实和结果没有切身利害关系的第三人;②证人证言是能对案件事实本身的客观陈述。不是证人亲身经历的陈述和证人对案件的分析、推测都不是证言。证人必须具备一定条件,才能使证人证言具有法律效力。一个人只有具备以下条件才有资格作为证人:①感知案件事实;②具有辨别是非的能力;③具有正确表达的能力。生理上、精神上有缺陷或者年幼,不能辨别是非、不能正确表达的人,不能作证人,但是他们能够辨别是非和正确表达的事项,是可以作为证人的。

证人证言作为证据时要写明证人的姓名、年龄、职业等基本情况,有证人签名,注明出具日期,附有证明证人身份的文件。

(六)当事人的陈述

当事人的陈述(statement of the parties)是指卫生行政案件当事人就案件的有关事实向监督机构所作的说明。

当事人陈述的特征:①当事人是案件的知情人,对案件的真实情况最了解;②当事人由于与案件的处理结果有利害关系,因此往往只陈述对自己有利的事实,不陈述对自己不利的事实,甚至有可能虚构、篡改事实,歪曲真相。因此,应当对当事人的陈述作客观分析,在没有其他证据的情况下,仅凭当事人的陈述不能作为作出具体行政行为的依据。

(七)鉴定意见

鉴定意见(authentication opinion)是指鉴定人运用自己的专业知识和技能,根据所提供的案件事实材料,对需要鉴定的专业性问题进行分析鉴别所作出的科学判断和结论。

鉴定意见具有以下特征:①鉴定意见是鉴定人运用专门知识和技能进行的判断;②鉴定机构、鉴定人具有法定的鉴定资格,没有资格的鉴定机构出具的鉴定意见是无效的;③鉴定意见是在案件发生后形成的;④鉴定意见是由专业人士依据自己的专门知识、经验和技能并常常借助科学的仪器进行鉴定、得出判断意见,一般可靠性大;⑤鉴定意见的形式必须是书面的,除鉴定机构盖章外,还必须有鉴定人员的签名。

卫生监督过程中最常见的鉴定意见就是检验报告,除此之外还有职业病鉴定和精神病鉴定等。如我国《精神卫生法》规定,诊断结论、病情评估表明,就诊者为严重精神障碍病人并已经发生危害他人安全的行为,或者有危害他人安全的危险,应当对病人实施住院治疗,病人或者其监护人对需要住院治疗的诊断结论有异议,不同意对病人实施住院治疗的,可以要求再次诊断和鉴定。

（八）勘验和现场笔录

勘验笔录（record of inquest）是指监督人员为了查明事实,对与卫生行政案件有关的现场、物品进行勘查、检验、测量、绘图、拍照等所作的记录。勘验笔录应由勘验人、当事人和被邀请参加人签名或者盖章。现场笔录（record of investigation）是在案件调查、现场监督检查或者采取行政强制措施过程中,对与案件有关的现场环境、场所、设施、物品、人员、生产经营过程等进行现场检查时作的记录,在卫生行政执法文书中又称为现场检查笔录。在监督过程中,现场笔录是由监督人员制作的,制作形式应当符合法定要求,应当载明检查时间、检查地点、检查内容记录,检查时间指在现场检查的具体时间,起止时间应当写明年、月、日、时、分,检查地点应当写明现场检查的具体方位和具体地点,检查内容记录要将现场监督检查涉及案件事实的有关情况准确、客观地记录下来。制作现场笔录至少有两名监督人员在场,经当事人或者现场见证人签名确认。

第三节　卫生监督调查取证的方法

一、调查询问

调查询问（investigation and inquiry）是调查取证一种最常用的方法,是监督人员通过询问当事人、证人和其他有关人员,查明事实真相,取得证据的一种手段。卫生监督的调查询问,应当制作询问笔录。

询问笔录是指监督人员在案件调查、复查及补充调查过程中,就与案件有关的问题,向当事人、证人和其他有关人员调查了解有关情况时所制作的文字记录。

制作询问笔录必须严格按照法定程序进行。《行政处罚法》第三条第二款规定:"没有法定依据或者不遵守法定程序的行政处罚无效。"作为卫生行政处罚重要证据之一的询问笔录,也必须严格按法定程序进行,所制作的笔录才具有法律效力。询问笔录在制作时应注意以下问题:①调查询问必须有两名以上监督员在场,并出示证件;②调查询问被调查人应当个别进行,询问笔录也应当分别制作;③询问笔录必须当场制作;④询问笔录经核对无误后,监督人员和被询问人应当在笔录上签名,被询问人拒绝签名的,应当由两名监督人员在笔录上签名并注明情况;⑤笔录中语言文字要统一、规范;⑥要围绕违法行为的要件和违法事实的基本要素来调查询问,注意突出重点;⑦当事人的基本情况应在笔录的内容部分有所反映。

二、抽样取证

抽样取证(sampling and collect evidence)是指从总体中抽取部分个体进行分析判断,从而对总体的某些未知因素做出统计推断,取得执法证据。《行政处罚法》第三十七条第二款规定,行政机关在收集证据时,可以采取抽样取证的方法。卫生监督抽样取证主要用于调查大宗物品的卫生状况时,对随机抽取的小部分样品进行化验、鉴定,以鉴别物品的总体情况。

抽样取证应当遵循公正性、有效性和合法性的原则。并注意以下问题:①必须如实填写《产品样品采样记录》;②抽样时由两名以上监督人员(抽样人)参加;③抽取样品后应予以加封,并如实记录加封情况;④抽样取证,应有当事人在场,并制作抽样取证凭证,由抽样人和当事人签名或盖章;⑤样品抽取完毕后在规定时间内送检验机构;⑥抽取的样品,要能反映整体物品的物质,以保证鉴定意见的真实性和合法性;⑦抽取的样品要一式三份,其中当事人、抽检单位各存留一份,送检验机构一份。

三、委托鉴定

委托鉴定(entrusted authentication)指监督机构为查明卫生违法案件中某些专业性问题,委托或者聘请专业部门或专业人员,对有关事实材料及某些专门性问题进行鉴别和判断。

委托鉴定的目的,一是为了查明案件中的某些事实状况;二是判明某些证据的真伪。所以,委托鉴定应当注意:①鉴定部门或鉴定人员必须具备适应该项鉴定工作的专门知识,必要时应有关部门确认;②能够公正客观地承担鉴定工作,实事求是地做出鉴别和判断。

四、现场勘验

现场勘验(on-the-spot investigation)是指监督机构对与卫生行政处罚案件事实有关的场所、物品进行现场观测,以发现、提取、收集证据。

监督员在现场勘验中,应当制作勘验笔录。勘验笔录以文字形式固定现场状况,它与现场照相、录像以及现场提取的物证互为补充,互相印证,能全面客观地反映与案件有关的地点和物证状况。因勘验笔录是现场的实况记录,故有较强的客观性、真实性和证明力,是重要的文书和直接证据。

根据法律法规的要求,监督人员在勘验现场时,应当注意:①必须出示证件,通知当事人到场,当事人拒不到场的,可以请在场的其他人见证,并在勘验笔录中说明;②勘验记录应当记载勘验的时间、地点、勘验人、在场人、经过和结果,勘验人、当事人、在场人应当在勘验笔录上签字。

五、计算机本地取证

计算机本地取证是指对相对人保存于计算机本地的信息证据进行收集、获取的手段。信息证据主要有 office 文档文件、数据库文件、历史记录、缓存信息等。可通过检查"我最近的文档"、检查"计算机桌面文件"、使用计算机的"搜索"功能来实现。

六、网络取证

网络取证主要指对相对人使用互联网过程中,存在于互联网页面、后台和本地网络程序的信息源进行获取、收集的手段。这类信息主要包括 Web 页面、电子邮件、Web 浏览器数据缓冲、书签、历史记录、实时聊天记录等。

Web 页面取证,可以通过对相对人计算机的网络浏览器检查,通过历史访问记录、收藏夹书签、Web 缓存等获取计算机经常浏览的网页和浏览历史,通过相关链接进入 Web 网页,进行获取、收集证据。电子邮件取证,通过对在线电子邮件和本地 Outlook、Express 等软件进行检查,查找、获取相关数据、信息。即时通讯软件取证,通过相对人电子即时通信软件的在线聊天记录、本地缓存记录等进行查找,可以获取聊天记录等信息。有时相对人为了规避检查,会采取各种措施防范行政机关取证,比如移动存储、删除文件、清除历史记录、对文件加密等,这导致计算机取证遇到一定困难,必须采取更先进的技术手段进行证据收集、固定,比如使用专用的电子取证设备对硬盘、内存的数据进行备份、固定、分析等。除此之外还可通过截屏、打印、拍照、拷贝、公证等几种方式固定电子数据。

七、证据先行登记保存

证据现先行登记保存是指监督机构在调查取证过程中,在案件物证可能灭失或以后难以取得的情况下,为保全案件证据所采取的措施。《行政处罚法》第三十七条第二款规定,在证据可能灭失或者以后难以取得的情况下,经行政机关负责人批准,可以先行登记保存,并应当在七日内及时作出处理决定,在此期间,当事人或者有关人员不得销毁或者转移证据。

证据先行登记保存的特点是:①强制性,在证据可能灭失或者以后难以取得的情况下,经行政机关负责人批准,就可以先行登记保存,不需要征得当事人或者第三方同意;②执行性,证据登记保存措施一经作出立即予以执行,保管好证据登记保存的物品。当事人对证据登记保存措施不服的,不可以申请行政复议或向人民法院提起诉讼,因为证据登记保存的目的是为了保存案件证据;③期限性,证据登记保存的有效期有 7 日,自保存登记签发之日算起。监督机构必须在 7 日内对保存物品作出处理决定,7 日内不作出处理决定的证据登记保自动失效,当事人可以动用被保存的物品。

证据先行登记保存,应当制作证据先行登记保存决定书。采取证据先行登记保存措施应当注意以下问题:①采取该措施的先决条件是证据可能灭失或者以后难以取得;②必须经过相关监督机构负责人批准;③对需要保存的物品当场登记造册,予以封存固定,原地或异地保存;④向当事人制发证据先行登记保存决定书,交代有关情况以及应遵守的义务;⑤必须在规定期限内视具体案情作出处理决定。

八、证据复制

证据复制(duplication of evidence)是指监督人员对当事人或者其他人员提供的资料,根据案件情况可以进行复印、摘录、转录、拍照、录像等形式的复制。

证据复制应当注意:①复制的资料必须是与案件有关的,与案件无关的资料当事人有权拒绝提供;②经复制取得的资料都要求其持有人签字或盖章,复印件还应标注"与原件一致"字样,并注明原件保存的地方;③对涉及国家机密、商业秘密或者提供个人隐私的资料,监督人员负有保密的义务。

第四节　卫生监督证据的审查与运用

一、卫生监督证据的审查

卫生监督证据的审查,是指相关监督机构对所取得的证据进行查证、鉴别和核对,以判断其真伪与是否齐全的活动。审查是运用的前提,只有符合法定要求的证据,才能被采用去证明案件事实,作为定案的根据。

（一）卫生监督证据审查的内容

证据具有合法性、真实性和关联性三大特性,证据的审查应从这三个方面进行。

1. 卫生监督证据的合法性　指证据的取得和采用,必须符合实体法和程序法。

卫生监督证据的合法性主要包括:①出证主体合法,作为证据的提供者,只有符合法律规定才具有提供证据或者作证的资格。如职业病的诊断应当由经省、自治区、直辖市人民政府卫生计生行政部门批准的医疗机构进行诊断;②证据收集和取得的方式必须合法,监督人员调查取证必须按照法律规定的程序和要求进行。以偷录、窃听、威胁、引诱、欺骗以及其他非法的方法获取侵害他人合法权益的证据资料,不能作为卫生行政处罚的依据;③证据形式合法,证人证言、当事人陈述都应有证人、当事人的签名或盖章;勘验笔录应由参加勘验人和见证人签名或盖章;鉴定意见应由鉴定人签名和鉴定机构的盖章;视听资料应当写明制作人、持有人的身份,制作的时间、地点、条件和方法;电子数据应当附有笔录、清单,并经监督人员、电子数据持有人、见证人签名。

2. 卫生监督证据的真实性　卫生监督证据的真实性是指证据本身能够客观的反映案件真实真相的属性。作为证据的事实,是不依赖于监督人员的主观意志而客观存在的,任何主观想象、臆造、假设和捏造的东西,都不能作为证据。如果在定案时采用了不真实的证据必然会作出错误的结论。

审查证据的真实性主要包括:①证据形成的原因,证据的来源是否真实、可靠;②发现证据时的客观环境;③证据是否为原件、原物,复制件、复制品与原件、原物是否相符;④提供证据的人或者证人与当事人是否有利害关系;⑤视听资料有无剪辑、增加、删改等情形,电子数据有无删除、修改、增加等情形。

3. 卫生监督证据的关联性　卫生监督证据的关联性是指证据与案件事实具有一定的证明关系。证据必须是与卫生行政违法案件有关联的事实材料,即案件事实与行为人违法行为以及危害结果存在着必然的联系。同案件事实没有相关性,即使是客观事实,也不能成为证据。

审查卫生监督证据的关联性主要包括:①找出有证明关系的证明材料,对与卫生违法事实没有证明关系的证明材料予以排除;②分析证据有无实质性作用,对卫生行政处罚有实质性的证据应当予以采用,反之予以剔除;③确认有无证明效力,有些证据材料与违法事实虽有一定的关联,但对行政处罚没有证明力,没有实质作用。

（二）卫生监督证据审查的方法

卫生监督证据审查是监督人员对收集到的证据进行分析研究,鉴别真伪,确定其与案件事实之间的客观联系和证明作用,进而对案件事实作出结论的活动。正确地审查证据,要掌握科学的审查方法。在实践中,大致有以下几种证据审查方法:

1. 逐一甄别法　甄别即审查鉴别的意思。逐一甄别是对收集的证据逐一进行审查和鉴别,是对证据进行初步筛选的必要手段。逐一甄别法的审查规则是先审查证据是否符合法定形式,对证据的合法性进行判断。然后,再审查证据的内容是否符合客观事物的发生、发展、变化过程,是否符合逻辑,是否符合常理,是否符合客观规律,对证据的真实性进行判断。除此之外,还要审查证据是否与案件有关联。

2. 相互比较法　相互对比法是证明证据真实性的一种方法。这一方法的适用前提是收集到的证明同一事实的证据有多个,需要先通过证据间相互对比的方法进行梳理才能作出结论。通过证据之间的分析和比较,可以发现所收集证据的一致性或者矛盾所在。如果证据一致即相互印证,就可以作为定案的证据认定案件事实。如果证据相互矛盾,则需要采用逐一甄别法剔除虚假的证据,或者作进一步的调查,寻找新的证据后再作结论。

3. 综合审查法　综合审查法是审查证据是否充分的一种方法,即对收集到的所有证据进行分析、判断、比较,判断证据之间是否一致,能否形成一个完整的证据链,从而排除其他的可能性,得出唯一的结论。

二、卫生监督证据的运用

卫生监督证据的运用是指相关监督机构运用证据证明、查清案件事实,从而对案件事实根据不同情况做出符合客观实际的处理决定。由于监督人员调查、收集所取得的每一个证据材料,不一定都能成为卫生行政处罚的定案依据,因此,卫生监督证据的运用,必须坚持实事求是的原则,掌握科学的方法、了解各类证据的特点。在此基础上,把握好以下几种情形。

（一）不能作为定案依据的证据材料

不能作为定案依据的证据材料主要有:①严重违反法定程序收集的证据材料;②使用偷拍、偷录、窃听等手段获取侵害他人合法权益的证据材料;③以利诱、欺诈、胁迫、暴力等手段获取的证据材料;④没有取得原件、原物,又无其他证据印证,且当事人不予认可的复制件或复制品;⑤进行技术鉴定或者技术处理而无法辨明真伪的证据材料;⑥不能正确表达意志的证人提供的证言;⑦鉴定人不具备鉴定资格、鉴定程序严重违法以及鉴定意见错误、不明确、内容不完整的鉴定意见等;⑧视听资料、电子数据经审查无法确定真伪的;⑨视听资料、电子数据制作、取得的时间、地点、方式等有疑问,不能提供必要证明或者作出合理解释的。

（二）不能单独作为定案依据的证据

不能单独作为定案依据的证据,是指有些证据材料在其他证明材料的印证下才有证明效力,没有其他证据材料印证时,它就无法证明案件的客观事实。不能单独作为定案依据的证据材料主要有:①未成年人所做的与其年龄和智力不相适应的证言;②与当事人有亲属关系或者其他密切关系的证人所作的对该当事人有利的证言,或者与当事人有不利关系的证人所作的对该当事人不利的证言;③难以识别是否经过修改的视听材料;④无法与原件、原物核对的复制件或者复制品等。

（三）数个证据证明同一事实的证明效力

在数个证据可能出现不能一致证明某一违法事实,甚至相互矛盾的情况下,监督机构应当优先采用证明效力高的一些证据,以保证卫生行政处罚决定的正确性。不同证据的优先性如下:①国家机关以及其他职能部门依职权制作的公文文书优于其他书证;②鉴定意见、现场笔录、勘验笔录、档案材料以及经过公证或者登记的书证优于其他书证、视听材料和证人证言;③原件、原物优于复制件、复制品;④法定鉴定部门的鉴定结论优于其他鉴定部门的鉴定结论;⑤原始证据优于传来证据;⑥其他证人证言优于与当事人有亲属关系或者其他密切关系的证人提供的对该当事人有利的证言;⑦数个种类不同、内容一致的证据优于一个孤立的证据等。

（韩冬梅）

思考题

1. 卫生监督证据分类有哪几种?
2. 卫生监督证据种类有哪些?
3. 卫生监督调查取证的方法有哪些?
4. 电子数据审查时应审查哪些内容?
5. 不能作为定案依据的证据材料包括哪些?

第九章

卫生监督责任与稽查

在卫生监督过程中设立卫生监督责任制度,对卫生监督机构及其卫生监督人员的执法行为实施有效的法制监督,加强卫生监督稽查,可以纠正卫生监督机构及其卫生监督人员的违法行为和行政不当,并补救由此而给相对人造成的损害以及督促卫生监督机构及其卫生监督人员依法行政。

第一节　概述

一、卫生监督责任的概念和特征

(一)卫生监督责任的概念

卫生监督责任(health supervision responsibility)是指卫生监督机构及其卫生监督人员因违法行政和行政不当,违反其法定职责和义务,侵犯了公民、法人和其他社会组织的合法权益,而应依法承担的法律后果。

在卫生监督法律关系中,作为双方当事人的公民、法人或其他组织和卫生监督机构及卫生监督人员,都有可能因违反卫生法律、法规而承担卫生行政法律责任。但本章所说的卫生监督责任,是卫生监督机构及其卫生监督人员的责任,是由于卫生监督机构及其卫生监督人员在行使国家卫生监督权力的过程中,因行政违法或行政不当,所引起的直接法律后果,因此必须承担相应的卫生行政法律责任;如果因为卫生监督机构的侵权行为使相对人受到损失,就应依法给予赔偿,这是我国社会主义法制原则的体现。

(二)卫生监督责任的特征

1. 卫生监督责任是卫生监督主体的责任　在卫生监督活动中,具有行政职权和行政职责的卫生监督机构及其卫生监督人员是卫生监督责任的主体。这与卫生监督活动中的被管理者,即卫生行政相对人违反卫生行政法律规范而承担的法律责任相区别。虽然两者都可能违反卫生行政法律规范,但卫生监督人员所承担法律责任的形式是行政处分;而卫生行政相对人承担法律责任的形式是行政处罚。

2. 卫生监督责任是卫生监督主体行政违法或行政不当引起的法律后果　卫生监督责任即卫生监督主体不履行法定职责或不遵守法定义务所应承担的法律后果。由于卫生监督主体的行为未超出卫生行政法律规范规定的违法限度,是尚未构成犯罪的行为,因而适用于行政法规定追究的法律责任。这与卫生监督人员违反民事法律规范或者刑事法律规范而承担的民事责任、刑事责任不同。

3. 卫生监督责任是一种独立责任　违法卫生监督的后果是承担行政责任,这种行政责任作为一种法律责任,具有法律上的强制性,应当依法由特定的行政机关按照法定的程序予以追究。卫生监督责任也是对行政违法和行政不当的一种法律救济,作为一种独立的责任,它既不是民事责任,也不是刑事责任,它不能代替民事责任和刑事责任,也不能被民事责任和刑事责任所取代。因为不同的法律责任有不同的内容和形式,也有不同的承担条件。同时,卫生监督责任作为一种法律责任,也不能与纪律责任互相替代。

二、卫生监督责任的构成要件

(一)卫生监督责任的主体是卫生监督机构及其卫生监督人员

卫生监督机构及其卫生监督人员享有行政职权和履行行政职责。对于它们的违法或不当行政的行为应承担卫生监督责任,以保证依法行政、合理行政。

(二)卫生监督责任产生的前提是行政违法或行政不当

卫生监督机构及卫生监督人员在行使卫生监督权力,执行卫生监督公务活动中,违反国家卫生法律、法规及规章,不履行法定职责和义务或行政不当,即构成卫生行政违法,这是引起卫生监督责任的前提和首要条件。

1. 行政违法　是指卫生监督机构及卫生监督人员所实施的违反卫生行政法律规范,侵害受卫生法律保护的卫生行政关系,尚未构成犯罪有过错的行政行为。行政违法的特征是:①是违反卫生法律规范,侵害受卫生法律保护的卫生行政关系的行为;②是一种尚未构成犯罪的行为;③是要承担行政法律责任的行为。

根据行政违法的表现方式,违法行政行为主要有行政失职、行政越权、行政滥用职权、事实依据错误、适用法律法规错误、程序违法和行政侵权等。

2. 行政不当　是指卫生监督机构及卫生监督人员不当行为,它是专门针对行政自由裁量权的不合理行使而言的。卫生监督机构及卫生监督人员的行为,不仅必须符合卫生行政法律规范的规定,而且还必须符合合理性。不合法的行为属于违法行政,不合理的行为构成行政不当。行政不当与违法行政的区别:①行政违法侵犯的是行政关系的合法性;行政不当侵犯的是行政关系的合理性。行政不当构成违法行政,它以合法为前提,是合法幅度内的失当,表现为畸轻畸重,显失公正等;②行政违法是针对羁束行为和裁量行为的的,行政不当只基于裁量行为;③行政违法必然引起行政责任,包括惩罚性行政责任和补救性行政责任,而行政不当一般只限于补救性行政责任;④行政违法一旦被确认,一般溯及其发生时即无效,而行政不当既可部分影响其效力,也可全部影响其效力。

行政不当行为根据行政自由裁量的内容,可以分为对象不当、客体不当、时间不当、地点不当等,根据行政自由裁量的性质,可以分为权利赋予不当、义务科以不当等。

(三)卫生行政行为人主观上有过错

主观过错是指行政行为人实施行为的某种主观意志状态,反映行为人对自己的行为后果的评价能力。过错分为故意和过失两种形式。故意,是指行为人预见其行为的损害后果,而希望或者放任这种损害后果的发生。过失,是指行为人欠缺必要的注意,没有尽到足够的谨慎和勤勉,即对行为的损害后果应当预见而没有预见,或者虽已预见但轻信行为造成的损害后果不会发生。过错作为一种主观因素是要通过客观的行为表现出来的,所以,确定行为人的过错,要结合行为人行为的具体情况作具体分析。如果无法预见、无法避免的,则应归结为意外事件或不可抗力,而行为人就没有过错。卫生监督机构及卫生监督人员所做出的行为,如果既不是出自故意也不是出自过失,就不构成卫生行政违法,也就不应追究行政责任。

（四）有行政违法的情节和后果

对于具有轻微违法失职行为的人,一般采用批评教育的方法,帮助其认识错误,改正错误。但当违法失职行为已经超过了批评教育的限度,行政违法的情节和后果严重时,就必须对行为人追究行政责任。因为行政违法的情节和后果不仅关系到行政责任的轻重,而且直接决定其赔偿形式。

（五）卫生监督责任必须为卫生行政法律规范所确认

卫生监督责任主体的违法行为是否应当追究其行政责任,需要由卫生法律规范做出明确规定。卫生法律规范没有规定某一行为需要承担行政责任,即使该行为违法,也不能构成卫生监督责任。

三、追究卫生监督责任的原则

（一）责任法定原则

责任法定原则要求:①是否追究卫生监督责任由法律规定;②追究卫生监督责任的主体由法律规定;③是否可以追究先行行为的卫生监督责任由法律规定,若无规定,不得以事后法律规定追究先行行为的卫生监督责任。

（二）公正的原则

公正的原则要求:①追究卫生监督责任必须与违法行为造成的损害后果以及违法行为的情节相一致;②追究卫生监督责任应当综合考虑责任人承担责任的各种合法因素;③坚持在法律面前人人平等;④公正地适用法律程序追究卫生监督责任。

（三）补救、惩罚与教育相结合的原则

追究卫生监督责任,一般表现为对违法行政者的惩罚,但惩罚不是目的,关键是使受到损害的权益得到补救,同时让违法行政者从中受到教育,吸取教训,以有效地防止行政违法事件的再次发生。

四、卫生监督责任的分类

（一）内部行政责任和外部行政责任

按卫生监督责任所涉及的范围,可分为内部行政责任和外部行政责任。前者是指内部行政法主体,包括卫生监督机构及卫生监督人员依法必须承担的行政责任,它基于内部行政法律关系发生,如行政处分。后者是指外部行政法主体,包括卫生监督机构及卫生监督人员对管理相对人依法必须承担的行政责任,它基于外部行政法律关系发生,如行政赔偿。

（二）卫生监督机构的责任和卫生监督人员的责任

按卫生监督责任的主体,可分为卫生监督机构的责任和卫生监督人员的责任。前者是指卫生监督机构依法必须承担的行政责任,如撤销违法行为。后者是指卫生监督人员依法必须承担的行政责任,如赔礼道歉。

（三）人身责任、权能责任和经济责任

按卫生监督责任的具体内容,可分为人身责任、权能责任和经济责任。人身责任是指对人身自由依法做出限制的处罚责任,如行政拘留。权能责任是指使责任者失去原有权能,如撤职。经济责任是指承担经济赔偿。

第二节　卫生监督责任的承担方式

一、卫生监督责任承担方式的概念及种类

（一）卫生监督责任承担方式的概念

卫生监督责任的承担方式,是指卫生监督机构及其卫生监督人员在违反卫生法律规范规定义务的情况下,依法承担的法律后果的具体形式。

（二）卫生监督责任承担方式的种类

卫生监督责任的承担方式,依据不同的标准可以划分为不同的种类:

1. 卫生监督机构和卫生监督人员承担方式　卫生监督机构监督责任和卫生监督人员监督责任从实施卫生行政违法的主体来划分,可以分为卫生监督机构监督责任的承担方式和卫生监督人员监督责任的承担方式。

2. 补救和惩戒　从卫生监督责任的内容来划分,可以分为惩罚性责任和补救性责任。任何一种违法监督的行为都会相应地引起这两类责任内容,但对不同的责任主体有所区别。对卫生监督机构的违法卫生监督行为,较少要求其承担惩戒性责任,更多地是要求其承担补救性责任,如行政赔偿。对卫生监督人员的违法卫生监督行为,既要承担惩戒性责任,如行政处分,又要承担补救性责任。

这里应当指出的是,追究卫生监督责任时,在卫生监督机构的责任和卫生监督人员之间,常可能发生行政连带责任和行政追偿问题。在卫生监督执法活动中,一种是卫生监督机构和卫生监督人员之间的连带责任。当卫生监督人员以卫生监督机构的名义进行卫生监督活动时,其违法行政行为所引起的法律责任,如卫生监督人员违法侵权造成的行政赔偿,是由国家承担的,但国家承担责任后,卫生监督机构可依职权追究卫生监督人员的责任,包括责令有故意或者重大过失行为的卫生监督人员承担部分或者全部的赔偿费用,并可视行为人的具体情节依法给予行政处分。另一种是行政首长和行政成员之间的连带责任。这是把行政成员的过错推定为行政首长的过错。因为一般来说,行政首长对行政成员负有领导和监督责任,或者行政违法行为造成的损害后果与行政首长的失职或指挥不当有关,所以,行政首长对行政成员应负连带责任。

二、卫生监督机构卫生监督责任的承担方式

（一）通报批评

卫生监督机构承担的一种惩罚性的卫生监督责任。它是上级卫生监督机构或行政监察机关,通

过文件、报刊、会议等形式,对下级卫生监督机构实施的卫生行政违法行为的事实、造成的影响和处理结果予以公布周知的惩戒方式。

（二）承认错误，赔礼道歉

卫生监督机构承担的一种最轻微的补救性卫生监督责任。一般是由卫生监督机构的领导或直接责任人出面,向相对人赔礼道歉,承认错误,可以采用书面方式,也可以采用口头方式。

（三）恢复名誉，消除影响

卫生监督机构承担的一种精神性的补救性责任。当卫生监督机构的卫生监督行为违法或不当损害相对人的名誉,造成不良影响时,通过在大会上公布正确的决定、在报刊上更正处理决定、向有关单位寄送更正处理决定等方式,为相对人恢复名誉,赔礼道歉。至于选择何种方式,则取决于相对人名誉损害的程度和不良影响的范围。

（四）履行职务

卫生监督机构不履行或者拖延履行职务而承担的一种卫生监督责任。对于卫生监督机构的失职行为,可以由相对人提出申请,也可以由人民法院或上级机关决定其履行职务。

（五）撤销违法决定

卫生监督机构发现在做出卫生监督具体行政行为时具有违法事由而承担的责任。违法事由包括:主要证据不足,适用法律、法规错误,违反法定程序,超越职权,滥用职权等。

（六）纠正不当

卫生监督机构做出违法行政行为后,经有权机关审查直接变更原有卫生监督行为内容,而卫生监督机构必须接受和承担的一种卫生监督责任。

（七）停止违法行为

卫生监督机构做出的卫生行政违法行为具有持续性时,在有权机关判决其违法后,承担的立即停止执行原行政行为的一种卫生监督责任。

（八）返还权益

卫生监督机构在卫生行政违法行为产生了剥夺相对人对财产的占有权及其他利益后,承担的一种财产上的补救性卫生监督责任。包括返还原物,即将非法收缴罚没的财产、金钱归还给财产的所有人或经营者;恢复利害关系人的其他权益。

（九）恢复原状

卫生监督机构因卫生行政违法行为损坏相对人的财产,所承担的将损坏的财产恢复到原来状态的一种卫生监督责任。最常见的是将损坏的物品修复。恢复原状要有可能性和必要性。所谓可能性是指被损坏的财产可以修复;所谓必要性是指将物品修复从经济上看有更大的效益。如果被损坏的财产没有可能恢复原状或没有必要恢复原状则不适用该责任方式。

（十）行政赔偿

卫生监督机构的卫生行政违法行为损害了相对人的合法权益,用其他卫生监督责任方式无法弥补时而承担的一种卫生监督责任。

三、卫生监督人员卫生监督责任的承担方式

（一）通报批评

由有权机关对卫生行政违法行为情节轻微的卫生监督人员给予的一种精神上的惩戒性处罚方式，如文件通报、会议批评等。

（二）承认错误，赔礼道歉

由卫生监督机构责令做出卫生行政违法行为的卫生监督人员，向合法利益受到损害的相对人承认错误，表示歉意的一种卫生监督责任方式。

（三）赔偿损失

卫生监督人员因故意或重大过失的卫生行政违法行为侵犯相对人的合法权益并造成损害，所属卫生监督机构已对相对人履行了赔偿责任之后，而应承担的部分或全部赔偿责任。

（四）行政处分

1. 行政处分的概念　行政处分是指卫生监督机构对卫生监督人员违法监督行为给予的惩戒。具有法律责任与纪律责任交叉与重合的特点。卫生监督人员的职务行为如果违法，主观上有过错，就要承担法律责任，其主要形式是行政处分。同时，卫生监督人员的违法行为又违反了卫生监督机构内部的组织纪律，对此也要追究纪律责任，其主要形式也是行政处分。所以，两种责任针对同一行为并承担同一种责任。

行政处分与行政处罚虽然都是行政责任，但它们之间有明显的区别。行政处分属于内部行政行为，做出行政处分的卫生监督机构与被处分的卫生监督人员之间具有行政机关内部的隶属关系。而行政处罚则属于外部行政行为，做出行政处罚的卫生监督机构与被处罚的行政相对人是行政机关的外部管理关系，不存在隶属关系。

2. 行政处分的种类　按照《公务员法》的规定，行政处分包括：警告、记过、记大过、降级、撤职、开除等六种形式。

3. 行政处分的程序　行政处分必须严格遵循法定程序，一般要经过立案、调查、审理、批准、执行等程序阶段。要求做到应当事实清楚、证据确凿、定性准确、处理恰当、程序合法、手续完备。卫生监督人员对卫生监督机构做出的涉及本人权益的行政处分不服，有权向有关机关提出意见和要求，进行申诉；对卫生监督机构及其领导人员侵犯其合法权益的行为，有权向上级行政机关或者行政监察机关提出控告。

第三节　卫生行政执法责任制

一、卫生行政执法责任制的概念及意义

（一）卫生行政执法责任制的概念

卫生行政执法责任制（responsibility system of health administrative execution）是指卫生监督机构

根据依法行政的要求,以落实行政执法责任为核心,以卫生行政执法行为合法、规范、高效为基本要求,以卫生行政执法监督和过错责任追究为保障的行政执法工作制度。

2005年卫生部制定了《卫生行政执法责任制若干规定》,其目的是为了规范卫生行政执法行为,落实行政执法责任,提高卫生行政执法水平,保障各项卫生法律、法规、规章全面正确实施。

（二）卫生行政执法责任制的意义

1. 保证卫生监督为人民服务的宗旨 法律授权卫生监督机构行使卫生监督权力,最终目的就是要通过卫生监督,为经济和社会发展服务,为人民的健康服务,为提高人民的物质和文化生活水平服务。人民通过权力机关制定卫生法律,表达意志,卫生监督机构依法行政,正确行使权力,履行义务,明确违法行政应承担的法律责任,保证卫生行政管理为人民服务的目标,使卫生监督不致偏离航道。

2. 保证依法行使卫生监督职权 卫生监督机构及卫生监督人员在卫生监督活动中,只能行使法律授予与其职能相一致的权力,即称为职权。职权与公民个人的权利不同,只有法律授予的权力,卫生监督机构才能行使,法律无明文规定不得为,否则就是越权。所以,卫生监督机构及卫生监督人员在卫生监督活动中要依法行政,并进行责任追究,实施卫生行政执法责任制,才能促进卫生监督机构的廉政建设,提高卫生监督人员廉洁奉公、遵纪守法的自觉性,保证依法行使卫生监督职权,使卫生法律规范在实践中得以正确贯彻实施。

3. 保证提高行政效率 确立卫生行政执法责任制,建立一种经常纠正错误的机制,切实保障公民、法人或其他组织的合法权益和国家利益,是克服官僚主义,提高行政效率的一个重要措施。它有利于调动卫生监督人员的积极性,有利于约束卫生监督人员的行为,保证卫生监督符合国家和人民的要求,避免不公、错误和违法,减少矛盾和纠纷。同时,按法律规定的程序办事,遵守法定的操作规则,从而大大提高卫生监督机构的工作效率。

二、卫生行政执法责任制的内容与基本要求

（一）卫生行政执法责任制的内容

《卫生行政执法责任制若干规定》第二章规定,卫生行政执法责任制的内容包括:①明确执法范围和工作任务;②划分执法责任。具体有:明确法定职责和权限范围、应当履行的法定义务、执法的目标和要求、应当承担的法律责任;③根据卫生行政执法范围和工作任务建立卫生行政执法岗位责任制,分别落实到各级负责人、各处室（执法机构）及执法人员。

（二）卫生行政执法责任制的基本要求

1. 建立卫生行政执法责任制度 根据《卫生行政执法责任制若干规定》的要求,卫生监督机构为了保证卫生行政执法责任制的落实,应当建立健全以下工作制度:①重大行政处罚负责人集体讨论制度;②卫生行政执法文书及档案管理制度;③罚没收缴物品处理管理制度;④卫生监督稽查制度;⑤过错责任追究制度;⑥卫生法律、法规、规章的培训制度;⑦卫生监督信息统计报告制度;⑧卫生行政执法考核评议和奖惩制度。

2. 依法行政、规范行为 卫生行政部门实施行政许可、行政处罚、监督检查、行政强制措施等

具体行政行为,必须严格依照相关法律、法规、规章规定的要求,不得失职、渎职、越权和滥用职权。

3. 卫生监督稽查　根据《卫生行政执法责任制若干规定》第二章规定,卫生行政部门应当建立投诉举报受理制度,及时处理公民、法人或其他组织的投诉和举报,不得拒绝和推诿。

三、过错责任追究

（一）追究过错责任的情形

《卫生行政执法责任制若干规定》要求,卫生监督人员做出的具体行政行为应当符合管辖和职权范围;事实清楚,证据充分;适用法律、法规正确,符合有关标准;执法程序合法;行政处罚合法、适当。

各级卫生监督人员在执法活动中,因故意或重大过失有下列情形之一的,应当追究相应责任:①超越法定权限的;②认定事实不清、证据不足的;③适用法律、法规、规章错误的;④违反法定程序的;⑤处理结果显失公正的;⑥依法应当作为而不作为的;⑦滥用职权侵害公民、法人和其他组织的合法权益的;⑧卫生行政执法责任制不落实,责任不清造成重大过失的;⑨其他违法行为。

（二）追究过错责任的原则

《卫生行政执法责任制若干规定》要求,过错责任追究应当坚持实事求是,客观公正;在对责任人做出处理前,应当听取当事人的意见,保障其陈述和申辩的权利;各级卫生监督机构的法制机构应当负责对卫生监督机构执法过错案件的检查和认定并提出纠正意见;卫生监督机构对本机构发生的执法过错案件,应当主动进行整改和纠正。

（三）追究过错责任的形式

由卫生监督人员所在机构根据情节给予限期整改、通报批评、取消评比先进资格、离岗培训、调离执法岗位、取消执法资格等处理。情节严重,造成严重后果的,依法给予行政处分;涉嫌犯罪的,移送司法机关处理。

第四节　卫生监督稽查

一、卫生监督稽查的概念与意义

（一）卫生监督稽查概念

卫生监督稽查(inspection over health supervision)是指卫生监督机构对其内部及下级卫生监督机构及其卫生监督员在卫生行政执法活动中依法履行职责、行使职权和遵守纪律情况进行的监督和检查活动。根据这一定义,卫生监督稽查具有以下特点:①卫生监督稽查的性质属于卫生监督执法系统的内部监督机制;②稽查实施主体是卫生行政机关;③稽查对象是卫生监督机关及其卫生监督员的执法行为;④稽查内容包括卫生监督机关及其卫生监督员的依法履行职责、行使职权和遵守纪律情况三个方面。

为了加强卫生监督队伍建设,强化内部制约机制,规范卫生行政执法行为,2005 年卫生部制定了《卫生监督稽查工作规范》。要求卫生监督稽查工作应当坚持实事求是、公平公正,重证据、重调查研究的原则。

（二）卫生监督稽查的意义

卫生监督机构承担着卫生法律法规赋予的诸多监督职能。稽查工作开展的好坏直接关系到卫生执法的公正性和权威性。卫生监督稽查作为卫生监督机构内部制约机制,是卫生监督体系建设的重要组成部分,是卫生监督机构的重要工作内容,是依法行政的必然要求,是卫生监督队伍建设的重要保证。对推行依法行政,规范卫生行政执法行为,建立一支公正合法、廉洁高效的卫生监督执法队伍,提高执法质量与执法水平,提升卫生监督执法效能,确保各项卫生监督工作落实具有重要意义。

二、卫生监督稽查设置与职责

（一）卫生监督稽查设置

卫生监督稽查分为两个层面进行:①上级卫生监督机构应根据稽查工作计划对下级卫生监督机构及其卫生监督人员的卫生行政执法活动进行综合性稽查,每年至少稽查一次;②各级卫生监督机构对本机构行政执法行为开展稽查,县级以上卫生监督机构应当设置专门部门负责辖区内卫生监督稽查工作,卫生监督机构负责人主管卫生监督稽查工作。卫生监督机构应当选任政治素质、业务素质好的人员担任卫生监督稽查人员,专职负责卫生监督稽查工作。定期对卫生监督稽查人员进行培训、考核,考核不合格不能担任卫生监督稽查员。

（二）卫生监督稽查职责

《卫生监督稽查工作规范》对卫生监督稽查职责作出了规定:①制订稽查工作制度、计划;②检查卫生监督机构和监督员执行卫生行政执法责任制的情况;③检查卫生监督员执法行为、文书制作、着装、证件证章使用;④对卫生监督机构内部管理工作作出评价,提出建议;⑤调查处理有关卫生监督机构和人员执法活动的投诉和举报;⑥承担卫生行政部门和卫生监督机构交办的其他工作。

三、卫生监督稽查内容与方式

（一）卫生监督稽查内容

为促进依法行政,保证卫生法律、法规和规章的正确实施,强化内部制约机制,规范卫生行政执法行为,提高行政执法质量和效率,卫生监督稽查内容主要包括以下方面:①卫生监督工作计划确定的任务和事项的执行完成情况;②上级部署、交办的事项处置及完成情况;③卫生监督中有法不依、执法不严,或越权查处、滥用职权情况;④突发事件报告、调查、处置情况;⑤具体行政行为中程序、实体内容的合法性情况;⑥与公共卫生监督相关的现场监督检测情况;⑦监督文书规范执行的符合率及文书制作情况;⑧办事程序、工作制度以及政务公开执行情况;⑨监督员行为规范执行情况;⑩信访、举报投诉处理的及时性和完成情况,执法过错的有关情况。

（二）卫生监督稽查方式

1. 检查与调查　卫生监督稽查可通过查看案卷和资料,现场检查,询问当事人,绩效考核等多种方式进行。

2. 卫生行政执法案卷评查　是指卫生计生委机关和卫生监督部门通过对行政执法主体的行政执法案卷实施检查,对行政执法行为的合法性、合理性和行政执法文书的规范化等情况进行检查评价的活动。案卷评查的主要内容包括:①行政执法适用的法律、法规、规章是否正确;②行政执法事实是否清楚,证据是否充分,定性是否准确;③行政执法程序是否合法,内部运作程序是否规范;④作出的行政处罚、行政许可、行政强制决定是否合法、适当;⑤行政执法主体是否按本单位制定的行政处罚裁量量化标准作出行政处罚决定;⑥行政执法文书、案卷材料是否完整齐备,文书使用是否规范,卷宗制作归档是否符合标准。

四、卫生监督稽查程序

(一)立案

对检查发现、群众投诉举报、上级交办、有关部门移送的违法违规事件应当作好记录,经初步核实对属于稽查范围的,有明确违法违规行为人、案件来源可靠的,由稽查人员所属卫生监督机构负责人批准立案查处,同时报同级卫生计生行政部门备案。对不属于本部门稽查范围的,应当及时移送有关部门处理。

(二)稽查前准备

卫生监督稽查人员在实施稽查前,应当全面了解情况,调阅有关资料,确定相应的稽查方案。稽查方案应当包括稽查目的、稽查内容、稽查范围、稽查方法,确定稽查时间。

(三)检查与调查

卫生监督稽查人员在执行任务时应当两人以上,出示相应证件后进行检查、调查。卫生监督稽查员在检查与调查时应收集有效的证据,并听取被检(调)查的卫生监督机构、卫生监督员的意见。依据有关的卫生法律法规对管理相对人进行现场检查、询问调查、谈话等,调查了解卫生行政执法情况。

卫生监督员应根据稽查的要求,提供与稽查事项有关的文件、资料和情况,如实回答提出的问题。卫生监督稽查员笔录应当交由被调查(检查)人员核对,核对无误后由被调查(检查)人员签字或盖章,拒绝签字的应注明原因。

(四)处理

1. 当场处理　卫生监督稽查人员在稽查过程中发现有违反卫生监督行为规范的,可以当场予以纠正。对于拒不改正的,可暂扣其卫生监督证件证章。

2. 上报同级卫生行政部门　在稽查过程中发现有以下情况之一的,应当于稽查结束之日起10个工作日内提出稽查建议,稽查建议报卫生监督机构负责人批准后制作卫生监督稽查意见书。卫生监督稽查意见书应当报同级卫生计生行政部门,情节严重的可予以通报批评:①工作计划未落实的;②卫生许可、行政处罚中违反程序,实体内容发生错误的;③监督抽查及检验不规范或不符合规范要求的;④违反办事程序、工作制度的;⑤卫生监督员未遵守行为规范的;⑥信访、举报投诉未予处理,或处理不当的;⑦突发事件报告不及时,处置不当的;⑧上级监督机构认为应当发出整改建议或纠正错误建议书的其他情形。

3. 移送有关部门处理　稽查过程中发现有违法违纪行为应当交由其他部门处理的,报经同级卫生计生行政部门批准后,移送有关部门处理。

（五）落实稽查意见

被稽查单位在接到卫生监督稽查意见书后,应当及时整改并在 30 日内将整改情况报卫生计生行政部门和稽查单位。稽查结果应当作为卫生监督机构及卫生监督员考评的重要依据。对于稽查结果中明示需整改部分拒不改正或者整改不力的卫生监督机构及卫生监督员取消其评比先进资格。

（六）结案

卫生监督稽查后应及时进行结案,结案后应当将有关材料及时整理、归档保存。

（樊立华）

思考题

1. 什么是卫生监督责任,有哪些构成要件?

2. 什么是卫生行政执法责任制? 设立卫生行政执法责任制有何意义。

3. 卫生监督责任的承担方式有哪些?

4. 卫生监督稽查包括哪些内容?

第十章

医疗机构卫生法律制度与监督

　　医疗活动是现代社会的重要活动之一,它承担着维护公众健康,促进社会发展的重任。随着社会文明发展,人们对健康、对医疗服务质量不断提出了新的要求,同时,新的医疗技术在不断地涌现,带来了一些新的医学伦理、道德、法律问题。为了规范医疗行为,减少医疗损害,国家相继制定了一系列的医疗执业法律制度,作为卫生计生行政部门对医疗机构、医疗卫生人员、医疗活动等进行监督管理的依据。本章主要介绍医疗机构、医疗执业人员、医疗专项技术服务、医疗废物、医疗广告等方面的法律制度和卫生监督的相关要求。

第一节　医疗机构的概述

一、医疗机构的概念

　　医疗机构(medical institution)是指依法定程序设立的,以救死扶伤,防病治病,为公众的健康服务为宗旨,从事疾病诊断、治疗活动的卫生机构的总称。这一概念的含义:第一,医疗机构是依法成立的卫生机构。第二,医疗机构是从事疾病诊断、治疗活动的卫生机构。第三,医疗机构是从事疾病诊断、治疗活动的卫生机构的总称。我国的医疗机构是由一系列开展疾病诊断、治疗活动的卫生机构构成的。医院、卫生院是我国医疗机构的主要形式,此外,还有疗养院、门诊部、诊所、卫生所(室)以及急救站等,共同构成了我国的医疗机构。

二、医疗机构的类别

　　根据医疗机构的业务范围和功能,可将其分为十四大类:①综合医院、中医医院、中西医结合医院、民族医医院、专科医院、康复医院;②妇幼保健院;③中心卫生院、乡(镇)卫生院、街道卫生院;④疗养院;⑤综合门诊部、专科门诊部、中医门诊部、中西医结合门诊部、民族医门诊部;⑥诊所、中医诊所、民族医诊所、卫生所、医务室、卫生保健所、卫生站;⑦村卫生室(所);⑧急救中心、急救站;⑨临床检验中心;⑩专科疾病防治院、专科疾病防治所、专科疾病防治站;⑪护理院、护理站;⑫社区卫生服务中心;⑬社区卫生服务站;⑭其他诊疗机构。

三、医院分级与分等

　　为改善和加强医疗卫生工作的宏观管理,充分合理地利用卫生资源,提高医院科学管理水平和医疗卫生服务质量,更好地为保障人民健康服务,目前我国对医疗机构实行分级管理制度。根据功能和任务的不同将医院划分为三级：

一级医院：是直接向一定人口的社区提供预防、医疗、保健、康复服务的基层医院、卫生院。

二级医院：是向多个社区提供综合医疗卫生服务和承担一定教学、科研任务的地区性医院。

三级医院：是向几个地区提供高水平专科性医疗卫生服务和执行高等教育、科研任务的区域性以上的医院。

企事业单位及集体、个体举办的医院的级别，可比照划定。

各级医院经过评审，按照《医院分级管理标准》确定为甲、乙、丙三等，其中三级医院增设特等，因此医院共分三级十等。各级医院之间应建立与完善双向转诊制度和逐级技术指导关系。

第二节　医疗机构监督法律制度

一、医疗机构管理的法律制度

医疗机构是特殊的社会组织，为了加强对医疗机构的管理，促进医疗卫生的发展，保障公民健康，保护社会成员的合法权益，我国政府在新中国成立后一直努力健全医疗机构管理的法律制度，几十年来各级立法机关颁布实施了大量的法律、法规，主要有：《医院诊所管理暂行条例》（1951 年 1 月，国务院，1994 年 9 月废止）；《综合医院工作制度》（1958 年 3 月，卫生部）；《城市综合医院工作条例（试行草案）》（1964 年 7 月，卫生部）；《全国农村人民公社卫生院暂行条例（草案）》《中国城市街道卫生院工作条例》和《综合医院组织编制原则（试行草案）》（1978 年，卫生部）；《关于加强护理工作的意见》（1979 年 6 月，卫生部）；《农村合作医疗章程（试行草案）》（1979 年 12 月，卫生部）；《全国医院工作条例》和《医院工作制度》（1982 年，卫生部）；《医院分级管理办法（试行草案）》和《医院分级管理标准（试行草案）》（1989 年 11 月，卫生部）；《医疗机构管理条例》（1994 年 2 月，国务院）和《医疗机构管理条例实施细则》（1994 年 9 月，卫生部）等，其中《医疗机构管理条例》是目前为止我国医疗机构监督管理的最主要法律依据。医疗机构管理是一个事关重大、敏感复杂的问题，为了规范医疗活动，各级立法机关根据医疗发展的新形势新问题，不断制定、颁布新的医疗机构管理规章规范，促进医疗事业的有序发展。

二、医师执业法律制度

医疗工作需要专门技术，并且具有特殊的风险，医师的执业行为与病人的生命健康紧密关联。为了保障医疗安全，维护公民健康，我国政府历来重视对医师的管理工作，在新中国成立以后，原卫生部相继颁布了《医师暂行条例》《中医师暂行条例》《牙医师暂行条例》等法规，十一届三中全会以后，又陆续出台了《医院工作人员守则》（1981 年 10 月，卫生部）、《医院工作人员职责》（1982 年，卫生部）、《医务人员医德规范及实施办法》（1988 年 12 月，卫生部），1992 年 10 月 7 日卫生部颁布了《外国医师来华短期行医暂行管理办法》等规章制度，对规范医师执业管理起到了良好的推动作用。为了加强医师队伍的建设，提高执业医师的职业道德和业务素质，保障医师的合法权益，保护人民健康,1998 年 6 月 26 日第九届全国人民代表大会常务委员会第三次会议通过了《中华人民共和国执业医师法》,自 1999 年 5 月 1 日起施行,与随后出台的《医师执业注册暂行办法》(1999 年 7 月,卫生部)和卫生部、中医药管理局联合颁布实施《关于医师执业注册中执业范围的暂行规定》(2001 年 6 月 20 日)及《处方管理办法(试行)》(2004 年 8 月,卫生部中医药管理局)等成为当前医师执业监督的重要法律依据。

三、乡村医生从业法律制度

乡村医生是指尚未取得执业医师资格或者执业助理医师资格,经注册在村医疗卫生机构从事预防、保健和一般医疗服务的乡村医生。乡村医生是在农村最基层为广大农民群众提供基本医疗卫生服务的一支非常重要的力量。其主要职责是向农民提供公共卫生服务,承担着疾病预防、妇幼保健、健康教育宣传等多项任务,同时承担着常见伤、病的初级诊治,在实现基本公共卫生服务均等化和保障农民健康权益方面发挥着重要作用。为了提高乡村医生的职业道德和业务素质,加强乡村医生从业管理,保护乡村医生的合法权益,保障村民获得初级卫生保健服务,根据《执业医师法》的规定,国务院于 2003 年 8 月 5 日颁布了《乡村医生从业管理条例》,自 2004 年 1 月 1 日起施行。

四、护士执业法律制度

护理工作是医疗卫生工作的重要组成部分,与医疗质量和医疗安全紧密相关,护士在医疗、预防、保健和康复工作中发挥着重要作用。新中国成立以来,我国主要依据《医士、药剂士、助产士、护士、牙科技士暂行条例》(政务部,1952 年,后因各种原因而停止施行)、《国家卫生技术人员职务名称和职务晋升条例》(卫生部,1956 年)、《关于加强护理工作的意见》(卫生部,1979 年)以及《卫生技术人员职称及晋升条例(试行)》(卫生部,1997 年)等法规、规章和文件进行护士管理工作,虽然也有一定的成效,但由于没有建立起严格的考试、注册和执业管理制度,致使长期以来护理队伍整体素质提高缓慢,影响了医疗质量提高的进程。我国原卫生部参照世界各国护士管理的成功经验,制定了《中华人民共和国护士管理办法》(颁布于 1993 年,1994 年 1 月 1 日施行)。为了进一步加强护士管理,提高护理质量,保障医疗和护理安全,保护护士的合法权益,在 2008 年 1 月 23 日国务院第 206 次常务会议通过《护士条例》(2008 年 5 月 12 日施行)。这是我国现阶段护士执业监督的主要法律依据。

五、医疗专项技术服务法律制度

(一)器官移植法律制度

为了保障和促进人体器官移植的顺利进行,世界各国普遍重视人体器官移植的立法,用法律手段保证器官移植工作的广泛开展。美国是器官移植开展最早和最多的国家,1948 年制定了《统一尸体提供法》,1984 年通过了国家器官移植法;丹麦 1947 年制定的《人体组织摘取法》;挪威 1973 年制定的《器官移植法》;法国 1976 年制定的《器官摘取法》;日本 1958 年制定的《角膜移植法》,1979 年制定的《角膜肾脏移植法》;新加坡 1987 年正式通过了《人体器官移植法案》。可以说,世界上绝大多数开展器官移植的国家,在 20 世纪 80 年代以前就已完成了器官移植的立法工作。尽管各国的国情不同,但在器官移植立法的原则、内容等方面的规定为我国制定人体器官移植法提供了可借鉴的经验。

在我国,上海市已于 2001 年率先实施了《上海市遗体捐献条例》,2003 年 8 月 22 日深圳市通过《深圳经济特区人体器官捐献移植条例》,该条例已经于 2003 年 10 月 1 日起施行。为了规范和加强人体器官移植技术临床应用管理,保证医疗质量和医疗安全,保护病人健康,卫生部在 2006 年 3 月 16 日颁布并于同年 7 月实施的《人体器官移植技术临床应用管理暂行规定》,使我国器官移植首次在法律上进行规范。为进一步规范人体器官移植,保证医疗质量,保障人体健康,维护公民的合法权益,2007 年 3 月 31 日国务院发布了《人体器官移植条例》,并于 2007 年 5 月 1 日起实施,从法律上正式规范了人体器官移植。

（二）医疗美容服务法律制度

2001 年 12 月 29 日,依据《执业医师法》《医疗机构管理条例》和《护士管理办法》,卫生部通过了《医疗美容服务管理办法》,自 2002 年 5 月 1 日起施行。对医疗美容服务的设置审批、人员资质、执业规则等作出规定,为规范医疗美容服务,促进医疗美容事业的健康发展,维护就医者的合法权益提供了法律保障,也是对其进行监督的法律依据。

六、医疗废物管理法律制度

为了加强医疗废物的安全管理,防止疾病传播,我国制定了相关法律法规,以保护环境,保障人体健康。卫生监督机构对医疗废物监督的法律有:《中华人民共和国传染病防治法》《中华人民共和国固体废物污染环境防治法》,2003 年 6 月国务院公布的《医疗废物管理条例》,卫生部于 2003 年 10 月 15 日发布施行的《医疗卫生机构医疗废物管理办法》。

七、医疗广告法律制度

为了加强医疗广告的监督管理,保障人民身心健康及生命安全,国家工商行政管理总局和卫生部于 1993 年 9 月 27 日颁布了《医疗广告管理办法》。国家工商行政管理总局、卫生部、国家中医药管理局为制止虚假医疗广告,净化医疗广告市场,在 2003 年 1 月 15 日又联合发布了《关于规范医疗广告活动加强医疗广告监管的通知》。2006 年 11 月 10 日国家工商行政管理总局、卫生部联合修订和发布了《医疗广告管理办法》并于 2007 年 1 月 1 日正式实施。为了规范广告市场秩序,加强医疗广告管理,国务院于 2015 年对 2007 版《医疗广告管理办法》进行修订,并于 2015 年 9 月 1 日起实施。《广告法》《医疗广告管理办法》和《关于规范医疗广告活动加强医疗广告监管的通知》既是医疗机构、广告发布者和广告经营者发布医疗广告活动的法律依据,也是医疗广告监管部门对医疗广告进行监督管理的法律依据。

八、放射诊疗的法律制度

参见第十五章相关内容。

第三节　医疗机构执业监督

一、医疗机构执业监督的概念

医疗机构执业监督是指卫生监督机构依法对医疗机构贯彻执行卫生法律、法规的情况进行监督检查,对违法行为进行行政处罚的卫生行政执法行为。包括执业资格、执业范围及其医务人员的执业资格、执业注册进行监督检查,规范医疗服务行为,打击非法行医;对医疗机构的传染病疫情报告、疫情控制措施、消毒隔离制度执行情况和医疗废物处置情况进行监督检查,查处违法行为的管理活动。

通过对医疗机构进行监督,维护医疗机构正当的执业活动和合法权益,防止、纠正其违法行为,并促进医疗卫生事业健康、稳定地发展。医疗机构的监督是我国卫生监督的重要内容,是卫生监督不可或缺的一个组成部分。

二、医疗机构设置登记的监督

(一)医疗机构设置的监督

1. 医疗机构的设置纳入当地的规划布局　　医疗机构不分类别、所有制形式、隶属关系、服务对象,其设置必须符合当地的规划布局和医疗机构设置规划。机关、企业和事业单位根据需要设置的医疗机构,也须纳入当地医疗机构的设置规划。县级以上地方人民政府应当把《医疗机构设置规划》纳入当地的区域卫生发展规划和城乡建设发展总体规划。

根据《医疗机构管理条例》、国务院办公厅《关于印发全国医疗卫生服务体系规划纲要(2015—2020年)的通知》(国办发〔2015〕14号,以下简称《规划纲要》)等规定,制定《医疗机构设置规划指导原则(2016—2020年)》(以下简称《指导原则》)。地方各级卫生计生行政部门要按照《指导原则》制定本行政区域《医疗机构设置规划》。医疗机构设置要充分发挥政府宏观调控和市场配置资源的作用,进一步促进医疗卫生资源优化配置,实现城乡医疗服务体系协调发展,医疗服务能力全面增强,医疗服务公平性与可及性有效提升。

2. 设置医疗机构的审批　　单位或者个人设置医疗机构,必须经所在地县级以上地方人民政府卫生计生行政部门审查批准,经批准取得设置医疗机构批准书后,才能向有关部门办理其他手续。

申请设置医疗机构,应当向所在地县级以上地方人民政府卫生计生行政部门提交以下资料:①医疗机构设置申请书;②医疗机构设置可行性研究报告;③选址报告和建筑设计平面图。根据医疗机构规模大小应向不同级别的卫生计生行政部门提出申请:不设床位或者床位不满100张的医疗机构,向所在地的县级人民政府卫生计生行政部门申请;床位在100张以上的医疗机构和专科医院按照省级人民政府卫生计生行政部门的规定进行申请。设置中外合资、中外合作医疗机构需经省级卫生计生行政部门审核后报卫生计生委审批。

县级以上地方人民政府卫生计生行政部门应当自受理设置申请之日起30日内,作出批准或者不批准的书面答复;批准设置的,发给设置医疗机构批准书。

国务院卫生计生行政部门决定国家统一规划的医疗机构的设置。

机关、企业和事业单位按照国家医疗机构基本标准设置的为内部职工服务的门诊部、诊所、卫生所(室),报所在地的县级人民政府卫生计生行政部门备案。

（二）医疗机构登记与校验的监督

卫生监督机构对医疗机构登记的监督包括对医疗机构的执业登记、变更登记和注销登记进行监督。

1. 执业登记的监督　主要是审查申请执业登记的医疗机构是否具备法定的执业条件。

《医疗机构管理条例》规定:医疗机构执业,必须进行登记,领取《医疗机构执业许可证》。申请医疗机构执业登记,卫生计生行政部门应当审查其是否具备下列条件:有设置医疗机构批准书;符合医疗机构的基本标准;有适合的名称、组织机构和场所;有与其开展的业务相适应的经费、设施、设备和专业卫生技术人员;有相应的规章制度;能够独立承担民事责任。

卫生计生行政部门应根据《医疗机构管理条例》和《医疗机构基本标准》对申请执业登记的医疗机构进行审核。审核合格的,予以登记,发给《医疗机构执业许可证》;审核不合格的,应将审核结果以书面形式通知申请人。卫生计生行政部门应自受理执业登记申请之日起45日内,将审核结果通知申请人。

批准设置医疗机构的卫生计生行政部门负责办理医疗机构的执业登记。

国家统一规划设置的医疗机构的执业登记,由所在地的省、自治区、直辖市人民政府卫生计生行政部门办理。机关、企业和事业单位设置的为内部职工服务的门诊部、诊所、卫生所(室)的执业登记,由所在地的县级人民政府卫生计生行政部门办理。

医疗机构执业登记的主要事项有:名称、地址、主要负责人;所有制形式;诊疗科目、床位;注册资金。

2. 变更登记的监督　因医疗机构的特殊性质,直接关系到广大人民群众的生命健康,卫生监督机构必须对医疗机构重要事项的变化进行监督。从医疗机构的角度讲,其执业登记的事项发生变化,必须向原登记机关办理变更登记。

如医疗机构变更名称、地址、法定代表人或者主要负责人、所有制形式、服务对象、服务方式、注册资金(资本)、诊疗科目、床位(牙椅),必须向登记机关申请办理变更登记,并向卫生计生行政部门提交:医疗机构法定代表人或者主要负责人签署的《医疗机构申请变更登记注册书》,申请变更登记的原因和理由及登记机关规定提交的其他材料。卫生计生行政部门对医疗机构提交的材料,依法进行审核,做出核准变更登记或者不予变更登记的决定。经核准予以变更的,按照登记程序或者简化程序办理变更登记。

卫生计生行政部门以其管辖权限为范围办理医疗机构的变更登记;因变更登记超出原登记机关管辖权限的,由有管辖权的卫生计生行政部门办理变更登记。

3. 注销登记的监督　歇业的医疗机构是否及时向原登记机关办理注销登记。卫生计生行政部门对医疗机构注销登记核准后,收缴歇业医疗机构的《医疗机构执业许可证》。医疗机构停业,必须经登记机关批准。除改建、扩建、迁建原因,医疗机构停业不得超过1年;停业超过1年的,视为歇业。

4. 医疗机构校验的监督　床位不满 100 张的医疗机构,其《医疗机构执业许可证》每年校验 1 次;床位在 100 张以上的医疗机构,其《医疗机构执业许可证》每 3 年校验 1 次。卫生监督机构应监督医疗机构到期申请校验,医疗机构应当在校验期满前三个月向登记机关申请办理校验手续。

医疗机构办理校验应当交验《医疗机构执业许可证》,并提交《医疗机构校验申请书》,《医疗机构执业许可证》副本,以及省、自治区、直辖市卫生计生行政部门规定提交的其他材料。卫生计生行政部门应当在受理校验申请后的三十日内完成校验。

卫生计生行政部门经审核,发现申请校验的医疗机构不符合《医疗机构基本标准》;或尚在限期改正期间;或存在省、自治区、直辖市卫生计生行政部门规定的其他情形,卫生计生行政部门可以根据情况,给予其一至六个月的暂缓校验期。不设床位的医疗机构在暂缓校验期间不得执业。

暂缓校验期满仍不能通过校验的,卫生计生行政部门注销其《医疗机构执业许可证》。

（三）医疗美容监督

(1)行政许可内容:100 张床位以下医院(或门诊部)的医疗美容许可(指医院(或门诊部)增设医疗美容科目,医疗美容院(门诊部)的设置与医院(门诊部)设置的许可办法相同)。

(2)许可条件:①具有承担民事责任的能力;②有明确的医疗美容诊疗服务范围;③符合《美容医疗机构、医疗美容科(室)基本标准(试行)》(卫医发〔2002〕103 号)。

(3)行政许可决定机关:100 张床位以下医院(或门诊部)的医疗美容许可(指医院(或门诊部)增设医疗美容科目),须经市级((区)县级)以上地方人民政府卫生计生行政部门许可。

(4)行政许可证件及有效期限:须取得《医疗美容服务执业许可证》,与《医疗机构执业许可证》有效期一致。取得《医疗美容服务执业许可证》后方可从事医疗美容服务活动。

三、医疗机构执业过程的监督

卫生监督机构依据《执业医师法》《中华人民共和国母婴保健法》《医疗机构管理条例》《护士条例》等,对辖区内取得《医疗机构执业许可证》的医疗机构的执业活动进行监督。监督程序及内容如下:

1. 检查前准备　熟悉掌握相关法律、了解监督对象的本底资料(包括机构、人员许可情况、处罚情况)明确调查重点。

2. 现场及时收集书证（医疗文书、收费单据、医疗设备器械、药物、证照）、视听材料（拍照、录像）　在证据可能灭失或者以后难以取得的情况下,可以采取证据先行登记保存。可从以下顺序进行:①室外检查:机构名称、地址、户外广告等;②室内检查:开设科室、药械、处方、病历、报告单、登记本、收费单据及台帐、宣传册子、卫生技术人员、就诊病人(病历、处方、收费单据);③核对证照:机构执业许可证、人员执业资质证明文件。

3. 制作现场检查笔录　程序要素:首先向检查对象表明执法身份,核对陪同人员身份。笔录时字迹要清楚,记载准确全面,修改补充必须检查对象签名;当场检查、当场完成。执法人员不得少于 2 人,核对签名人身份。实体要素:对现场情况客观准确记录:“五何”要素:何时、何地、何人、何物、何数量(尽可能明确时间、地点、人员姓名、物品数量、金额);现场笔录要与现场照片紧密相结合,相互印证,形成证据链。措辞尽可能明确,应当用纪实、叙述的写作手法,基本按照整个现场检查的顺序记录。

4. 针对疑点对相关人员询问,制作询问笔录询问对象包括就诊病人、执业人员、管理人员、负责人。询问笔录包括程序要素与实体要素。

(1)程序要素:询问时,办案人不得少于2人。首先向被询问人表明执法身份,应分别询问,防止相互串供,确定被询问人身份(当事人、证人)、是否知情、有没有发言权。笔录要字迹清楚,记载准确全面,修改补充要被询问人签名。

(2)实体要素:证明案件事实(对现场书证物证和视听材料的印证和补充)。询问要与现场笔录紧密相结合,相互印证,互相推动,形成证据链。陈述记载尽可能明确:违法行为实施的时间、地点、人员、目的、过程、结果、所涉及违法物品的名称、数量、收费情况。("五何"要素:何时、何地、何人、何事、何情节)。

询问时不对该事件的合法性进行评判,只对具体的事情进行调查,就事问事,以免当事人避重就轻或隐瞒真相,甚至拒绝回答。不同人员陈述尽可能相互印证,避免自相矛盾。

四、医疗机构门诊大堂监督检查

(一)监督检查内容

1. 检查医疗机构是否将《医疗机构执业许可证》悬挂于明显处或张贴在医疗机构信息公示栏中。检查许可证的正本及副本,查看许可证签发日期、诊疗科目、签发部门、盖章、格式及有效期,核对真实性;检查是否按期通过校验。调查许可证的获取途径,是否存在伪造、变更、买卖、租借等情形。

2. 检查医疗机构对外悬挂的牌匾等标识以及内部医疗服务宣传栏。医疗机构不得使用未经批准的医疗机构名称,擅自使用"XX 中心"等虚假、不规范的名称。除卫生计生行政部门核准的医疗机构名称以及其他政府职能部门批准的名称以外,行业协会和其他社会团体等开展的所谓评比结果不得挂牌;非本院注册医师不得作为专家宣传张贴;不得在医疗机构内或医疗机构周边宣传没有经过临床验证、评定或者不确定、不规范的诊疗方法。

3. 检查医疗机构是否将收费标准悬挂于明显处所。营利性医疗机构应当将收费标准悬挂于明显处所,并按照公布的标准收费。非营利性医疗机构应当按照相关规定的收费标准进行收费。

4. 现场检查大堂小册子发布医疗广告情况,结合监督本地主要媒体的医疗广告发布情况,重点检查医疗机构未获得或超出《医疗广告审查证明》核准内容发布医疗广告;医疗机构利用虚假医疗广告招徕病人、夸大疗效,宣传保证治愈;利用非法出版物发布违规医疗广告;对医疗机构资质、规模、医疗力量等作虚假违法表述;医疗广告中利用病人或者专家的名义做证明等突出问题。

(二)调查取证

1. 未经许可,擅自从事诊疗活动的,进行现场调查,收集证明从事诊疗活动的书证、物证、证人证言等证据,制作《现场检查笔录》。个人或单位未经许可组织开展诊疗活动的,将该个人或单位认定为无证行医主体。

2. 使用通过买卖、转让、租借等非法手段获取的《医疗机构执业许可证》开展诊疗活动的,除上述调查取证内容外,还须收集并复制相关诊疗活动的买卖协议、转让协议、租借协议、费用支付凭证等书面证据;询问开展诊疗活动的主体及相关人员有关许可证取得的途径、时间、买卖、转让或租借的方式、内容等情况并制作询问笔录;调查许可证出卖、转让或出借方出卖、转让或租借的方式,并制作询问笔录。

3. 使用伪造、变造的《医疗机构执业许可证》开展诊疗活动的,还应询问活动单位的法定代表人及诊疗活动的相关人员(没有法定代表人的,询问主要负责人)许可证伪造、变造的途径、时间;收集并复制相关费用支付凭据等书面证据。

4. 医疗机构未经批准在登记的执业地点以外开展诊疗活动的,复印许可证,明确规定的执业地点;询问医疗机构法定代表人,在规定的执业地点以外的医疗机构活动情况。

5. 违法发布医疗广告的,收集、保存违法医疗广告的载体;询问相关人员,制作询问笔录,记录发布违法广告的时间、过程、内容、是否取得《医疗广告审查证明》以及批文号等相关事宜。

6. 医疗机构涉及中外合资、合作,但是中外各方未经国家卫生计生委和商务部批准,成立中外合资、合作医疗机构并开展医疗活动或以合同方式经营诊疗项目的,视同非法行医。调查中外合资、合作的协议,履行的方式等内容,复制协议作为书面证据,询问合资、合作的双方合资合作的形式(包括资金运转方式、场地使用方式、人员配备方式、财务结算方式等)、开始时间、合资合作开展的情况等内容并制作现场笔录和询问笔录。

7. 逾期不校验的,复印许可证,调查校验期限,现场调查固定诊疗活动证据,询问有关人员了解校验情况和未及时校验的原因。

8. 为内部职工服务的医疗机构未经许可和变更登记擅自向社会开放的,进行现场调查,收集、制作上述现场检查笔录、书证、物证、证人、证言等证据。

（三）处理

1. 对持有《医疗机构执业许可证》的医疗机构中《医疗机构执业许可证》有效期届满未延续而擅自开展诊疗活动或医疗机构未经批准在登记的执业地点以外开展诊疗活动的属于无证行医,责令其停止执业活动并依法送城管部门取缔。其中,《医疗机构执业许可证》有效期届满未延续擅自开展诊疗活动的,提请医政部门依法予以注销该执业许可证。

2. 医疗机构名称与《医疗机构执业许可证》登记的内容不一致的,责令限期改正,同时给予不良执业行为记分处理。

3. 对医疗机构仿造、涂改、出卖、转让、出售《医疗机构执业许可证》的,根据《医疗机构管理条例》进行罚款处理,情节严重的,吊销其《医疗机构执业许可证》。转让、出借《医疗机构执业许可证》从事诊疗活动的,给予不良执业行为记分处理。

4. 对《医疗机构执业许可证》未按规定悬挂在显眼位置或者张贴在医疗机构信息公示栏中,根据《医疗机构管理条例》相关规定进行处理,责令其改正并给予不良执业行为记分处理。

5. 营利性医疗机构未将收费标准悬挂于明显处所并按照公布的标准收费的,责令其整改,并给予不良执业行为记分处理。

6. 非营利性医疗机构未按相关规定的医疗收费标准收费的,移送物价部门进一步处理,并给予不良执业行为记分处理。

7. 发布虚假违法医疗广告的,根据《医疗广告管理办法》责令其限期改正,给予警告;情节严重的,可以责令其停业整顿、吊销有关诊疗科目,直至吊销《医疗机构执业许可证》,并移送工商部门进一步处理。对于通过非法出版物发布医疗广告的行为,可移送文化部门进一步处理。未按批准内容发布医疗广告或者使用过期、被注销、撤销的《医疗机构广告审查证明》文号发布医疗广告的,给予不良执业行为记分处理。

8. 未经国家卫生计生委和商务部批准,成立中外合资、合作医疗机构并开展医疗活动或以合同方式经营诊疗项目的,视同非法行医处理。

9. 逾期不校验的,责令限期补办校验手续;拒不校验的,吊销其《医疗机构执业许可证》。

10. 为内部职工服务的医疗机构未经许可和变更登记擅自向社会开放的,责令改正,并给予不良执业行为记分处理。

五、医疗机构普通临床科室检查

(一)监督检查内容

1. 现场检查　现场检查该科室与诊疗活动相关的登记本、病历、检查化验单、治疗单、收费单据、使用的器械、药品等,核查该科室的诊疗活动是否超出其核准诊疗科室。

2. 登记在岗医、护人员名单　通过查阅相关的登记本、病历、检查报告单、化验单、治疗单、交班、排班表等文书,罗列相关执业人员名单。核查以上人员的相关执业资质证明文件,判断其执业资质的合法性。包括下面几点:

(1)对医师,检查并鉴别有关《医师执业证书》及《医师资格证书》的真伪,检查其从事的医疗执业活动是否与《医师执业许可证》上的信息相一致,包括医师注册的执业地点、执业类别、执业范围等。

(2)对来华行医的外国医师,检查其是否取得外国医师短期行医许可证及注册的地点、执业范围及有效期等。

(3)对护理人员,核对其《护理执业证书》的真实性和有效期,核对其从事的具体执业活动与护理专业是否相符。

3. 检查执业行为的合法性

(1)检查在岗医师、护士是否佩戴胸卡。

(2)调取医疗机构出具疾病诊断书、健康证明书或死亡证明书等医疗证明文件,核对有关的就诊记录,核查其是否存在出具虚假证明文件的情况。

(3)针对可靠线索核查相关病历资料,是否存在伪造、篡改病历资料行为。

(二)调查取证

发现医疗机构及医护人员存在违法执业行为的,收集相关书证、物证,制作《现场检查笔录》和

《询问笔录》,确定违法事实。

1. 收集与违法行为相关的病历、检查治疗单、处方、收据、医疗机构及医护人员执业资质证明文件、药品器械等书证、物证;对违法行为、场所等进行摄影摄像。

2. 现场检查记录违法诊疗活动的项目、内容、服务对象、从业人员,使用的药品器械等。

3. 询问违法开展诊疗活动的人员、服务对象、医疗机构法定代表人违法从事诊疗活动的时间、内容、对象、使用的药品、器械、技术手段、服务收费等。

（三）处理

1. 医疗机构诊疗活动超出登记范围的,根据《医疗机构管理条例》予以警告、责令其改正,情节严重的,吊销其《医疗机构执业许可证》。

2. 医疗机构使用非卫生技术人员从事医疗卫生技术工作,存在下列情况的:

(1)使用未取得《医师资格证书》和《医师执业证书》的人员。

(2)使用取得《医师资格证书》但未经注册取得《医师执业证书》的人员从事医师工作。

(3)使用从事本专业以外诊疗活动的卫生技术人员如跨专业从事诊疗活动。

根据《医疗机构管理条例》予以警告、责令其限期改正,情节严重的,吊销其《医疗机构执业许可证》。对非医师行医个人,根据《执业医师法》有关规定,予以取缔,没收其违法所得及其药品、器械,并处以罚款;给病人造成损害的,依法承担赔偿责任;构成犯罪的,依法追究刑事责任。

3. 使用持有《医师资格证书》和《医师执业证书》但未变更注册在本医疗机构内的医师从事诊疗活动的,责令改正并给予每一人记分处理。若该医师独立开具处方,责令医疗机构限期改正并处以罚款。

4. 使用持有《医师资格证书》和《医师执业证书》但未取得《麻醉药品和第一类精神药品使用知识培训合格证》的医师开具精麻药处方的,责令医疗机构限期改正,并处以罚款。

5. 使用执业助理医师独立从事诊疗活动的,责令改正并给予记分处理。

6. 使用未经注册在本医疗机构内的外国(包括港、澳、台)医师从事诊疗活动的,责令其限期改正,并处以罚款,情节严重的,吊销其《医疗机构执业许可证》。

7. 未经医师亲自诊查病人,医疗机构出具疾病诊断书、健康证明书或死亡证明书等证明文件的;未经医师、助产人员亲自接产,医疗机构出具出生证明书或者死亡证明书,对医疗机构,根据《医疗机构管理条例》,予以警告;对造成危害后果的,予以罚款,并给予以不良执业行为记分处理。对医师个人,给予警告或者责令暂停6个月以上1年以下执业活动;情节严重的,吊销其医师执业证书;构成犯罪的,依法追究刑事责任。

8. 医疗机构涂改、伪造、隐匿、销毁病历资料的,根据《医疗事故处理条例》相关规定,责令改正,并给予警告,并给予以不良执业行为记分处理。对医师个人,根据《执业医师法》相关规定,给予警告或者责令暂停6个月以上1年以下执业活动;情况严重的,吊销其医师执业证书;构成犯罪的,依法追究刑事责任。

9. 发现医师执业证书及医师资格证书为仿造的,或者以欺骗、贿赂等不正当手段取得医师执业证书的,按《执业医师法》相关规定处理。

10. 医疗机构将科室或房屋承包、出租给非本医疗机构人员或其他机构并以本医疗机构名义开展诊疗活动的,根据《医疗机构管理条例》相关规定,没收非法所得,并予以罚款;情节严重的,吊销其《医疗机构执业许可证》,并给予不良执业行为记分处理。

11. 医疗机构使用假劣药品、过期和失效药品以及违法药品的,责令改正,并移送药监部门作进一步处理,且给予不良执业行为记分处理。

12. 医疗机构使用未取得《护士执业证书》的人员或者允许未按规定办理执业地点变更手续、延续执业注册有效期的护士在本机构从事诊疗技术规范规定的护理活动的,根据《护士条例》相关规定,责令限期改正,给予警告;逾期不改正的,停止其6个月以上1年以下执业活动,并给予不良执业行为记分处理。

六、法律责任

1. 任何单位和个人,未取得《医疗机构执业许可证》擅自执业的,由县级以上人民政府卫生计生行政部门责令其停止执业活动,没收非法所得和药品、器械,并可以根据情节处以1万元以下的罚款。

2. 医疗机构逾期不校验《医疗机构执业许可证》仍从事诊疗活动的,由县级以上人民政府卫生计生行政部门责令其限期补办校验手续;拒不校验的,吊销其《医疗机构执业许可证》。

3. 医疗机构出卖、转让、出借《医疗机构执业许可证》的,由县级人民政府卫生计生行政部门没收非法所得,并可以处以5000元以下罚款;情节严重的,吊销其《医疗机构执业许可证》。

4. 医疗机构的诊疗活动超出登记范围的,由县级以上人民政府卫生计生行政部门予以警告,责令其改正,并可能根据情节处以3000元以下的罚款,情节严重的,吊销其《医疗机构执业许可证》。

5. 医疗机构将医疗机构科室或房屋出租、承包给非本机构人员或其他机构并以本医疗机构的名义开展诊疗活动的,由县级以上人民政府卫生计生行政部门予以警告,责令其改正,并可以根据情节处以5000元以下的罚款;情节严重的,吊销其《医疗机构执业许可证》。

6. 医疗机构使用非卫生技术人员从事医疗卫生技术工作,或聘用取得医师资格但未经医师注册取得执业证书的人员从事医师执业活动的,由县级以上人民政府卫生计生行政部门责令其限期改正,并可以处5000元以下的罚款,情节严重的,吊销其《医疗机构执业许可证》。

7. 医疗卫生机构公开艾滋病病毒感染者、艾滋病病人或其家属的信息的,由县级以上人民政府卫生计生行政部门责令改正,通报批评,给予警告;造成严重后果的,对负有责任的主管人员和其他直接责任人员,依法给予降级、撤职、开除的处分,并可以依法吊销有关责任人员的执业证书;构成犯罪的,依法追究刑事责任。

8. 医疗卫生机构未按照《艾滋病防治条例》规定履行职责的,由县级以上人民政府卫生主管部门责令限期改正,通报批评,给予警告;造成艾滋病传播、流行或者其他严重后果的,对负有责任的主管人员和其他直接责任人员依法给予降级、撤职、开除的处分,并可以依法吊销有关机构或者责任人员的执业许可证件;构成犯罪的,依法追究刑事责任。

9. 医疗机构出具虚假证明文件的或医师出具与自己执业范围无关或者与执业类别不相符的医

学证明文件,由县级以上人民政府卫生计生行政部门予以警告;对造成危害后果的,可能处 1000 元以下的罚款;对直接责任人员由所在单位或者上级机关给予行政处分。

第四节　医疗执业人员监督

医疗执业人员(health technical personnel)是指受过高等或中等医药卫生教育或培训,掌握医药卫生知识,经卫生计生行政部门审查合格,从事医疗、预防、药剂、护理、医技、卫生技术管理等专业的技术人员。医生和护士是医疗执业活动的主体和主力军,其素质好坏直接影响了医疗机构的医疗技术水平和服务质量的高低。因此,规范对医师和护士的监督管理,对保证医疗质量、维护人民群众的身心健康具有十分重要的意义。

一、医师执业监督

(一)医师执业监督的概念

医师执业监督是卫生计生行政部门和卫生监督员依据有关法律和法规,对本辖区内各级各类医疗机构医务人员的执业资格、执业注册进行监督检查,规范医疗服务行为,打击非法行医的管理活动。

(二)医师执业资格监督

医师资格考试是评价申请医师资格者是否具备执业所必需的专业知识与技能的考试。我国实行医师资格考试制度,只有参加国家统一命题的执业医师资格考试或执业助理医师资格考试并成绩合格者,才能取得执业医师资格或者执业助理医师资格。执业医师资格考试的条件是:

1. 执业医师资格　申请者必须具有下列条件之一:①具有高等学校医学专业本科以上学历,在执业医师指导下,在医疗、预防、保健机构中试用期满一年的;②取得执业助理医师执业证书后,具有高等学校医学专科学历,在医疗、预防、保健机构中工作满二年;具有中等专业学校医学专业学历,在医疗、预防、保健机构中工作满五年的。

2. 执业助理医师资格　具有高等学校医学专科学历或者中等专业学校医学专业学历,在执业医师指导下,在医疗、预防、保健机构中试用期满一年的,可以参加执业助理医师资格考试。

(三)医师执业注册登记监督

我国实行医师执业注册制度,未经医师注册登记取得执业证书者,不得从事医师执业活动。

1. 注册　取得医师资格的,可以向所在地县级以上人民政府卫生计生行政部门申请注册。医师经注册后获得由国务院卫生计生行政部门统一印刷的医师执业证书以后方可从事医师执业活动。医师注册登记内容包括执业地点、执业类别和执业范围。其中执业地点是指拟聘用其从事医师执业活动的医疗、预防、保健机构及其登记注册的地址。执业类别是指临床、中医(包括中医、民族医和中西医结合)、口腔、公共卫生。医师必须按照注册的执业地点、执业类别、执业范围执业,从事相应的医疗、预防、保健业务。

在县城以上医疗机构中工作的执业助理医师应当在执业医师的指导下,在医疗、预防、保健机构中按照其执业类别执业。在乡、民族乡、镇的医疗、预防、保健机构中工作的执业助理医师,可以根据医疗诊治的情况和需要,独立从事一般的执业活动。

在教学医院中实习的本科生、研究生以及毕业第一年的医学生可以在执业医师的指导下进行临床工作,但不能单独从事医师执业活动。

2. 注销注册　医师注册后有《执业医师法》第十六条规定的注销注册情形的,其所在的医疗、预防、保健机构应当在三十日内报告准予注册的卫生计生行政部门,卫生计生行政部门应当注销注册,收回医师执业证书。医师被注销注册期间,不得从事医师执业活动。

3. 重新注册　中止医师执业活动2年以上或《执业医师法》第十五条不予注册的情形消失者,可以申请重新注册。

4. 变更注册　医师变更执业地点、执业类别、执业范围等注册事项的,应当到准予注册的卫生计生行政部门依法办理变更注册手续。

5. 城市社区卫生服务工作者　从事城市社区卫生服务的专业技术人员必须具备法定执业资格。在全科医师资格认可制度尚未普遍实施的情况下,暂由经过全科医师岗位培训合格、具有中级以上专业技术职称的临床执业医师承担。医护人员在上岗前须接受全科医学及社区护理等知识培训。

（四）外国来华医师短期行医的监督

外国医师来华短期行医,是指在外国取得合法行医权的外籍医师,应邀、应聘或申请来华从事不超过一年期限的临床诊断、治疗业务活动。

1. 行政许可条件

(1)外国医师申请来华短期行医,必须有在华医疗机构作为邀请或聘用单位,并与聘用单位签订协议。邀请或聘用单位,有多个的,要分别签订协议。

(2)外国医师来华短期行医,应当事先依法获得入境签证,入境后按有关规定办理居留或停留手续。

(3)申请材料齐全。

2. 注册与有效期　外国医师来华短期行医必须经过注册,按照递交相关申请材料,由相关卫生计生行政机关审批,经审核合格者,取得由原卫生部统一印制《外国医师短期行医许可证》。注册机关为设区的市级以上卫生计生行政部门。注册的有效期不超过一年。

外国医师来华短期行医,必须遵守中国的法律法规,尊重中国的风俗习惯。

二、护士执业监督

（一）执业考试的监督

凡申请护士执业者必须通过国家卫生计生委统一执业考试,取得《中华人民共和国护士执业证书》。获得高等医学院校护理专业专科以上毕业文凭者,以及获得经省级以上卫生计生行政部门确认免考资格的普通中等卫生(护士)学校护理专业毕业文凭者,可以免于护士执业考试。获得其他普通中等卫生(护士)学校护理专业毕业文凭者,可以申请护士执业考试。

（二）执业注册的监督

我国实行护士执业许可证制度,获得《护士执业证书》者,必须向执业所在地的县级卫生计生行政部门申请护士执业注册后方可执业。未经护士执业注册者不得从事护理工作。护理专业在校生或毕业生进行专业实习,以及按《中华人民共和国护士管理办法》规定进行临床实践的,必须按照原卫生部的有关规定在护士的指导下进行。护理员只能在护士的指导下从事临床生活护理工作。

1. 首次注册　根据《护士管理办法》的规定,获得《护士执业证书》者,方可申请护士执业注册。护士必须向执业所在地的县级以上卫生计生行政部门申请执业注册,审查合格,予以注册后方可成为执业护士。护士注册的有效期为二年。

2. 变更注册　护士在其执业注册有效期内变更执业地点等注册项目(变更注册分为入省变更、省内变更两种情形),应当办理变更注册。但承担卫生计生行政部门交办或者批准的任务以及履行医疗卫生机构职责的护理活动(如进修、学术交流等)除外。

3. 校验注册　护士注册有效期满后需连续注册者,在前一注册期满前六十日,对《护士执业证书》进行个人或集体校验注册。

4. 注销注册　有下列情形之一者,注销其《护士执业证书》:①注册有效期届满未延续注册;②受吊销《护士执业证书》处罚;③护士死亡或者丧失民事行为能力;④法律法规规定的应当注销的其他情形的。

5. 重新注册　中断注册三年以上者,必须按省、自治区、直辖市卫生计生行政部门的规定参加临床实践三个月,并向注册机关提交有关证明,方可办理再次注册。

境外人员申请在中华人民共和国境内从事护士工作的,必须依本办法的规定通过执业考试,取得《护士执业证书》并办理注册。

护士申请开业及成立护理服务机构,由县级以上卫生计生行政部门比照医疗机构管理的有关规定审批。

三、乡村医生从业监督

我国实行乡村医生执业注册制度。只有经注册取得执业证书的乡村医生,方可被聘于村医疗卫生机构从事预防、保健和一般的医疗服务。未经注册取得乡村执业证书的,不得执业。

（一）注册

在《乡村医生从业管理条例》公布前的乡村医生,取得县级以上地方人民政府卫生计生行政主管部门颁发的乡村医生证书,并符合下列条件之一的,可以向县级人民政府卫生计生行政主管部门申请乡村医生执业注册,取得乡村医生执业证书后,继续在村医疗卫生机构执业:①已经取得中等以上医学专业学历的;②在村医疗卫生机构连续工作20年以上的;③按照省、自治区、直辖市人民政府卫生计生行政主管部门制定的培训规划,接受培训取得合格证书的。

从《乡村医生从业管理条例》公布之日起进入村医疗卫生机构从事预防、保健和医疗服务的人员,应当具备执业医师资格或者执业助理医师资格。

不具备上述规定条件的地区,根据实际需要,可以允许具有中等医学专业学历的人员,或者经培训达到中等医学专业水平的其他人员申请执业注册,进入村医疗卫生机构执业。具体办法由省、自治区、直辖市人民政府制定。

（二）注册校验

乡村医生执业证书有效期为 5 年。乡村医生执业证书有效期满需要继续执业的,应当在有效期满前 3 个月向县级人民政府卫生计生行政主管部门申请再注册。

（三）变更注册

乡村医生应当在聘用其执业的村医疗卫生机构执业;变更执业的村医疗卫生机构的,应当依照规定的程序办理变更注册手续。

（四）注销注册

乡村医生有下列情形之一的,由原注册的卫生计生行政主管部门注销执业注册,收回乡村医生执业证书:①死亡或者被宣告失踪的;②受刑事处罚的;③中止执业活动满 2 年的;④考核不合格,逾期未提出再次考核申请或者经再次考核仍不合格的。

县级人民政府卫生计生行政主管部门应当将准予执业注册、再注册和注销注册的人员名单向其执业的村医疗卫生机构所在地的村民公告,并由设区的市级人民政府卫生计生行政主管部门汇总,报省、自治区、直辖市人民政府卫生计生行政主管部门备案。

四、法律责任

（一）医师执业的法律责任

1. 行政责任

（1）医师以不正当手段取得医师执业证书的,由发给证书的卫生行政部门予以吊销;对负有直接责任的主管人员和其他直接责任人员,依法给予行政处分。

（2）医师在执业活动中,违反《中华人民共和国执业医师法》规定,有下列行为之一的,由县级以上人民政府卫生行政部门给予警告或者责令暂停六个月以上一年以下执业活动;情节严重的,吊销其执业证书;构成犯罪的,依法追究刑事责任:①违反卫生行政规章制度或者技术操作规范,造成严重后果的;②由于不负责任延误急危病人的抢救和诊治,造成严重后果的;③造成医疗责任事故的;④未经亲自诊查、调查,签署诊断、治疗、流行病学等证明文件或者有关出生、死亡等证明文件的;⑤隐匿、伪造或者擅自销毁医学文书及有关资料的;⑥使用未经批准使用的药品、消毒药剂和医疗器械的;⑦不按照规定使用麻醉药品、医疗用毒性药品、精神药品和放射性药品的;⑧未经病人或者其家属同意,对病人进行实验性临床医疗的;⑨泄露病人隐私,造成严重后果的;⑩利用职务之便,索取、非法收受病人财物或者牟取其他不正当利益的;⑪发生自然灾害、传染病流行、突发重大伤亡事故以及其他严重威胁人民生命健康的紧急情况时,不服从卫生计生行政部门调遣的;⑫发生医疗事故或者发现传染病疫情,病人涉嫌伤害事件或者非正常死亡,不按照规定报告的。

（3）未经批准擅自开办医疗机构行医或者非医师行医的,由县级以上人民政府卫生计生行政部门予以取缔,没收其违法所得及其药品、器械,并处十万元以下的罚款;对医师吊销其执业证书。

2. 民事责任

(1)医师在医疗、预防、保健工作中造成事故的,依照法律或者国家有关规定承担民事赔偿责任。

(2)未经批准擅自开办医疗机构行医或者非医师行医,给病人造成损害的,依法承担赔偿责任;构成犯罪的,依法追究刑事责任。

3. 刑事责任

(1)医疗事故罪:是指医务人员在诊治护理工作中,由于违反医疗卫生管理法律、行政法规、部门规章和诊疗护理规范常规,严重不负责任,造成就诊人死亡或者严重损害就诊人身体健康的行为,即触犯了《刑法》第 335 条的规定,犯有医疗事故罪。犯有医疗事故罪的,处 3 年以下有期徒刑或者拘役。

(2)非法行医罪:是指未取得医生执业资格的人非法行医,为他人治病,情节严重的行为。非法行医罪一般处三年以下有期徒刑、拘役或者管制,并处或者单处罚金,严重损害就诊人身体健康的,处三年以上十年以下有期徒刑,并处罚金;造成就诊人死亡的,处十年以上有期徒刑,并处罚金。

（二）乡村医师执业的法律责任

1. 乡村医生在执业活动中,违反规定,有下列行为之一的,由县级人民政府卫生计生行政主管部门责令限期改正,给予警告;逾期不改正的,责令暂停 3 个月以上 6 个月以下执业活动;情节严重的,由原发证部门暂扣乡村医生执业证书:

(1)执业活动超出规定的执业范围,或者未按照规定进行转诊。

(2)违反规定使用乡村医生基本用药目录以外的处方药品。

(3)违反规定出具医学证明,或者伪造卫生统计资料。

(4)发现传染病疫情、中毒事件不按规定报告。

2. 乡村医生在执业活动中,违反规定进行实验性临床医疗活动,或者重复使用一次性医疗器械和卫生材料的,由县级人民政府卫生计生行政主管部门责令停止违法行为,给予警告,可以并处 1000 元以下的罚款;情节严重的,由原发证部门暂扣或者吊销乡村医生执业证书。

3. 乡村医生变更执业的村医疗卫生机构,未办理变更执业注册手续的,由县级人民政府卫生计生行政主管部门给予警告,责令限期办理变更注册手续。

4. 以不正当手段取得乡村医生执业证书的,由发证部门收缴乡村医生执业证书;造成病人人身损害的,依法承担民事赔偿责任;构成犯罪的,依法追究刑事责任。

5. 未经注册在村医疗卫生机构从事医疗活动的,由县级以上地方人民政府卫生计生行政主管部门予以取缔,没收其违法所得以及药品、医疗器械,违法所得 5000 元以上的,并处违法所得 1 倍以上 3 倍以下的罚款;没有违法所得或者违法所得不足 5000 元的,并处 1000 元以上 3000 元以下的罚款;造成病人人身损害的,依法承担民事赔偿责任;构成犯罪的,依法追究刑事责任。

（三）护士执业的法律责任

1. 未经护士执业注册从事护士工作的,由卫生计生行政部门予以取缔。

2. 非法取得《护士执业证书》的,由卫生计生行政部门予以缴销。

3. 护士执业违反医疗护理规章制度及技术规范的,由卫生计生行政部门视情节予以警告、责令改正、中止注册直至取消其注册。

4. 违反《护士管理办法》的其他规定的,由卫生计生行政部门视情节予以警告、责令改正、中止注册直至取消其注册。

第五节 医疗专项技术服务临床应用的卫生监督

一、人体器官移植监督

(一)人体器官移植概念

1. 器官移植 器官移植是指摘除一个个体的器官并把它置于同一个体(自体移植),或同种另一个体(同种异体移植),或不同种个体(异体移置)的相同部位(常位)或不同部位(异位)。

2. 人体器官移植技术 人体器官移植技术是指将他人的具有功能的心脏、肺脏、肝脏、肾脏等器官移植给病人以代替其病损器官的技术。

(二)监督检查的内容

1. 检查开展人体器官移植技术临床应用的医疗机构在取得《医疗机构执业许可证》的核准诊疗科目中是否有器官移植相适应专业的登记或取得相关批文。

2. 检查从事人体器官移植的医疗机构是否具备下列条件:

(1)有与从事人体器官移植相适应的执业医师和其他医务人员。

(2)有满足人体器官移植所需要的设备、设施。

(3)有由医学、法学、伦理学等方面专家组成的人体器官移植技术临床应用与伦理委员会。

(4)有完善的人体器官移植质量监控等管理制度。

(三)调查取证

未经批准擅自进行人体器官移植技术服务。现场重点检查其开展的服务项目,制作现场检查笔录,包括时间、地点、从业人员、方法和使用的设备器械等,收集并复印有关病历资料,对开展情况和场所进行摄影摄像;询问当事人、相关工作人员及服务对象证实开展过程和业务量、违法所得等。

(四)法律责任

一经查实,对擅自开展人体器官移植技术的医疗机构,责令立即停止,并按"诊疗活动超出登记范围"立案查处。

二、医疗美容服务监督

卫生计生行政部门及综合监督执法机构对医疗机构及其医务人员在医疗美容服务过程中,遵守和履行相关卫生法律、法规和规章的情况进行监督、检查,对违法行为依法追究法律责任的卫生行政执法行为。

(一)监督检查的内容

1. 核查《医疗机构执业许可证》及其副本的诊疗科目中是否有医疗美容科,是否在有效期内。

2. 通过现场检查、查阅病历及记录本等相关材料,检查从事医疗美容的医师是否具有《医师资格证书》和《医师执业证书》,检查其执业范围是否与从事的科目一致;主诊医师是否符合相关资质要求(如美容外科的是否具有 6 年以上从事美容外科或整形外科等相关专业临床工作经历;负责实施美容牙科项目的应具有 5 年以上从事美容牙科或口腔科专业临床工作经历;负责实施美容中医科和美容皮肤科项目的应分别具有 3 年以上从事中医专业和皮肤病专业临床工作经历等)。

3. 对知情同意制度的监督　执业医师对就医者实施治疗前,必须向就医者本人或亲属书面告知治疗的适应证、禁忌证、医疗风险和注意事项等,并取得就医者本人或监护人的签字同意。未经监护人同意,不得为无行为能力或者限制行为能力人实施医疗美容项目。

（二）调查取证

对医疗机构未取得医疗美容核准科目,擅自开展医疗美容服务的,制作现场检查笔录,重点描述擅自开展相关诊疗活动的时间、地点、从业人员、方法和使用的设备器械药品;收集有关的病历、治疗及手术记录、检查单、收费单据等书证;对违法行为和场所进行摄像摄影;对当事人、从业人员和服务对象制作询问笔录,证实违法行为过程和事实,调查开展相关技术服务的数量和违法所得。

（三）法律责任

1. 未取得《医疗机构执业许可证》核准科目中无"医疗美容科"开展医疗美容服务的,按超范围开展诊疗活动进行处理,根据《医疗机构管理条例》,予以警告、责令其改正,并可以根据情节处以3000 元以下的罚款;情节严重的,吊销其《医疗机构执业许可证》。

2. 负责实施医疗美容项目的主诊医师资质不符合要求的,责令改正。

第六节　放射诊疗的卫生监督

一、放射诊疗卫生监督的概念

放射诊疗卫生监督是指卫生监督主体依据放射卫生法律规范,对放射卫生管理相对人实施监督,检查其履行法定义务的具体行政行为。

放射卫生监督的目的是预防、控制和消除放射性危害,尽可能降低或避免放射工作人员、病人及公众的受照剂量,防止或减少放射损伤现象的发生,保证放射工作人员、病人及公众的身体健康与生命安全,促进核能和射线技术的合理应用及可持续发展。

放射诊疗卫生监督主体是指国家行政机关(卫生计生、环保部门)和法律、法规授权组织及受委托组织。

放射防护目的、放射防护的基本原则、放射防护相关的量和单位、放射卫生法律、法规体系等参见第十五章。

二、放射诊疗的预防性卫生监督

放射诊疗的预防性卫生监督是指卫生计生行政部门、环境保护行政主管部门根据国家法律、法规、标准的要求,对新建、改建、扩建放射工作场所工程项目的卫生防护,放射性污染及职业病危害因素的监督管理。

建设项目的职业病防护设施所需要的经费应当纳入建设项目的工程预算中;新建、改建、扩建放射工作场所的放射防护设施,应当与主体工程同时设计、同时施工、同时投入生产和使用。放射防护设施应当与主体工程同时验收;验收合格的,主体工程方可投入生产或者使用。

建设项目的管理、设计审查参见第十五章。

(一)远距离放射治疗

远距离放射治疗是指放疗机距病人有一定的距离(大于0.5m),将机器产生的射线束对准病人进行照射,发射的电离辐射从人体外部照射肿瘤部位进行治疗。医生在放射治疗中通过对不同类型的辐射作出合适的选择,则可给治疗部位提供更高的剂量,而非治疗部位的辐射剂量将明显减少。

1. 医用电子直线加速器　医用电子直线加速器目前常用的有三种机型:低能单光子(4~6mV)直线加速器、低能单光子(6mV)带电子束直线加速器和(中)高能(单)双光子带电子束直线加速器。以X射线能量档来分,有4mV、6mV、10mV、15mV、18mV、25mV、35mV和50mV等8种类型。

(1)选址:新建直线加速器机房应远离土质松软的地方和周边可能进行深挖建设的位置,在这些位置,由于机房地基的不均匀沉降倾斜,可能造成机架安装底座、床安装底座发生不均匀沉降和倾斜,影响直线加速器机架、准直器和床三个轴线相对于等中心的偏离误差,从而影响等中心的精度。现行相关标准中,没有对医用加速器机房的选址提出特别要求。

(2)辐射源项:①加速器产生的电子束和电子打靶产生的X射线治疗束;②机头漏射辐射;③病人及室壁的散射辐射;④光核反应产生的中子极其感生放射性。

(3)面积:治疗室应有足够的使用面积,新建治疗室不应小于$45m^2$。

(4)联锁装置:①机房内迷路外出口处设置有防护门控制开关,操作人员在机房内也可以开启或关闭防护门。机房门在开启状态下不能出束;加速器在出束状态下,开启机房门,加速器立即停止出束;②加速器与控制台显示的辐照参数预值联锁,控制台选择各类参数之前,辐照不能启动;③加速器设有两道独立的剂量控制系统,当累积剂量达到设置剂量时,第1道剂量控制系统切断电源停止出束。若第1道剂量控制系统失灵时,当累积剂量达到设置剂量的110%时,第二道剂量控制系统能够切断电源,停止出束;④当剂量联锁均失灵时,出束时间达到设置时间时,自动切断电源,停止出束。

(5)可视及应急装置:①机房内安装有视频监视器和对讲系统;②加速器治疗床、固定机架两侧、机房内墙上、控制室内的控制台上设有应急开关;③防护门上安装有光电防夹装置。

(6)指示及警告标志:①加速器机房入口处,门上方设有工作指示灯。加速器在非工作状态绿灯亮,在工作状态红灯亮;②治疗室设有固定式剂量监测报警装置;③加速器机房门上应设有电离辐射警示标志。

(7)通风系统:治疗室通风换气次数应不小于4次/小时。

2. γ刀装置　γ刀装置应用^{60}Coγ射线源,分为头部γ刀治疗和体部γ刀治疗。头部γ刀治疗是将多个钴源安装在一个球型头盔内,使之聚焦于颅内的某一点,形成一窄束边缘锐利的 γ 射线。在治疗时将窄束射线汇聚于病灶形成局限的高剂量区来摧毁病灶,主要用于颅内小肿瘤和功能性疾病的治疗。体部 γ 刀治疗主要用于治疗全身各种肿瘤。

(1)选址:γ 刀治疗室应独立建筑或设置在建筑物底层一端。

(2)辐射源项:①$^{60}Co\gamma$ 射线源产生的初始辐射;②治疗时病人及周围物体的散射辐射;③在非治疗状态下源装置的泄漏辐射。

(3)面积:面积不小于 $30m^2$,层高不小于 3.5m。

(4)联锁装置:控制室操作台与防护门至少应有两种以上安全联锁装置。

(5)可视及应急装置:①机房内安装有视频监视器和对讲系统;②治疗室内设有能紧急终止照射的应急开关;③防护门上安装有光电防夹装置。

(6)指示及警告标志:①机房入口处,门上方设有工作指示灯。非工作状态绿灯亮,在工作状态红灯亮;②治疗室设有固定式剂量监测报警装置;③机房门上应设有电离辐射警示标志。

(7)通风系统:治疗室通风换气次数应不小于 4 次/小时。

（二）近距离放射治疗

是利用密封型放射源,在病人体腔或组织间隙内及紧贴肿瘤植入进行的治疗。与源贴近的肿瘤组织接受很高的剂量照射,而在肿瘤外边的正常组织的受照剂量却很低。

(1)辐射源项:①^{192}Ir 射线后装治疗机,主要是 ^{192}Ir 源的初始辐射及杂散辐射;②^{252}Cf 中子后装治疗机,主要是 ^{252}Cf 中子源发射的初始中子、γ 射线及其杂散辐射。

(2)面积:放射治疗室必须经专业人员设计,治疗室必须与准备室和控制室分开设置。治疗室使用面积应不小于 $20m^2$。

(3)联锁装置:治疗室入口必须采用迷路设计,设置门机联锁。

(4)指示及警告标志:①治疗室门上要安装声、光报警装置;②治疗室设有固定式剂量监测报警装置;③机房门上应设有电离辐射警示标志;④机房入口处,门上方设有工作指示灯。

(5)可视及应急装置:①机房内安装有视频监视器和对讲系统;②治疗室内应设置使放射源迅速返回贮源器的应急开关。

（三）X 射线诊断装置

(1)工作场所选址:医用诊断设备位置应远离一些敏感科室。

(2)工作场所布局:诊断设备的控制室、暗室、候诊室、阅片室,应合理布局,有利于工作人员操作和受检者防护。

(3)机房面积:例如单管球 X 射线机房内最小使用面积不应小于 20 平方米机房内最小单边长度 3.5 米。

(4)防护措施:医用诊断 X 射线机、透视机房的墙壁应有 1mPb 当量的防护厚度;摄影机房中有用线束朝向的墙壁应有 2mPb 当量的防护厚度,其他侧墙和天棚应有 1mPb 当量防护厚度。

各类照射室的门、窗、观察窗必须按需要合理设置,其防护要求等同同侧墙壁。

（四）核医学设备

（1）核医学诊治场所分为控制区、监督区与非控制区三区，布局合理。

（2）具备与诊治项目相适应的核医学仪器设备、防护用品及放射性污染监测仪等。开展体内诊断检验或治疗工作时必须配备活度计。

（3）具有放射性废物的贮存容器。

三、批复与竣工验收

参见第十五章相关内容。

四、许可制度

拟从事生产、使用、销售放射性核素与射线装置工作的单位，在开展放射工作前，按《条例》的要求，向所在省、自治区、直辖市的环境保护主管部门申请办理许可手续，取得辐射安全许可证后，方可从事许可范围内的放射工作。从事放射诊疗工作的单位，还应向卫生计生行政部门申请办理《放射诊疗许可证》。

（一）申办许可证的基本条件

1. 专业技术人员　具备与所从事的放射工作相适应的专业知识和执业资质、防护知识及健康条件。

2. 放射工作场所　有符合国家环保标准、职业卫生标准和安全防护要求的场所、设施和设备。

3. 安全防护管理组织　有专门的安全和防护管理机构或专兼职的防护管理人员，并配备工作中所必需的符合国家标准的防护用品和监测仪器。

4. 规章制度　有健全的防护管理规章制度、放射事故应急预案。

5. 放射性"三废"处理　产生放射性废气、废液、固体废物的，具有确保放射性废气、废液、固体废物达标排放的处理能力和可行性的处理方案。

（二）放射诊疗许可证的申办程序

1. 申请　具备上述（一）项中5条基本申办条件的放射工作单位，除提供相应的资料外，应根据辐射源的分类分别向卫生计生行政部门提出申请：

（1）使用X射线CT机、计算机X线成像（CR）、直接数字化X射线摄影系统（DR）、普通X射线机、牙科和乳腺X射线机等的医疗机构，向县级卫生计生行政部门提出申请。

（2）开展数字减影血管造影（DSA）介入放射诊疗或其他介入放射诊疗工作的医疗机构，向设区的市级卫生计生行政部门提出申请。

（3）使用正电子发射型计算机断层显像（PET）、单光子发射计算机断层成像术（SPECT）、γ相机、γ骨密度仪、放射性药物等进行核医学工作的医疗机构，向省级卫生计生行政部门提出申请；使用γ刀、X刀、医用加速器、质子治疗装置、中子治疗装置、^{60}钴治疗机、深部X射线机、敷贴治疗源等的医疗机构，向省级卫生计生行政部门提出申请。

2. 受理　申请的放射诊疗项目属于本行政机关审批范围的，对材料齐全符合法定形式的应当在 5 个工作日内受理并向申请单位出具受理通知书。

项目不属于本行政机关审批范围的应作出不予受理的决定,申请材料存在可当场更正的错误的,可允许当场更正;对材料不齐全、不符合法定形式或不能当场更正的,应在 5 个工作日内一次告知申请人需要补正的全部内容,并填写补正通知书。

3. 审查与审批　卫生计生行政部门接到申请受理后,应对医疗机构提供的材料和现场进行审查,申请材料的审查是现场审查的基础,因此,申请材料必须完整齐全项目内容填写清楚准确,没有涂改,符合法律法规和标准的规定。

现场审查完毕后,审核人员给出"建议批准""建议整改"或"建议不批准"的结论。

4. 放射诊疗许可的校验　取得《放射诊疗许可证》的医疗机构到达校验期的应当向卫生计生行政部门申请校验,《放射诊疗许可证》和《医疗机构执业许可证》同时校验。

5. 变更、注销、补办和撤销

(1)医疗机构的诊疗工作场所发生改变时,应向卫生计生行政部门申请变更手续。

(2)有下列情况之一的,由原发放许可的卫生计生行政部门注销其《放射诊疗许可证》:

1)逾期不申请校验或擅自变更放射诊疗科目。

2)校验或者变更时不符合相关要求而逾期不整改或整改后仍不符合要求。

3)被依法吊销《医疗机构执业许可证》或大型医疗设备配置许可。

(3)《放射诊疗许可证》丢失的,应及时在发证机关所在地的主要报刊上刊登遗失公告,并在公告 30 日后的 1 个月内向原发证机关申请补办。

(4)有下列情形之一的,作出许可决定的卫生计生行政部门或其上级卫生计生行政部门应当撤销《放射诊疗许可证》:

1)以欺骗、贿赂等不正当手段取得《放射诊疗许可证》。

2)卫生计生行政部门工作人员滥用职权超越职权发放《放射诊疗许可证》。

五、经常性卫生监督

(一)对开展放射治疗工作的监督

1. 放射治疗场所防护门是否设有门机联锁,防护门应有防挤压及强制手动措施以及对讲和影像监视系统,检查机房内应急开关,其工作状态是否正常。

2. 检查质量保证方案的实施即在对病人实施放射治疗前,应由中级专业技术任职资格以上的放射肿瘤医师逐例进行正当性判断,仅当利大于弊时,方能进行放射治疗,放射肿瘤医师在放射治疗前应把可能的风险书面告知病人或家属。

放疗单位每年应委托有资质的技术服务机构对放射治疗装置进行一次状态检测,并按照有关规定要求定期进行稳定性检测和状态检测。

3. 放疗单位应配备相应的病人防护与质量控制检测仪器,并按照规定定期进行检定或校准,检查计量检定证书。

4. 放射治疗装置应配备固定式剂量报警装置和个人剂量报警仪,并对可能出现的故障和事故制定应急预案并进行培训和演练。

（二）对开展核医学工作的监督

1. 放射源储存和保管情况，查看放射源的存入、领取和归还登记制度，需做到账目清楚，账物符合，记录资料完整。

2. 是否配备活度计，放射性表面污染检测仪，并有检测记录。

3. 对开展临床核医学诊疗时要求仅具有相应资格的执业医师才能对病人开具放射性药物治疗的处方，执业医师应逐例进行正当性判断，严格掌握适应证，在诊疗实施前，执业医师及相关人员有责任将可能的风险以口头或书面形式告知病人或其家属。

4. 放射防护最优化，执业医师在开具放射性药物处方时，应在能实现预期的诊断目标情况下，使病人接受的剂量尽可能低，避免一切不必要的重复照射，应有核医学实际的医疗照射与放射性药物诊疗处方相一致的验证程序。

5. 有关剂量约束，探视者和家庭成员在病人的诊断或治疗期间所受的剂量应不超过 5mSv。探视已食入放射性药物的病人的婴儿和儿童所受剂量应不超过 1mSv，接受了碘-131 治疗的病人，其体内放射性活度降至低于 400MBq 之前不得出院。

6. 质量控制要求

（1）应制定全面的质量保证大纲。

（2）放射性药物及其质量控制。

（3）设备的质量控制。

7. 放射性废物处理应符合国家标准。

每年应委托有资质的技术服务机构对装置进行一次状态检测和场所的防护监测。

（三）对开展 X 射线影像诊断的监督

1. X 射线诊断检查中受检者所受的医疗照射应经过正当性判断，掌握好适应证并注意避免不必要的重复检查，对妇女、儿童的 X 射线诊断检查更应慎重进行判断。医院应配备病人防护用品，特别注意对儿童、孕妇的保护以及对病人重要组织和器官的保护。

2. 检查 X 线机房门外工作状态指示灯能否正常显示，门外电离辐射警示标识。

3. 以医学监护为目的的群体 X 射线检查，应针对不同群体实际，恰当控制 X 射线检查人数、部位和频率。不应将胸透列为群体体检的必检项目。严禁使用便携式 X 射线机进行检查。

4. 设备维修保养情况的监督即为获得高质量和稳定的 X 线影像，避免使受检者接受过多的照射剂量，必须对 X 射线诊断设备进行检测维护，达到质量保证要求。可通过查看维修记录和质量保证检验记录来判断其工作的开展情况。

每年应委托有资质的技术服务机构对装置进行一次状态检测和场所的防护监测。

六、放射卫生监督程序及事故监督

放射卫生监督程序及事故监督均参见第十五章相关内容。

第七节　医疗废物的卫生监督

医疗废物的安全管理及有效处理,既能保护环境,又能防止疾病传播。因此,我国制定了相关的医疗废物的卫生法律法规,以便相关的医疗机构遵照执行。

一、医疗废物的相关概念

（一）医疗废物（medical rubbish）

是指医疗卫生机构在医疗、预防、保健以及其他相关活动中产生的具有直接或间接感染性、毒性以及其他危害性的废物。

（二）医疗废物的监督

医疗废物的监督是指卫生监督机构对医疗废物的收集、运送、贮存、处置活动中的疾病防治工作和环境污染防治工作实施的卫生行政执法行为。

医疗废物的监督涉及多个部门,本节所涉及的医疗废物的监督仅指卫生监督机构所进行的监督,不涉及其他政府部门对医疗废物处置的有关监督管理活动。

二、医疗废物管理制度的监督

（一）监督检查的内容

1. 现场检查是否建立医疗废物分类收集、运送、暂时贮存、处理等制度,制度内容是否包括定岗、定人、岗位职责、工作纪律、督查方案等。

2. 现场检查是否建立医疗废物流失、泄漏、扩散和意外事故的应急方案(方案应包括发生意外事故时的报告程序、应急领导、紧急处理方法和责任人等内容)。

3. 现场查阅监控部门或专(兼)职人员设置情况的书面资料。

4. 现场查阅医疗废物交接资料和医疗废物总登记专册和前3年保存资料,核查是否按照规定要求进行登记和保存。

（二）调查取证和处理

经调查发现有如下情况者,监督员应进行现场调查,收集书证、物证、证人证言等证据,制作《现场检查笔录》《询问笔录》,并按照相关规定进行处罚:①未建立健全医疗废物管理制度;②无医疗卫生机构内发生医疗废物流失、泄漏、扩散和意外事故的应急方案;③查实未设置医疗废物监控部门或专(兼)职人员;④未查见医疗废物交接资料和医疗废物登记专册,专册登记有漏登记或不按规定要求登记以及未查见前3年保存的资料等情况者。

三、医疗废物储存的监督

医疗卫生机构对医疗废物的管理,涉及从医疗废物收集、包装物的使用、暂时贮存设施、运送工具到就近集中处置等各个环节。本章节主要介绍针对医疗废物的贮存、运送等重要环节进行监督。

（一）监督检查的内容

1. 现场询问医疗废物管理人员并检查医疗废物转运登记本，核查医疗废物暂存时间是否超过2天。

2. 现场检查盛放医疗废物暂存的包装是否有破损、渗漏情况及暂存设施、设备是否清洁。

3. 现场检查医疗废物暂时贮存设施、设备，核实是否符合相应要求如：医疗废物暂存设施或设备设置选址应距食品加工区 10M 以上、不得设置在门急诊楼内或人员活动区、在暂存设施、设备的外壁的明显处设有医疗废物警示标识和"禁止吸烟、饮食"的标识等。

4. 污水处理设施应能保证污水集中消毒处理，远离工作区和生活区，防止污染周边环境，有醒目的警示，专人管理。

（二）调查取证和处理

经调查发现有如下情况者，监督员应进行现场调查，收集书证、物证、证人证言、视听材料（照相、摄像）等证据，制作《现场检查笔录》《询问笔录》，并按照相关规定进行处罚：①未设置医疗废物暂时贮存设施、设备，露天存放医疗废物；②选址未远离医疗区、食品加工区和人员活动区以及生活垃圾存放场所；③医疗废物暂存点无防渗漏、防鼠、防蚊蝇、防蟑螂、防盗，避免阳光直射的安全措施，查见苍蝇、蟑螂及老鼠粪便；④未设有医疗废物警示标识和"禁止吸烟、饮食"的标识。

四、医疗废物运输的监督

（一）监督检查的内容

1. 现场询问运送人员，核查是否每天按照规定的时间和路线运送医疗废物，转运路线相对固定，避开清洁工作区和生活区。

2. 现场检查使用的运送工具（包括运送车和盛装医疗废物的容器），查看工具是否达到不会渗漏和遗散，且无锐利边角、易于装卸和清洁的要求，外表面是否印有（喷）制有医疗废物警示标识和文字说明；询问运送人员，核实运送工具是否专用。

3. 现场询问运送人员并检查书面记录，核查是否每天运送医疗废物结束后，对运送工具（包括运送车和置放医疗废物容器的内外壁）进行清洁和消毒。

4. 现场查阅医疗废物交接资料，核查是否按照规定要求进行登记。

（二）调查取证和处理

经调查发现有如下情况者，监督员应进行现场调查，收集书证、物证、证人证言、视听材料（照相、摄像）等证据，制作《现场检查笔录》《询问笔录》，并按照相关规定进行处罚：①医疗废物运送工具不专用、表面未印有（喷）制有警示标识和文字说明或在运送过程中易出现医疗废物渗漏和遗散的；②未按照本单位确定的内部医疗废物运送时间、路线将医疗废物收集、运送至暂时贮存地点的；③未对使用后医疗废物运送工具在指定地点进行消毒和清洁的；④未查见医疗废物专用登记、专用登记有漏登或不按规定要求登记的。

五、法律责任

（一）行政法律责任

1. 医疗卫生机构、医疗废物集中处置单位违反规定,有下列情形之一的,由县级以上地方人民政府卫生监督机构或者环境保护行政主管部门按照各自的职责责令限期改正,给予警告;逾期不改正的,处 2000 元以上 5000 元以下的罚款:①未建立、健全医疗废物管理制度,或者未设置监控部门或者专(兼)职人员的;②未对有关人员进行相关法律和专业技术、安全防护以及紧急处理等知识的培训的;③未对从事医疗废物收集、运送、贮存、处置等工作的人员和管理人员采取职业卫生防护措施的;④未对医疗废物进行登记或者未保存登记资料的;⑤对使用后的医疗废物运送工具或者运送车辆未在指定地点及时进行消毒的和清洁的;⑥未及时收集、运送医疗废物的;⑦未定期对医疗废物处置设施的环境污染防治和卫生学效果进行检测、评价,或者未将检测、评价效果存档、报告的。

2. 医疗卫生机构、医疗废物集中处置单位违反规定,有下列情形之一的,由县级以上地方人民政府卫生监督机构或者环境保护行政主管部门按照各自的职责责令限期改正,给予警告,可以并处 5000 元以下的罚款;逾期不改正的,处 5000 元以上 3 万以下的罚款:①贮存设施或者设备不符合环境保护、卫生要求的;②未将医疗废物按照分类置于专用包装物或者容器的;③未使用符合标准的专用车辆运送医疗废物或者使用运送医疗废物的车辆运送其他物品的;④未安装污染物排放在线监控装置或者监控装置未经常处于正常运行状态的。

3. 医疗卫生机构、医疗废物集中处理单位有下列情形之一的,由县级以上地方人民政府卫生监督机构或者环境保护行政主管部门按照各自的职责责令限期改正,给予警告,并处 5000 元以上 1 万以下的罚款;逾期不改正的,处 1 万元以上 3 万元以下的罚款;造成传染病传播或者环境污染事故的,由原发证部门暂扣或者吊销执业许可证件或者经营许可证件:①在运送过程中丢弃医疗废物,在非贮存地点倾倒、堆放医疗废物或者将医疗废物混入其他废物和生活垃圾的;②未执行危险废物转移联单管理制度的;③将医疗废物交给未取得经营许可证的单位或者个人收集、运送、贮存、处置的;④对医疗废物的处置不符合国家规定的环境保护卫生标准、规范的;⑤未按照《医疗废物管理条例》的规定对污水、传染病病人或者疑似传染病病人的排泄物,进行严格消毒,或者未达到国家规定的排放标准,排入污水处理系统的;⑥对收治的传染病病人或者疑似传染病病人产生的生活垃圾,未按照医疗废物进行管理和处置的。

4. 医疗卫生机构违反规定,将未达到国家规定标准的污水、传染病病人或者疑似传染病病人的排泄物排入城市排水管网的,由县级以上地方人民政府行政主管部门责令限期改正,给予警告,并处 5000 元以上 1 万元以下的罚款;逾期不改正的,处 1 万元以上 3 万元以下的罚款;造成传染病传播或者环境污染事故的,由原发证部门暂扣或者吊销执业许可证件。

5. 医疗卫生机构、医疗废物集中处理单位发生医疗废物流失、泄漏、扩散时,没有采取紧急处理措施,或者没有及时向卫生监督机构和环境保护行政主管部门报告的,由县级以上地方人民政府卫生计生行政主管部门或者环境保护行政主管部门按照各自的职责责令改正,给予警告,并处 1 万元以上 3 万元以下的罚款;造成传染病传播或者环境污染事故的,由原发证部门暂扣或者吊销执业许可证件或者经营许可证件。

6. 医疗卫生机构、医疗废物集中处置单位,无正当理由,阻碍卫生监督机构或者环境保护行政主管部门执法人员执行职务,拒绝执法人员进入现场,或者不配合执法部门的检查、监测、调查取证的,由县级以上地方人民政府卫生监督机构或者环境保护行政主管部门按照各自的职责责令改正,给予警告;拒不改正的,由原发证部门暂扣或者吊销执业许可证件或者经营许可证件;触犯《中华人民共和国治安管理处罚条例》,构成违反治安管理行为的,由公安机关依法予以处罚。

7. 位于不具备集中处置医疗废物条件的农村的医疗卫生机构,没有按照要求处置医疗废物的,由县级人民政府卫生监督机构或者环境保护主管行政部门按照各自的职责责令限期改正,给予警告;逾期不改正的,处 1000 元以上 5000 元以下的罚款;造成传染病传播或者环境污染事故的,由原证部门暂扣或者吊销执业许可证件。

(二)民事法律责任

医疗卫生机构、医疗废物集中处置单位违反规定,导致传染病传播或者发生环境污染事故,给他人造成损害的,依法承担民事赔偿责任。

(三)刑事法律责任

1. 行政主管部门的刑事法律责任　县级以上各级人民政府卫生计生行政主管部门、环境保护行政主管部门或者其他有关部门,由于失职造成传染病传播或者环境污染事故,主要责任人、负有责任的主管人员和其他直接责任人员的行为构成犯罪的,依法追究刑事责任。

2. 医疗卫生机构的刑事法律责任　医疗卫生机构、医疗废物集中处理单位由于失职构成犯罪,将依法承担刑事责任。

(1)医疗卫生机构、医疗废物集中处置单位由于下列行为造成严重后果,构成犯罪的,依法追究刑事责任:①在运送过程中丢弃医疗废物,在非贮存地点倾倒、堆放医疗废物或者将医疗废物混入其他废物和生活垃圾的;②未执行危险废物转移联单管理制度的;③将医疗废物交给未取得经营许可证的单位或者个人收集、运送、贮存、处置的;④对医疗废物的处置不符合国家规定的环境保护、卫生标准、规范的;⑤未按照《医疗废物管理条例》的规定对污水、传染病病人或者疑似传染病病人的排泄物进行严格消毒,或者未达到国家规定的排放标准,排入污水处理系统的;⑥对收治的传染病病人或者疑似传染病病人产生的生活垃圾,未按照医疗废物进行管理和处置的。

(2)医疗卫生机构违反规定,将未达到国家规定标准的污水、传染病病人或者疑似传染病病人的排泄物排入城市排水管网,造成传染病传播或者环境污染事故,构成犯罪的,依法追究刑事责任。

(3)医疗卫生机构、医疗废物集中处置单位发生医疗废物流失、泄漏、扩散时,没有采取紧急处理措施,造成传染病传播或者环境污染事故构成犯罪的,依法追究刑事责任。

(4)医疗卫生机构、医疗废物集中处置单位,无正当理由,阻碍卫生监督机构或者环境保护行政主管部门执法人员执行职务,拒绝执法人员进入现场,或者不配合执法部门的检查、监测、调查取证,构成犯罪的,依法追究刑事责任。

(5)位于不具备集中处置医疗废物条件的农村的医疗卫生机构,没有按照要求处置医疗废物,造成传染病传播或者环境污染事故构成犯罪的,依法追究刑事责任。

第八节　医疗广告的卫生监督

医疗广告是指利用各种媒介或者形式直接或间接介绍医疗机构或医疗服务的广告。

一、医疗广告审批出证

医疗机构发布医疗广告,应当在发布前申请医疗广告审查。未取得《医疗广告审查证明》,不得发布医疗广告。

(一)对申请材料进行审查

卫生计生行政部门对申请办理《医疗广告审查证明》的医疗机构,应严格审查其提交的证明材料,包括:①医疗机构执业许可证;②医疗广告的专业技术内容;③有关卫生技术人员的证明材料;④诊疗方法的技术资料;⑤依照国家的有关规定,必须进行登记的,应当提交营业执照。

省级卫生计生行政部门受理申请后,应当查验有关证明材料,审查广告内容(中医医疗广告内容由省级中医药管理部门审查),并在15日内作出决定,符合规定的,出具《医疗广告审查证明》。

医疗机构发布含有义诊内容的广告,必须按照原卫生部《关于组织义诊活动实行备案管理的通知》的要求进行备案后,才能申请办理《医疗广告审查证明》手续。

(二)对有效期进行监督

《医疗广告审查证明》的有效期为一年,在有效期内变更广告内容或者期满后继续进行广告宣传的,必须重新办理《医疗广告审查证明》。《医疗广告审查证明》不得伪造、涂改、出租、出借、转让、出卖或者擅自复制。《医疗广告审查证明》文号必须与广告内容同时发布。

(三)对备案及公示进行监督

卫生计生行政部门应及时将《医疗广告审查证明》向同级工商行政管理机关备案,同时有条件的地区应当对《医疗广告审查证明》通过政府网站或者其他方式向社会公示。

二、医疗广告监督

(一)概念

医疗广告卫生监督是指卫生监督机构对医疗机构发布的医疗广告的内容进行监督检查,对发布违反法律、法规医疗广告的医疗机构进行行政处罚的卫生行政执法行为。

医疗广告内容必须真实、健康、科学、准确,不能以任何形式欺骗和误导公众。没有取得《医疗机构执业许可证》的医疗机构,不能发布医疗广告。法律禁止以解放军和武警部队名义(包括军队单位、军队个人和冠以与军队相关的任何称谓)、医疗机构内部科室名义发布医疗广告。

(二)医疗广告的监督机构及其职责

对医疗机构发布医疗广告进行监督的机构既有工商行政管理部门,也有卫生计生行政部门。工商行政管理部门对发布广告的医疗机构、广告经营者和广告发布者的经营管理进行监督;卫生计生行政部门、中医药管理部门对医疗机构发布医疗广告的内容进行专业技术内容方面的监督。

本教材涉及的仅限于卫生计生行政部门对医疗广告的监督,此处的监督机构也是仅指卫生监督机构,即卫生计生行政部门。卫生计生行政部门对医疗广告的监督职责是对医疗广告的专业技术内容进行监督审查。

（三）医疗广告内容的监督审查

1. 医疗广告内容仅限于 ①医疗机构第一名称;②医疗机构地址;③所有制形式;④医疗机构类别;⑤诊疗科目;⑥床位数;⑦接诊时间;⑧联系电话。①~⑥项发布的内容必须与卫生计生行政部门、中医药管理部门核发的《医疗机构执业许可证》或其副本载明的内容一致。医疗广告涉及的诊疗科目应以国家卫生计生行政部门有关文件为依据;疾病名称以国际疾病分类中三位数类目表和全国医学高等院校统一教材及国家卫生计生行政部门的有关规定为依据;诊疗方法以医学理论及有关规范为依据。

2. 医疗广告中禁止出现下列内容 ①与《医疗机构执业许可证》、营业执照中核定的医疗机构名称不符的、或者使用其他不规范名称的;②与药品相关的内容,包括药品名称、制剂以及医疗机构自制的中药配方药品、中药汤剂等;③涉及推销医疗器械的内容;④从业医师的技术职称,包括"××博士"、"××专家"等非医学专业技术职称;⑤使用未经过临床验证、评定的诊疗方法,或者不确定、不规范的诊疗方法的;⑥诊疗科目、诊疗方法等宣传内容超出卫生计生行政部门核准范围的;⑦违反《医疗广告管理办法》第六条规定的;⑧其他违反广告法律法规、医疗卫生法律法规规定的内容。

3. 国家工商行政管理总局、卫生部、国家中医药管理局于2003年1月15日发布的《关于规范医疗广告活动、加强医疗广告监管的通知》中规定,暂停就下列疾病发布医疗广告:尖锐湿疣、梅毒、淋病、软下疳等性病、牛皮癣(银屑病)、艾滋病、癌症(恶性肿瘤)、癫痫、乙型肝炎、白癜风、红斑狼疮。

4. 禁止以新闻报道形式发布广告 有关医疗机构的人物专访、专题报道等文章中不得出现有关医疗机构地址、电话、联系办法等广告宣传内容;在发表有关文章的同时,不得在同一媒介同一时间或者版面发布有关该医疗服务及其医疗机构的广告。

5. 医疗广告的表现形式不得含有以下情形 ①涉及医疗技术、诊疗方法、疾病名称、药物的;②保证治愈或者隐含保证治愈的;③说明治愈率、有效率等诊疗效果的;④淫秽、迷信、荒诞的;⑤贬低他人的;⑥利用病人、卫生技术人员、医学教育科研机构及人员以及其他社会社团、组织的名义、形象作证明的;⑦使用解放军和武警部队名义的;⑧法律、行政法规规定禁止的其他情形。

三、法律责任

（一）行政责任

医疗机构违反法律规定承担的行政法律责任,就是所受到的行政处罚,除吊销《医疗广告证明》的决定由卫生计生行政部门执行外,其余的处罚由工商行政管理机关负责实施。

1. 医疗机构违反本办法规定发布医疗广告,县级以上地方卫生计生行政部门、中医药管理部门应责令其限期改正,给予警告;情节严重的,核发《医疗机构执业许可证》的卫生计生行政部门、中医药管理部门可以责令其停业整顿、吊销有关诊疗科目,直至吊销《医疗机构执业许可证》。未取得《医疗机构执业许可证》发布医疗广告的,按非法行医处罚。

2. 医疗机构篡改《医疗广告审查证明》内容发布医疗广告的,省级卫生计生行政部门、中医药管理部门应当撤销《医疗广告审查证明》,并在一年内不受理该医疗机构的广告审查申请。

省级卫生计生行政部门、中医药管理部门撤销《医疗广告审查证明》后,应当自作出行政处理决定之日起5个工作日内通知同级工商行政管理机关,工商行政管理机关应当依法予以查处。

医疗机构在发布广告中贬低他人的,或以新闻报道形式发布医疗广告的,广告监督管理机关可以责令负有责任的医疗机构、广告经营者、广告发布者停止发布广告、公开更正,并没收其广告费用,可以并处广告费用1倍以上5倍以下的罚款。

3. 医疗机构提供虚假《医疗广告证明》文件的,由广告监督管理机关处以1万元以上10万元以下的罚款。

4. 医疗机构违反规定利用医疗广告宣传药品、推销医疗器械,未经药品监督管理部门审查批准的,依据《广告法》的规定,由广告监督管理机关责令负有责任的医疗机构、广告经营者、广告发布者停止发布,并没收广告费用,并处广告费用1倍以上5倍以下的罚款。

5. 医疗机构发布的广告内容、诊疗科目违反法律规定,含有禁止性规定内容提要以及超出《医疗广告证明》范围发布广告欺骗和误导消费者,使病人的合法权益受到损害的,应认定为未取得证明文件发布医疗广告的行为,吊销其《医疗广告证明》,责令停止发布广告。

6. 医疗机构违反《医疗机构管理条例》《执业医师法》的规定从事医疗活动,对其发布的医疗广告,由工商行政管理机关按照《广告法》的规定予以处罚,即责令有责任的医疗机构、广告经营者、广告发布者停止发布,公开更正,并没收广告费用,并处广告费用1倍以上5倍以下的罚款;情节严重的,依法停止其广告业务。

7. 工商行政管理机关对违反本办法规定的广告主、广告经营者、广告发布者依据《广告法》《反不正当竞争法》予以处罚,对情节严重,造成严重后果的,可以并处1~6个月暂停发布医疗广告、直至取消广告经营者、广告发布者的医疗广告经营和发布资格的处罚。法律法规没有规定的,工商行政管理机关应当对负有责任的广告主、广告经营者、广告发布者给予警告或者有违法所得的,处以违法所得三倍以下但不超过3万元的罚款;医疗广告内容涉嫌虚假的,工商行政管理机关可根据需要会同卫生计生行政部门、中医药管理部门作出认定。

（二）民事责任

医疗机构发布的医疗广告内容、诊疗科目违反法律规定,欺骗和误导消费者,使病人的合法权益受到损害的,由医疗机构依法承担相应的民事责任。

（三）刑事责任

工商行政管理机关在查处虚假医疗广告过程中,发现虚假医疗广告的违法事实涉及金额、违法事实情节、违法事实造成的后果等构成发布虚假广告罪的,必须依据《行政执法机关移送涉嫌犯罪案件的规定》向公安机关移送。

医疗机构违反规定,利用医疗广告作虚假宣传;医疗机构伪造、变造或者转让广告审查文件,构成犯罪的,依法追究刑事责任。

（汪保国）

思考题

1. 你是如何理解医疗机构的？它与卫生机构的区别是什么？

2. 医疗机构根据不同的标准可分为哪些种类？

3. 医疗机构执业过程中应遵循哪些规则？

4. 《医疗机构管理条例》对医疗机构的登记和校验是如何规定的？

5. 不得申请设置医疗机构的情形有哪些？

6. 申请设置医疗机构不予批准的情形有哪些？

7. 执业医师资格考试的条件是？医师执业得法律责任有哪些？

8. 医疗废物管理制度和储存监督的内容有哪些？

9. 放射诊疗得经常性卫生监督有哪些？

10. 医疗广告中禁止的内容有哪些？

第十一章

医疗安全法律制度与监督

医疗安全是医院现代化管理的核心,也是医院生存和发展的基础。当前,医疗纠纷从总体上看呈上升趋势,一方面,这说明整个社会的法律意识、病人对医疗服务质量的要求和自我保护意识有所增强;另一方面,也暴露了医院管理中存在的问题。因此,医疗安全和医疗质量成为各级卫生计生行政管理部门和医院必须予以重视和解决的紧迫问题。

本章将重点介绍医疗安全事件的处理、医疗文书的书写、临床用血、医疗器械使用以及医院感染的法律规定及其卫生监督管理要求。

第一节　医疗安全管理法律制度

一、概念

（一）医疗安全（medical safe）

是指在医疗服务过程中,保证病人的人身安全,不因医疗失误或过失而遭受危害,即不发生因医疗失误或过失造成病人死亡、残疾以及躯体组织、生理功能和心理健康受损的不安全事件。

（二）医疗安全监督（supervision of medical safe）

是指卫生监督主体依法对医疗机构的医疗安全控制、医疗事故的防范与处理,并对发生医疗事故的医疗机构及其医务人员进行行政处罚的卫生行政执法行为。

医疗安全监督是卫生监督的重要组成部分,加强医疗安全监督是提高医疗质量的重要措施。医疗安全监督其中一项重要内容就是防范医疗事故的发生以及对医疗事故争议的妥善处理。

二、医疗安全相关法律制度

为了保障医疗安全,提高服务质量,维护医疗秩序,保护病人和医疗机构及其医务人员的合法权益,国务院于 2002 年 4 月 4 日颁布了《医疗事故处理条例》,并于 2002 年 9 月 1 日开始施行。随后,原卫生部和国家中医药管理局又先后颁布了《医疗事故技术鉴定暂行办法》《医疗事故分级标准(试行)》《医疗事故争议中尸检机构及专业技术人员资格认定办法》《医疗事故技术鉴定专家库学科专业组名录(试行)》等配套文件。《医疗事故处理条例》及其配套文件,既是医疗机构防范医疗事故、进行医疗安全控制的法律依据,也是医疗安全监督的法律依据。同时,《医疗机构管理条例》《执业医师法》《护士条例》等法律、法规中的有关规定,也是医疗安全监督的法律依据。

2009 年 12 月 26 日中华人民共和国第十一届全国人民代表大会常务委员会第十二次会议公布

了《侵权责任法》,自 2010 年 7 月 1 日起施行。第七章医疗损害责任,对医疗损害情形的认定及其法律责任做出了明确规定。

2011 年 1 月 7 日卫生部制定了《医疗质量安全告诫谈话制度暂行办法》,对发生重大、特大医疗质量安全事件或者存在严重质量安全隐患的各级各类医疗机构的负责人进行医疗质量安全告诫谈话,以加强医疗质量安全管理,有效防范和规范处理医疗质量安全事件。2011 年 1 月 14 日,原卫生部制定了《医疗质量安全事件报告暂行规定》,旨在指导医疗机构妥善处置医疗质量安全事件,推动医疗质量持续改进,切实保障医疗安全。

三、临床用血法律制度

1978 年国务院批转了卫生部《关于加强输血工作的请示报告》;1997 年 12 月 29 日第八届全国人民代表大会常务委员会第 29 次会议通过的《中华人民共和国献血法》,对无偿献血、采供血、临床用血等方面作出了原则性规定,随后又相继颁布了《医疗机构临床用血管理办法》《临床输血技术规范》等配套法规和规范,为加强临床用血的监督管理提供了法律依据。

四、医疗器械使用法律制度

国务院于 2000 年 1 月发布,同年 4 月 1 日起施行的《医疗器械监督管理条例》是我国第一部关于医疗器械监督管理的行政法规,2014 年 2 月 12 日国务院第 39 次常务会议修订通过,自 2014 年 6 月 1 日起施行。

国家食品药品监督管理总局相继颁布了《医疗器械生产企业质量体系考核办法》(2000);《医疗器械说明书和标签管理规定》(2014);《医疗器械注册管理办法》(2014);《医疗器械经营监督管理办法》(2014);《医疗器械分类规则》(2016);《医疗器械使用质量监督管理办法》(2016);《医疗器械临床试验质量管理规范》(2016);《医疗器械通用名称命名规则》(2016),这些法规对医疗器械的研制、生产、经营和使用作了详细规定。

五、医疗文书书写法律制度

2006 年 11 月 27 日经卫生部部务会议讨论通过《处方管理办法》自 2007 年 5 月 1 日起施行;2010 年 2 月 4 日,卫生部修订了《病历书写基本规范》,自 3 月 1 日起施行;此外《执业医师法》《母婴保健法》《医疗机构管理条例》及《医疗机构管理条例实施细则》等法律、法规、规章对医疗文书的出具及相关法律责任都有规定。

六、医院感染管理法律制度

为加强医院感染管理,有效预防和控制医院感染,保障医疗安全,提高医疗质量,卫生部于 2000 年发布了新的《医院感染诊断标准》《医院感染管理规范(试行)》及《医院消毒卫生标准》,并于 2002 年发布了《消毒管理办法》。《医院感染管理办法》《医院消毒卫生标准》《医院感染诊断标准》以及《消毒管理办法》,既是医院防范医院感染事件、规范医院感染管理的法律依据,也是卫生监督机构对医院感染进行监督的具体法律依据。同时,《传染病防治法》《突发公共卫生事件应急条例》《传染性非典型肺炎防治管理办法》《医疗机构管理条例》《医疗事故处理条例》《医疗废物管理条例》等法律、法规中有关医院感染的规定,也是对医院感染进行监督的法律依据。

第二节　医疗纠纷预防与处置监督

一、概念

(一)医疗纠纷(medical disputes)

是指医患双方当事人因诊疗活动引发的争议。处理医疗纠纷和医疗事故,应当遵循预防为主,依法、公开、公平、公正、及时、便民的原则,坚持实事求是的科学态度,做到事实清楚、定性准确、责任明确、处理恰当。

(二)医疗事故(medical accidents)

是指医疗机构及其医务人员在医疗活动中,违反医疗卫生管理法律、行政法规、部门规章和诊疗护理规范、常规,过失造成病人人身损害的事故。

(三)医疗纠纷处置(disposal of medical disputes)

医疗机构及其医务人员在诊疗活动中发生或者发现医疗事故、可能引起医疗纠纷的医疗行为的,为降低对病人造成的健康损害、正确处理医疗纠纷、维护医院正常秩序等采取的一系列措施。

二、医疗纠纷预防的监督

对医疗机构医疗纠纷预防的监督主要通过以下五个方面进行监督。

(一)开展培训教育的监督

监督医疗机构是否按照规定对其医务人员进行医疗卫生管理法律、行政法规、部门规章和诊疗护理规范、常规的培训和医疗服务职业道德教育。

(二)医疗质量安全管理体系建立的监督

监督医疗机构是否设置服务质量监控部门或配备专(兼)职人员,以及是否按照规定履行以下几点:①制订医疗机构医疗质量监控工作计划和工作制度;②加强医疗服务质量日常监控;③监督医疗机构和医务人员各项医疗卫生法律、法规、规章、诊疗护理规范、常规的执行情况;④接待病人来访或对医疗服务的投诉;⑤负责医疗事故或者医疗事故争议的处理工作等。

(三)医疗纠纷预防与处置预案的监督

监督医疗机构是否制定防范、处理医疗事故的预案。预案是事前制定的一系列应急反应程序,明确应急机制中各成员部门及其人员的组成、具体职责、工作措施以及相互之间的协调关系,预案在其针对的情况出现时启动。医疗机构制定的应急预案应包括两种:防范医疗事故预案和处理医疗事故预案。

(四)病历保管和复印的监督

监督的内容有:①病历是否真实完整;②病历是否及时书写;③病历的审查与修改是否符合规

范;④病历是否妥善保管。

监督医疗机构是否按照规定为病人复印病历资料。病人有权复印客观性病历资料,医疗机构应当提供复印或者复制服务并在复印或者复制的病历资料上加盖证明印记;医疗机构应当开列复印或者复制清单,由医患双方当事人盖章或者签名后,各执一份;复印或者复制病历资料时,应当有病人在场。

（五）病人知情权保障的监督

保障病人的知情权是保障医疗安全、避免医疗纠纷的措施之一。监督的内容有:①如实告知病人病情、医疗措施和医疗风险,并履行签字制度;②按照规定为患方提供复印或复制病历服务;③实施手术、特殊检查、特殊治疗时,患方知情同意权的保护。

三、医疗纠纷处置的监督

（一）对报告的监督

医疗机构及其医务人员在诊疗活动中发生或者发现医疗事故、可能引起医疗纠纷的医疗过失行为的,必须按照规定进行报告。

1. 医疗机构内部的报告制度　是指在医疗机构内部应先后向所在科室负责人、负责医疗服务质量监控的部门或者专（兼）职人员和本医疗机构的负责人报告,并向病人通报、解释。

2. 向卫生计生行政部门报告的制度　发生重大医疗纠纷的,医疗机构应当按照规定向所在地卫生计生行政部门报告。卫生计生行政部门接到重大医疗纠纷报告,应当及时了解掌握情况。发生下列重大医疗过失行为或者因医疗纠纷引发涉医违法犯罪案事件的,医疗机构应在 12 小时内向所在地卫生计生行政部门报告:①导致病人死亡或重度人身残疾;②导致 3 人以上人身损害后果;③因涉医违法犯罪导致人员死亡或者重度人身残疾的;④国务院卫生计生行政部门和省级卫生计生行政部门规定的其他情形。

（二）病历封存和启封的监督

发生医疗纠纷时,死亡病例讨论记录、疑难病例讨论记录、上级医师查房记录、会诊意见、病程记录应当在医患双方在场的情况下封存和启封。封存的病历资料可以是复印件,由医疗机构保管。病历尚未完成,需要封存的,可以对已完成病历先行封存;病历按照规定完成后,再对后续完成部分进行封存。医疗机构应当开列封存清单,由医患双方当事人盖章或者签名后,各执一份。自病历封存之日满 2 年,病人未主张医疗损害责任权利的,医疗机构可以启封。

（三）实物的封存和启封的监督

疑似输液、输血、注射、药物等引起不良后果的,医患双方当事人应当共同对现场实物进行封存和启封,封存的现场实物由医疗机构保管;需要检验的,应当由双方当事人共同指定的、依法具有检验资格的检验机构进行检验;双方当事人无法共同指定时,由卫生计生行政部门指定。疑似输血引起不良后果,需要对血液进行封存保留的,医疗机构应当通知提供该血液的采供血机构派员到场。自封存之日起满 2 年,病人未主张医疗损害责任权利的,医疗机构可以销毁封存的物品。

四、法律责任

（一）行政责任

1. 卫生计生行政部门失职的行政法律责任　卫生计生行政部门违反规定,有下列情形的,由上级卫生计生行政部门给予警告并责令限期改正,情节严重的,对相关人员依法给予行政处分:①接到医疗机构关于重大医疗过失行为的报告后,未及时组织调查的;②接到医疗事故争议处理申请后,未在规定时间内审查或者移送上一级人民政府卫生计生行政部门处理的;③未将应当进行医疗事故技术鉴定的重大医疗过失行为或者医疗事故争议移交医学会组织鉴定的;④未按照规定将当地发生的医疗事故以及依法对发生医疗事故的医疗机构和医务人员的行政处理情况上报的;⑤未按规定审核医疗事故技术鉴定书的。

2. 卫生计生行政部门工作人员失职的行政法律责任　卫生计生行政部门的工作人员在处理医疗事故的过程中,利用职务上的便利收受他人财物或其他利益,滥用职权,玩忽职守,或发现违法行为不予查处,尚不够刑事处罚的,依法给予降级或撤职的行政处分。

3. 医疗机构失职的行政法律责任　医疗机构或其他有关机构违反规定,发生医疗事故的;涂改、伪造、隐匿、销毁病历资料的;承担尸检任务的机构没有正当理由,拒绝进行尸检的,由卫生计生行政部门给予警告。情节严重的,责令其限期停业整顿直至由原发证部门吊销执业许可证。

医疗机构违反规定,有下列情形的,责令其改正,情节严重的,对相关人员给予行政处分和纪律处分:①未如实告知病人病情、医疗措施和医疗风险的;②没有正当理由,拒绝为病人提供复印或复制病历资料服务的;③未按照规定的要求书写和妥善保管病历资料的;④未在规定时间补记抢救工作病历内容的;⑤未按照规定封存、保管和启封病历资料和实物的;⑥未设置医疗服务质量监控部门或配备专(兼)职人员的;⑦未制订医疗事故防范和处理预案的;⑧未在规定时间报告重大医疗过失行为的;⑨未按规定报告医疗事故的;⑩未按规定进行尸检和保存、处理尸体的。

4. 医务人员失职的行政法律责任　对发生医疗事故的医务人员,尚不够刑事处罚的,依法给予行政处分或纪律处分;并可责令暂停6个月以上1年以下执业活动;情节严重的,吊销其执业证书。

5. 医疗事故技术鉴定工作人员失职的行政法律责任　参加医疗事故技术鉴定的工作人员违反规定,接受当事人财物或其他利益,出具虚假医疗事故技术鉴定书,尚不够刑事处罚的,由原发证部门吊销其执业证书或资格证书。

（二）民事责任

医疗事故发生以后,承担责任的医疗机构及有关医务人员,应承担相应赔偿的法律责任,对因医疗事故受到损害的病人及其家属按照规定进行民事赔偿。

（三）刑事责任

医疗机构及其医务人员在医疗活动中的违法、违规行为已构成犯罪、触犯刑法的,应承担相应的刑事法律责任。

1. 医疗事故罪　是指医务人员在诊疗护理工作中,由于违反规章制度和诊疗护理操作规范,严重不负责任,造成就诊人死亡或者严重损害就诊人身体健康的行为,《刑法》第335条规定,犯医疗事故罪的,处3年以下有期徒刑或者拘役。

2. **受贿罪**　卫生计生行政部门的工作人员在处理医疗事故的过程中,利用职务上的便利收受他人财物或其他利益,滥用职权,玩忽职守,或发现违法行为不予查处,构成犯罪的,依法追究刑事责任。

参加医疗事故技术鉴定的工作人员违反规定,接受当事人财物或其他利益,出具虚假医疗事故技术鉴定书,造成严重后果的,依法追究刑事责任。

第三节　临床用血监督

临床用血监督(supervision of clinical blood use)是指卫生计生行政部门及其监督机构依法对临床用血申请、血液收发、血液保存、用血审批等进行核查,监督医疗机构及其医务人员遵守血液相关法律、法规和规章的情况,并对违法行为追究法律责任的行政执法行为。

一、临床用血监督内容

(一)机构设置监督

医疗机构应当设立由医院领导、业务主管部门及相关科室负责人组成的临床输血管理委员会,负责临床用血的规范管理和技术指导,开展临床合理用血、科学用血的教育和培训。二级以上医疗机构设立输血科(血库),在本院临床输血管理委员领导下,负责本单位临床用血的计划申报,储存血液,对本单位临床用血制度执行情况进行检查,并参与有关疾病的诊断、治疗与科研。

(二)用血申请的监督

申请输血应由经治医师逐项填写《临床输血申请单》,由主治医师核准签字,连同受血者血样于预定日期前送交输血科(血库)备血。亲友互相献血由经治医师等对病人家属进行动员,在输血科(血库)填写登记表,到血站或卫生行政部门批准的采血点(室)无偿献血,由血站进行血液的初、复检,并负责调配合格血液。病人治疗性血液成分去除、血浆置换等,由经治医师申请,输血科(血库)或有关科室参加制定治疗方案并负责实施,由输血科(血库)和经治医师负责病人治疗过程和监护。新生儿溶血病如需要换血疗法的,由经治医师申请,经主治医师核准,并经患儿家属或监护人签字同意,由血站和医院输血科(血库)人员共同实施。

(三)血液发放的监督

医疗机构要指定医务人员负责血液的收领、发放工作,取血与发血的双方必须共同查对病人姓名、性别、病案号、门急诊/病室、床号、血型、血液有效期及配血试验结果,以及保存血的外观等。并认真核查血袋包装,核查内容如下:①血站的名称及其许可证号;②献血者的姓名(或条形码)、血型;③血液品种;④采血日期及时期;⑤有效期及时间;⑥血袋编号(或条形码);⑦储存条件。血液包装不符合国家规定的卫生标准和要求应拒领拒收。核查准确无误时,双方共同签字后方可发出。

(四)血液出入库的监督

全血、血液成分入库前要认真核对验收,并保证出入库血液吻合。核对验收内容包括:运输条件、物理外观、血袋封闭及包装是否合格,标签填写是否清楚齐全(供血机构名称及其许可证号、供血者姓名或条形码编号和血型、血液品种、容量、采血日期、血液成分的制备日期及时间,有效期及时间、血袋编号/条形码,储存条件)等。禁止接受不合格血液入库。对验收合格的血液,应当认真作好入库登记,近不同品种、血型、规格和采血日期(或有效期),分别存放于专用冷藏设施内储存。经办人要签名和签署入库时间。

（五）血液保管的监督

全血、红细胞系统成分血和代浆血冷藏温度应当控制在 2~6℃,血小板应当控制在 20~24℃(6小时内输注),血库人员应当做好血液冷藏温度的 24 小时监测记录,储血环境应当符合卫生学标准。

（六）用血审批的监督

为保证科学、合理使用血液,防止血液浪费和滥用,实行用血审批制度。凡病人血红蛋白低于 100g/L 和血细胞比容低于 30%的属输血适应证。病人病情需要输血治疗时,经治医师应当根据医院规定履行申报手续,由上级医师核准签字后报输血科(血库)。临床输血一次用血、备血量超过 2000ml 时要履行报批手续,需经输血科(血库)医师会诊,由科室主任签名后报医务处(科)批准(急诊用血除外)。急诊用血事后应当按照以上要求补办手续。

（七）交叉配血与输血的监督

交叉配血试验由两人互相核对,一人值班时,操作完毕后自己核对,并填写配血试验结果。输血前由两名医护人员核对交叉配血报告单及血袋标签各项内容,检查血袋有无破损渗漏,血液颜色是否正常。准确无误方可输血。输血时,由两名医护人员带病历共同到病人床旁核对病人姓名、性别、年龄、病案号、门急诊/病室、床号、血型等,确认与配血报告相符,再次核对血液后,用符合标准的输血器进行输血。

（八）输血知情同意的监督

决定输血治疗前,经治医师应向病人或其家属说明输同种异体血的不良反应和经血传播疾病的可能性,征得病人或家属的同意,并在《输血治疗同意书》上签字。《输血治疗同意书》入病历。无家属签字的无自主意识病人的紧急输血,应报医院职能部门或主管领导同意、备案,并记入病历。

（九）血样与记录保存的监督

血液发出后,受血者和供血者的血样保存于 2~6℃冰箱,至少 7 天,以便对输血不良反应追查原因。输血完毕,医护人员对有输血反应的应逐项填写病人输血反应回报单,并返还输血科(血库)保存。输血科(血库)每月统计上报医务处(科)。输血完毕后,医护人员将输血记录单(交叉配血报告单)贴在病历中,并将血袋送回输血科(血库)至少保存一天。输血科(血库)要认真做好血液出入库、核对、领发的登记,有关资料需保存 10 年。贮血冰箱的温度应按时(或自动记录)记录,报警装置发出报警信号时,应立即检查原因,及时解决并作好记录。

（十）成分输血应用的监督

医疗机构应当针对医疗实际需要积极推行血液成分输血。原卫生部要求三级以上医疗机构成分输血率达到 70%以上,二级以上医疗机构成分输血率达到 50%以上。

（十一）医疗机构应急采血的监督

医疗机构临床用血，由县级以上人民政府卫生计生行政部门指定的血站供给。医疗机构因应急用血需要临时采集血液的，必须符合以下情况：①边远地区的医疗机构和所在地无血站（或中心血库）；②危及病人生命，急需输血，而其他医疗措施所不能替代；③具备交叉配血及快速诊断方法检验乙型肝炎病毒表面抗原、丙型肝炎病毒抗体、艾滋病病毒抗体的条件。医疗机构应当在临时采集血液后10日内将情况报告当地县级以上人民政府卫生计生行政主管部门。

二、法律责任

1. 医疗机构非法出售无偿献血血液的，没收违法所得，可以并处10万元以下罚款；构成犯罪的，依法追究刑事责任。

2. 医疗机构的医务人员违反《献血法》规定，将不符合国家规定标准的血液应用于病人的，由县级以上地方人民政府卫生计生行政部门责令改正；给病人健康造成损害的，应当依法赔偿；对直接负责任的主管人员和其他直接责任人员，依法给予行政处分；构成犯罪的，依法追究刑事责任。

3. 临床用血的包装、储存、运输，不符合国家规定的卫生标准和要求的，由县级以上地方人民政府卫生计生行政部门责令改正，给予警告，可以并处1万元以下的罚款。

4. 卫生计生行政部门及其工作人员在献血、用血的监督管理工作中，玩忽职守，造成严重后果，构成犯罪的，依法追究刑事责任，尚不构成犯罪的，依法给予行政处分。

5. 非法采集、供应血液或者制作、供应血液制品，不符合国家规定的标准，足以危害人体健康的，处5年以下有期徒刑或者拘役，并处罚金；对人体健康造成严重危害的，处5年以上10年以下有期徒刑，并处罚金；造成特别严重后果的，处10年以上有期徒刑或者无期徒刑，并处罚金或者没收财产。

第四节　医疗器械监督

一、概念

（一）医疗器械（medical apparatus and instruments）

是指单独或者组合使用于人体的仪器、设备、器具、材料或者其他物品，包括所需要的软件；其用于人体体表及体内的作用不是用药理学、免疫学或者代谢的手段获得，但是可能有这些手段参与并起一定的辅助作用。

（二）医疗器械监督（supervision of medical apparatus and instruments）

是指卫生监督机构依法对从事医疗器械研制、生产、经营和使用的单位和个人进行监督检查，对违反医疗器械管理法规进行行政处罚的卫生行政执法行为。

二、医疗器械分类

国家对医疗器械按照风险程度实行分类管理。第一类是风险程度低，实行常规管理可以保证其安全、有效的医疗器械。第二类是具有中度风险,需要严格控制管理以保证其安全、有效的医疗器械。第三类是具有较高风险,需要采取特别措施严格控制管理以保证其安全、有效的医疗器械。国务院食品药品监督管理部门负责制定医疗器械的分类规则和分类目录,并根据医疗器械生产、经营、使用情况,及时对医疗器械的风险变化进行分析、评价,对分类目录进行调整。

三、医疗器械监督管理机构

国务院食品药品监督管理部门负责全国医疗器械监督管理工作,配合国务院有关部门,贯彻实施国家医疗器械产业规划和政策。国务院有关部门在各自的职责范围内负责与医疗器械有关的监督管理工作。

县级以上地方人民政府食品药品监督管理部门负责本行政区域的医疗器械监督管理工作。县级以上地方人民政府有关部门在各自的职责范围内负责与医疗器械有关的监督管理工作。

四、医疗器械使用的监督内容

(一)医疗器械产品注册与备案

1. 主管机构及其职责　第一类医疗器械实行产品备案管理,第二类、第三类医疗器械实行产品注册管理。

(1)第一类医疗器械产品备案,由备案人向所在地设区的市级人民政府食品药品监督管理部门提交备案资料。向我国境内出口第一类医疗器械的境外生产企业,由其在我国境内设立的代表机构或者指定我国境内的企业法人作为代理人,向国务院食品药品监督管理部门提交备案资料和备案人所在国(地区)主管部门准许该医疗器械上市销售的证明文件。备案资料载明的事项发生变化的,应当向原备案部门变更备案。

(2)申请第二类医疗器械产品注册,注册申请人应当向所在地省、自治区、直辖市人民政府食品药品监督管理部门提交注册申请资料。申请第三类医疗器械产品注册,注册申请人应当向国务院食品药品监督管理部门提交注册申请资料。向我国境内出口第二类、第三类医疗器械的境外生产企业,应当由其在我国境内设立的代表机构或者指定我国境内的企业法人作为代理人,向国务院食品药品监督管理部门提交注册申请资料和注册申请人所在国(地区)主管部门准许该医疗器械上市销售的证明文件。

受理注册申请的食品药品监督管理部门应当自受理之日起3个工作日内将注册申请资料转交技术审评机构。技术审评机构应当在完成技术审评后向食品药品监督管理部门提交审评意见。受理注册申请的食品药品监督管理部门应当自收到审评意见之日起20个工作日内作出决定。对符合安全、有效要求的,准予注册并发给医疗器械注册证;对不符合要求的,不予注册并书面说明理由。

(3)新研制的尚未列入分类目录的医疗器械,申请人可以依照本条例有关第三类医疗器械产品注册的规定直接申请产品注册,也可以依据分类规则判断产品类别并向国务院食品药品监督管理部门申请类别确认后依照本条例的规定申请注册或者进行产品备案。直接申请第三类医疗器械产品注册的,国务院食品药品监督管理部门应当按照风险程度确定类别,对准予注册的医疗器械及时纳入分类目录。申请类别确认的,国务院食品药品监督管理部门应当自受理申请之日起20个工作日内对该医疗器械的类别进行判定并告知申请人。

2. 产品质量报告的要求　第一类医疗器械产品备案申请资料中的产品检验报告可以是备案人的自检报告;临床评价资料不包括临床试验报告,可以是通过文献、同类产品临床使用获得的数据证明该医疗器械安全、有效的资料。第二类、第三类医疗器械产品注册申请资料中的产品检验报告应当是医疗器械检验机构出具的检验报告;临床评价资料应当包括临床试验报告,但依照本条例第十七条的规定免于进行临床试验的医疗器械除外。受理注册申请的食品药品监督管理部门应当自受理之日起3个工作日内将注册申请资料转交技术审评机构。技术审评机构应当在完成技术审评后向食品药品监督管理部门提交审评意见。

3. 提交的材料　第一类医疗器械产品备案和申请第二类、第三类医疗器械产品注册,应当提交下列资料:①产品风险分析资料;②产品技术要求;③产品检验报告;④临床评价资料;⑤产品说明书及标签样稿;⑥与产品研制、生产有关的质量管理体系文件;⑦证明产品安全、有效所需的其他资料。第一类医疗器械产品备案,由备案人向所在地设区的市级人民政府食品药品监督管理部门提交备案资料。其中,产品检验报告可以是备案人的自检报告;临床评价资料不包括临床试验报告,可以是通过文献、同类产品临床使用获得的数据证明该医疗器械安全、有效的资料。

4. 临床试验的要求

(1)免于临床试验的情形:第一类医疗器械产品备案,不需要进行临床试验。申请第二类、第三类医疗器械产品注册,应当进行临床试验;但是,有下列情形之一的,可以免于进行临床试验:①工作机理明确、设计定型,生产工艺成熟,已上市的同品种医疗器械临床应用多年且无严重不良事件记录,不改变常规用途的;②通过非临床评价能够证明该医疗器械安全、有效的;③通过对同品种医疗器械临床试验或者临床使用获得的数据进行分析评价,能够证明该医疗器械安全、有效的。

免于进行临床试验的医疗器械目录由国务院食品药品监督管理部门制定、调整并公布。

(2)临床试验资质监管:开展医疗器械临床试验,应当按照医疗器械临床试验质量管理规范的要求,在有资质的临床试验机构进行,并向临床试验提出者所在地省、自治区、直辖市人民政府食品药品监督管理部门备案。接受临床试验备案的食品药品监督管理部门应当将备案情况通报临床试验机构所在地的同级食品药品监督管理部门和卫生计生主管部门。医疗器械临床试验机构资质认定条件和临床试验质量管理规范,由国务院食品药品监督管理部门会同国务院卫生计生主管部门制定并公布;医疗器械临床试验机构由国务院食品药品监督管理部门会同国务院卫生计生主管部门认定并公布。

第三类医疗器械进行临床试验对人体具有较高风险的,应当经国务院食品药品监督管理部门批准。临床试验对人体具有较高风险的第三类医疗器械目录由国务院食品药品监督管理部门制定、调整并公布。

国务院食品药品监督管理部门审批临床试验,应当对拟承担医疗器械临床试验的机构的设备、专业人员等条件,该医疗器械的风险程度,临床试验实施方案,临床受益与风险对比分析报告等进行综合分析。准予开展临床试验的,应当通报临床试验提出者以及临床试验机构所在地省、自治区、直辖市人民政府食品药品监督管理部门和卫生计生主管部门。

（二）医疗器械生产的监督

1. 医疗器械生产注册   从事第二类、第三类医疗器械生产的,生产企业应当向所在地省、自治区、直辖市人民政府食品药品监督管理部门申请生产许可并提交相关证明资料以及所生产医疗器械的注册证。受理生产许可申请的食品药品监督管理部门应当自受理之日起 30 个工作日内对申请资料进行审核,按照国务院食品药品监督管理部门制定的医疗器械生产质量管理规范的要求进行核查。对符合规定条件的,准予许可并发给医疗器械生产许可证;对不符合规定条件的,不予许可并书面说明理由。医疗器械生产许可证有效期为 5 年。有效期届满需要延续的,依照有关行政许可的法律规定办理延续手续。

2. 对生产企业的监督   医疗器械生产企业应当按照医疗器械生产质量管理规范的要求,建立健全与所生产医疗器械相适应的质量管理体系并保证其有效运行;严格按照经注册或者备案的产品技术要求组织生产,保证出厂的医疗器械符合强制性标准以及经注册或者备案的产品技术要求。应当定期对质量管理体系的运行情况进行自查,并向所在地省、自治区、直辖市人民政府食品药品监督管理部门提交自查报告。医疗器械生产企业的生产条件发生变化,不再符合医疗器械质量管理体系要求的,医疗器械生产企业应当立即采取整改措施;可能影响医疗器械安全、有效的,应当立即停止生产活动,并向所在地县级人民政府食品药品监督管理部门报告。

（三）医疗器械经营与使用的监督

1. 对经营企业的监督   从事医疗器械经营活动,应当有与经营规模和经营范围相适应的经营场所和贮存条件,以及与经营的医疗器械相适应的质量管理制度和质量管理机构或者人员。从事第二类医疗器械经营的,由经营企业向所在地设区的市级人民政府食品药品监督管理部门备案并提交其符合本条例第二十九条规定条件的证明资料。从事第三类医疗器械经营的,经营企业应当向所在地设区的市级人民政府食品药品监督管理部门申请经营许可并提交相关证明资料。

受理经营许可申请的食品药品监督管理部门应当自受理之日起 30 个工作日内进行审查,必要时组织核查。对符合规定条件的,准予许可并发给医疗器械经营许可证;对不符合规定条件的,不予许可并书面说明理由。医疗器械经营许可证有效期为 5 年。有效期届满需要延续的,依照有关行政许可的法律规定办理延续手续。

医疗器械经营企业、使用单位购进医疗器械,应当查验供货者的资质和医疗器械的合格证明文件,建立进货查验记录制度。从事第二类、第三类医疗器械批发业务以及第三类医疗器械零售业务的经营企业,还应当建立销售记录制度。

2. 对医疗器械使用的监督   医疗器械使用单位应当有与在用医疗器械品种、数量相适应的贮存场所和条件。医疗器械使用单位应当加强对工作人员的技术培训,按照产品说明书、技术操作规范等要求使用医疗器械。医疗器械使用单位对重复使用的医疗器械,应当按照国务院卫生计生主管部门制定的消毒和管理的规定进行处理。一次性使用的医疗器械不得重复使用,对使用过的应当按照国家有关规定销毁并记录。

医疗器械使用单位对需要定期检查、检验、校准、保养、维护的医疗器械,应当按照产品说明书的要求进行检查、检验、校准、保养、维护并予以记录,及时进行分析、评估,确保医疗器械处于良好状态,保障使用质量;对使用期限长的大型医疗器械,应当逐台建立使用档案,记录其使用、维护、转让、实际使用时间等事项。记录保存期限不得少于医疗器械规定使用期限终止后5年。医疗器械使用单位应当妥善保存购入第三类医疗器械的原始资料,并确保信息具有可追溯性。使用大型医疗器械以及植入和介入类医疗器械的,应当将医疗器械的名称、关键性技术参数等信息以及与使用质量安全密切相关的必要信息记载到病历等相关记录中。

发现使用的医疗器械存在安全隐患的,医疗器械使用单位应当立即停止使用,并通知生产企业或者其他负责产品质量的机构进行检修;经检修仍不能达到使用安全标准的医疗器械,不得继续使用。食品药品监督管理部门和卫生计生主管部门依据各自职责,分别对使用环节的医疗器械质量和医疗器械使用行为进行监督管理。医疗器械经营企业、使用单位不得经营、使用未依法注册、无合格证明文件以及过期、失效、淘汰的医疗器械。医疗器械使用单位之间转让在用医疗器械,转让方应当确保所转让的医疗器械安全、有效,不得转让过期、失效、淘汰以及检验不合格的医疗器械。

五、法律责任

1. 有下列情形之一的,由县级以上人民政府食品药品监督管理部门没收违法所得、违法生产经营的医疗器械和用于违法生产经营的工具、设备、原材料等物品;违法生产经营的医疗器械货值金额不足1万元的,并处5万元以上10万元以下罚款;货值金额1万元以上的,并处货值金额10倍以上20倍以下罚款;情节严重的,5年内不受理相关责任人及企业提出的医疗器械许可申请:①生产、经营未取得医疗器械注册证的第二类、第三类医疗器械的;②未经许可从事第二类、第三类医疗器械生产活动的;③未经许可从事第三类医疗器械经营活动的。有前款第一项情形、情节严重的,由原发证部门吊销医疗器械生产许可证或者医疗器械经营许可证。

2. 提供虚假资料或者采取其他欺骗手段取得医疗器械注册证、医疗器械生产许可证、医疗器械经营许可证、广告批准文件等许可证件的,由原发证部门撤销已经取得的许可证件,并处5万元以上10万元以下罚款,5年内不受理相关责任人及企业提出的医疗器械许可申请。

3. 伪造、变造、买卖、出租、出借相关医疗器械许可证件的,由原发证部门予以收缴或者吊销,没收违法所得;违法所得不足1万元的,处1万元以上3万元以下罚款;违法所得1万元以上的,处违法所得3倍以上5倍以下罚款;构成违反治安管理行为的,由公安机关依法予以治安管理处罚。

4. 未依照本条例规定备案的,由县级以上人民政府食品药品监督管理部门责令限期改正;逾期不改正的,向社会公告未备案单位和产品名称,可以处1万元以下罚款。备案时提供虚假资料的,由县级以上人民政府食品药品监督管理部门向社会公告备案单位和产品名称;情节严重的,直接责任人员5年内不得从事医疗器械生产经营活动。

5. 有下列情形之一的,由县级以上人民政府食品药品监督管理部门责令改正,没收违法生产、经营或者使用的医疗器械;违法生产、经营或者使用的医疗器械货值金额不足1万元的,并处2万元以上5万元以下罚款;货值金额1万元以上的,并处货值金额5倍以上10倍以下罚款;情节严重的,责令停产停业,直至由原发证部门吊销医疗器械注册证、医疗器械生产许可证、医疗器械经营许可证:①生产、经营、使用不符合强制性标准或者不符合经注册或者备案的产品技术要求的医疗器械的;②医疗器械生产企业未按照经注册或者备案的产品技术要求组织生产,或者未依照本条例规定建立质量管理体系并保持有效运行的;③经营、使用无合格证明文件、过期、失效、淘汰的医疗器械,或者使用未依法注册的医疗器械的;④食品药品监督管理部门责令其依照本条例规定实施召回或者停止经营后,仍拒不召回或者停止经营医疗器械的;⑤委托不具备本条例规定条件的企业生产医疗器械,或者未对受托方的生产行为进行管理的。

6. 有下列情形之一的,由县级以上人民政府食品药品监督管理部门责令改正,处 1 万元以上 3 万元以下罚款;情节严重的,责令停产停业,直至由原发证部门吊销医疗器械生产许可证、医疗器械经营许可证:①医疗器械生产企业的生产条件发生变化、不再符合医疗器械质量管理体系要求,未依照本条例规定整改、停止生产、报告的;②生产、经营说明书、标签不符合本条例规定的医疗器械的;③未按照医疗器械说明书和标签标示要求运输、贮存医疗器械的;④转让过期、失效、淘汰或者检验不合格的在用医疗器械的。

7. 有下列情形之一的,由县级以上人民政府食品药品监督管理部门和卫生计生主管部门依据各自职责责令改正,给予警告;拒不改正的,处 5000 元以上 2 万元以下罚款;情节严重的,责令停产停业,直至由原发证部门吊销医疗器械生产许可证、医疗器械经营许可证:①医疗器械生产企业未按照要求提交质量管理体系自查报告的;②医疗器械经营企业、使用单位未依照本条例规定建立并执行医疗器械进货查验记录制度的;③从事第二类、第三类医疗器械批发业务以及第三类医疗器械零售业务的经营企业未依照本条例规定建立并执行销售记录制度的;④对重复使用的医疗器械,医疗器械使用单位未按照消毒和管理的规定进行处理的;⑤医疗器械使用单位重复使用一次性使用的医疗器械,或者未按照规定销毁使用过的一次性使用的医疗器械的;⑥对需要定期检查、检验、校准、保养、维护的医疗器械,医疗器械使用单位未按照产品说明书要求检查、检验、校准、保养、维护并予以记录,及时进行分析、评估,确保医疗器械处于良好状态的;⑦医疗器械使用单位未妥善保存购入第三类医疗器械的原始资料,或者未按照规定将大型医疗器械以及植入和介入类医疗器械的信息记载到病历等相关记录中的;⑧医疗器械使用单位发现使用的医疗器械存在安全隐患未立即停止使用、通知检修,或者继续使用经检修仍不能达到使用安全标准的医疗器械的;⑨医疗器械生产经营企业、使用单位未依照本条例规定开展医疗器械不良事件监测,未按照要求报告不良事件,或者对医疗器械不良事件监测技术机构、食品药品监督管理部门开展的不良事件调查不予配合的。

8. 违反本条例规定开展医疗器械临床试验的,由县级以上人民政府食品药品监督管理部门责令改正或者立即停止临床试验,可以处 5 万元以下罚款;造成严重后果的,依法对直接负责的主管人员和其他直接责任人员给予降级、撤职或者开除的处分;有医疗器械临床试验机构资质的,由授予其资质的主管部门撤销医疗器械临床试验机构资质,5 年内不受理其资质认定申请。

9. 医疗器械临床试验机构出具虚假报告的,由授予其资质的主管部门撤销医疗器械临床试验机构资质,10 年内不受理其资质认定申请;由县级以上人民政府食品药品监督管理部门处 5 万元以上 10 万元以下罚款;有违法所得的,没收违法所得;对直接负责的主管人员和其他直接责任人员,依法给予撤职或者开除的处分。

第五节　医疗文书监督

一、医疗文书概念与种类

（一）概念

医疗文书（medical documents）是指医疗机构和医务人员在医疗活动过程中，依据有关法律法规和专业技术规范要求制作的反映医疗服务关系、病人健康状况和医疗措施、过程及其结果等方面信息资料的规范文件。

（二）种类

医疗文书主要包括病历、医学证明文件、处方和知情同意书等。

1. 病历　是指医务人员在医疗活动过程中形成的文字、符号、图表、影像、切片等资料的总和，包括门（急）诊病历和住院病历。

2. 医学证明文件（medical certificate）　是具有法律效力的重要医学文书，主要包括健康证明、疾病证明、诊断证明、伤残证明、功能鉴定书、医学死亡证明等文件。这类文书具有行政公文性质，对行政法律关系具有重大意义，能够给病人产生赋予权利或限制、剥夺权利的行政法律后果，作为公文性书证，医疗证明文件或医学意见书在法律上具有较强的证明力。

3. 处方（prescription）　由注册的执业医师和执业助理医师（以下简称医师）在诊疗活动中为病人开具的、由取得药学专业技术职务任职资格的药学专业技术人员（以下简称药师）审核、调配、核对，并作为病人用药凭证的医疗文书。处方包括医疗机构病区用药医嘱单。

4. 知情同意书　是病人表示自愿进行医疗治疗的文件证明。知情同意是病人享有的一项权利。知情同意权由知情权和同意权两个密切相连的权利组成，知情权是同意权得以存在的前提和基础，同意权又是知情权的价值体现，强调病人的知情同意权，主要目的在于通过赋予医疗机构及其医务人员相应的告知义务，使病人在了解自己将面临的风险、付出的代价和可能取得的收益的基础上自由作出选择，从而维护病人的利益，改变病人相对弱势地位。

二、医疗文书监督主体

医疗文书监督是指卫生监督机构依法对医疗文书的书写、出具、保管等行为进行监督，对违法行为追究法律责任的卫生行政执法行为。卫生计生行政部门负责全国医疗文书的书写、保管、复印，全国处方开具、调剂、保管等工作的监督管理。县级以上地方人民政府卫生计生行政部门负责本行政区域内医疗文书的书写、保管、复印，处方开具、调剂、保管等工作的监督管理。

三、对病历和知情告知的监督

（一）对病历的监督

1. 对病历保管的监督　①门（急）诊病历原则上由病人负责保管。医疗机构建有门（急）诊病历档案室或者已建立门(急)诊电子病历的,经病人或者其法定代理人同意,其门(急)诊病历可以由医疗机构负责保管。住院病历由医疗机构负责保管;②门(急)诊病历由病人保管的,医疗机构应当将检查检验结果及时交由病人保管;③门(急)诊病历由医疗机构保管的,医疗机构应当在收到检查检验结果后24小时内,将检查检验结果归入或者录入门(急)诊病历,并在每次诊疗活动结束后首个工作日内将门(急)诊病历归档;④病人住院期间,住院病历由所在病区统一保管。因医疗活动或者工作需要,须将住院病历带离病区时,应当由病区指定的专门人员负责携带和保管。医疗机构应当在收到住院病人检查检验结果和相关资料后24小时内归入或者录入住院病历。病人出院后,住院病历由病案管理部门或者专(兼)职人员统一保存、管理;⑤医疗机构应当严格病历管理,任何人不得随意涂改病历,严禁伪造、隐匿、销毁、抢夺、窃取病历。

2. 病历书写的监督

(1)病历书写者法律资格的监督:根据《执业医师法》规定,未经医师注册取得执业证书,不得从事医师执业活动。故首先必须由具备相应资格并亲自参加该诊疗过程的医务人员依职务行为作为记录,只有经治医生才能完整、准确记录病人的生命体征、病情的发展、诊治的效果。但作为医学院的教学医院必然有教学、科研活动,实习、进修、新分配医师虽然没有执业资格,但在实际工作中是书写病历的主要力量,这些人员的病历书写必须在有执业资格的带教老师指导和严格监督下进行,并由经治医生进行修改、补充、确认后签名才具备法律效力。

(2)病历完成时限的监督:病案资料的记录必须在规定在的时限内完成,是保证其真实性、可信性的基础。《病历书写规范》作出了相应规定:如:首次病程记录应在病人入院8小时内完成,内容必须包括病例特点、诊断依据及鉴别诊断、诊疗计划等;入院记录、出院记录、手术记录要求24小时内完成;主治医师查房记录48小时内完成;抢救记录即时完成,若因抢救急危病人未能及时记录的也应在抢救结束后6小时内据实补记,并加以注明,病程记录应保持时间的连续性等。

(3)病历内涵质量的监督:病案记录的内容、格式、医学术语的运用、用药剂量的单位及各种符号均须符合卫生法规及各种技术规范的要求,且须做到字迹清晰可辨。病历资料要求条理清晰、重点突出、结构严谨,而不像记流水账一样的简单罗列。

(4)病历内容真实性的监督:《医疗事故处理条例》规定:严禁涂改、伪造、隐匿、销毁病历资料,但修改是法律允许的,如书写过程中出现错字须用红笔在错字上划双划线,写上正确的,但不能用刮、粘、涂等方法掩盖,应注明修改日期并签全名以示负责。

(二)对知情告知的监督

病人具有行使知情同意权的资格,就是具有完全民事行为能力。应当尊重病人本人的知情同意权。对无民事行为能力的人施行特殊诊疗活动都会要求其近亲属签署意见。

1. 知情同意书使用范围

(1)各种手术操作,包括外科、妇科、产科、眼科、耳鼻咽喉科、口腔科、皮肤科等各科室各种住院病人手术,大月份人工流产、体表小肿瘤切除等局麻下进行的各种门诊小手术。

(2)胸腔穿刺、腹腔穿刺、腰椎穿刺、骨髓穿刺、鼻窦穿刺、脑室引流等各科室各种侵入性的诊疗操作。

（3）一般情况下没有危险，但是因病人病情危重，有可能引起意外风险的操作，如心脏病病人、颅内压升高病人插入气管导管、胃管，胃镜或支气管镜等内镜检查，插入膀胱镜或导尿管等可能引起强烈神经反射，易引起心脏停跳等情况。

（4）可能引起强烈过敏反应的药物及其敏感试验：如青霉素、普鲁卡因、碘造影剂等。使用具有毒性或成瘾性的药物如吗啡类止痛药物、化疗药等有强烈毒性或严重不良反应的药物。

（5）各种麻醉技术。

（6）诊断不明确等情况下的试验性的诊断或治疗方法，如发热待查试验性药物治疗、开腹腔探查手术等。

（7）输血及使用血液制品。

（8）实行新技术、新业务开展病人（家属）知情同意制度，在开展新技术、新业务前，医师应向病人或其委托人详细交代病情，重点交代新技术、新疗法给病人带来的好处和可能存在的问题，尊重病人及委托人意见，并在《新技术、新业务知情同意书》上签字后方可实施。

2. 对告知内容的监督　包括病人的病情、诊断、治疗及预后。具体内容包括就诊及诊治过程中发现的阳性体征；有意义的辅助检查结果；初步诊断、补充诊断、确定诊断或出院诊断；病情程度；对生命和健康的危险程度；手术的术前、术后诊断；麻醉方式；拟定手术方式；手术医师姓名；术中和术后可能发生的并发症及意外；有一定危险性可能产生不良后果的检查和治疗项目名称、目的、可能出现的并发症及风险；由于病人体质特殊或者病情危急可能对病人产生不良后果和危险的检查和治疗项目名称、目的、可能出现的并发症及风险；临床试验性检查和治疗项目名称、目的、可能出现的并发症及风险；收费可能对病人造成较大经济负担的检查和治疗；疗养方法，如服药方法；劝告转诊，对限于医疗条件、医疗设备无法诊治、有转诊条件且暂无生命危险的病人应劝告转诊等。告知的方式分为口头告知和书面告知。

3. 对知情同意书的监督　包括以下内容：①对需取得病人书面同意方可进行的医疗活动，应当由病人本人签署知情同意书；②病人不具备完全民事行为能力时，应当由其法定代理人签字；③病人因病无法签字时，应当由其授权的人员签字；④为抢救病人，在法定代理人或被授权人无法及时签字的情况下，可由医疗机构负责人或者授权的负责人签字；⑤因实施保护性医疗措施不宜向病人说明情况的，应当将有关情况告知病人近亲属，由病人近亲属签署知情同意书，并及时记录；⑥病人无近亲属的或者病人近亲属无法签署同意书的，由病人的法定代理人或者关系人签署同意书。

四、对处方的监督

（一）对处方权的监督

包括以下内容：①经注册的执业医师在执业地点取得相应的处方权。经注册的执业助理医师在医疗机构开具的处方，应当经所在执业地点执业医师签名或加盖专用签章后方有效。经注册的执业助理医师在乡、民族乡、镇、村的医疗机构独立从事一般的执业活动，可以在注册的执业地点取得相应的处方权。医师应当在注册的医疗机构签名留样或者专用签章备案后，方可开具处方；②试用期人员开具处方，应当经所在医疗机构有处方权的执业医师审核、并签名或加盖专用签章后方有效。

进修医师由接收进修的医疗机构对其胜任本专业工作的实际情况进行认定后授予相应的处方权；③未取得处方权的人员及被取消处方权的医师不得开具处方；④未取得麻醉药品和第一类精神药品处方资格的医师不得开具麻醉药品和第一类精神药品处方。医师不得为自己开具麻醉药品和第一类精神药品处方。除治疗需要外，医师不得开具麻醉药品、精神药品、医疗用毒性药品和放射性药品处方；⑤未取得药学专业技术职务任职资格的人员不得从事处方调剂工作。

（二）对超常处方管理的监督

医疗机构应当对出现超常处方3次以上且无正当理由的医师提出警告，限制其处方权；限制处方权后，仍连续2次以上出现超常处方且无正当理由的，取消其处方权。

（三）对处方保管的监督

包括以下内容：①处方由调剂处方药品的医疗机构妥善保存；②普通处方、急诊处方、儿科处方保存期限为1年，医疗用毒性药品、第二类精神药品处方保存期限为2年，麻醉药品和第一类精神药品处方保存期限为3年。处方保存期满后，经医疗机构主要负责人批准、登记备案，方可销毁；③医疗机构应当根据麻醉药品和精神药品处方开具情况，按照麻醉药品和精神药品品种、规格对其消耗量进行专册登记，登记内容包括发药日期、病人姓名、用药数量。专册保存期限为3年。

（四）对处方书写规范的监督

根据《处方管理办法》的规定，处方的书写应当符合以下规则：①病人一般情况、临床诊断填写清晰、完整，并与病历记载相一致；②每张处方限于一名病人的用药；③字迹清楚，不得涂改；如需修改，应当在修改处签名并注明修改日期；④药品名称、剂量、规格、用法、用量书写规范；⑤病人年龄应当填写实足年龄，新生儿、婴幼儿写日、月龄，必要时要注明体重；⑥西药和中成药可以分别开具处方，也可以开具一张处方，中药饮片应当单独开具处方；⑦开具西药、中成药处方，每一种药品应当另起一行，每张处方不得超过5种药品；⑧药品用法用量应当按照药品说明书规定的常规用法用量使用，特殊情况需要超剂量使用时，应当注明原因并再次签名；⑨除特殊情况外，应当注明临床诊断；⑩开具处方后的空白处画一斜线以示处方完毕；⑪处方医师的签名式样和专用签章应当与院内药学部门留样备查的式样相一致，不得任意改动，否则应当重新登记留样备案。

五、对医学证明文件的监督

1. 未经医师（士）亲自诊查病人，医疗机构不得出具疾病诊断书、健康证明书或者死亡证明书等证明文件；未经医师（士）、助产人员亲自接产，医疗机构不得出具出生证明书或者死产报告书。

2. 医师实施医疗、预防、保健措施，签署有关医学证明文件，必须亲自诊查、调查，并按照规定及时填写医学文书，不得隐匿、伪造或者销毁医学文书及有关资料。不得出具与自己执业范围无关或者与执业类别不相符的医学证明文件。根据《执业医师法》的规定，医师在执业活动中享有在注册的执业范围内出具相应医学证明文件的权利，医师出具医学证明文件必须要和自己的执业范围相符合。

六、法律责任

1.《医疗机构管理条例》规定，未经医师（士）亲自诊查病人，医疗机构出具疾病诊断书、健康证明书或者死亡证明书等证明文件;未经医师(士)、助产人员亲自接产,医疗机构出具出生证明书或者死产报告书等虚假证明文件的,由县级以上人民政府卫生计生行政部门予以警告;对造成危害后果的,可以处以 1000 元以下的罚款;对直接责任人员由所在单位或者上级机关给予行政处分。

2.《执业医师法》规定,医师在执业活动中,违反本法规定,未经亲自诊查、调查,签署诊断、治疗、流行病学等证明文件或者有关出生、死亡等证明文件的;隐匿、伪造或者擅自销毁医学文书及有关资料的,由县级以上人民政府卫生计生行政部门给予警告或者责令暂停 6 个月以上 1 年以下执业活动;情节严重的,吊销其执业证书;构成犯罪的,依法追究刑事责任。

3. 医疗机构有下列情形之一的,由县级以上卫生计生行政部门按照《医疗机构管理条例》第四十八条的规定,责令限期改正,并可处以 5000 元以下的罚款;情节严重的,吊销其《医疗机构执业许可证》:①使用未取得处方权的人员、被取消处方权的医师开具处方的;②使用未取得麻醉药品和第一类精神药品处方资格的医师开具麻醉药品和第一类精神药品处方的;③使用未取得药学专业技术职务任职资格的人员从事处方调剂工作的。

4. 医疗机构未按照规定保管麻醉药品和精神药品处方,或者未依照规定进行专册登记的,按照《麻醉药品和精神药品管理条例》第七十二条的规定,由设区的市级卫生计生行政部门责令限期改正,给予警告;逾期不改正的,处 5000 元以上 1 万元以下的罚款;情节严重的,吊销其印鉴卡;对直接负责的主管人员和其他直接责任人员,依法给予降级、撤职、开除的处分。

5. 医师出现下列情形之一的,按照《执业医师法》第三十七条的规定,由县级以上卫生计生行政部门给予警告或者责令暂停 6 个月以上 1 年以下执业活动;情节严重的,吊销其执业证书:①未取得处方权或者被取消处方权后开具药品处方的;②未按照本办法规定开具药品处方的;③违反处方管理办法其他规定的。

6. 药师未按照规定调剂处方药品,情节严重的,由县级以上卫生计生行政部门责令改正、通报批评,给予警告;并由所在医疗机构或者其上级单位给予纪律处分。

第六节　医院感染监督管理

一、概念

(一)医院感染(hospital infection)

是指住院病人在医院内获得的感染,包括在住院期间发生的感染和在医院内获得、出院后发生的感染,但不包括入院前已开始或入院时已处于潜伏期的感染。医院工作人员在医院内获得的感染也属医院感染。

根据病人在医院中获得病原体的不同来源,医院感染一般分为外源性感染和内源性感染;从预防性来分有可预防性和不可预防性之说;按感染途径又可以分为交叉感染、医源性感染和自身感染三种类型。

(二)医院感染管理(hospital infection management)

是各级卫生计生行政部门、医疗机构及医务人员针对诊疗活动中存在的医院感染、医源性感染及相关的危险因素进行的预防、诊断和控制活动。

（三）医院感染管理的监督（supervision of hospital infection management）

是指卫生监督机构依据法律的授权，对医院感染的监测、控制、管理进行监督，对医院违法造成的医院感染事件进行处罚的卫生行政执法行为。

卫生计生行政部门负责全国医院感染管理的监督管理工作。县级以上地方人民政府卫生计生行政部门负责本行政区域内医院感染管理的监督管理工作。

二、医院感染管理组织的建立及履行职责的监督

（一）对医院感染管理委员会的监督

监督是否建立医院感染管理委员会，以及是否正确履责。各级各类医院应成立医院感染管理委员会，医院感染管理委员会由医院感染管理科、医务处（科）、门诊部、护理部、临床相关科室、检验科、药剂科、消毒供应室、手术室、预防保健科、设备科、后勤等科室主要负责人和抗感染药物临床应用专家等组成，在院长或业务副院长领导下开展工作。医院感染管理委员会应履行的主要职责是：①依据有关政策法规，制定全院控制医院感染规划、管理制度，并组织实施；②根据《综合医院建筑标准》有关卫生学标准及预防医院感染的要求，对医院的改建、扩建和新建，提出建设性意见；③对医院感染管理科拟定的全院医院感染管理工作计划进行审定，对其工作进行考评；④建立会议制度，定期研究、协调和解决有关医院感染管理方面的重大事项，遇有紧急问题随时召开会议。

（二）医院感染管理机构设置的监督

监督各级各类医院是否根据本院的规模、性质设置医院感染管理机构或专职人员。

住院床位总数在 100 张以上的医院应当设立医院感染管理委员会和独立的医院感染管理部门。住院床位总数在 100 张以下的医院应当指定分管医院感染管理工作的部门。其他医疗机构应当有医院感染管理专（兼）职人员。

（三）医院感染管理委员会履行职责的监督

医院感染管理委员会由医院感染管理部门、医务部门、护理部门、临床科室、消毒供应室、手术室、临床检验部门、药事管理部门、设备管理部门、后勤管理部门及其他有关部门的主要负责人组成，主任委员由医院院长或者主管医疗工作的副院长担任。监督医院感染管理委员是否履行以下职责：①认真贯彻医院感染管理方面的法律法规及技术规范、标准，制定本医院预防和控制医院感染的规章制度、医院感染诊断标准并监督实施；②根据预防医院感染和卫生学要求，对本医院的建筑设计、重点科室建设的基本标准、基本设施和工作流程进行审查并提出意见；③研究并确定本医院的医院感染管理工作计划，并对计划的实施进行考核和评价；④研究并确定本医院的医院感染重点部门、重点环节、重点流程、危险因素以及采取的干预措施，明确各有关部门、人员在预防和控制医院感染工作中的责任；⑤研究并制定本医院发生医院感染暴发及出现不明原因传染性疾病或者特殊病原体感染病例等事件时的控制预案；⑥建立会议制度，定期研究、协调和解决有关医院感染管理方面的问题；⑦根据本医院病原体特点和耐药现状，配合药事管理委员会提出合理使用抗菌药物的指导意见；⑧其他有关医院感染管理的重要事宜。

（四）医院各部门及人员履行医院感染管理职责的监督

医院感染管理部门、分管部门及医院感染管理专（兼）职人员具体负责医院感染预防与控制方面的管理和业务工作。监督其是否履行以下职责：①对有关预防和控制医院感染管理规章制度的落实情况进行检查和指导；②对医院感染及其相关危险因素进行监测、分析和反馈，针对问题提出控制措施并指导实施；③对医院感染发生状况进行调查、统计分析，并向医院感染管理委员会或者医疗机构负责人报告；④对医院的清洁、消毒灭菌与隔离、无菌操作技术、医疗废物管理等工作提供指导；⑤对传染病的医院感染控制工作提供指导；⑥对医务人员有关预防医院感染的职业卫生安全防护工作提供指导；⑦对医院感染暴发事件进行报告和调查分析，提出控制措施并协调、组织有关部门进行处理；⑧对医务人员进行预防和控制医院感染的培训工作；⑨参与抗菌药物临床应用的管理工作；⑩对消毒药械和一次性使用医疗器械、器具的相关证明进行审核；⑪组织开展医院感染预防与控制方面的科研工作；⑫完成医院感染管理委员会或者医疗机构负责人交办的其他工作。

三、医院感染知识培训的监督

各级卫生行政部门和医疗机构应当重视医院感染管理的学科建设，建立专业人才培养制度，充分发挥医院感染专业技术人员在预防和控制医院感染工作中的作用。省级人民政府卫生行政部门应当建立医院感染专业人员岗位规范化培训和考核制度，加强继续教育，提高医院感染专业人员的业务技术水平。医疗机构应当制定对本机构工作人员的培训计划，对全体工作人员进行医院感染相关法律法规、医院感染管理相关工作规范和标准、专业技术知识的培训。

四、医院感染预防控制的监督

医疗机构应当按照有关医院感染管理的规章制度和技术规范，加强医院感染的预防与控制工作。

（一）消毒、灭菌与隔离的监督

监督医疗机构是否按照《消毒管理办法》，严格执行医疗器械、器具的消毒工作技术规范，并达到以下要求：①进入人体组织、无菌器官的医疗器械、器具和物品必须达到灭菌水平；②接触皮肤、黏膜的医疗器械、器具和物品必须达到消毒水平；③各种用于注射、穿刺、采血等有创操作的医疗器具必须一用一灭菌。并监督医疗机构是否严格执行隔离技术规范，根据病原体传播途径，采取相应的隔离措施。

（二）医院感染监测的监督

监督医疗机构是否按照医院感染诊断标准及时诊断医院感染病例，建立有效的医院感染监测制度，分析医院感染的危险因素，并针对导致医院感染的危险因素，实施预防与控制措施。是否及时发现医院感染病例和医院感染的暴发，分析感染源、感染途径，采取有效的处理和控制措施，积极救治病人。

五、法律责任

1. 县级以上地方人民政府卫生计生行政部门未按照本办法的规定履行监督管理和对医院感染

暴发事件的报告、调查处理职责,造成严重后果的,对卫生计生行政主管部门主要负责人、直接责任人和相关责任人予以降级或者撤职的行政处分。

2. 医疗机构违反本办法,有下列行为之一的,由县级以上地方人民政府卫生计生行政部门责令改正,逾期不改的,给予警告并通报批评,情节严重的,对主要负责人和直接责任人给予降级或者撤职的行政处分:①未建立或者未落实医院感染管理的规章制度、工作规范;②未设立医院感染管理部门、分管部门以及指定专(兼)职人员负责医院感染预防与控制工作;③违反对医疗器械、器具的消毒工作技术规范;④违反无菌操作技术规范和隔离技术规范;⑤未对消毒药械和一次性医疗器械、器具的相关证明进行审核;⑥未对医务人员职业暴露提供职业卫生防护。

3. 医疗机构违反本办法规定,未采取预防和控制措施或者发生医院感染未及时采取控制措施,造成医院感染暴发、传染病传播或者其他严重后果的,对负有责任的主管人员和直接责任人员给予降级、撤职、开除的行政处分;情节严重的,依照《传染病防治法》第六十九条规定,可以依法吊销有关责任人员的执业证书;构成犯罪的,依法追究刑事责任。

4. 医疗机构发生医院感染暴发事件未按本办法规定报告的,由县级以上地方人民政府卫生计生行政部门通报批评;造成严重后果的,对负有责任的主管人员和其他直接责任人员给予降级、撤职、开除的处分。

(李 莉)

思考题
1. 医疗安全监督机构有哪些? 各自履行哪些职责?
2. 医院感染监督包括哪些内容?
3. 什么是临床用血的监督?
4. 对医疗器械的使用如何进行监督?

第十二章

传染病防治法律制度与监督

　　传染病防治法律制度与卫生监督的理论和实践是在人类同传染病长期不懈斗争中形成并不断发展的。随着法律制度与卫生监督体系日臻完善,在科学的进步和全社会的不懈努力下,传染病防治已经取得巨大的成就,长期以来严重危害人类健康的天花于 1977 年在全球范围内被消灭,创造了传染病可以被消灭的历史,但是传染病仍是全世界第二位死因。近年来,随着全球经济的不断发展,人类的生存环境及人类社会行为的改变助长了传染病的传播,一方面传统传染病面临再发的隐患,另一方面也面临新型传染病的挑战,如拉沙热、艾滋病、埃博拉出血热、罗斯河热等。2003 年我国非典型肺炎和高致病性禽流感的流行,2015 年寨卡病毒的世界大流行为传染病的依法防治再一次敲响了警钟。传染病防治工作是我国卫生事业的重要组成部分,关系到广大人民群众切身利益。依法开展传染病防治监督工作,是促进传染病预防控制措施有效实施,确保人民身体健康的重要保障。

第一节　概述

一、传染病防治相关概念

（一）传染病病人及疑似传染病病人

　　传染病病人（infectious disease patients）、疑似传染病病人（suspected patients of infectious diseases）指根据国务院卫生计生行政部门发布的《中华人民共和国传染病防治法规定管理的传染病诊断标准》,符合传染病病人和疑似传染病病人诊断标准的人。

（二）病原携带者

　　病原携带者（pathogen carriers）指感染病原体无临床症状但能排出病原体的人。

（三）流行病学调查

　　流行病学调查（epidemiological investigation）指对人群中疾病或者健康状况的分布及其决定因素进行调查研究,提出疾病预防控制措施及保健对策。

（四）疫点、疫区及自然疫源地

　　疫点指病原体从传染源向周围播散的范围较小或者单个疫源地。疫区指传染病在人群中暴发、流行,其病原体向周围播散时所能波及的地区。自然疫源地指某些可引起人类传染病的病原体在自然界的野生动物中长期存在和循环的地区。

（五）人兽共患传染病

　　指人与脊椎动物共同罹患的传染病,如鼠疫、狂犬病、血吸虫病等。

（六）病媒生物

病媒生物（vector）指能够将病原体从人或者其他动物传播给人的生物,如蚊、蝇、蚤类等。

（七）医院感染、医源性感染及实验室感染

医院感染指住院病人在医院内获得的感染,包括在住院期间发生的感染和在医院内获得出院后发生的感染,但不包括入院前已开始或者入院时已处于潜伏期的感染。医院工作人员在医院内获得的感染也属医院感染。医源性感染:指在医学服务中,因病原体传播引起的感染。实验室感染:指从事实验室工作时,因接触病原体所致的感染。

（八）菌种、毒种

菌种、毒种（bacteria,virus）指可能引起本法规定的传染病发生的细菌菌种、病毒毒种。

（九）消毒

消毒（disinfection）指用化学、物理、生物的方法杀灭或者消除环境中的病原微生物。

（十）疾病预防控制机构、医疗机构及医疗卫生机构

疾病预防控制机构指从事疾病预防控制活动的疾病预防控制中心以及与上述机构业务活动相同的单位。医疗机构:指按照《医疗机构管理条例》取得医疗机构执业许可证,从事疾病诊断、治疗活动的机构。医疗卫生机构:指医疗保健、疾病控制、采供血机构及与上述机构业务活动相同的单位。

二、传染病防治法律制度建设

我国政府在解放初期就意识到传染病防治工作的重要性。1955 年,国务院批准颁布了《传染病管理办法》,1978 年修订完善后发布《急性传染病管理条例》。经过几十年传染病防控实践及经验教训总结,我国第一部传染病防治的法律文件《中华人民共和国传染病防治法》（以下简称《传染病防治法》）在 1989 年 2 月 21 日正式颁布,同年 9 月 1 日实施,1991 年卫生部发布了《中华人民共和国传染病防治法实施办法》,至此,我国将预防、控制和消除传染病的发生与流行,保障公众健康的工作纳入法制化轨道。

鉴于某些传染病流行的危害性及其流行过程的复杂性,卫生部发布了《结核病防治管理办法》（1991 年）及《性病防治管理办法》（1991 年）,2006 年国务院公布《艾滋病防治条例》。为了切断传染病的传播途径,消除及控制传染病播散的可能性,预防控制医院感染和医源性感染环节,卫生部于1992 年发布了《消毒管理办法》,2002 年再次修订施行。

2003 年突如其来的新发传染病传染性非典型肺炎的流行,使我国传染病防治及公共卫生体系的积弊暴露无遗,我国政府及时总结应对"非典"、人感染高致病性禽流感等疫情的经验和教训,为加强国家对传染病暴发流行的监测及预警能力,解决疫情信息报告、通报渠道不畅问题,加强医疗机构对传染病病人救治及医院感染控制的能力、传染病暴发时紧急控制能力、疾病预防控制的保障能力等,第十届全国人大常委会第 11 次会议于 2004 年 8 月 28 日通过了《传染病防治法》修订案,2013 年 6月 29 日第十二届全国人民代表大会常务委员会第 3 次会议对《传染病防治法》进行了第二次修订。传染病防治相关的法律法规不断建立和完善,《病原微生物实验室生物安全管理条例》（2004 年）、《可感

染人类的高致病性病原微生物菌(毒)种或样本运输管理规定》(2006年)、《血吸虫病防治条例》(2006年)、《血站管理办法》(2006年)、《传染病信息报告管理规范》(2015年)等陆续公布施行。

上述法律法规从传染病的预防、疫情报告与公布、控制和监督等方面阐述了传染病防治的重要策略和措施,从传染病流行的重要环节制定和完善法律法规,使我国传染病的防治真正走上了法制化轨道,为传染病防治铺设了缜密的法网,使预防、控制和消灭传染病,人民健康有了法律保障。

三、传染病防治卫生监督的目的

在我国传染病防治的法律体系建设日臻完善的今天,"有法必依,执法必严"成为法律法规实施及发挥其保护人民健康作用的保障,2010年根据《传染病防治法》及相关法规规章制定了《传染病防治日常卫生监督工作规范》,使传染病防治卫生监督工作更加规范。传染病防治的卫生监督是指政府卫生计生行政部门依据《传染病防治法》等公共卫生法律、法规的授权,对公民、法人和其他组织贯彻执行卫生法律、法规的情况进行督促检查,对违反卫生法律、法规,危害人体健康的行为追究法律责任的一种卫生行政执法行为。监督的目的是行使国家公共卫生职能,实现国家对社会的卫生行政管理,保护人民的健康,维护国家卫生法制的统一和尊严。

四、传染病防治卫生监督职责及要求

传染病防治日常卫生监督,是县级以上地方人民政府卫生计生行政部门及综合监督执法机构依据《传染病防治法》及相关法规、规章,对医疗卫生机构的传染病疫情报告、疫情控制措施、消毒隔离制度执行情况、医疗废物处置情况以及疾病预防控制机构的菌(毒)种管理情况进行日常监督检查的活动。具体要求如下。

(一)组织保证

设区的市级以上卫生监督机构应当有负责传染病防治监督工作的科(处)室,负责传染病防治日常卫生监督的具体工作,县级卫生监督机构应当有负责传染病防治监督的科室或指定专、兼职卫生监督员从事传染病防治卫生监督工作。

(二)常态管理

县级以上地方人民政府卫生计生行政部门及综合监督执法机构应当建立传染病防治卫生监督档案,掌握辖区内医疗卫生机构的基本情况及传染病防治工作情况。县级以上地方人民政府卫生计生行政部门及综合监督执法机构实施传染病防治卫生监督的监督覆盖率、监督频次由省级卫生计生行政部门根据当地实际情况作出规定。

(三)过程规范

实施传染病防治现场卫生监督前,应当明确卫生监督任务、方法、要求,检查安全防护装备,并做好安全防护;实施现场卫生监督,发现违法行为时,应当依法收集证据,在证据可能灭失或以后难以取得的情况下,应当依法先行采取证据保全措施;上级卫生计生行政部门及综合监督执法机构每年应当对下级卫生计生行政部门及综合监督执法机构卫生监督情况进行考核评估,并对医疗卫生机构实施监督抽查。

第二节　传染病防治法律制度

一、传染病防治法

（一）传染病防治法的概念

传染病防治法（law on prevention and treatment for infectious diseases）是调整因预防、控制和消除传染病的发生与流行,保障人体健康和公共卫生活动中产生的各种社会关系的法律规范的总和。《传染病防治法》是我国传染病防治根本大法,是依法防治传染病的法律准绳。

（二）传染病防治的基本原则

《传染病防治法》明确规定,国家对传染病实行预防为主的方针,防治结合,分类管理、依靠科学、依靠群众。

（三）法定管理的传染病病种

我国法定管理的传染病病种有 3 类 39 种。

1. 甲类传染病（2 种）　鼠疫、霍乱。

2. 乙类传染病（26 种）　传染性非典型肺炎、艾滋病（艾滋病病毒感染者）、病毒性肝炎、脊髓灰质炎、人感染高致病性禽流感、麻疹、流行性出血热、狂犬病、流行性乙型脑炎、登革热、炭疽、细菌性和阿米巴性痢疾、肺结核、伤寒和副伤寒、流行性脑脊髓膜炎、百日咳、白喉、新生儿破伤风、猩红热、布鲁氏菌病、淋病、梅毒、钩端螺旋体病、血吸虫病、疟疾、人感染 H7N9 禽流感。

3. 丙类传染病（11 种）　手足口病、流行性感冒（含甲型 H1N1 流感）、流行性腮腺炎、风疹、急性出血性结膜炎、麻风病、流行性和地方性斑疹伤寒、黑热病、棘球蚴病、丝虫病,除霍乱、细菌性和阿米巴性痢疾、伤寒和副伤寒以外的感染性腹泻病。

对乙类传染病中传染性非典型肺炎和炭疽中的肺炭疽,采取甲类传染病的预防、控制措施。

《传染病防治法》规定,上述规定以外的其他传染病,根据其暴发、流行情况和危害程度,需要列入乙类、丙类传染病的,由国务院卫生计生行政部门决定并予以公布。

上述法定管理的传染病中,原卫生部分别于 2008 年及 2009 年将手足口病和甲型 H1N1 流感（原称人感染猪流感）纳入《传染病防治法》和《中华人民共和国国境卫生检疫法》管理。

（四）传染病预防的法律规定

1. 开展健康教育、专业培训普及传染病防治知识　各级人民政府应组织开展群众性卫生活动,进行预防传染病的健康教育,倡导文明健康的生活方式,提高公众对传染病的防治意识和应对能力。新闻媒体应当无偿开展传染病防治和公共卫生教育的公益宣传,各级各类学校应对学生进行健康知识和传染病预防知识的教育。

2. 消除各种传染病传播媒介　发动群众开展爱国卫生运动,各级人民政府、农业、水利、林业行政部门要按照职责分工负责指导和组织消除农田、湖泊、河流、牧场、林区的鼠害与血吸虫危害。铁路、交通民用航空行政部门负责组织消除交通工具以及相关场所的鼠窝和蚊、蝇等病媒生物的危害。

共同做好灭鼠、消除各种病媒昆虫以及传播传染病或引起人兽共患传染病的禽畜等宿主动物的防治管理。

3. 加强管理和改善公共卫生状况　加强公共卫生管理是预防传染病发生的重要措施。地方各级政府应有计划地建设和改造公共卫生设施,对污水、污物、粪便进行无害化处理,改善饮用水卫生条件。

4. 实行预防接种制度　预防接种是贯彻预防为主方针的一项重要工作。根据传染病疫情监测和人群免疫水平,有计划地进行预防接种,建立人群的免疫屏障,从而达到预防、控制和消除传染病的目的。《传染病防治法》规定国家实行有计划的预防接种制度,要求国务院卫生计生行政部门和省、市、自治区人民政府卫生计生行政部门要负责制定传染病预防接种规划,并组织实施。用于预防接种的疫苗必须符合国家质量标准。

国家对儿童实行预防接种证制度。预防接种证是儿童接种疫苗的凭证,儿童出生后其家长或监护人应主动到居住地的医疗保健机构办理预防接种证,建立预防接种卡,托幼机构、学校在办理入托、入学手续时,应当查验预防接种证,未按规定接种的儿童应当及时补种。

5. 严格遵守各项卫生制度

(1)健康检查制度:国家和社会应当关心、帮助传染病病人、病原携带者和疑似传染病人,任何单位和个人不得歧视他们。传染病病人、病原携带者和疑似传染病病人,在治愈或者排除传染病嫌疑前,传染病病人、病原携带者和疑似传染病病人,在治愈前或者在排除传染病嫌疑前,不得从事法律、行政法规和国务院卫生计生行政部门规定禁止从事的易使该传染病扩散的工作。

(2)医疗机构防止传染病的医源性感染和医院感染:医疗机构必须严格执行国务院卫生计生行政部门规定的管理制度、操作规范、防止传染病的医源性感染和院内感染,医疗机构应当确定专门部门或人员,承担传染病疫情报告,本单位的传染病预防、控制以及责任区域内的传染病预防工作,承担医疗活动中与医院感染有关的危险因素监测、安全防护、消毒、隔离和医疗废物处理工作。

(3)严防传染病病原体的实验室感染和病原微生物的扩散:《传染病防治法》规定,疾病预防控制机构、医疗机构的实验室和从事病原微生物实验的单位,应当符合国家规定的条件和技术标准,建立严格的监督管理制度,对传染病病原体样本按照规定的措施实行严格监督管理制度。

(4)建立严防经血液传播传染病制度:采供血机构生物制品生产单位必须严格执行国家有关规定,保证血液、血液制品质量,严禁非法采血和组织他人卖血。疾病预防控制机构、医疗机构使用血液和血液制品,必须严格遵守国家规定,防止经血液传播的疾病的发生。

(5)建立传染病菌种、毒种库制度:传染病菌种、毒种和传染病检测样本具有传染性,如果管理不善将会成为可怕的传染源。加强传染病菌种、毒种和传染病检测样本的管理,防止其扩散和实验室感染,保证生物安全是传染病防治工作的重要组成部分。

(6)消毒管理制度:消毒是切断传染病传播途径的重要环节之一。被传染病病原体污染的污水、污物、场所和物品,有关单位和个人必须在疾病预防控制机构的指导或者按照其提出的卫生要求进行严密消毒后处理,拒绝消毒处理的,由当地卫生计生行政部门或疾病预防控制机构进行强制消毒处理。

6. 传染病监测制度和预警制度

(1)传染病监测制度:《传染病防治法》规定国家建立传染病监测制度。国务院卫生计生行政部门制定国家传染病监测规划和方案;省、自治区、直辖市人民政府卫生计生行政部门根据国家传染病监测规划和方案,制定本行政区域的传染病监测计划和工作方案。

各级疾病预防控制机构对传染病的发生、流行以及影响其发生、流行的因素,进行监测;传染病监测分为日常监测和对新发现传染病两个方面,此外,随国际交往频率增加,新发生的传染病传入国内可能性增加,为此,本法强调了要对国外发生、国内尚未发生的传染病或者国内新发生的传染病进行监测。

(2)传染病预警制度:建立传染病预警制度是世界卫生组织大力提倡及世界各国十分关注的工作。根据规定,国务院卫生计生行政部门根据对传染病监测情况,负责对全国或某个地区发出预警;省、自治区、直辖市人民政府根据国务院卫生计生行政部门的预警及本地区的实际监测情况,负责对本地区发出预警。

7. 各级疾病预防控制机构在传染病预防控制中的职责 各级疾病预防控制机构要在传染病预防控制中严格实施传染病预防控制规划、计划和方案;收集、分析和报告传染病监测信息,预测传染病的发生、流行趋势;开展对传染病疫情和突发公共卫生事件的流行病学调查、现场处理及其效果评价;开展传染病实验室检测、诊断、病原学鉴定;实施免疫规划,负责预防性生物制品的使用管理;开展健康教育、咨询,普及传染病防治知识;指导、培训下级疾病预防控制机构及其工作人员开展传染病监测工作;开展传染病防治应用性研究和卫生评价,提供技术咨询。

(五)传染病疫情报告和公布的法律规定

1. 疫情报告的规定

(1)疫情报告管理原则:疫情报告应遵循属地管理原则。疾病预防控制机构、医疗机构和采血机构及执行职务的人员发现传染病疫情或者发现其他传染病暴发、流行及突发原因不明的传染病时,应当按属地管理原则,按照国务院规定或国务院卫生计生行政部门规定的内容、程序、方式和时限报告。

(2)疫情报告人:疫情报告人包括义务报告人和责任报告人。义务报告人是任何单位和个人,义务报告人发现传染病病人或者疑似传染病病人时,都有义务及时向附近疾病预防控制机构或者医疗机构报告。责任报告人是各级疾病预防控制机构、各类医疗机构和采血机构及执行职务的人员。责任报告人是疫情报告的主体,应当履行法定的传染病疫情报告责任,发现传染病疫情或者发现其他传染病暴发、流行及突发原因不明的传染病时,按照国务院规定或国务院卫生计生行政部门规定及时报告,保证传染病疫情信息报告的准确和畅通。

(3)疫情报告程序:①港口、机场、铁路疾病控制机构以及国境卫生检疫机关发现甲类传染病病人、病原携带者、疑似传染病人时,应当按照国家有关规定,立即向国境口岸所在地的疾病预防控制机构和所在地县级以上地方人民政府卫生计生行政部门报告并互相通报;②疾病预防控制机构接到甲类、乙类传染病疫情报告或者发现传染病暴发、流行时,应当立即报告当地卫生计生行政部门,由当地卫生计生行政部门立即报告当地人民政府。同时报告上级卫生计生行政部门和国务院卫生计生行政部门;③县级以上地方人民政府卫生计生行政部门应当及时向本行政区域内的疾病预防控制机构和医疗机构通报传染病疫情以及监测制度,预警的相关信息。接到通报的疾病预防控制机构和医疗机构应当及时告知本单位的有关人员;④国务院卫生计生行政部门应当及时向国务院及其他有关部门和各省、自治区、直辖市人民政府卫生计生行政部门通报全国传染病疫情以及监测、预警的相关信息;⑤毗邻的以及相关的地方人民政府卫生计生行政部门,应当及时互相通报本行政区域的传染病疫情及监测、预警的相关信息;⑥县级以上人民政府有关部门发现传染病疫情时,应当及时向同级人民政府卫生计生行政部门报告;⑦中国人民解放军卫生计生行政部门发现传染病疫情时,应当向国务院卫生计生行政部门通报;⑧动物防疫机构和疾病预防控制机构,应当及时互相通报动物之间和人之间发生的人兽共患传染病疫情和相关信息。

2. 疫情公布的规定　国务院卫生计生行政部门应定期公布全国疫情信息。省、自治区、直辖市政府卫生计生行政部门定期公布本行政区域的传染病疫情。

传染病暴发、流行时,国务院卫生计生行政部门负责向社会公布传染病疫情信息,并可授权省、自治区、直辖市人民政府卫生计生行政部门向社会公布本行政区域的传染病疫情信息。

（六）疫情控制法律规定

1. 医疗机构发现传染病时应当采取的措施　发现甲类传染病时,医疗机构应当及时采取以下控制措施:一是对病人、病原携带者,予以隔离治疗,隔离期限根据医学检查结果确定。二是对疑似病人,确诊前在指定场所单独隔离治疗。三是对医疗机构内的病人、病原携带者、疑似病人的密切接触者,在指定场所进行医学观察并采取必要的医学干预措施。对拒绝隔离治疗或者隔离期未满擅自脱离隔离的,可以由公安机关协助医疗机构对其采取强制隔离措施。

发现乙类或者丙类传染病病人时,应当采取必要的治疗和控制传播措施。严格进行内部消毒工作,医疗机构是诊治病人的场所,各种设施、用具、物品及废弃物等被传染病病原体污染的机会很大。因此,必须严格实施消毒和无害化处置等措施。

2. 疾病预防控制机构对传染病疫情应当采取的措施　疾病预防控制机构是对疫情进行处理的专业机构,在发现疫情后应当依照职责迅速开展相关工作。

《传染病防治法》规定了疾病预防控制机构发现传染病疫情或者接到传染病疫情报告时可以采取三项措施,即调查、处理和指导。为了保证疾病预防机构和其他与传染病有关的专业技术机构进入传染病疫点、疫区调查、采集样本、技术分析和检验,《传染病防治法》第四十八条规定了传染病有关专业技术机构为研究控制传染病,可以进入疫区,任何人不得阻拦或设置障碍。

3. 隔离措施　隔离措施涉及场所和人员,场所是指已经发生甲类传染病病例的场所,人员是指该场所内的特定区域的人员。在执行隔离措施时,有关部门要依法严格划分隔离的范围和对象,不可任意扩大隔离的范围。

（1）县级以上人民政府在紧急情况下,可以先采取隔离措施,但必须同时向上级人民政府报告。上级人民政府必须及时对下级人民政府的报告做出批准与否的决定。

（2）被隔离人员的生活保障:被隔离人员的单位不得拒绝支付工资报酬。传染病防治工作,是全社会每个单位和个人的共同责任。被隔离人员不管最终是病人还是健康人,所在单位不能以耽误工作、没有出勤等理由扣发被隔离人员的工资。

（3）隔离措施的解除：隔离措施是有期限的，当达到了规定的隔离期限后，在没发生疫情的前提下，应当及时解除隔离措施。隔离措施的解除，由原决定机关决定并宣布。

4. 紧急措施　传染病暴发、流行时，县级以上地方人民政府应当立即组织力量，按照预防、控制预案进行防治，切断传染病的传播途径，必要时，报经上一级人民政府决定，可以采取下列紧急措施并予以公告：①限制或者停止集市、影剧院演出或者其他人群聚集的活动；②停工、停业、停课；③封闭或者封存被传染病病原体污染的公共饮用水源、食品以及相关物品；④控制或者捕杀染疫野生动物、家畜家禽；⑤封闭可能造成传染病扩散的场所。

5. 特殊措施

（1）甲类、乙类传染病暴发、流行时，县级以上地方人民政府报经上一级人民政府决定，可以宣布本行政区域部分或者全部为疫区；国务院可以决定并宣布跨省、自治区、直辖市的疫区。县级以上地方人民政府可以在疫区内采取《传染病防治法》第四十二条规定的紧急措施，并可以对出入疫区的人员、物资和交通工具实施卫生检疫。

（2）发生甲类传染病时，为了防止该传染病通过交通工具及其乘运的人员、物资传播，可以实施交通卫生检疫。

（3）传染病暴发、流行时，根据传染病疫情控制的需要，国务院有权在全国范围或者跨省、自治区、直辖市范围内，县级以上地方人民政府有权在本行政区域内紧急调集人员或者调用储备物资，临时征用房屋、交通工具以及相关设施、设备。

6. 防止传染病蔓延措施　防止因交通而发生传染病扩散蔓延，在甲类等传染病发生时必须实施交通卫生检疫；传染病人死亡后的尸体处理。对传染病病人的尸体处理以及尸体解剖查验，是传染病防治中的重要工作，《传染病防治法》对因患传染病死亡的病人尸体的处理分为两种方式：一是立即进行卫生处理、就近火化；二是一般卫生处理后火化或按规定深埋；被传染病病原体污染的物品的处理。对疫区中被传染病病原体污染或者可能被传染病病原体污染的物品的处理应当遵循两个原则：一是应当在当地疾病预防控制机构的指导下，进行消毒处理；二是应当就地进行消毒处理。

7. 传染病暴发流行时，治疗传染病的药品、医疗器械、医务人员优先运送。

（七）医疗救治法律规定

1. 加强和完善传染病医疗救治服务网络　传染病医疗救治服务网络主要包括三个基本方面的健全机构，完善的设施和具备相应的专业人员。加强和完善传染病医疗救治服务网络应当做到：县级以上人民政府应当加强和完善传染病医疗救治服务网络的建设；指定具备传染病救治条件和能力的医疗机构承担传染病救治任务；根据传染病救治需要设置传染病医院。

2. 对医疗机构的基本要求　医疗机构的基本标准、建筑设计和服务流程，应当符合预防传染病医院感染的要求；医疗机构应当按照规定对使用的医疗器械进行消毒，预防与控制医源性感染；医疗机构对传染病的救治责任。医疗机构应当按照国务院卫生计生行政部门的规定的传染病诊断和治疗原则，采取相应措施，提高传染病医疗救治能力。

（八）保障措施法律规定

1. **传染病防治工作纳入国民经济和社会发展计划**　国家要把这项工作纳入国民经济和社会发展计划,县级以上地方人民政府也要将这项工作纳入本行政区域的国民经济和社会发展计划。各级人民政府都应当认真贯彻这一规定,将传染病防治工作列入政府工作重要日程,有计划、有步骤、有目标地组织落实。

2. **经济保障**　要求县级以上地方人民政府按照本级政府职责负责本行政区域内传染病预防、控制、监督工作的日常经费,将这项经费列入财政预算、予以落实;国务院卫生计生行政部门确定全国传染病防治方面的项目,各级政府必须对完成项目的经费予以保障;省级人民政府根据国务院卫生计生行政部门规定的项目,确定当地的项目,并予以经费保障;国家加强扶持贫困地区和基层传染病防治工作,各级政府应当保障基层预防工作的经费。国家对患有特定传染病的困难人群实行医疗救助。

3. **物质保障**　各级政府要负责做好医药的物质的储备工作,保证储备物质的质量和数量。

4. **对从事传染病防治工作的专业人员的保障**　从事传染病预防、医疗、科研、教学、现场处理疫情的人员,以及接触传染病病原体的有关人员,一是自身做好卫生防护工作;二是所在单位应当为他们提供必要的防护条件,同时还应给予适当津贴。

二、单病种传染病防治的法律规定

（一）艾滋病防治的法律规定

艾滋病(acquired immunodeficiency syndrome,AIDS)的医学名称为"获得性免疫缺陷综合征"是由人类免疫缺陷病毒(human immunodeficiency virus,HIV)引起的一种传染病,其传播途径主要是血液传播、性传播和母婴传播。从1981年美国首次报告该病例以来,它以极快的速度蔓延全球。我国自1985年发现第一例输入性AIDS病例后,HIV感染者平均每年以30%在增长,HIV的传播已经从危险人群走向一般人群。为了预防艾滋病从国外传入或者在我国发生和流行,保障人民身体健康,1987年12月26日国务院批准,1988年1月14日卫生部、外交部、公安部、国家教育委员会、国家旅游局、中国民用航空局、国家外国专家局联合发布了《艾滋病监测管理的若干规定》。将艾滋病防治工作纳入法制化管理轨道。2006年1月18日国务院第122次常务会议通过,《艾滋病防治条例》于2006年1月29日予以公布,自2006年3月1日起施行。

1. **概述**

(1)防治方针:艾滋病防治工作坚持预防为主、防治结合的方针,建立政府组织领导、部门各负其责、全社会共同参与的机制,加强宣传教育,采取行为干预和关怀救助等措施,实行综合防治。

(2)组织机构及其职责:①政府组织:国务院卫生计生行政部门会同国务院其他有关部门制定国家艾滋病防治规划;县级以上地方人民政府依照本条例规定和国家艾滋病防治规划,制定并组织实施本行政区域的艾滋病防治行动计划。县级以上人民政府统一领导艾滋病防治工作,建立健全艾滋病防治工作协调机制和工作责任制。②非政府机构:国家鼓励和支持工会、共产主义青年团、妇女联合会、红十字会等团体协助各级人民政府开展艾滋病防治工作。③全民参与:各级人民政府和政府有关部门应当采取措施,鼓励和支持有关组织和个人依照本条例规定以及国家艾滋病防治规划和艾滋病防治行动计划的要求,参与艾滋病防治工作,对艾滋病防治工作提供捐赠、行为干预、性病诊治、自愿咨询检测、健康教育、减少危险行为、关怀和救助等。

(3)权利保障:任何单位和个人不得歧视艾滋病病毒感染者、艾滋病病人及其家属。艾滋病病毒感染者、艾滋病病人及其家属享有的婚姻、就业、就医、入学等合法权益受法律保护。

2. 宣传教育　地方各级人民政府和政府有关部门应当组织采取各种形式开展艾滋病防治以及关怀和不歧视艾滋病病毒感染者、艾滋病病人及其家属的宣传教育,提倡健康文明的生活方式,营造良好的艾滋病防治的社会环境;各级教育主管部门应当指导、督促高等院校、中等职业学校和普通中学将艾滋病防治知识纳入有关课程,开展各种形式的宣传教育;人口和计划生育主管部门应当利用计划生育宣传和技术服务网络,组织开展艾滋病防治的宣传教育;新闻媒体公益宣传广播、电视、报刊、互联网等新闻媒体应当开展艾滋病防治的公益宣传。

3. 预防与控制

(1)健全监测网络,掌握流行情况:各省、自治区、直辖市人民政府卫生计生行政部门根据国家艾滋病监测规划和方案,制定本行政区域的艾滋病监测计划和工作方案,组织开展艾滋病监测和专题调查,掌握艾滋病疫情变化情况和流行趋势。

疾病预防控制机构负责对艾滋病发生、流行以及影响其发生、流行的因素开展监测活动;出入境检验检疫机构负责对出入境人员进行艾滋病监测。

(2)免费自愿咨询和检测:县级以上地方人民政府卫生计生行政部门指定的医疗卫生机构,应当按照国务院卫生计生行政部门会同国务院其他有关部门制定的艾滋病自愿咨询和检测办法,为自愿接受艾滋病咨询、检测的人员免费提供咨询和初筛检测,以了解艾滋病流行情况。

(3)行为干预:各级人民政府要制定措施,组织、鼓励和支持卫生、公安和药品监督管理部门等部门以及居民委员会、村民委员会或其他有关组织和个人对一般人群、高危人群进行行为干预,帮助有易感染艾滋病病毒危险行为的人群改变行为,落实针对吸毒人群的艾滋病防治措施,积极稳妥地开展对吸毒成瘾者的药物维持治疗工作,并有计划地实施其他干预措施等等。

(4)组织推广使用安全套:县级以上人民政府卫生等相关部门应当组织推广使用安全套,建立和完善安全套供应网络。公共场所的经营者应当在公共场所内放置安全套或者设置安全套发售设施。

(5)卫生防护和医疗保健:县级以上人民政府卫生计生行政部门和其他有关部门应当组织开展艾滋病防治知识和专业技能的培训,有关单位应当采取有效的卫生防护措施和医疗保健措施,遵守标准防护原则,严格执行操作规程和消毒管理制度,防止发生艾滋病医院感染和医源性感染。

(6)杜绝经医疗用血传播:单采血浆站应依照条例规定对人体血液、血浆进行艾滋病检测,确保临床用血安全。

(7)人体组织、器官、细胞、骨髓的采集和使用:按照传染病防治法、国境卫生检疫、艾滋病防治条例等法律法规的规定采集、进口和使用人体组织、器官、细胞、骨髓等,避免艾滋病经此类生物材料传播。

（8）特定环境的防治措施：公安、司法行政机关对被依法逮捕、拘留和在监狱中执行刑罚以及被依法收容教育、强制戒毒和劳动教养的艾滋病病毒感染者和艾滋病病人，应当采取相应的防治措施，防止艾滋病传播。对公安、司法行政机关依照前款规定采取的防治措施，县级以上地方人民政府应当给予经费保障，疾病预防控制机构应当予以技术指导和配合。

（9）艾滋病病毒感染者和艾滋病病人义务权利：①接受疾病预防控制机构或者出入境检验检疫机构的流行病学调查和指导；②将感染或者发病的事实及时告知与其有性关系者；③就医时，将感染或者发病的事实如实告知接诊医生；④采取必要的防护措施，防止感染他人；⑤未经本人或者其监护人同意，任何单位或者个人不得公开艾滋病病毒感染者、艾滋病病人及其家属的姓名、住址、工作单位、肖像、病史资料以及其他可能推断出其具体身份的信息。

（10）污染物品的封存与销毁：县级以上人民政府卫生计生行政部门和出入境检验检疫机构可以封存有证据证明可能被艾滋病病毒污染的物品，并予以检验或者进行消毒。经检验，属于被艾滋病病毒污染的物品，应当进行卫生处理或者予以销毁；对未被艾滋病病毒污染的物品或者经消毒后可以使用的物品，应当及时解除封存。

4. 治疗与救助

（1）医疗机构应当为艾滋病病毒感染者和艾滋病病人提供艾滋病防治咨询、诊断和治疗服务，医疗机构不得推诿或者拒绝对其他疾病进行治疗，应当将其感染或者发病的事实告知本人或其监护人。医疗卫生机构应当对孕产妇提供艾滋病防治咨询和检测，提供预防艾滋病母婴传播的咨询、产前指导、阻断、治疗、产后访视、婴儿随访和检测等服务。

（2）县级以上人民政府应当采取下列艾滋病防治关怀、救助措施，即"四免一关怀"，这是当前和今后一个时期我国艾滋病防治最有力的政策措施。

免收四项诊治费用，分别为：①向农村艾滋病病人和城镇经济困难的艾滋病病人免费提供抗艾滋病病毒治疗药品；对农村和城镇经济困难的艾滋病病毒感染者、艾滋病病人适当减免抗机会性感染治疗药品的费用；②向接受艾滋病咨询、检测的人员免费提供咨询和初筛检测；③向感染艾滋病病毒的孕产妇免费提供预防艾滋病母婴传播的治疗和咨询；④生活困难的艾滋病病人遗留的孤儿和感染艾滋病病毒的未成年人接受义务教育的，应当免收杂费、书本费；接受学前教育和高中阶段教育的，应当减免学费等相关费用。

县级以上地方人民政府应当对生活困难并符合社会救助条件的艾滋病病毒感染者、艾滋病病人及其家属给予生活救助。县级以上地方人民政府有关部门应当创造条件，扶持有劳动能力的艾滋病病毒感染者和艾滋病病人，从事力所能及的生产和工作。

5. 保障措施

（1）县级以上人民政府应当将艾滋病防治工作纳入国民经济和社会发展规划，加强和完善艾滋病预防、检测、控制、治疗和救助服务网络的建设，建立健全艾滋病防治专业队伍。

（2）县级以上地方人民政府、省、自治区、直辖市人民政府、国务院卫生计生行政部门会同国务院其他有关部门及中央财政应当依照条例规定保障相关工作所需经费。

（3）县级以上人民政府应当根据艾滋病防治工作需要和艾滋病流行趋势，储备抗艾滋病病毒治疗药品、检测试剂和其他物资。地方各级人民政府应当制定扶持措施,对有关组织和个人开展艾滋病防治活动提供必要的资金支持和便利条件。有关组织和个人参与艾滋病防治公益事业,依法享受税收优惠。

(二)结核病防治的法律规定

结核病(tuberculosis)是由结核杆菌引起的慢性感染性疾病。结核病被列为我国重大传染病之一,是严重危害人民群众健康的呼吸道传染病。根据世界卫生组织的统计,我国是全球22个结核病流行严重的国家之一,同时也是全球27个耐多药结核病流行严重的国家之一。目前我国结核病年发病人数位居全球第2位。卫生部2010年全国第五次结核病流行病学现场调查结果显示,全国肺结核患病率继续呈现下降趋势,防治工作取得显著效果。然而,结核病是一种慢性传染病,其发病规律和流行特点决定了在今后相当长的时期内其危害将持续存在。当前,我国结核病疫情形势依然严峻,防治工作仍面临诸多挑战。耐多药结核病的危害日益凸显,结核病/艾滋病病毒双重感染的防治工作亟待拓展,流动人口结核病病人治疗管理难度加大。我国结核病防治工作仍然任重而道远,需要长期不懈的努力。

为预防、控制结核病的传染与流行,保障人体健康,根据《传染病防治法》的有关规定,卫生部制定了《结核病防治管理办法》,于1991年9月12日颁布实施,对结核病的管理机构、预防接种、调查与报告、治疗、控制等问题作了具体的法律规定,国务院办公厅、卫生部下发全国结核病防治规划、结核病分类及诊断标准等规范性文件,为加强全国结核病防治工作,遏制结核病的流行,保障人民群众身体健康,促进国民经济和社会发展,发挥了重要的作用。

1. 结核病防治的基本原则 为预防、控制结核病的传染与流行,保障人体健康,各级政府卫生计生行政部门必须加强对结核病防治工作的领导,结核病防治机构和指定的医疗预防保健机构,负责所在地区结核病防治业务的归口管理,结核病防治工作应以农村为重点,加强对传染源的发现、治疗和化疗管理,实行有计划的卡介苗接种制度。

2. 管理机构及其职责

(1)管理机构:国务院卫生计生行政部门设卫生部结核病预防控制中心与分中心,中国疾病预防控制中心结核病控制中心作为国家级结核病控制机构,省、自治区、直辖市及所辖市(地)、县卫生计生行政部门设省、市(地)、县结核病防治机构,或指定医疗预防保健机构承担结核病防治机构的职责。

(2)各部门职责:卫生部结核病预防控制中心与分中心的主要职责是:①协助拟定全国结核病防治规划,报经批准后组织实施;②负责全国结核病的监测,以及结核病疫情的统计、分析和预测工作;③负责组织全国结核病防治工作的综合评价;④负责组织拟定国家结核病防治技术标准、规范。

省、自治区、直辖市级结核病防治机构的主要职责是:①根据全国结核病防治规划协助卫生计生行政部门制订具体实施办法;②负责本地区结核病的监测,以及结核病疫情的统计、分析和预测工作;③负责本地区结核病防治工作的技术指导;④开展结核病防治技术的推广工作。

3. 预防接种 为了预防和控制结核病,《结核病防治管理办法》对预防接种的有关问题作出了具体规定。各级卫生政行部门负责制定本地区卡介苗接种工作规划、目标,并组织实施;各级各类医疗预防保健机构都有义务按规定承担所在地区、单位或指定区域的卡介苗接种工作。

4. 疫情调查与报告

（1）疫情调查：结核病防治机构和指定的医疗预防保健机构，应当按规定进行结核病疫情和传染源的调查。发生结核病暴发流行的地区或单位，应当积极配合当地结核病防治机构或指定的医疗预防保健机构的流行病学调查、处理和控制工作。

（2）报告：医疗预防保健机构和个体开业医生对确诊的肺结核病人，必须按下列规定时间，向当地结核病防治机构或指定的医疗预防保健机构报出《结核病报告卡》：①监测区在 24 小时内报告；②城市非监测区在 1 周内报告；③农村非监测区在 2 周内报告。县（区）级结核病防治机构或承担结核病防治职责的医疗预防保健机构在接到《结核病报告卡》后应对病人进行登记和管理，并按规定逐级上报。

5. 治疗　　医疗预防保健机构对收治的肺结核病人，应当按国务院卫生计生行政部门制定《全国结核病防治工作手册》和《肺结核病诊疗规程》实施诊断、诊疗和管理。不能按工作手册和诊疗规程实施诊断、治疗和管理的，必须将肺结核病人及时转至当地结核病防治机构或指定的医疗预防保健机构。乡村医生和个体开业医生遇有疑似结核病的就诊病人，应及时转至当地结核病防治机构或中心卫生院。已确诊的排菌期结核病病人，应当按结核病防治要求，主动配合治疗单位的治疗与管理。

6. 控制传染

（1）从业人员的管理：结核病防治机构或指定的医疗预防保健机构，对下列从业人员中患有传染性肺结核病的，应当按规定通知其单位和当地卫生监督管理机构：①食品、药品、化妆品从业人员；②《公共场所卫生管理条例》规定范围内的从业人员；③教育、托幼单位的从业人员；④国务院卫生计生行政部门规定的其他从业人员。

（2）健康体检：下列人员应当按规定进行预防性结核病体检：①新参加工作、参军、入学的人员；②《性病防治管理办法》规定的从业人员；③接触粉尘和有害气体的厂矿企业职工；④排菌期肺结核病人的家属及其密切接触者；⑤国务院卫生计生行政部门规定的其他人员。

（3）其他措施：排菌期肺结核病人，即痰结核菌检查阳性期间的肺结核病病人。应当避免可能传播结核病的行为。结核病防治机构、医疗预防保健机构和结核病病人，必须按照卫生防疫机构规定的卫生要求，对结核菌污染的污水、带有结核病菌的排泄物和痰液进行消毒或污水处理。

（4）特殊防护：对从事结核病预防、医疗、科研、教学的人员，以及在生产工作中经常接触结核菌的其他人员，有关单位应根据国家规定，采取有效的防护措施和医疗预防保健措施。

三、传染病防治的其他相关法律规定

（一）消毒管理的法律规定

为了加强消毒管理，预防和控制感染性疾病的传播，保障人体健康，根据《传染病防治法》及其实施办法的有关规定，卫生部于 1992 年 8 月 31 日发布了《消毒管理办法》，实施 9 年后，卫生部 2001年 12 月 29 日修订通过，并自 2002 年 7 月 1 日起施行。《消毒管理办法》适用于医疗卫生机构、消毒服务机构以及从事消毒产品生产、经营活动的单位和个人。《消毒管理办法》主要涉及消毒的卫生要求、消毒产品生产及经营及消毒服务机构的管理。本章主要介绍消毒的卫生要求及消毒服务机构的管理,消毒产品生产及经营见二十一章。

1. 消毒的卫生要求　根据传染病流行过程中传染源、传播途径和传播媒介以及易感人群三个环节,消毒的卫生要求的法律规定包括以下几个方面:

(1)消毒管理:组织的建立、制度的保障及人员的培训是消毒管理的重要环节和保障。医疗卫生机构应当建立消毒管理组织,制定消毒管理制度,执行国家有关规范、标准和规定,定期开展消毒与灭菌效果监测工作。医疗卫生机构工作人员应当接受消毒技术培训、掌握消毒知识,并按规定严格执行消毒隔离制度。

(2)医疗用品:医疗卫生机构使用的进入人体组织或无菌器官的医疗用品必须达到灭菌要求。各种注射、穿刺、采血器具应当一人一用一灭菌。凡接触皮肤、黏膜的器械和用品必须达到消毒要求。血液制品的消毒管理按有关法律、法规的规定执行。医疗卫生机构使用的一次性使用医疗用品用后应当及时进行无害化处理。医疗卫生机构购进消毒产品必须建立并执行进货检查验收制度。

(3)医疗环境及废弃物:医疗卫生机构的环境、物品应当符合国家有关规范、标准和规定。排放废弃的污水、污物应当按照国家有关规定进行无害化处理。运送传染病病人及其污染物品的车辆、工具必须随时进行消毒处理。

(4)及时报告疫情:医疗卫生机构发生感染性疾病暴发、流行时,应当及时报告当地卫生计生行政部门,并采取有效消毒措施。

(5)传染源及疫源地:加工、出售、运输被传染病病原体污染或者来自疫区可能被传染病病原体污染的皮毛,应当进行消毒处理。疫源地的消毒应当执行国家有关规范、标准和规定。殡仪馆、火葬场内与遗体接触的物品及运送遗体的车辆应当及时消毒。

(6)易感人群的保护:托幼机构应当健全和执行消毒管理制度,对室内空气、餐(饮)具、毛巾、玩具和其他幼儿活动的场所及接触的物品定期进行消毒。招用流动人员200人以上的用工单位,应当对流动人员集中生活起居的场所及使用的物品定期进行消毒。出租衣物及洗涤衣物的单位和个人,应当对相关物品及场所进行消毒。公共场所、食品、生活饮用水,按有关法律、法规的规定执行。

(7)实验室生物安全:从事致病微生物实验的单位应当执行有关的管理制度、操作规程,对实验的器材、污染物品等按规定进行消毒,防止实验室感染和致病微生物的扩散。

2. 消毒服务机构　消毒服务机构应当取得省级卫生计生行政部门发放的卫生许可证后方可开展消毒服务。有效期四年,每年复核一次。消毒服务机构应当符合以下要求:

(1)具备符合国家有关规范、标准和规定的消毒与灭菌设备。

(2)其消毒与灭菌工艺流程和工作环境必须符合卫生要求。

(3)具有能对消毒与灭菌效果进行检测的人员和条件,建立自检制度。

(4)用环氧乙烷和电离辐射的方法进行消毒与灭菌的,其安全与环境保护等方面的要求按国家有关规定执行。

(5)从事用环氧乙烷和电离辐射进行消毒服务的人员必须经过省级卫生计生行政部门的专业技术培训,以其他消毒方法进行消毒服务的人员必须经过设区的市(地)级以上卫生计生行政部门组织的专业技术培训,取得相应资格证书后方可上岗工作。

(6)消毒服务机构不得购置和使用不符合《消毒管理办法》规定的消毒产品。

(二)病原微生物实验室生物安全管理的法律规定

1. 原则　《病原微生物实验室生物安全管理条例》适用于我国境内的实验室及其从事实验活动的生物安全管理,病原微生物是指能够使人或者动物致病的微生物,实验活动是指实验室从事与病原微生物菌(毒)种、样本有关的研究、教学、检测、诊断等活动。

国家对病原微生物实行分类管理,对实验室实行分级管理。国家实行统一的实验室生物安全标准。实验室应当符合国家标准和要求。

国务院卫生计生行政部门及兽医主管部门分别主管与人体健康及动物有关的实验室及其实验活动的生物安全监督工作。国务院其他有关部门及县级以上地方人民政府及其有关部门在各自职责范围内负责实验室及其实验活动的生物安全管理工作。实验室的设立单位及其主管部门负责实验室日常活动的管理,承担建立健全安全管理制度,检查、维护实验设施、设备,控制实验室感染的职责。

2. 病原微生物的分类　国家根据病原微生物的传染性及其对个体或者群体的危害程度,将病原微生物(pathogenic microbes)分为四类:

第一类病原微生物,是指能够引起人类或者动物非常严重疾病的微生物,以及我国尚未发现或者已经宣布消灭的微生物。

第二类病原微生物,是指能够引起人类或者动物严重疾病,比较容易直接或者间接在人与人、动物与人、动物与动物间传播的微生物。

第三类病原微生物,是指能够引起人类或者动物疾病,但一般情况下对人、动物或者环境不构成严重危害,传播风险有限,实验室感染后很少引起严重疾病,并且具备有效治疗和预防措施的微生物。

第四类病原微生物,是指在通常情况下不会引起人类或者动物疾病的微生物。

第一类、第二类病原微生物统称为高致病性病原微生物,见农业部及卫生部发布的《动物病原微生物分类名录》(2005 年)及《人间传染的病原微生物名录》(2006 年)。

3. 病原微生物的采集、运输、保藏及实验活动的管理

(1)采集病原微生物样本应当具备的条件:生物安全防护的设备、专业知识和操作技能、防止扩散和感染的有效措施及保证样本质量的技术方法和手段。

(2)高致病性病原微生物菌(毒)种及样本的运输:运输方式应当为陆路运输,无陆路通道可以通过水路运输,紧急情况或者需将菌(毒)种或者样本运往国外的,可以通过民用航空运输。并在采取相应的防护措施的前提下由不少于 2 人的专人护送,确保安全运输。

运输应具备条件:运输目的、用途和接收单位符合国务院卫生计生行政部门或者兽医主管部门的规定;容器应当密封,符合防水、防破损、防外泄、耐高(低)温、耐高压的要求;容器或者包装材料上印有国务院主管部门规定的生物危险标识、警告用语和提示用语;任何形式的运输均需相应国务院卫生计生行政部门或者兽医主管部门、国务院出入境检验检疫部门、国务院民用航空主管部门、

省、自治区、直辖市行政区域主管部门批准。

（3）病原微生物的保藏：国务院卫生计生行政部门或者兽医主管部门指定的菌（毒）种保藏中心或者专业实验室（简称保藏机构），承担集中储存实验室送交的病原微生物菌（毒）种和样本，并向实验室提供病原微生物菌（毒）种和样本的任务。保藏机构依照国务院卫生计生行政部门会同国务院兽医主管部门制定的管理办法，做好病原微生物菌（毒）种和样本的管理。

（4）实验活动的管理：实验室在相关实验活动结束后，应当依照国务院卫生计生行政部门或者兽医主管部门的规定，及时将病原微生物菌（毒）种和样本就地销毁或者送交保藏机构保管。

（5）异常情况报告：高致病性病原微生物菌（毒）种及样本在运输、储存中被盗、被抢、丢失、泄漏的，承运单位、护送人、保藏机构应当采取必要的控制措施，并按规定时限向相关部门（公安机关，本级人民政府，上级人民政府主管部门，国务院主管部门）报告。任何单位和个人发现高致病性病原微生物菌（毒）种或者样本的容器或者包装材料，应当及时向附近的卫生计生行政部门或者兽医主管部门报告；接到报告的主管部门应当及时组织调查核实，并依法采取控制措施。

4. 实验室的设立与管理　国家根据实验室对病原微生物的生物安全防护水平（biosafety level, BSL）并依照实验室生物安全国家标准的规定，根据所操作的生物因子的危害程度和采取的防护措施，将实验室分为一级、二级、三级、四级，Ⅰ级防护水平最低，Ⅳ级防护水平最高，以 BSL-1、BSL-2、BSL-3、BSL-4 表示。动物实验室的生物安全防护设施参照 BSL-1～BSL-4 实验室的相应要求分为四级，以 ABSL-1、ABSL-2、ABSL-3、ABSL-4 表示。国务院认证认可监督管理部门确定的认可机构依照实验室生物安全国家标准以及条例的有关规定，对三级、四级实验室进行认可；通过认可后颁发相应级别的生物安全实验室证书，证书有效期为 5 年。

一级、二级实验室不得从事高致病性病原微生物实验活动。三级、四级实验室应当具备条例规定的条件下从事高致病性病原微生物实验活动。

5. 实验室感染控制

（1）常规管理：实验室的设立单位应当指定专门的机构或者人员承担实验室感染控制工作，定期检查实验室的生物安全防护、病原微生物菌（毒）种和样本保存与使用、安全操作、实验室排放的废水和废气以及其他废物处置等规章制度的实施情况。负责实验室感染控制工作的机构或者人员应当具有与该实验室中的病原微生物有关的传染病防治知识，并定期调查、了解实验室工作人员的健康状况。

（2）应急处置：发生病原微生物扩散，有可能造成传染病暴发、流行时，县级以上人民政府卫生计生行政部门或者兽医主管部门应当依照有关法律、行政法规的规定以及实验室感染应急处置预案进行处理。

实验室发生工作人员感染事故或者病原微生物泄漏事件，或者发现实验室从事病原微生物相关实验活动造成实验室感染事故的，应当立即按规定时限向相关部门报告，卫生计生行政部门或者兽医主管部门接到报告后立即组织疾病预防控制机构、动物防疫监督机构和医疗机构以及其他有关机构依法采取下列预防、控制措施：①封闭被病原微生物污染的实验室或者可能造成病原微生物扩散的场所；②开展流行病学调查；③对病人进行隔离治疗，对相关人员进行医学检查；④对密切接触者进行医学观察;⑤进行现场消毒;⑥对染疫或者疑似染疫的动物采取隔离、扑杀等措施;⑦其他需要采取的预防、控制措施。

第三节 传染病预防与控制的卫生监督

传染病防治卫生监督(health supervision for control and prevention of infectious diseases)是卫生执法工作的一项重要内容。是政府和卫生计生行政部门依据公共卫生法规的授权,对贯彻执行传染病防治法法律、法规的情况进行督促检查,对违反卫生法规的行为追究法律责任的一种行政管理活动。

一、传染病预防的卫生监督

(一)经常性预防措施的监督

1. 健康教育 对各级政府开展的预防传染病的健康教育计划、内容、措施效果进行督促检查,使健康教育落到实处,使人民群众对传染病预防的知识、态度和行为逐步改善。

2. 计划免疫 依法检查有计划的预防接种制度的落实情况及其相应传染病的预防与控制效果;儿童预防接种证制度执行情况的检查:适龄儿童是否按照国家有关规定,根据儿童基础免疫程序,接受了预防接种,并办理预防接种证。托幼机构、学校在办理入托、入学手续时,是否查验预防接种证。未按规定接种的儿童是否及时补种。

3. 消除各种传播媒介、切断传播途径 了解各级政府消除鼠害和蚊、蝇等病媒昆虫以及其他传播传染病的或者患有人兽共患传染病的动物的计划及实施情况,重点检查铁路、交通、民航部门消除交通工具的鼠害和各种病媒昆虫的危害以及农业、林业部门消除农田、牧场及林区的鼠害的情况。

4. 加强管理和大力改善公共卫生状况 督促和检查地方各级政府是否将建设和改造公共卫生设施纳入城乡建设的总体规划中,城市公共厕所的修建、垃圾粪便的无害化处理场和污水、雨水排放处理系统等公共卫生设施的兴建计划和实施情况。农村厕所改造,粪便无害化处理情况。城乡公共生活用水的卫生管理情况,包括卫生管理制度的建立和措施实施。

5. 严格各项卫生制度

(1)从事饮水、饮食、整容、保育等易使传染病扩散工作的从业人员的健康检查制度的执行情况。

(2)医疗保健机构、卫生防疫机构和从事致病性微生物实验单位的管理制度、操作规程、消毒隔离制度的执行情况,医源性感染、医院内感染、实验室感染的现状和控制措施实施情况。

(3)美容、整容等单位和个人执行国务院卫生计生行政部门有关规定的情况。

(4)生物制品是否由各省、自治区、直辖市卫生防疫机构统一向生物制品生产单位订购并且在卫生防疫机构监督指导下使用。

(5)血站(库)、生物制品生产单位的血液、血液制品质量的监督,严防血液、血液制品肝炎病毒、艾滋病病毒、疟原虫等的污染和传播。任何单位和个人不准使用国务院卫生计生行政部门禁止进口的血液和血液制品。

（6）消毒药剂和消毒器械、卫生用品、卫生材料、一次性医疗器材、隐形眼镜、人造器官等国家有关标准执行情况。

（7）定期检查集中式供水是否符合国家《生活饮用水卫生标准》。

（二）重点预防措施的监督

1. 对传染病病人、病原携带者及疑似病人污染的环境（包括污水、污物、粪便），是否依照有关法律、法规进行严格消毒，及时处理。

2. 同人兽共患传染病有关的野生动物出售或者运输管理的监督，在自然疫源地和可能是自然疫源地地区兴办的大型建设项目开工前，卫生防疫机构是否对施工环境进行卫生调查和实施卫生防疫措施。

3. 对传染病菌种、毒种分类管理及其保藏、携带、运输和使用的监督。

4. 特殊人群的防护措施和医疗保健措施的监督。

二、传染病控制的卫生监督

（一）传染病控制监督的指导思想

1. 管好传染源、切断传播途径、保护易感人群　传染病控制监督的指导思想是对管好传染源、切断传播途径、保护易感人群各环节进行监督检查，以便及时有效地控制疫情。即按照法律规定，严格监督检查对病人、病原携带者等传染源及其环境所采取强制性的措施、对传染病的暴发流行采取的疫情控制的紧急措施是否有效、及时。

2. 传染病控制的分级管理监督

（1）当出现甲类传染病、乙类传染病中的艾滋病和肺炭疽病、当地从未发现的传染病或者国家已消除的传染病的暴发及流行时，由省、自治区、直辖市或地（市）级卫生主管机构以及各级各类卫生防疫机构负责，会同当地卫生防疫机构和各级各类医疗保健机构共同处理疫情，传染病监督机构和监督人员要按照《传染病防治法》的规定，结合疫情特点，对传染源管理和控制疫情传播的措施和效果进行监督和检查，以尽快扑灭疫情。

（2）在发生艾滋病和肺炭疽以外的乙、丙类传染病暴发、流行时，可以在省、自治区、直辖市或地（市）级卫生主管机构以及各级各类卫生防疫机构指导下，由辖区卫生防疫机构和医疗保健机构处理疫情，传染病监督机构和监督人员要指导、检查、考核疫情处理的全过程。

（二）传染病控制措施的监督

1. 对传染源的控制措施的监督　传染病疫情发生时，传染源的控制是疫情控制的重要环节，做到早期发现、及时诊断、尽快报告、尽早隔离、有效治疗、控制传播，这是控制传染源，防止传染病继续传播的关键，也是卫生监督的重要内容。

（1）隔离治疗、医学观察：传染病疫情发生时，要监督检查对甲类传染病病人和病原携带者，乙类传染病中的艾滋病病人、肺炭疽病人的隔离治疗及对疑似甲类传染病病人实施医学观察情况，对拒绝者除追究其法律责任外，必须采取强制性隔离治疗措施。由于这些传染病的传播非常迅速，后果及其严重，所以，做好隔离治疗及医学观察的卫生监督是控制相应传染病的重要环节。

（2）积极治疗，控制疫情：对除艾滋病病人、炭疽中的肺炭疽病人以外的乙类、丙类传染病病人，要检查和监督是否采取必要的治疗和控制传播措施，尽管乙、丙传染病的危害相对于甲类传染病弱一些，但如果传染源控制不当，也会造成暴发流行，危害极大。

（3）控制传播：对传染病病人、病原携带者、疑似传染病病人污染的场所、物品，是否实施了终末消毒和随时消毒等卫生处理，并应考核其消毒效果。对因患传染病而死亡的病人的尸体是否严格执行有关法律规定，火化和深埋，及时、妥善处理，以防病原体的播散。

2. 对传播途径控制的监督　传染病暴发、流行时，采取以切断传播途径为主的综合性措施控制疫情，以防其播散蔓延。

（1）卫生处理的监督：检查对病原体污染的场所或可能污染的场所、物品等的随时消毒和终末消毒，检查饮用水是否安全、卫生，粪便、污水、垃圾是否已进行无害化处理，是否有再次污染的隐患，是否已落实防止再次污染的有效措施。

（2）消除媒介昆虫和可能染疫动物：检查染疫动物和媒介昆虫的杀灭和消除情况，这项工作要注重卫生部门和交通、水利、农业等部门的配合。

3. 对易感人群的保护措施　对于传染源的密切接触者和受到传染病威胁的人群，应及早进行有效的生物制剂的应急性预防接种和药物预防，可以监督检查是否实施应急性预防接种和药物预防措施。

4. 传染病控制的紧急措施

（1）宣传教育的监督：一旦有传染病的暴发、流行，根据传染病流行范围、蔓延的速度、社会危害等情况，在合适的时机、一定的范围进行防病知识的宣传教育，公布疫情和动态，让群众掌握预防疾病发生的知识，了解疫情的真实情况，以免造成社会恐慌，影响社会安定和群众生活。近来广东省非典型性肺炎的发生充分说明了媒介宣传教育的重要性。

（2）紧急控制措施的落实情况：根据传染病暴发、流行情况，对传染病控制的紧急措施的实施条件、时限和解除等情况进行监督，如限制或停止集市、集会等；停工、停业、停课；封闭可疑水源等。

（3）特别控制措施的实施情况：如是否需要宣布封锁疫区，对出入疫区的人员、物质、交通工具等是否实施了卫生检疫。

（4）特别调配权和征用权的落实情况：根据疫情控制的需要，是否能顺利调配防治药品、生物制品、医疗器械；调集各级各类医疗保健和卫生防疫人员；铁路、交通、民航等部门是否能优先运送疫情控制所需的物资；控制疫情急需的房屋、交通工具征用的落实情况等等。

第四节　预防接种的监督

一、预防接种的法律规定

（一）疫苗流通和预防接种管理条例概述

疫苗，是指为了预防、控制传染病的发生和流行，用于人体预防接种的疫苗类预防性生物制品。

疫苗分为两类。第一类疫苗,是指政府免费向公民提供,公民应当依照政府的规定受种的疫苗,包括国家免疫规划确定的疫苗,省、自治区、直辖市人民政府在执行国家免疫规划时增加的疫苗,以及县级以上人民政府或者其卫生计生行政部门组织的应急接种或者群体性预防接种所使用的疫苗;第二类疫苗,是指由公民自费并且自愿受种的其他疫苗。

为了加强对疫苗流通和预防接种的管理,预防、控制传染病的发生、流行,保障人体健康和公共卫生,我国政府根据《中华人民共和国药品管理法》和《传染病防治法》,于 2005 年 3 月 24 日正式颁布了国务院第 83 次常务会议通过的《疫苗流通和预防接种管理条例》,同年 6 月 1 日起正式实施。针对山东济南非法经营疫苗系列案件暴露出来的第二类疫苗流通问题及预防接种异常反应补偿问题,我国政府及时总结经验教训,2016 年 4 月 13 日国务院第 129 次常务会议通过了《国务院关于修改〈疫苗流通和预防接种管理条例〉的决定》,对《疫苗流通和预防接种管理条例》进行修订,自 2016 年 4 月 23 日起施行。

（二）预防接种的法律规定

1. 各级卫生计生行政部门制定预防接种工作规范　国务院卫生计生行政部门应当制定、公布预防接种工作规范,并根据疫苗的国家标准,结合传染病流行病学调查信息,制定、公布纳入国家免疫规划疫苗的免疫程序和其他疫苗的免疫程序或者使用指导原则。省、自治区、直辖市人民政府卫生计生行政部门应当根据国务院卫生计生行政部门制定的免疫程序、疫苗使用指导原则,结合本行政区域的传染病流行情况,制定本行政区域的接种方案,并报国务院卫生计生行政部门备案。

2. 各级疾病预防控制机构履行各自职责　各级疾病预防控制机构依照各自职责,根据国家免疫规划或者接种方案,开展与预防接种相关的宣传、培训、技术指导、监测、评价、流行病学调查、应急处置等工作,并依照国务院卫生计生行政部门的规定作好记录。

3. 接种单位应具备合格的资质

（1）承担预防接种工作的单位应具有医疗机构执业许可证件;承担预防接种工作的城镇医疗卫生机构,应当设立预防接种门诊。

（2）具有经过县级人民政府卫生计生行政部门组织的预防接种专业培训并考核合格的执业医师、执业助理医师、护士或者乡村医生。

（3）具有符合疫苗储存、运输管理规范的冷藏设施、设备和冷藏保管制度。

4. 接种单位应当承担责任区域内的预防接种工作

（1）接种单位根据预防接种工作的需要上报疫苗购买计划:接种单位应当根据负责区域预防接种工作的需要,制定第一类疫苗的需求计划和第二类疫苗的购买计划,并向县级人民政府卫生计生行政部门和县级疾病预防控制机构报告。接种单位接收第一类疫苗或者购进第二类疫苗,应当索要疫苗储存、运输全过程的温度监测记录,建立并保存真实、完整的接收、购进记录,做到票、账、货、款一致。对不能提供全过程温度监测记录或者温度控制不符合要求的,接种单位不得接收或者购进,并应当立即向所在地县级人民政府药品监督管理部门、卫生计生行政部门报告。

（2）接种单位应当承担责任区域内的预防接种工作,并接受所在地的县级疾病预防控制机构的技术指导。

（3）接种单位接种疫苗：应当遵守预防接种工作规范、免疫程序、疫苗使用指导原则和接种方案，并在其接种场所的显著位置公示第一类疫苗的品种和接种方法。

（4）接种过程应做到充分知情及详细记录：医疗卫生人员在实施接种前，应当告知受种者或者其监护人所接种疫苗的品种、作用、禁忌、不良反应以及注意事项，询问受种者的健康状况以及是否有接种禁忌等情况，并如实记录告知和询问情况。受种者或者其监护人应当了解预防接种的相关知识，并如实提供受种者的健康状况和接种禁忌等情况。

医疗卫生人员应当对符合接种条件的受种者实施接种，并依照国务院卫生计生行政部门的规定，记录疫苗的品种、生产企业、最小包装单位的识别信息、有效期、接种时间、实施接种的医疗卫生人员、受种者等内容。接种记录保存时间不得少于 5 年。对于因有接种禁忌而不能接种的受种者，医疗卫生人员应当对受种者或者其监护人提出医学建议。

5. 国家对儿童实行预防接种证制度　在儿童出生后 1 个月内，其监护人应当到儿童居住地承担预防接种工作的接种单位为其办理预防接种证。儿童离开原居住地期间，由现居住地承担预防接种工作的接种单位负责对其实施接种。接种单位对儿童实施接种时，应当查验预防接种证，并作好记录。托幼机构、学校在办理入托、入学手续时，应当查验预防接种证，未按规定接种的儿童应当及时补种。

6. 贯彻执行一类疫苗免费，二类疫苗适当收费　接种单位接种第一类疫苗不得收取任何费用。接种单位接种第二类疫苗可以收取服务费、接种耗材费，具体收费标准由所在地的省、自治区、直辖市人民政府价格主管部门核定。

7. 政府规划预防接种，禁止私自进行群体性预防接种　县级以上地方人民政府卫生计生行政部门根据传染病监测和预警信息，为了预防、控制传染病的暴发、流行，需要在本行政区域内部分地区进行群体性预防接种的，应当报经本级人民政府决定，并向省、自治区、直辖市人民政府卫生计生行政部门备案；需要在省、自治区、直辖市行政区域全部范围内进行群体性预防接种的，应当由省、自治区、直辖市人民政府卫生计生行政部门报经本级人民政府决定，并向国务院卫生计生行政部门备案。需要在全国范围或者跨省、自治区、直辖市范围内进行群体性预防接种的，应当由国务院卫生计生行政部门决定。作出批准决定的人民政府或者国务院卫生计生行政部门应当组织有关部门做好人员培训、宣传教育、物资调用等工作。任何单位或者个人不得擅自进行群体性预防接种。

二、预防接种的卫生监督

（一）接种单位和人员的资质监督

1. 接种单位应合格　承担预防接种单位应具备医疗机构许可证，且具备合格的疫苗储存、运输设施设备及管理制度。

2. 接种人员应专业　承担预防接种单位应具有经过县级人民政府卫生计生行政部门组织的预防接种专业培训并考核合格的执业医师、执业助理医师、护士或者乡村医生。

（二）疫苗接收和使用监督

1. 疫苗接收、购进情况　依法检查疾病预防控制机构、预防接种单位在接收第一类疫苗或者购进第二类疫苗生产企业或疫苗批发企业的资质情况,对疫苗的品种、剂型、批准文号、数量、规格、批号、有效期、供货单位、生产厂商、质量状况,以及疫苗运输途中的温度记录等进行核查。

2. 疫苗使用情况　依法对疾病预防控制机构和预防接种单位"疫苗出入库登记"情况,包括疫苗名称、生产企业、剂型、规格、批号、有效期、批准文号、(购销、分发)单位、数量、(购销、分发)日期、产品包装以及外观质量、储存温度、运输条件、批签发合格证明编号或者合格证明、验收结论、验收人签名进行核查,做到票、账、货、款一致。

（三）疫苗公示、接种告知情况监督

依法对预防接种场所显著位置公示资料情况进行检查,公示资料包括预防接种工作流程;国家免疫规划疫苗的品种、免疫程序、预防接种方法、作用、禁忌证、可能出现的不良反应、注意事项等;第二类疫苗除上述内容外,还应公示预防接种服务价格;预防接种服务咨询电话及宣传资料等。

（四）预防接种异常反应或者疑似预防接种异常反应的处理和报告情况监督

1. 预防接种异常反应报告　依法对预防接种异常反应或疑似异常反应报告情况进行检查,包括报告内容及报告程序。

报告内容应涵盖受种者姓名、性别、出生日期、监护人姓名、现住址;接种疫苗名称、剂次、时间,发生反应时间和人数;主要临床经过、初步临床诊断、就诊单位、报告单位、报告人、报告时间等。

责任报告单位和报告人应当在发现疑似预防接种异常反应后48小时内向受种者所在地的县级疾病预防控制机构报告;发现怀疑与预防接种有关的死亡、严重残疾、群体性疑似预防接种异常反应、对社会有重大影响的疑似预防接种异常反应时,责任报告单位和报告人应当在发现后2小时内向所在地县级卫生计生行政部门、药品监督管理部门报告;县级卫生计生行政部门在2小时内逐级向上一级卫生计生行政部门报告。

2. 预防接种异常反应处理　依法对预防接种异常反应或疑似异常反应处理全过程进行检查、考核。处理流程应包括各级疾病预防控制机构核实调查阶段、临床资料及预防接种资料收集阶段、诊断阶段、调查报告阶段和最终的处置阶段。

（五）疾病预防控制机构开展预防接种相关宣传、培训、技术指导等工作情况监督

依法对各级疾病预防控制机构指导基层医疗卫生机构切实发挥基本医疗和公共卫生服务的双重网底作用情况进行监督。

1. 健康教育情况　对各级疾病预防控制机构能否结合居民健康素养基本知识及技能,开展疾病预防的健康教育宣传进行督导检查,充分利用健康教育宣传阵地促进居民健康素养的提高和健康行为的养成。

2. 抓好预防接种　对各级疾病预防控制机构能否根据基层实际预防接种工作需求,加强对基层接种单位及人员的资质管理,指导基层建设规范化免疫接种门诊,合理安排流程,加强疫苗和冷链管理及保障接种安全情况进行检查。促进国家预防接种工作顺利进行,确保城乡居民真正享有均等化的基本公共卫生服务。

3. 技能培训　对各级疾病预防控制机构深入开展基层疾病预防控制技能培训情况进行督查。促进疾病预防控制机构依据基层卫生机构特点,落实基层实效性培训,加强预防接种规范和异常反

应识别,传染病及突发公共卫生事件报告和处理能力培养。

第五节 传染病疫情报告的卫生监督

传染病疫情报告的监督(health supervision of infectious disease report)是预防传染病发生和控制其流行的重要措施,卫生监督机构对规定管理传染病的病种、报告时限、程序以及日常疫情报告和出现暴发、流行时的疫情报告,要根据《传染病防治法》和《传染病信息报告管理规范》等法律法规的规定对医疗卫生机构建立传染病疫情报告的管理组织、制度及依法履行传染病疫情报告与管理职责的情况;疾病预防控制机构及时对辖区网络直报的传染病疫情信息审核确认,并开展疫情分析、调查与核实的情况等进行监督。

一、疾病预防控制机构传染病疫情报告卫生监督

1. 查阅设置疫情报告管理部门或明确疫情报告管理职责分工的文件资料,核实疫情报告管理部门和专职疫情报告人员,查阅传染病疫情报告管理制度。

2. 现场检查传染病疫情审核记录、各类常规疫情分析报告等文字资料,核查设置疫情值班、咨询电话的情况。

3. 现场了解传染病疫情网络直报系统运转情况,查看疫情网络直报设备,查看疫情报告人员现场演示报告卡的审核确认以及疫情数据导出的情况。

4. 核查疾病预防控制机构承担辖区内不具备疫情网络直报条件的疫情报告单位传染病疫情代报的情况。

5. 检查疾病预防控制机构的传染病疫情通报制度,与动物防疫机构互相通报动物间和人间发生的人兽共患传染病疫情、与国境卫生检疫机关互相通报传染病疫情以及相关信息的记录。

6. 检查与传染病疫情报告相关的其他情况。

二、医疗机构传染病疫情报告卫生监督

1. 查阅设置疫情报告管理部门或明确疫情报告管理职责分工的文件,核实专职疫情报告人员;查阅传染病报告管理制度,内容应当包括传染病诊断、登记、报告、培训、质量管理和自查等方面;查阅门诊工作日志;现场核实传染病疫情网络直报及相关电话记录,对临床异常诊断信息的快速反应流程及有关记录。

2. 现场检查门诊日志、传染病报告登记、传染病报告卡等资料,核查未按照规定报告传染病疫情或隐瞒、谎报、缓报传染病疫情报告的情况。

3. 现场查看专用传染病疫情网络直报设备及报告系统运转情况,专职疫情报告人员演示传染病网络直报操作。

4. 对不具备网络直报条件的县级以下医疗机构,检查《传染病报告卡》登记备案记录,并核对传染病疫情网络代报情况。

5. 查阅开展传染病疫情报告管理内部检查的记录、报告。

6. 现场查看定期组织临床医生、新进人员开展传染病诊断标准和《传染病防治法》《传染病信息报告管理规范》等传染病报告管理专业培训与考核的情况。

7. 现场检查医疗机构对本单位报告的传染病情况及报告质量分析汇总和通报情况。

三、采供血机构传染病疫情报告卫生监督

1. 查阅传染病疫情报告等制度,核实疫情报告管理部门或人员。

2. 现场检查 HIV 抗体检测两次初筛阳性结果登记情况,以及献血者或供浆员登记簿,核对 HIV 初筛阳性结果报告情况。

3. 对于设置疫情网络直报系统的机构,现场查看疫情报告人员演示计算机直报程序,检查传染病信息报告系统运转情况。

第六节　消毒隔离及实验室生物安全的卫生监督

一、消毒隔离的卫生监督

消毒隔离的目的是控制传染源、切断传播途径、保护易感人群以控制传染性疾病或感染性疾病,因此医疗机构的消毒隔离是预防控制医院感染和医源性感染的一个重要环节,也是预防控制医院感染和医源性感染向一般人群传播的重要环节,近年来,由于消毒隔离不严而导致医院感染和医源性感染的事件时有发生,所以要高度重视、依法加强对医疗机构消毒隔离的监督管理。

（一）医疗卫生机构消毒隔离制度执行情况的监督内容

1. 负责消毒管理工作的部门及制度建立和执行情况。

2. 消毒隔离的主要分工职责。

3. 各种消毒记录(消毒剂的记录、紫外线的消毒记录、消毒与灭菌记录),各种监测报告(监测时限、监测项目)是否符合规范。

4. 医疗卫生人员接受消毒、隔离技术培训,掌握消毒隔离知识、执行消毒隔离制度的情况。

5. 定期开展消毒与灭菌效果监测的情况,特别是医疗机构重点科室(Ⅰ类、Ⅱ类、Ⅲ类)环境、物品是否符合国家有关规定和标准。

6. 医疗用品、器械的消毒、灭菌情况,医疗废物的消毒、灭菌情况。

7. 消毒产品进货检查验收、使用和管理情况。

8. 对传染病病人、疑似传染病病人的消毒隔离措施的落实情况。

（二）医疗卫生机构消毒隔离制度执行情况的监督手段与方法

1. 查阅设置负责消毒管理工作部门的文件,核实消毒管理人员,现场查看消毒管理岗位职责、消毒管理工作计划及检查记录。

2. 现场检查对工作人员进行消毒技术、消毒隔离知识培训的计划、培训资料。

3. 现场检查消毒灭菌程序和消毒灭菌效果监测、消毒产品进货检查验收等制度。查阅消毒与灭菌效果定期监测记录，以及消毒产品进货检查验收记录。

4. 现场检查消毒供应室、口腔科、注射室、血透室、内镜室、手术室、发热门诊和肠道传染病门诊、检验科（血库）等科室执行消毒技术规范、标准和规定情况。

5. 现场核查消毒产品的卫生许可文件、标签说明书，以及消毒产品使用记录。

6. 现场检查对传染病病人、疑似传染病病人进行隔离的场所、设施及措施。

二、病原微生物实验室生物安全的监督

我国首部《病原微生物实验室生物安全管理条例》的发布实施标志着我国对从事与病原微生物菌（毒）种、样本有关的研究、教学、检测、诊断等活动的实验室的生物安全管理进入了法制化轨道，目前，我国用于生物安全实验室已初具规模，依照《管理条例》的要求，依法加强病原微生物实验室生物安全管理，依法进行设立、分级和使用，是病原微生物实验室生物安全卫生监督亟待加强的工作，是提高我国传染病防治水平的重要环节。

（一）病原微生物实验室生物安全卫生监督的内容

县级以上地方人民政府卫生计生行政部门、兽医主管部门，应当主要通过检查反映实验室执行国家有关法律、行政法规以及国家标准和要求的记录、档案、报告，切实履行下列监督管理职责。

1. 对病原微生物菌（毒）种、样本的采集、运输、储存进行监督检查。

2. 对从事高致病性病原微生物相关实验活动的实验室是否符合本条例规定的条件进行监督检查。

3. 对实验室或者实验室的设立单位培训、考核其工作人员以及上岗人员的情况进行监督检查。

4. 对实验室是否按照有关国家标准、技术规范和操作规程从事病原微生物相关实验活动进行监督检查。

卫生计生行政部门、兽医主管部门、环境保护主管部门的执法人员执行职务时，应当有2名以上执法人员参加，出示执法证件，并依照规定填写执法文书。

（二）疾病预防控制机构菌（毒）种管理的卫生监督

1. 菌（毒）种管理的卫生监督的主要内容

（1）菌（毒）种保藏、使用的资质情况。

（2）菌（毒）种管理机构、管理制度、应急预案的建立和落实情况。

（3）菌（毒）种的保藏、保管情况。

（4）无害化处理、销毁或移交菌（毒）种的情况。

（5）保藏、使用菌（毒）种的工作人员生物安全和专业知识培训情况，以及健康监护、预防接种情况。

（6）菌（毒）种的采集或运输资质情况。

2. 菌（毒）种管理卫生监督的手段与方法

（1）现场检查保藏、使用菌（毒）种的相应资格证书。

（2）查阅设置菌（毒）种管理组织、建立菌（毒）种操作规程、安全保卫等管理制度、以及应急预案等文件资料。

（3）现场检查菌（毒）种保藏、保管条件，以及按规定收集、提供菌（毒）种样本的记录。

（4）现场检查无害化处理或销毁传染病菌（毒）种或样本的记录、批准文书等资料。

（5）现场检查保藏、使用菌（毒）种的安全防护设备，以及菌（毒）种保藏、使用工作人员健康监护和预防接种记录，生物安全和专业知识培训的计划、培训资料。

（6）现场检查病原微生物菌（毒）种或样本的采集或运输的批准文件、记录。

第七节　法律责任

一、行政责任

（一）各级人民政府法律责任

1. 地方各级人民政府未依照本法的规定履行报告职责，或者隐瞒、谎报、缓报传染病疫情，或者在传染病暴发、流行时，未及时组织救治、采取控制措施的，由上级人民政府责令改正，通报批评；造成传染病传播、流行或者其他严重后果的，对负有责任的主管人员，依法给予行政处分。

2. 县级以上人民政府卫生计生行政部门违反《传染病防治法》规定，有下列情形之一的，由本级人民政府、上级人民政府卫生计生行政部门责令改正，通报批评；造成传染病传播、流行或者其他严重后果的，对负有责任的主管人员和其他直接责任人员，依法给予行政处分。

（1）未依法履行传染病疫情通报、报告或者公布职责，或者隐瞒、谎报、缓报传染病疫情的。

（2）发生或者可能发生传染病传播时未及时采取预防、控制措施的。

（3）未依法履行监督检查职责，或者发现违法行为不及时查处的。

（4）未及时调查、处理单位和个人对下级卫生计生行政部门不履行传染病防治职责的举报的。

（5）违反《传染病防治法》的其他失职、渎职行为。

3. 县级以上人民政府有关部门未依照本法的规定履行传染病防治和保障职责的，由本级人民政府或者上级人民政府有关部门责令改正，通报批评；造成传染病传播、流行或者其他严重后果的，对负有责任的主管人员和其他直接责任人员，依法给予行政处分。

（二）疾病预防控制机构法律责任的追究

违反《传染病防治法》规定，有下列情形之一的，由县级以上人民政府卫生计生行政部门责令限期改正，通报批评，给予警告；对负有责任的主管人员和其他直接责任人员，依法给予降级、撤职、开除的处分，并可以依法吊销有关责任人员的执业证书：

1. 未依法履行传染病监测职责的。

2. 未依法履行传染病疫情报告、通报职责，或者隐瞒、谎报、缓报传染病疫情的。

3. 未主动收集传染病疫情信息，或者对传染病疫情信息和疫情报告未及时进行分析、调查、核实的。

4. 发现传染病疫情时,未依据职责及时采取《传染病防治法》规定的措施的。

5. 故意泄露传染病病人、病原携带者、疑似传染病病人、密切接触者涉及个人隐私的有关信息、资料的。

(三)医疗机构法律责任

医疗机构违反《传染病防治法》规定,有下列情形之一的,由县级以上人民政府卫生计生行政部门责令改正,通报批评,给予警告;造成传染病传播、流行或者其他严重后果的,对负有责任的主管人员和其他直接责任人员,依法给予降级、撤职、开除的处分,并可以依法吊销有关责任人员的执业证书:

1. 未按照规定承担本单位的传染病预防、控制工作、医院感染控制任务和责任区域内的传染病预防工作的。

2. 未按照规定报告传染病疫情,或者隐瞒、谎报、缓报传染病疫情的。

3. 发现传染病疫情时,未按照规定对传染病病人、疑似传染病病人提供医疗救护、现场救援、接诊、转诊的,或者拒绝接受转诊的。

4. 未按照规定对本单位内被传染病病原体污染的场所、物品以及医疗废物实施消毒或者无害化处置的。

5. 未按照规定对医疗器械进行消毒,或者对按照规定一次使用的医疗器具未予销毁,再次使用的。

6. 在医疗救治过程中未按照规定保管医学记录资料的。

7. 故意泄露传染病病人、病原携带者、疑似传染病病人、密切接触者涉及个人隐私的有关信息、资料的。

(四)采供血机构法律责任

采供血机构未按照规定报告传染病疫情,或者隐瞒、谎报、缓报传染病疫情,或者未执行国家有关规定,导致因输入血液引起经血液传播疾病发生的,由县级以上人民政府卫生计生行政部门责令改正,通报批评,给予警告;造成传染病传播、流行或者其他严重后果的,对负有责任的主管人员和其他直接责任人员,依法给予降级、撤职、开除的处分,并可以依法吊销采供血机构的执业许可证。

非法采集血液或者组织他人出卖血液的,由县级以上人民政府卫生计生行政部门予以取缔,没收违法所得,可以并处十万元以下的罚款。

(五)国境卫生检疫机关、动物防疫机构法律责任

国境卫生检疫机关、动物防疫机构未依法履行传染病疫情通报职责的,由有关部门在各自职责范围内责令改正,通报批评;造成传染病传播、流行或者其他严重后果的,对负有责任的主管人员和其他直接责任人员,依法给予降级、撤职、开除的处分。

(六)铁路、交通、民用航空经营单位法律责任

铁路、交通、民用航空经营单位未依照本法的规定优先运送处理传染病疫情的人员以及防治传染病的药品和医疗器械的,由有关部门责令限期改正,给予警告;造成严重后果的,对负有责任的主管人员和其他直接责任人员,依法给予降级、撤职、开除的处分。

（七）饮用水供水单位、消毒品和生物制品生产单位等法律责任

违反本法规定,有下列情形之一,导致或者可能导致传染病传播、流行的,由县级以上人民政府卫生计生行政部门责令限期改正,没收违法所得,可以并处五万元以下的罚款;已取得许可证的,原发证部门可以依法暂扣或者吊销许可证:

①饮用水供水单位供应的饮用水不符合国家卫生标准和卫生规范的;②涉及饮用水卫生安全的产品不符合国家卫生标准和卫生规范的;③用于传染病防治的消毒产品不符合国家卫生标准和卫生规范的;④出售、运输疫区中被传染病病原体污染或者可能被传染病病原体污染的物品,未进行消毒处理的;⑤生物制品生产单位生产的血液制品不符合国家质量标准的。

（八）医源性感染、实验室感染、病原体扩散的法律责任

违反《传染病防治法》规定,有下列情形之一的,由县级以上地方人民政府卫生计生行政部门责令改正,通报批评,给予警告,已取得许可证的,可以依法暂扣或者吊销许可证;造成传染病传播、流行以及其他严重后果的,对负有责任的主管人员和其他直接责任人员,依法给予降级、撤职、开除的处分,并可以依法吊销有关责任人员的执业证书:

1. 疾病预防控制机构、医疗机构和从事病原微生物实验的单位,不符合国家规定的条件和技术标准,对传染病病原体样本未按照规定进行严格管理,造成实验室感染和病原微生物扩散的。

2. 违反国家有关规定,采集、保藏、携带、运输和使用传染病菌种、毒种和传染病检测样本的。

3. 疾病预防控制机构、医疗机构未执行国家有关规定,导致因输入血液、使用血液制品引起经血液传播疾病发生的。

（九）造成动物传播传染病法律责任

未经检疫出售、运输与人兽共患传染病有关的野生动物、家畜家禽的,由县级以上地方人民政府畜牧兽医行政部门责令停止违法行为,并依法给予行政处罚。

（十）违规建设大型项目的法律责任

在国家确认的自然疫源地兴建水利、交通、旅游、能源等大型建设项目,未经卫生调查进行施工的,或者未按照疾病预防控制机构的意见采取必要的传染病预防、控制措施的,由县级以上人民政府卫生计生行政部门责令限期改正,给予警告,处五千元以上三万元以下的罚款;逾期不改正的,处三万元以上十万元以下的罚款,并可以提请有关人民政府依据职责权限,责令停建、关闭。

二、民事责任

1. 单位和个人违反《传染病防治法》规定,导致传染病传播、流行,给他人人身、财产造成损害的,应当依法承担民事责任。

2. 血站、单采血浆站、医疗卫生机构和血液制品生产单位违反法律、行政法规的规定,造成他人感染艾滋病病毒的,应当依法承担民事赔偿责任。

3. 艾滋病病毒感染者或者艾滋病病人故意传播艾滋病的,依法承担民事赔偿责任。

三、刑事责任

《传染病防治法》规定,违反传染病防治法,情节严重,构成犯罪的,依法追究刑事责任。

（一）妨害传染病防治罪

《中华人民共和国刑法》（以下简称《刑法》）第六章妨害社会管理秩序罪第五节危害公共卫生罪中第三百三十条规定，违反传染病防治法的规定，有下列情形之一，引起甲类传染病传播或者有传播严重危险的，处三年以下有期徒刑或者拘役；后果特别严重的，处三年以上七年以下有期徒刑：

1. 供水单位供应的饮用水不符合国家规定的卫生标准的。

2. 拒绝按照卫生防疫机构提出的卫生要求，对传染病病原体污染的污水、污物、粪便进行消毒处理的。

3. 准许或者纵容传染病病人、病原携带者和疑似传染病病人从事国务院卫生计生行政部门规定禁止从事的易使该传染病扩散的工作的。

4. 拒绝执行卫生防疫机构依照传染病防治法提出的预防、控制措施的。

单位犯前款罪的，对单位判处罚金，并对其直接负责的主管人员和其他直接责任人员，依照前款的规定处罚。

甲类传染病的范围，依照《中华人民共和国传染病防治法》和国务院有关规定确定。

（二）传染病菌种、毒种扩散罪

《刑法》第三百三十一条规定：从事实验、保藏、携带、运输传染病菌种、毒种的人员，违反国务院卫生计生行政部门的有关规定，造成传染病菌种、毒种扩散，后果严重的，处三年以下有期徒刑或者拘役；后果特别严重的，处三年以上七年以下有期徒刑。

（三）污染环境罪

《刑法》第六章妨害社会管理秩序罪第六节破坏环境资源保护罪中第三百三十八条规定，违反国家规定，排放、倾倒或者处置有放射性的废物、含传染病病原体的废物、有毒物质或者其他有害物质，严重污染环境的，处三年以下有期徒刑或者拘役，并处或者单处罚金；后果特别严重的，处三年以上七年以下有期徒刑，并处罚金。

（四）传播性病罪

《刑法》第六章妨害社会管理秩序罪第八节组织、强迫、引诱、容留、介绍卖淫罪中第三百六十条规定，明知自己患有梅毒、淋病等严重性病卖淫、嫖娼的，处五年以下有期徒刑、拘役或者管制，并处罚金。

（五）传染病防治失职罪

《刑法》第九章渎职罪中第四百零九条规定，从事传染病防治的政府卫生计生行政部门的工作人员严重不负责任，导致传染病传播或者流行，情节严重的，处三年以下有期徒刑或者拘役。

（六）其他

违反国境卫生检疫规定，非法组织他人出卖血液等法律责任见相关章节。

结核病防治、性病防治、艾滋病防治、消毒管理、病原微生物实验室生物安全等违法行为的法律责任见《结核病防治管理办法》《性病防治管理办法》《艾滋病监测管理的若干规定》《消毒管理办法》《病原微生物实验室生物安全管理条例》等法律法规文件。

（王素萍）

思考题

1. 法定管理的传染病分几类？有几种？

2. 传染病报告程序和时限的法律规定有哪些？

3. 何谓传染病防治的卫生监督？

4. 简述传染病防治卫生监督的法律依据。

5. 疫苗接种单位应当具备什么条件？

6. 病原微生物分几类？根据生物安全防护水平可将实验室分几级？

第十三章

国境卫生检疫法律制度与监督

国境卫生检疫是随着国际贸易的快速发展和传染病流行状况而产生的一种医学与法学相结合的卫生防护措施,肩负着"防止传染病由国外传入或者由国内传出,保护人体健康"的职责。近年来,随着经济全球化,世界经济、科技和文化的高度发展,国际间交往日益频繁,而未被有效控制的传染病的流行、基本上销声匿迹的传染病的死灰复燃、新的传染病的陆续出现,使国际间传染病防治的形势更加严峻,如果不加以有效控制,后果将极其严重。因此,我们必须坚持"预防为主"的方针,认真贯彻国境卫生检疫的法律法规,筑牢全球健康屏障,最大限度地防止传染病在国际间的传播,以保障我国人民身体健康和经济建设的快速发展。

第一节 概述

一、国境卫生检疫的概念和特征

(一)国境卫生检疫的概念

国境卫生检疫(health quarantine inspection)是指国家国境卫生检疫机关为了防止传染病由国外传入或者由国内传出,通过国家设在国境口岸的卫生检疫机关,依照国境卫生检疫的法律规范,在国境口岸、关口对出入境人员、交通工具、运输设备以及可能传播传染病的行李、货物、邮包等物品实施卫生检疫查验、疾病监测、卫生监督和卫生处理的卫生行政执法行为。这里所说的国境口岸、关口是指国际通航的港口、机场、车站、陆地边境和国界江河的关口;传染病是指检疫传染病和监测传染病。根据入境、出境的方向,国境卫生检疫可分为入境检疫和出境检疫;根据实施检疫的国境口岸的地理位置,可分为海港检疫、航空检疫和陆地边境检疫。

国境卫生检疫的目的是贯彻预防为主方针,控制国际间传染病的传播,改善口岸卫生面貌,树立良好国际形象,维护国家主权尊严。随着经济社会发展及公共卫生问题变化,国境卫生检疫已不单纯是防止传染病的传入和传出问题,而是涉及对人体健康有害因素的管理。中国政府已正式宣布适用《国际卫生条例》(international health regulation,IHR)(2005)。

(二)国境卫生检疫的特征

1. 检疫行为的国家性 国境卫生检疫对内是行政执法活动,对外是维护国家主权和尊严的国家行为,对维护国家主权、及早发现和控制检疫传染病的发生和流行有重要意义。

2. 检疫地点的特殊性 国境卫生检疫是以国境口岸为依托进行的行政执法活动。国境口岸包括中华人民共和国国际通航的港口、机场以及陆地边境和国界江河的口岸。

3. 检疫范围的广泛性　国境卫生检疫的范围十分广泛,既包括入出国境的人员、交通工具、运输设备以及可能传播检疫传染病的行李、货物、邮包等物品,又包括传染病;此外国境口岸内的涉外宾馆、生活服务单位和公共场所、交通工具、饮用水、食品及其从业人员亦属于检疫范围。

4. 检疫手段的科学性　国境卫生检疫是以医学等自然科学为主要手段的执法行为,是一项科学性、技术性很强的活动,包括入出境检疫的管理、卫生监督和国境卫生检疫机关对疫情报告实行监督,保证疫情报告的及时性和准确性。

5. 检疫措施的综合性　国境卫生检疫对进出国境的人员、交通工具、行李和物品等实施风险评估、医学检查、卫生检查和必要的卫生处理等综合性措施。

二、国境卫生检疫的主体及范围

(一)国境卫生检疫的主体

国境卫生检疫的主体是国境卫生检疫法所授权的国境卫生检疫机关(institute of border sanitary quarantine)该机关是国家在国境口岸设立的依法实施传染病检疫、疾病监测和卫生处理等活动的卫生执法机构,它代表国家在国境口岸行使检疫主权。国境卫生检疫机关的职责是:①执行《国境卫生检疫法》及其实施细则等国家有关卫生法规;②及时收集、整理、报告国际和国境口岸传染病的发生、流行和终息情况;③对国境口岸的卫生状况实施卫生监督,对入境、出境的交通工具、人员、集装箱、尸体、骸骨以及可能传播检疫传染病的行李、货物、邮包等实施检疫查验、传染病监测、卫生监督和卫生处理;④对入出境的微生物、生物制品、人体组织、血液及其制品等特殊物品以及能传播人类传染病的动物,实施卫生检疫;⑤对入境、出境人员进行预防接种、健康检查、医疗服务、国际旅行健康咨询和卫生宣传;⑥签发卫生检疫证件;⑦进行流行病学调查研究,开展科学实验;⑧执行国务院卫生行政部门指定的其他工作。

在我国,近30年来,国境卫生检疫主体几易其名。从20世纪80年代的卫生检疫局到出入境检验检疫局再到质量监督检验检疫局。1988年,中华人民共和国卫生检疫总局成立,直属卫生部,管理全国卫生检疫机关在国境口岸依法实施传染病检疫、监测和卫生监督。1998年,按照国务院机构改革方案,卫生检疫总局从原卫生部划出,与国家商检局和国家动植物检验局合并组建国家出入境检验检疫局。2001年,国务院将国家出入境检验检疫局与国家质量技术监督局合并组建国家质量监督检验检疫总局(以下简称国家质检总局),作为国务院主管国境卫生检疫的行政部门。我国出入境检验检疫机构实行垂直管理。因此,国家质检总局及设在各地的出入境检验检疫机关(以下简称"检验检疫机关")是当前我国国境卫生检疫的主体。

(二)国境卫生检疫的范围

1. 出入境人员　出入境人员是指入、出我国国境的一切人员。外交人员不享有卫生检疫豁免权。

2. 交通工具和运输设备　交通工具是指船舶、航空器、列车和其他车辆。运输设备是指货物集装箱等。

3. 行李、货物、邮包、快件等　行李是指出入境人员携带的物品。货物是指由国外运进或者由国内运出的一切生产和生活资料。邮包是指出入境的邮件,包括与人类健康有关的啮齿动物、病媒昆虫、废旧物、微生物、人体组织、生物制品、血液及其制品等特殊物品。出入境快件,是指依法经营出入境快件的企业(以下简称快件运营人),在特定时间内以快速的商业运输方式承运的出入境货物和物品。是指可能传播检疫传染病的行李、货物、邮包。

4. 尸体与骸骨　尸体是指临床诊断已经死亡的人体(含人体器官组织、人体骨骼及其标本);骸骨,是指尸体经过埋葬腐烂后出土的剩余骨骼部分。

5. 微生物、血液等特殊物品　特殊物品包括入出境的微生物、人体组织、生物制品、血液及其制品等。

6. 人类遗传资源　指含有人体基因组、基因及其产物的器官、组织、细胞、血液、制备物、重组脱氧核糖核酸(DNA)构建体等遗传材料及相关的信息资料。

7. 健康相关产品　指食品、化妆品、涉及饮用水卫生安全产品和消毒产品。

8. 传染病等疾病　根据《国境卫生检疫法》和国务院有关部门的规定,目前我国检疫传染病及监测传染病包括以下几种:①检疫传染病:鼠疫、霍乱、黄热病、甲型 H1N1 流感;②监测传染病:回归热、流行性斑疹伤寒、登革热、脊髓灰质炎、疟疾、流行性感冒、艾滋病;③禁止入境的疾病:严重精神病、传染性肺结核病或者可能对公共卫生造成重大危害的其他传染病。

第二节　国境卫生检疫法律制度

一、国境卫生检疫法概念

国境卫生检疫法(law of frontier health quarantine inspection)是为了防止传染病由国外传入或者由国内传出,保护人体健康,实施国境检验、传染病监测和卫生监督等活动中产生的各种社会关系的法律规范的总称。狭义的国境卫生检疫法仅指《国境卫生检疫法》,广义的还包括《国境卫生检疫法实施细则》《外国人入境出境管理法》《传染病防治法》我国缔结或者参加的有关卫生检疫的国际条约如《国际卫生条例》(2005)、其他法律法规中有关国境卫生检疫的法律规定以及相关的法律解释等。

二、国境卫生检疫法制建设过程

国境卫生检疫至今已有 600 多年的历史。中国的卫生检疫始于清朝 1873 年,最早的卫生检疫机构隶属海关,设在上海和厦门,主要是海港检疫。1930 年,国民政府派员接管全国检疫机构,颁布了《海港检疫章程》。1943 年在重庆开始实施中国航空卫生检疫。新中国成立后,中央人民政府原卫生部于 1950 年和 1951 年先后发布了《交通检疫暂行办法》和《民用航空检疫暂行办法》。1957 年经第一届全国人大常委会第 88 次会议通过,颁布了我国第一部卫生法律《中华人民共和国国境卫生检疫条例》,1957 年 12 月经国务院第 66 次会议批准,发布了《中华人民共和国国境卫生检疫条例实施规则》等法规,初步建立了卫生检疫法律制度。

随着传染病疫情变化和预防医学的发展,1979 年 6 月 1 日,我国正式承认《国际卫生条例》,成为缔约国并承担义务,相应的国境卫生检疫工作也应与国际规定接轨,因此,1986 年 12 月 2 日,第六届全国人大常委会第 18 次会议通过了《国境卫生检疫法》,于 1987 年 5 月 1 日起施行。1989 年 3 月 6 日,经国务院批准,卫生部发布并施行《国境卫生检疫法实施细则》。《国境卫生检疫法》及其实施细则的发布、施行标志着中国国境卫生检疫工作进入了法制化管理的轨道。

此外,面对全球反恐形势及国际国内传染病疫情发展的新态势,原卫生部、国家质量监督检验检疫总局先后出台了一系列法规加强和规范口岸卫生检疫工作,如《进出境集装箱检验检疫管理办法》《出入境检验检疫风险预警及快速反应管理规定》《出入境快件检验检疫管理办法》《国际航行船舶出入境检验检疫管理办法》《出入境人员携带物检疫管理办法》《国境口岸突发公共卫生事件出入境检验检疫应急处理规定》《出入境特殊物品卫生检疫管理规定》《国境口岸食品卫生监督管理规定》等。

为了应对新发传染病的出现和国际间的传播,2005 年 5 月第 58 届世界卫生大会通过了《国际卫生条例》的修订,《国际卫生条例》(2005)已于 2007 年 6 月 15 日生效。作为该条例的缔约国,我国有关国境卫生检疫的法律法规亦将被修订或者补充,如《国境卫生检疫法》及其《实施细则》已分别于 2007 年和 2016 年进行了修订。上述法律、法规的制定与颁布,使我国国境卫生检疫法律制度不断完善。

三、国境卫生检疫法律依据

(一)《国境卫生检疫法》及其实施细则

国境卫生检疫主要依据《国境卫生检疫法》(2007)及其实施细则(2016),对出入境的交通工具、人员、集装箱、货物、行李、邮包、尸体/骸骨、特殊物品等实施卫生检疫查验、传染病监测、卫生监督和卫生处理,防止传染病的传入和传出,保证出入境人员的健康。

(二)其他法律规范

国境卫生检疫的法律依据还包括:《出入境交通工具电讯卫生检疫管理办法》(2016)、《消毒管理办法》(2016)、《食品安全法》(2015)及其实施条例(2016)、《国境口岸食品卫生监督管理规定》(2015)、《出入境特殊物品卫生检疫管理规定》(2014)、《出入境人员携带物检疫管理办法》(2012)、《进出口化妆品检验检疫监督管理办法》(2011)、卫生部关于将甲型 H1N1 流感(原称人感染猪流感)纳入《中华人民共和国传染病防治法》和《中华人民共和国国境卫生检疫法》管理的公告(2009)、《关于取消"尸体、骸骨入境、出境许可证的签发"加强监管的通知》(2008)、《口岸艾滋病预防控制管理办法》(2007)、《艾滋病防治条例》(2006)、《尸体出入境和尸体处理的管理规定》(2006)、《国际卫生条例》(2005)、《出入境检验检疫行政处罚程度规定》(2005)、《传染病防治法》(2004)、《国境口岸突发公共卫生事件出入境检验检疫应急处理规定》(2003)、《关于加强医用特殊物品出入境卫生检疫管理的通知》(2003)、《国际航行船舶出入境检疫管理办法》(2002)、《出入境快件检验检疫管理办法》(2001)、《进出境集装箱检验检疫管理办法》(2000)、《人类遗传资源管理暂行办法》(1998)。

四、国境卫生检疫相关概念

《国境卫生检疫法》及其实施细则所称,"查验"指国境卫生检疫机关(以下称卫生检疫机关)实施的医学检查和卫生检查。"染疫人"指正在患检疫传染病的人,或者经卫生检疫机关初步诊断,认为已经感染检疫传染病或者已经处于检疫传染病潜伏期的人。"染疫嫌疑人"指接触过检疫传染病的感染环境,并且可能传播检疫传染病的人。"隔离"指将染疫人收留在指定的处所,限制其活动并进行治疗,直到消除传染病传播的危险。"留验"指将染疫嫌疑人收留在指定的处所进行诊察和检验。"就地诊验"指一个人在卫生检疫机关指定的期间,到就近的卫生检疫机关或者其他医疗卫生单位去接受诊察和检验;或者卫生检疫机关、其他医疗卫生单位到该人员的居留地,对其进行诊察和检验。

第三节　出入境检疫

一、出入境人员检疫

国境卫生检疫机关按照检疫传染病管理的规定,对出入境的人员包括交通工具上的员工和旅客进行检疫,内容包括:①入境人员应当在最先到达的国境口岸的指定地点接受检疫,同时用书面或者口头回答检疫医师提出的有关询问;②检疫期间,除引航员外,未经国境检疫机关许可,任何入境人员不准上下交通工具,不准装卸行李、货物、邮包等,不得离开查验场所;③徒步入境、出境的人员必须首先在指定的场所接受入境、出境的查验,未经卫生检疫机关许可,不准离开指定的场所;④国境卫生检疫机关应当阻止染疫人、染疫嫌疑人出境,但是对来自国外并且在到达时就地诊验的人,本人要求出境的,可以准许出境;如果乘交通工具出境,检疫医师应当将这种情况在出境检疫证上签注,同时通知交通工具负责人采取必要的预防措施;⑤患有艾滋病或者感染艾滋病病毒的入境人员,在入境时应当如实向检验检疫机构申报,检验检疫机构应当对其进行健康咨询,并及时通知其目的地的疾病预防控制部门。申请出境1年以上的中国公民以及在国际通航的交通工具上工作的中国籍员工,应当持有检验检疫机构或者县级以上医院出具的含艾滋病检测结果的有效健康检查证明。申请来华居留的境外人员,应当到检验检疫机构进行健康体检,凭检验检疫机构出具的含艾滋病检测结果的有效健康检查证明到公安机关办理居留手续;⑥卫生检疫机关应当阻止患有严重精神病、传染性肺结核病或者有可能对公共卫生造成重大危害的其他传染病的外国人入境。

二、出入境交通工具检疫

出入境的交通工具,包括船舶、航空器、列车等交通工具,入境时必须在最先到达的国境口岸的指定地点接受检疫,出境时必须在最后离开的国境口岸接受卫生检查。所谓指定地点,是指检疫锚地、允许航空器降落的停机坪和航空站、国际列车到达国境后的第一个火车站的站台及江河口岸边境的通道口等。出入境交通工具的检疫应按下列程序及内容进行。

（一）出入境前报告

在交通工具抵达国境前,交通工具的代理人或者有关管理机关(如实施检疫的航空站、车站和港务监督机关等),必须向国境卫生检疫机关通知下列事项:交通工具的名称、国籍、型号(机型、车次等)、可供识别的标志;预定到达的日期和时间;始发站与目的地;交通工具工作人员和旅客人数;货物种类等。入境交通工具如在行程中发现检疫传染病、疑似检疫传染病,或者有人非因意外伤害而死亡且死因不明的,交通工具负责人除必须立即向最先到达实施检疫口岸的卫生检疫机关报告上述事项外,还应报告病名或主要症状、患病人数和死亡人数。受入境检疫的船舶,必须按照规定悬挂检疫信号等待查验。同样,受出境检疫的交通工具起航(发车)前,亦必须通告此次行程的相关信息。

（二）提交相关申请证件

受出入境检疫船舶(航空器等)的船长(机长或其授权的代理人),在检疫医师到达船上时,必须向卫生检疫机关出示总申报单、旅客名单、货物仓单和有效灭蚊证书,以及其他有关卫生的检疫证件。对检疫医师提出的有关询问,应当如实回答。受出入境检疫的列车或其他车辆到达车站、关口后,检疫医师首先登车,列车长或者其他车辆负责人应当口头或者书面向卫生检疫机关申报该列车或者其他车辆上人员的健康情况,对检疫医师提出有关卫生状况和人员健康的询问,应如实回答。检疫未结束前,船舶不得解除检疫信号,除经卫生检疫机关许可外,任何人不得上下交通工具,不准装卸货物、行李、邮包等物品。

（三）签发出入境检疫证

国境卫生检疫机关依据检疫医师提供的检疫结果,对未染疫交通工具或已经实施卫生处理的交通工具,签发入境或者出境检疫证。

根据交通工具运营者或其代理人申请,经检验检疫机构进行风险评估,可以对符合条件的出入境交通工具,实施电讯检疫。电讯检疫是指出入境的交通工具通过无线通讯或其他便捷通讯方式,按要求向检验检疫机构申报规定内容。经检验检疫机构进行风险评估,认为其符合检疫要求,准予其无疫通行,不实施登交通工具检疫。无疫通行是指允许船舶进入港口、离岸或登岸、卸载货物或储备用品;允许航空器着陆后登机或下机、卸载货物或储备用品;允许陆地运输车辆到达后上车或下车、卸载货物或储备用品。

入境船舶还可按规定申请靠泊检疫和随船检疫,入境列车可随车实施检疫。

三、出入境物品检疫

（一）集装箱、货物、废旧物等物品检疫

包括:①集装箱、货物、废旧物等物品在到达口岸时,承运人、代理人或者货主,必须向卫生检疫机关申报并接受卫生检疫;②对来自疫区、被传染病污染的以及可能传播检疫传染病或者发现与人类健康有关的啮齿动物和病媒昆虫的集装箱、货物、废旧物等物品,应当实施消毒、除鼠、除虫或者其他必要的卫生处理;③集装箱、货物、废旧物等物品的货主要求在其他地方实施卫生检疫、卫生处理的,卫生检疫机关可以给予方便,并按规定办理;④海关凭卫生检疫机关签发的卫生处理证明放行。

（二）微生物、生物制品等特殊物品检疫

对微生物、人体组织、生物制品、血液及其制品等特殊物品的检疫遵循风险管理原则，在风险评估的基础上根据风险等级实施检疫审批、检疫查验和监督管理：①检疫审批：出入境特殊物品的货主或者其代理人应当在特殊物品交运前向规定的检验检疫局提供相关材料，申请出入境特殊物品的卫生检疫审批（简称特殊物品审批）。申请人的申请符合法定条件、标准的，直属检验检疫局应当自受理之日起20日内签发《入/出境特殊物品卫生检疫审批单》（以下简称《特殊物品审批单》），《特殊物品审批单》有效期为3~12个月，超过有效期的，应当重新申请；②检疫查验：出入境特殊物品到达口岸后，货主或者其代理人应当凭《特殊物品审批单》及其他材料向规定检验检疫部门报检。报检材料不齐全或者不符合法定形式的，检验检疫部门不予入境或者出境。受理报检的检验检疫部门应当按照有关要求对出入境特殊物品实施现场查验，并填写《入/出境特殊物品卫生检疫现场查验记录》。口岸检验检疫部门对经卫生检疫符合要求的出入境特殊物品予以放行，不符合要求的签发《检验检疫处理通知书》，予以退运或者销毁；邮寄、携带的出入境特殊物品，不能提供《特殊物品审批单》的，检验检疫部门应当予以截留并出具截留凭证，截留期限不超过7天，在截留期限内补交《特殊物品审批单》后，检验检疫部门亦予以查验，经检疫查验合格的予以放行；③监督管理：出入境特殊物品单位，应当建立特殊物品安全管理制度和特殊物品生产、使用、销售记录，严格按照特殊物品审批的用途生产、使用或者销售特殊物品；检验检疫部门对出入境特殊物品实施风险管理，根据出入境特殊物品可能传播人类疾病的风险对不同风险程度的特殊物品划分为不同的风险等级，并采取不同的卫生检疫监管方式。含有或者可能含有病原微生物、毒素等生物安全危害因子的入境特殊物品的，口岸检验检疫部门实施现场查验后应当及时将电子转单交给目的地检验检疫部门，特殊物品使用单位应当在特殊物品入境后30日内到目的地检验检疫部门申报，由目的地检验检疫部门应当实施后续监管，未经检验检疫部门同意，不得擅自使用。

（三）出入境人员携带行李和物品的检疫

包括：①出入境的旅客、交通工具的员工随身携带或者托运来自疫区、被传染病污染或者可能传播传染病的行李和物品时，应当向出入境检验检疫机构申报；并接受现场检疫，入境的，还应当如实填写入境检疫申明卡；②卫生检疫机关对来自疫区或者被传染病污染的各种食品、饮料、水产品等应当实施卫生处理或者销毁，并签发卫生处理证明。

（四）邮包及快件检疫

包括：①卫生检疫机关对应当实施卫生检疫的邮包进行卫生检查和必要的卫生处理时，邮政部门应予以配合；②未经卫生检疫机关许可，邮政部门不得运递邮包；③快件运营人应当向所在地检验检疫机构申请办理备案登记，不得承运国家有关法律法规规定禁止出入境的货物或物品，对应当实施检验检疫的出入境快件，未经检验检疫或者经检验检疫不合格的，不得运递；④快件运营人应按有关规定向检验检疫机构办理报检手续，凭检验检疫机构签发的通关单向海关办理报关。出入境快件应以现场检验检疫为主，特殊情况的，可以取样作实验室检验检疫。出入境快件实行分类管理。

（五）尸体与骸骨检疫

入境、出境的尸体、骸骨托运人或者代理人应当申请卫生检疫，并出示死亡证明或者其他有关证件,对不符合卫生要求的,必须接受卫生检疫机关实施的卫生处理。经卫生检疫合格后,方准运进或者运出。对因患检疫传染病而死亡的病人尸体,必须就近火化,不准移运。因患其他传染病死亡的,应当采取相应的卫生控制措施。对来自检疫传染病疫区,死因不明的尸体,按检疫传染病死亡论处,必须就近火化,不准移运出入境。在口岸以及出入境交通工具上死因不明的尸体,应当经国境卫生检疫机关采取卫生检疫措施,并签发证明后,方可移运。在国境口岸以及停留在该场所的入境、出境交通工具上,所有非因意外伤害而死亡并死因不明的尸体,必须经卫生检疫机关查验,并签发尸体移运许可证后,方准移运。对因医学科研原因出入境的尸体,出入境检验检疫机构凭中国人类遗传资源管理办公室核发的《人类遗传资源材料出口、出境证明》或者原卫生部和省、自治区、直辖市卫生计生行政部门出具的《医用特殊物品准出入境证明》,按照规定实施卫生检疫审批,并依法实施卫生检疫查验和卫生处理;对符合条件的,签发《出入境货物通关单》。

第四节　检疫传染病管理

一、检疫传染病染疫人及染疫嫌疑人管理

对检疫传染病染疫人及染疫嫌疑人应按照下列要求管理。

（一）鼠疫

鼠疫的潜伏期为六日,对染疫人实施隔离,针对染有鼠疫的船舶、航空器、染有鼠疫嫌疑的船舶、到达时载有鼠疫病例的列车和其他车辆,对其染疫嫌疑人实施除虫,并且从到达时算起,实施不超过6日的就地诊验或者留验。在此期间,船上的船员除因工作需要并且经卫生检疫机关许可外,不准上岸;卸货应当在卫生检疫机关的监督下进行,并且防止卸货的工作人员遭受感染,必要时,对卸货的工作人员从卸货完毕时算起,实施不超过6日的就地诊验或者留验。

（二）霍乱

霍乱潜伏期为五日,对染疫人实施隔离,针对染有霍乱或霍乱嫌疑的船舶、航空器,对离船、离航空器的员工、旅客,从卫生处理完毕时算起,实施不超过5日的就地诊验或者留验;从船舶到达时算起5日内,船上的船员除因工作需要,并且经卫生检疫机关许可外,不准上岸;卸货必须在卫生检疫机关监督下进行,并且防止工作人员遭受感染,必要时,对卸货工作人员从卸货完毕时算起,实施不超过5日的就地诊验或者留验。对到达时载有霍乱病例的列车和其他车辆,除对其染疫嫌疑人从到达时算起,实施不超过5日的就地诊验或者留验外,卸货的要求亦同上。

（三）黄热病

黄热病的潜伏期为六日,对染疫人实施隔离,对染有黄热病或黄热病嫌疑的船舶、航空器、到达的时候载有黄热病病例的列车和其他车辆,或者来自黄热病疫区的列车和其他车辆,在入境时,其员工、旅客必须向卫生检疫机关出示有效的黄热病预防接种证书。对无有效的黄热病预防接种证书人员,卫生检疫机关可以从该人员离开感染环境的时候算起,实施六日的留验,或者实施预防接种并留验到黄热病预防接种证书生效时为止。卸货应当在灭蚊以后进行,如果在灭蚊以前卸货,应当在卫

生检疫机关监督下进行,并且采取预防措施,使卸货的工作人员免受感染,必要时,对卸货的工作人员,从卸货完毕时算起,实施 6 日的就地诊验或者留验。

二、检疫传染病染疫人和染疫嫌疑人周围环境的管理

(一)染疫人、染疫嫌疑人的行李等物品

对鼠疫或霍乱染疫人、染疫嫌疑人的行李、使用过的其他物品(包括被染疫人占用过的部位和卫生检疫机关认为有污染嫌疑的部位)和卫生检疫机关认为有污染嫌疑的物品,实施除虫或消毒。

(二)交通工具

主要采取下列管理措施:①染有鼠疫或鼠疫嫌疑的船舶、航空器上有感染鼠疫的啮齿动物,卫生检疫机关必须实施除鼠。对船舶的除鼠应当在卸货以前进行;②对染有霍乱或霍乱嫌疑的船舶、航空器等,对污染或者有污染嫌疑的饮用水,应当实施消毒后排放,并在储水容器消毒后再换清洁饮用水;人的排泄物、垃圾、废水、废物和装自霍乱疫区的压舱水,未经消毒,不准排放和移下;③对染有黄热病或黄热病嫌疑的船舶、航空器,应当彻底杀灭船舶、航空器上的埃及伊蚊及其虫卵、幼虫和其他黄热病媒介,并且在没有完成灭蚊以前限制该船与陆地和其他船舶的距离不少于 400m;对到达的时候载有黄热病病例的列车和其他车辆,或者来自黄热病疫区的列车和其他车辆,应彻底杀灭成蚊及其虫卵、幼虫。

(三)检疫传染病管理的特殊措施

在国内或者国外检疫传染病大流行的时,国务院卫生行政部门应立即报请国务院决定是否采取下列检疫措施的部分或者全部:①下令封锁陆地边境、国界江河的有关区域;②指定某些物品必须经过消毒、除虫,方准由国外运进或者由国内运出;③禁止某些物品由国外运进或者由国内运出;④指定第一入境港口、降落机场。对来自国外疫区的船舶、航空器,除因遇险或者其他特殊原因外,没有经第一入境港口、机场检疫的,不准进入其他港口和机场。传染性肺结核病或者有可能对公共卫生造成重大危害的其他传染病的外国人不准入境。

第五节　国境口岸卫生监督

国境口岸的卫生监督(border port health supervision)是指国境口岸卫生检疫机关在当地人民政府的领导下,根据卫生法律法规和卫生标准对国境口岸环境、停泊在国境口岸的交通工具以及在国境口岸从事食品生产经营、为出入境交通工具提供食品与饮用水服务的口岸食品生产经营单位(以下简称食品生产经营单位)进行的卫生检查、卫生鉴定、卫生评价和采样检验等活动。其目的是加强出入境口岸食品卫生和环境卫生监督管理,保证出入境口岸食品与环境卫生安全,保障公众健康。

一、国境口岸环境的卫生监督

监督检查包括:①国境口岸和国境口岸内涉外的宾馆、生活服务单位以及候车、候机厅(室)是否有健全的卫生制度和必要的卫生设施,室内外环境是否整洁和通风良好;②口岸有关部门是否采

取切实可行的措施,控制啮齿动物和病媒昆虫,使其数量降低到不足为害的程度,仓库、货物是否有防鼠设施;③国境口岸的垃圾、废物、污水粪便是否进行了无害化处理;④从事公共场所服务工作的从业人员是否每年进行健康检查,新参加工作人员是否进行健康检查取得健康证明后方可参加工作。

二、出入境交通工具的卫生监督

(一)对交通工具及其物品的监督

①交通工具上的宿舱、车厢是否保持清洁卫生和通风良好;②交通工具上是否具备足够的急救药物、急救设备、消毒、除鼠、除虫药物及器械,是否备有防鼠装置;③交通工具上的货舱、行李舱、货车车厢在装货前或者卸货后是否进行彻底清扫,毒物和食品是否混装。

(二)对交通工具负责人履行职责的监督

交通工具负责人在卫生工作方面应履行的职责包括:①经常抓好卫生工作;②接受卫生监督人员的监督和检查,并为其开展工作提供方便条件;③模范地遵守《国境卫生检疫法》和其他卫生法令、条例和规定;按照卫生监督人员的建议,对国境口岸和交通工具的不同卫生状况,及时采取措施,加以改进;④在发现检疫传染病和监测传染病时,应当向国境卫生检疫机关或地方防疫部门报告,并立即采取防疫措施。

三、食品与饮用水的卫生监督

检验检疫机构依照有关法律、行政法规和标准的规定,结合现场监督情况,对国境口岸食品实行风险分析和分级管理。对从事口岸食品生产经营单位的监督检查包括:

(1)在新建、扩建、改建时是否接受其所在地检验检疫机关的卫生监督。

(2)从事口岸食品生产经营活动前,是否向其所在地检验检疫机构申请办理《中华人民共和国国境口岸卫生许可证》(以下简称《卫生许可证》),该证有效期为4年。

(3)从业人员是否每年进行健康检查,新参加工作和临时参加工作的从业人员上岗前必须进行健康检查,是否具备食品卫生常识和食品法律、法规知识。

(4)是否健全本单位的食品卫生管理制度,是否配备专职或者兼职的食品卫生管理人员,加强对所生产经营食品的检验工作;是否建立进货检查验收制度以及销售食品及原料单位的卫生档案。

(5)向出入境交通工具供应食品、饮用水时,是否向检验检疫机构申报,并经批准。

(6)国境口岸的交通工具上的饮食、饮用水是否符合有关的卫生标准。

(7)下列情况是否符合相关法律、法规、规章以及卫生规范:①环境卫生、个人卫生、卫生设施、设备布局和工艺流程情况;②食品生产、采集、收购、加工、贮存、运输、陈列、供应、销售等情况;③食品原料、半成品、成品等的感官性状及食品添加剂使用情况以及索证情况;食品卫生检验情况;④对食品的卫生质量、餐具、饮具及盛放直接入口食品的容器进行现场检查和必要的采样检验;⑤供水的卫生情况;⑥使用洗涤剂和消毒剂的卫生情况;⑦医学媒介生物防治情况。

四、国境口岸突发公共卫生事件出入境检验检疫应急处理的监督

为有效预防、及时缓解、控制和消除突发公共卫生事件的危害,保障出入境人员和国境口岸公众身体健康,维护国境口岸正常的社会秩序,应当对国境口岸突发公共卫生事件出入境检验检疫应急处理进行监督。监督内容包括:①各级检验检疫机构是否制订了本地国境口岸突发事件出入境检验检疫应急预案,并报上一级机构和当地政府备案;②各级检验检疫机构是否根据国境口岸突发事件出入境检验检疫应急预案的要求,保证应急处理人员、设施、设备、防治药品和器械等资源的配备、储备,提高应对突发事件的处理能力;③各级检验检疫机构是否依照法律、行政法规、规章的规定,开展突发事件应急处理知识的宣传教育,增强对突发事件的防范意识和应对能力;④各级检验检疫机构是否按照规定进行突发事件的报告与通报以及应急处理;⑤出入境交通工具上发现传染病病人、疑似传染病病人,其负责人是否以最快的方式向当地口岸检验检疫机构报告,检验检疫机构接到报告后,是否立即组织有关人员采取相应的卫生检疫处置措施。对出入境交通工具上的传染病病人密切接触者,是否予以留验和医学观察,或依照卫生检疫法律、行政法规的规定,采取控制措施。

第六节　国境口岸传染病监测

一、传染病监测的概念、对象和范围

(一)传染病监测的概念

传染病监测(surveillance of infectious diseases)指对特定环境、人群进行流行病学、血清学、病原学、临床症状以及其他有关影响因素的调查研究,预测有关传染病的发生、发展和流行。国境卫生检疫机关对出入境的人员实施传染病监测,并且采取必要的预防、控制措施。

(二)国境口岸传染病监测的对象

出入境的交通工具、人员、食品、饮用水和其他物品以及病媒昆虫、动物均为传染病监测的对象。

(三)国境口岸传染病监测的范围

传染病监测的内容包括:首发病例的个案调查;暴发流行的流行病学调查;传染源调查;国境口岸内监测传染病的回顾性调查;病原体的分离、鉴定,人群、有关动物血清学调查以及其他流行病学调查;有关动物、病媒昆虫、食品、饮用水和环境因素的调查;消毒、除鼠、除虫的效果观察与评价;国境口岸以及国内外监测传染病疫情的收集、整理、分析和传递;对监测对象开展健康检查和对监测传染病病人、疑似病人、密切接触人员的管理。

二、国境口岸传染病监测的措施

(一)出入境人员的传染病监测

1. 禁止某些疾病病人入境　卫生检疫机关应当阻止严重精神病、传染性肺结核病或者可能对公共卫生造成重大危害的其他传染病的外国人入境。

2. 出示有关健康证件　受出入境检疫的人员,必须根据检疫医师的要求,如实填报健康申明卡,出示某种有效的传染病预防接种证书、健康证明或者其他有关证件。健康申明卡,是指出入境人员就自己的健康情况,向国境卫生检疫机关进行申报说明,它是一种法律文书,如果发现出入境人员隐瞒真相,不如实填写,即成为追究法律责任的依据。外国人来中国定居或者居留1年以上的,在申请入境签证时,还须交验所在国政府指定的卫生医疗部门签发的,或者卫生医疗部门签发的并经过公证机关公证健康证明书,健康证明书自签发之日起6个月有效,逾期可向国境卫生检疫机关申请健康检查。

3. 国境口岸健康检查与健康咨询　健康检查是一项以物理检查(如快速体温检测、医学巡查等)与血清学检验结合的检测制度,其目的在于鉴别鼠乱、鼠疫、黄热病等检疫传染病,以及检测包括艾滋病(如为自愿接受艾滋病咨询和检测的人员提供咨询)、性病在内的血清学指标,以便及时发现病情,采取有效的预防措施,防止传染病的传播和蔓延。根据规定对下列人员进行健康检查:①国境口岸和进出口交通工具上从事饮食行业的人员;②经常进出国境的交通员工;③在境外居住3个月以上的回国中国公民和来华留学、工作、居住1年以上的外籍入境人员。

4. 签发就诊方便卡　对患有监测传染病的人、来自国外监测传染病流行区的人或者与监测传染病人密切接触的人,国境卫生检疫机关检疫医师可签发就诊方便卡,并及时通知当地卫生行政部门。各地医疗单位对持有就诊方便卡的人员,应当优先诊治,视同急诊给予医学检查。如果发现其患有检疫传染病或者监测传染病,疑似检疫传染病或者疑似监测传染病,应当立即实施必要的卫生措施,并且将情况报告当地卫生防疫机构和签发就诊方便卡的卫生检疫机关。

(二)国境口岸的卫生处理

卫生处理(sanitary pest disposal)是指国境卫生检疫机关实施的隔离、留验和就地诊验等医学措施,以及消毒和除鼠、除虫等卫生措施。一般情况下的卫生处理特指的是消毒和除鼠、除虫等卫生措施。卫生处理的对象包括:①交通工具和废旧物品;②尸体、骸骨;③其他物品。

1. 交通工具和废旧物品的卫生处理　出入境的交通工具有下列情形之一的,应当由卫生检疫机关实施卫生处理:①来自检疫传染病疫区的;②被检疫传染病污染的;③发现有与人类健康有关的啮齿动物或者病媒昆虫,超过国家卫生标准的。卫生检疫机关对入境、出境的废旧物品和曾经行使于境外港口的废旧交通工具,根据污染程度,分别实施消毒、除鼠、除虫,对污染严重的实施销毁。

2. 尸体、骸骨的卫生处理　出入境的尸体、骸骨托运人或者代理人应当申请卫生检疫,并出示死亡证明或者其他有关证件,对不符合卫生要求的,必须接受卫生检疫机关实施的卫生处理。对因患检疫传染病而死亡的病人尸体,必须就近火化,不准移运。在国境口岸或者交通工具上发现啮齿动物有反常死亡或者死因不明的,国境口岸有关单位或者交通工具的负责人,必须立即向卫生检疫机关报告,实施卫生处理。

3. 其他物品的卫生处理　出入境的集装箱、行李、货物、邮包等物品需要卫生处理的,由卫生检疫机关实施。对染疫人、染疫嫌疑人的行李、使用过的物品、占用过的部位等要实施除鼠、除虫、消毒;对污染或者有污染嫌疑的饮用水、食品以及人的排泄物、垃圾、废物等实施消毒;对来自霍乱疫区的水产品、水果、蔬菜、饮料以及装有这些制品的邮包,必要时可以实施卫生处理。

三、进出口健康相关产品的传染病监测

（一）进出口化妆品的检验检疫

1. 进口化妆品的检验检疫　按照下列规定进行：①进口化妆品的收货人或者其代理人应当按照国家质检总局相关规定报检，同时提供收货人备案号。化妆品在取得检验检疫合格证明之前，应当存放在检验检疫机构指定或者认可的场所，未经检验检疫机构许可，任何单位和个人不得擅自调离、销售、使用；②检验检疫机构受理报检后，对进口化妆品进行检验检疫，包括现场查验、抽样留样、实验室检验、出证等。经检验检疫合格的，检验检疫机构出具《入境货物检验检疫证明》，并列明货物的名称、品牌、原产国（地区）、规格、数/重量、生产批号/生产日期等，方可销售、使用；③检验检疫机构对进口化妆品的收货人实施备案管理。进口化妆品的收货人应当如实记录进口化妆品流向，记录保存期限不得少于2年；④进口化妆品经检验检疫不合格，涉及安全、健康、环境保护项目的，由检验检疫机构责令当事人销毁，或者出具退货处理通知单，由当事人办理退运手续。其他项目不合格的，可以在检验检疫机构的监督下进行技术处理，经重新检验检疫合格后，方可销售、使用。

2. 出口化妆品的检验检疫　按照下列规定进行：①出口化妆品的发货人或者其代理人应当按照国家质检总局相关规定报检。检验检疫机构受理报检后，对出口化妆品进行检验检疫，包括现场查验、抽样留样、实验室检验、出证等。出口化妆品经检验检疫合格的，由检验检疫机构按照规定出具通关证明。进口国家（地区）对检验检疫证书有要求的，应当按照要求同时出具有关检验检疫证书；②出口化妆品经检验检疫不合格的，可以在检验检疫机构的监督下进行技术处理，经重新检验检疫合格的，方准出口。不能进行技术处理或者技术处理后重新检验仍不合格的，不准出口。

（二）进口消毒产品的检验检疫

按照下列规定进行：①检查有无新消毒产品卫生许可批件及是否与所经销的消毒产品相符：进口利用新材料、新工艺技术和新杀菌原理生产消毒剂和消毒器械（以下简称新消毒产品）应当按照《消毒管理办法》规定取得国家卫生计生委颁发的卫生许可批件，新消毒产品卫生许可批件的有效期为四年；②检查进口新消毒产品外的消毒剂、消毒器械和卫生用品中的抗（抑）菌制剂企业是否具有符合《消毒产品卫生安全评价规定》的卫生安全评价报告和备案凭证；③进口消毒产品卫生质量：检查销售的进口消毒产品是否在有效期内，产品质量标准是否符合消毒产品相关标准、规范的要求，并与备案提交的相符。

第七节　法律责任

（一）行政责任

行政责任包括行政处罚和行政处分。国境卫生检疫行政处罚是行政处罚中的一种，是指国境卫生检疫机关依据《国境卫生检疫法》及其《实施细则》等国家有关法律、法规，对不履行法定义务而又未构成追究刑事责任的行政违法行为，做出警告、罚款等的具体行政行为。

1.《国境卫生检疫法》规定，逃避检疫，向国境卫生检疫机关隐瞒真实情况的；入境的人员未经

国境卫生检疫机关许可,擅自上下交通工具,或者装卸行李、货物、邮包等物品,不听劝阻的,由国境卫生检疫机关给予相应行政处罚。具体行为包括:①应当受入境检疫的船舶,不悬挂检疫信号的;②入境、出境的交通工具,在入境检疫之前或者在出境检疫之后,擅自上下人员,卸装行李、货物、邮包等物品的;③未经检疫的入境、出境交通工具,擅自离开检疫地点,逃避查验的;④拒绝接受检疫或者抵制卫生检疫监督管理的;⑤伪造或者涂改检疫单、证,不如实申报疫情的;⑥瞒报或漏报携带禁止进口的微生物、人体组织、生物制品、血液及其制品或者其他可能引起传染病传播的动物和物品的;⑦未经卫生检疫机关实施卫生处理,擅自排放压舱水,移下垃圾、污物等控制的物品的,或擅自移运尸体、骸骨的;⑧废旧物品、废旧交通工具,未向卫生检疫机关申报,未经卫生检疫机关实施卫生处理和签发卫生检疫证书而擅自入、出境或者使用、拆卸的;⑨未经卫生检疫机关检查,从交通工具上移下传染病人造成传染病传播危险的;⑩未经检验检疫机构许可,擅自调离或者处理在检验检疫机构指定的隔离场所中截留隔离的携带物的。

2.《出入境特殊物品卫生检疫管理规定》规定,有下列情形之一的,有违法所得的,由检验检疫部门处以相应行政处罚:①以欺骗、贿赂等不正当手段取得特殊物品审批的;②未经检验检疫部门许可,擅自移运、销售、使用特殊物品的;③未向检验检疫部门报检或者提供虚假材料,骗取检验检疫证单的;④未在相应的生物安全等级实验室对特殊物品开展操作的或者特殊物品使用单位不具备相应等级的生物安全控制能力的;未建立特殊物品使用、销售记录或者记录与实际不符的;⑤未经检验检疫部门同意,擅自使用需后续监管的入境特殊物品的;⑥先予放行的供移植用人体组织,其申请人未在放行后10日内补办特殊物品审批手续的。

3.《口岸艾滋病预防控制管理办法》规定,国境卫生检疫机关工作人员有下列情形,造成艾滋病传播、流行以及其他严重后果的,由其所在单位依法给予行政处分:①未依法履行艾滋病疫情监测、报告、通报或者公布职责,或者隐瞒、谎报、缓报和漏报艾滋病疫情的;②发生或者可能发生艾滋病传播时未及时采取预防控制措施的;③未依法履行监督检查职责,发现违法行为不及时查处的;④未按照技术规范和要求进行艾滋病毒相关检测的;⑤故意泄露艾滋病病毒感染者、艾滋病病人涉及个人隐私的有关信息、资料的。

4. 国境口岸食品生产经营单位和从业人员有下列情况之一的,检验检疫机构依照《国境卫生检疫法》及其实施细则、《食品安全法》及其实施条例等法律、法规的相关规定予以相应行政处罚:①未取得《卫生许可证》或者伪造《卫生许可证》从事食品生产经营活动的;②涂改、出借《卫生许可证》的;③允许未取得健康证明的从业人员上岗的,或者对患有有碍食品卫生安全的传染病的从业人员不按规定调离的;④拒不接受检验检疫机构卫生监督的;⑤未取得健康证明而从事食品生产经营活动的;⑥伪造体检报告的。

5. 国境卫生检疫机关工作人员,应当秉公执法,忠于职守,对入境、出境的交通工具和人员,及时进行检疫;违法失职的,给予行政处分。

（二）刑事责任

刑法第三百三十二条规定,违反国境卫生检疫规定,引起检疫传染病的传播或者有引起检疫传染病传播严重危险的,处3年以下的有期徒刑或者拘役,并处或者单处罚金。所谓违反国境卫生检疫规定,是指违反国境卫生检疫规定,有下列行为之一的:①逃避检疫,向国境卫生检疫机关隐瞒真实情况的;②入境的人员未经国境卫生检疫机关许可擅自上下交通工具,或者装卸行李、货物、邮包等物品、不听劝阻的。单位违反国境卫生检疫规定的,对单位判处罚金,并对其直接负责的主管人员和其他直接责任人员,依照上述规定处罚。国境卫生检疫机关人员违法失职,情节严重构成犯罪的,依法追究刑事责任。

（张冬梅）

思考题

1. 什么是国境卫生检疫？ 我国国境卫生检疫如何与《国际卫生条例》（2005）接轨？

2. 简述国境卫生检疫的范围和国境卫生检疫传染病的种类。

3. 什么是传染病监测？ 传染病监测的措施有哪些?

4. 什么是卫生处理?

第十四章

职业卫生法律制度与监督

职业卫生是为了识别、评价、预测和控制不良劳动条件对职业人群健康的影响,保护劳动者健康,提高劳动者职业生命质量所实施的一系列卫生管理和卫生技术措施。目前,我国职业危害的人数众多,职业病发病人数和因职业病而死亡的人数都居世界前列。我国职业病危害因素分布广泛,职业病发病形势严峻。目前,职业病危害主要以粉尘为主,职业病人以尘肺病为主。职业病严重影响劳动者健康,是造成劳动者过早失去劳动能力的主要因素,甚至导致劳动者过早的死亡,后果影响恶劣。同时,职业病也给病人家庭和社会造成沉重的经济负担。

第一节　概述

一、职业卫生法制建设

职业卫生法律制度是用来调整国家、用人单位、劳动者及职业卫生技术服务机构之间的法律关系,保障劳动者的健康权利的各项法律规范。

我国的职业卫生法制建设开始于中华人民共和国成立之初。新中国成立时颁布的《中国人民政治协商会议共同纲领》中,明确规定"实行工厂检查制度,以改进工矿的安全和卫生设备"。1950年国家颁布了《工厂卫生暂行条例草案(试行)》,1957年首次公布了14种法定职业病名单。国务院于1987年12月3日颁布的《中华人民共和国尘肺病防治条例》,是新中国成立以来之后有关职业卫生的第一部行政法规,标志着职业卫生的管理和职业病防治逐步走向法制化的轨道。

第九届全国人民代表大会常务委员会通过了《中华人民共和国职业病防治法》(以下简称《职业病防治法》),并于2002年5月1日起实施。第十一届全国人民代表大会常务委员会于2011年12月31日,通过了《职业病防治法》修正案,有针对性地解决劳动者在职业病诊断中可能遇到的困难。之后,2016年7月2日根据第十二届全国人民代表大会常务委员会决定对《职业病防治法》进行第二次修正,并于当日生效施行。新修订的《职业病防治法》进一步减少了建设项目职业卫生行政审批的事项,强调加强事中事后监管。对于医疗机构建设项目可能产生放射性职业病危害的,由卫生计生部门负责其事前审批工作。同时进一步明确了卫生计生行政部门及综合监督执法机构和安全生产监督部门在职业卫生监督工作中各自的职责。

目前,我国的职业卫生法规有三种类型。第一种是专项法律法规,分为4个层次:①由全国人民代表大会常务委员会(简称全国人大常委会)制定的职业卫生单行法律,如《职业病防治法》;②由国务院制定的职业卫生相关行政法规,如《危险化学品安全管理条例》《使用有毒物品作业场所劳动保护条例》《工伤保险条例》《中华人民共和国尘肺病防治条例》《放射性核素与射线装置安全和防护条例》等;③由国家卫生计生委(或原卫生部)、国家安全生产监督管理总局等制定并以部委(总局)令形式发布的职业卫生行政规章,如《职业病危害项目申报办法》《职业病诊断与鉴定管理办法》《用人单位职业健康监护监督管理办法》《职业卫生技术服务机构管理办法》《国家职业卫生标准管理办法》《工作场所职业卫生监督管理规定》《建设项目职业卫生"三同时"监督管理暂行办法》等;④由地方人大常委会或政府制定的职业地方性卫生法规和地方性规章,如云南省人大常委会颁布的《云南省职业病防治条例》。第二种为非专项法律法规,但其中含有相关的条款,如全国人大常委会颁布的《中华人民共和国劳动法》《中华人民共和国安全生产法》中列有"劳动安全卫生"有关的条款;第三种是国务院及有关部委局发布的各种规范性文件,是职业卫生法律、法规和行政规章的重要补充,这些规范性文件常以决定、办法、规定、意见、通知等形式出现,如《国务院关于加强防尘防毒工作的决定》(1984)、国家安全生产监督管理总局《关于做好建设项目职业卫生"三同时"监督管理工作的通知》(2011)、国家安全生产监督管理总局《关于进一步加强建设项目职业卫生"三同时"监管工作的通知》(2016)等。

职业卫生法规的另一个重要部分是职业卫生技术规范,主要是指职业卫生标准。职业卫生标准是职业病防治工作标准化管理的技术规范,是衡量职业病危害控制效果的技术标准,也是职业病防治监督管理工作的法定依据。为加强国家职业卫生标准的管理,卫生部于2002年3月发布了《国家职业卫生标准管理办法》,确定了国家职业卫生标准制定的原则,规定了国家职业卫生标准的立项、起草审查、公布、复审、解释的程序和方式等。

二、职业卫生监督

(一)职业卫生监督的概念、意义与原则

1. 职业卫生监督概念　职业卫生监督(supervision of occupational health)是职业卫生监督行政部门依据国家职业病防治法律、法规、国家职业卫生标准,运用行政管理手段和医学技术方法,对用人单位的职业卫生和职业病防治工作、对职业卫生技术服务机构的职业卫生服务行为进行的监督检查。职业卫生监督是国家行政监督的一部分,是保证职业病防治法规贯彻实施的重要手段。开展职业卫生监督的目的在于确保用人单位职业卫生条件处于良好的状态,预防和消除职业性有害因素对劳动者健康的损害,保证和促进生产劳动的顺利进行。职业卫生监督按其性质可分为预防性职业卫生监督和经常性职业卫生监督,按照监督管理的内容可分为前期预防监督、劳动过程中的防护与管理的监督、职业病诊断与职业病病人保障监督等。

2. 职业卫生监督的意义和作用

《职业病防治法》明确规定国家实行职业卫生监督制度,既体现了国家对劳动者健康的高度重视和关怀,又符合人民群众享有职业卫生保护的正当权益和要求。职业卫生监督作为国家行政执法的一个重要领域,是反映社会文明程度、人民生活质量的重要标志之一。它是保障职业卫生法律规范的贯彻实施、维护国家法制尊严的一项基本制度。

职业卫生监督对于预防、控制和消除职业病危害,尽早发现、积极治疗职业病,确保职业病病人

享受相应的待遇,保护劳动者健康,促进生产力水平提高和经济发展,都具有十分重要、不可替代的作用。

3. 职业卫生监督的原则

职业卫生监督作为国家管理社会卫生事务的一项政府职能,是职业卫生监督主体依据法定职权,将职业卫生法律规范适用于现实社会职业卫生与职业病防治的活动,是依法处理具体职业卫生行政事务的活动。职业卫生监督的原则体现了职业卫生和职业病防治工作的方针和原则。

(1)预防为主:职业卫生监督工作要把预防、控制和消除职业病危害作为首要目标和任务,严格督促用人单位做好职业病危害因素源头控制,使工作场所职业卫生防护符合国家职业卫生标准和卫生要求,减少、消除职业病的发生。

(2)防治结合:职业卫生监督要坚持防治结合的方针,检查、督促用人单位正确处理"防"与"治"的关系,使之既重视对职业病危害的治理,也重视对劳动者罹患职业病的检查诊断与治疗康复,对以各种形式或手段逃避职业病防治义务的违法行为依法追究法律责任。

(3)综合治理:职业病防治是政策性、科学性和技术性很强的工作,必须加强法制化统一管理,采取综合措施治理职业性有害因素,包括政府规划管理与组织领导、有关部门分工监督管理、用人单位自律管理、职业卫生技术机构依法服务、工会组织督促与协助、劳动者积极参与等。职业卫生监督既要采用行政监督手段,也要采用公共卫生与预防医学的各项技术手段。

(二)职业卫生监督的主体和相对人

职业卫生工作具有广泛性、复杂性和重要性特点,需要全社会共同参与、多部门协调配合。2016年7月2日修正后的《职业病防治法》明确规定,县级以上地方人民政府安全生产监督管理部门、卫生行政部门、劳动保障行政部门依据各自职责,负责本行政区域内职业病防治的监督管理工作。我国职业卫生监督多主体联合监管、分工负责的体制,使国家统一监督管理与部门分工监督管理紧密结合,有利于增强职业病防治工作法制力度、有效保障劳动者的职业健康。职业卫生监督的相对人一是存在职业性有害因素的用人单位,主要监督检查其贯彻实施职业病防治法律法规、履行保护劳动者健康义务的情况;二是职业卫生技术服务机构,主要监督检查职业卫生技术服务的资格、服务质量和服务行为是否合法、是否规范等情况。

(三)职业卫生监督部门的职责

为加强职业病防治工作,形成责权一致、运转有效的职业卫生监管体制,保障劳动者职业健康,2010年10月中央编办下发《关于职业卫生监管部门职责分工的通知》(中央编办发〔2010〕104号),对国家职业卫生监管部门职责作出了明确分工。

国家安全生产监督管理总局的职业卫生监管职责是:①起草职业卫生监管有关法规,制定用人单位职业卫生监管相关规章。组织拟订国家职业卫生标准中的用人单位职业危害因素工程控制、职业防护设施、个体职业防护等相关标准;②负责用人单位职业卫生监督检查工作,依法监督用人单位贯彻执行国家有关职业病防治法律法规和标准情况。组织查处职业危害事故和违法违规行为;③负责新建、改建、扩建工程项目和技术改造、技术引进项目的职业卫生"三同时"审查及监督检查。负责监督管理用人单位职业危害项目申报工作;④负责依法管理职业卫生安全许可证的颁发工作,负责职业卫生检测、评价技术服务机构的资质认定和监督管理工作,组织指导并监督检查有关职业卫生培训工作;⑤负责监督检查和督促用人单位依法建立职业危害因素检测、评价、劳动者职业健康监护、相关职业卫生检查等管理制度,监督检查和督促用人单位提供劳动者健康损害与职业史、职业危害接触关系等相关证明材料;⑥负责汇总、分析职业危害因素检测、评价、劳动者职业健康监护等信息,向相关部门和机构提供职业卫生监督检查情况。

卫生与计划生育委员会的职业卫生监管职责是:①负责会同安全监管总局、人力资源社会保障部等有关部门拟订职业病防治法律法规、职业病防治规划,组织制定发布国家职业卫生标准;②负责监督管理职业病诊断与鉴定工作;③组织开展重点职业病监测和专项调查,开展职业健康风险评估,研究提出职业病防治对策;④负责化学品毒性鉴定、个人剂量监测、放射防护器材和含放射性产品检测等技术服务机构资质认定和监督管理,审批承担职业健康检查、职业病诊断的医疗卫生机构并进行监督管理,规范职业病的检查和救治,会同相关部门加强职业病防治机构建设;⑤负责医疗机构放射性危害控制的监督管理;⑥负责职业病报告的管理和发布,组织开展职业病防治科学研究;⑦组织开展职业病防治法律法规和防治知识的宣传教育,开展职业人群健康促进工作。

人力资源社会保障部的职业卫生监管职责是:①负责劳动合同实施情况的监管工作,督促用人单位依法签定劳动合同;②根据职业病诊断结果,做好职业病人的社会保障工作。

此外,全国总工会依法参与职业危害事故调查处理,反映劳动者职业健康方面的诉求,提出意见和建议,维护劳动者合法权益。

第二节　职业病防治法律制度

《职业病防治法》及其相关的法律、法规、规章、卫生标准等涵盖了目前我国职业卫生的法律规定。我国职业病防治工作的基本原则是:职业病防治工作坚持预防为主、防治结合的方针,建立用人单位负责、行政机关监管、行业协会规范、职工群众和社会监督的机制,实行分类管理、综合治理。

一、职业病的概念

《职业病防治法》规定,我国的法定职业病"是指企业、事业单位和个体经济组织等用人单位的劳动者在职业活动中,因接触粉尘、放射性物质和其他有毒、有害因素而引起的疾病。"

卫生部和劳动保障部在 2002 年 4 月 18 日公布的《职业病目录》,2012 年 1 月,国家卫生计生委会同国家安全监管总局、人力资源社会保障部和全国总工会启动了《职业病分类和目录》调整工作,2013 年 12 月联合印发了《职业病分类和目录》。将职业病定为十大类 132 种。

二、职业病防治不同主体之间的法律关系

《职业病防治法》规定:县级以上人民政府应当制定职业病防治规划并组织实施,统一负责、领导、组织、协调本行政区域的职业病防治工作,建立健全职业病防治工作体制、机制,统一领导、指挥职业卫生突发事件应对工作;加强职业病防治能力建设和服务体系建设,完善、落实职业病防治工作

责任制。

职业卫生与职业病防治法律关系主要涉及与职业病防治有关的四方当事人,即用人单位、劳动者、职业卫生技术服务机构和职业卫生监督部门。

用人单位是职业病防治的义务主体,劳动者是职业病防治的权利主体。劳动者有权向用人单位主张职业卫生保护权利,用人单位必须依法履行保护劳动者健康的义务。这种权利义务的对等关系,就构成了职业病防治法规的主要内容。

（一）职业卫生技术服务机构与用人单位

职业病防治是一项技术性很强的工作,涉及危害源的治理、建设项目危害评价、工作场所危害因素评价与控制、劳动者健康监护、职业病诊断与治疗以及防护措施和防护用品效果评价等,统称职业卫生技术服务。因此,除了用人单位与劳动者之间的权利义务关系外,职业病防治法规还规范了提供职业卫生技术服务的机构和专业队伍的行为,以保障职业卫生技术服务的质量。根据用人单位的需要和要求,职业卫生技术服务机构或者专业人员向用人单位提供职业病防治服务,两者之间构成了合同法和有关民事法律上的服务契约关系,必须同时受到相关法律的约束。

（二）职业卫生监督部门与行政相对人

各级政府职业卫生监督部门作为职业病防治的监督主体,承担职业病防治监督管理工作,与包括用人单位和职业卫生技术服务机构等行政相对人构成行政监督法律关系。职业病防治法规对职业卫生监督部门的监督管理职责作出了明确规定,其执法行为必须严格依法律实施。

（三）劳动者职业卫生保护权利

保障劳动者职业卫生保护权利是职业卫生与职业病防治立法宗旨与核心内容之一。职业卫生保护,是指为保护和增进职业健康,预防职业病危害,创造和改善适合人体生理、心理健康要求的工作环境和工作条件所采取的各种管理与技术措施。职业卫生保护权利就是劳动者在从事职业活动过程中享有的保护自身健康不受职业病危害的权利,以及职业病病人应当享有的医学照顾、生活保障和工作安置的权利。劳动者享有下列职业卫生保护权利:①获得职业卫生教育、培训;②获得职业健康检查、职业病诊疗、康复等职业病防治服务;③了解工作场所产生或者可能产生的职业病危害因素、危害后果和应当采取的职业病防护措施;④要求用人单位提供符合防治职业病要求的职业病防护设施和防止职业病的防护用品,改善工作条件;⑤对违反职业病防治法律、法规以及危害生命健康的行为提出批评、检举和控告;⑥拒绝违章指挥和强令进行没有职业病防护措施的作业;⑦参与用人单位职业卫生工作的民主管理,对职业病防治工作提出意见和建议。

三、职业病防治主要法律制度

目前,我国仍然是世界上职业危害最严重的国家之一,所以现阶段职业卫生工作的首要任务依然是防治职业病。通过《职业病防治法》及其相关法律、法规、规章和卫生标准的制定,我国已建立了较为全面的职业病防治法律制度,主要包括:职业卫生监督制度、建设项目职业病危害预评价制度、建设项目的职业病防护设施应与主体工程同时设计、同时施工、同时运行或使用的"三同时"制度、职业病危害项目的申报制度、职业病危害分类管理制度、工作场所职业病危害管理制度、特殊作业管理制度、职业健康监护制度、职业病诊断管理制度、急性职业病危害事故应急控制和救援制度、职业病待遇保障制度、职业卫生标准管理制度等。在职业病防治整体过程中,这些制度分别对各个环节进行规范而发挥作用。通过具体制度的贯彻落实,可促使用人单位作为职业病防治的责任主体自觉履行职业病防治的义务,促使职业卫生技术服务机构依法规范其服务行为。职业卫生监督是国家对职业病防治实施监督管理采取的组织形式和基本制度,是其他职业病防治法律制度得以贯彻落实的组织保障和制度保障。

第三节　前期预防卫生监督

职业病前期预防突出强调用人单位应当依照法律、法规要求,严格遵守国家职业卫生标准,落实职业病预防措施,从源头上控制和消除职业病危害。

前期预防的职业卫生监督则是从包括工作场所职业卫生要求在内的职业卫生标准制定与管理、职业病危害项目申报、建设项目职业病危害监督管理等环节,对用人单位进行约束和监督检查。

一、职业卫生标准管理

国家职业卫生标准(standard of occupational health)是根据职业病防治法的规定,按照预防、控制和消除职业病危害与防治职业病、保护劳动者健康及其相关权益的实际需要,由法律授权有关部门对国家职业病防治的技术要求作出的强制性统一规范,如用人单位工作场所职业危害因素的人体接触限值、健康监护技术要求、职业病诊断原则及处理技术要求、有关职业病危害监测评价方法等。国家职业卫生标准是卫生法律体系的重要组成部分,是职业病防治工作标准化管理的技术规范,是衡量职业病危害控制效果的技术标准,是职业卫生监督管理的法定依据。

《职业病防治法》规定:有关防治职业病的国家职业卫生标准,由国务院卫生行政部门组织制定并公布。国务院卫生行政部门应当组织开展重点职业病监测和专项调查,对职业健康风险进行评估,为制定职业卫生标准和职业病防治政策提供科学依据。卫生部2002年发布的《国家职业卫生标准管理办法》,确定了国家职业卫生标准制定的原则和适用于国家职业卫生标准的立项、起草审查、公布、复审和解释等。卫生部负责职业卫生标准立项和批准下达、标准制定的监督检查、批准公布、复审和解释,并负责对其他部委之间的协调。由于职业卫生标准技术性极强,对标准的技术审查由卫生部聘请有关专家组成的全国卫生标准技术委员会负责。

二、职业病危害项目申报监督管理

《职业病防治法》规定:国家建立职业病危害项目申报制度。用人单位工作场所存在职业病目录所列职业病的危害因素的,应当及时、如实向所在地负责工作场所职业卫生监督管理的部门申报危害项目,接受监督。职业病危害因素分类目录由国务院卫生行政部门制定并公布。职业病危害项目申报的具体办法由国务院安全生产监督管理部门制定。

（一）职业病危害因素分类目录

职业病危害项目是指存在或者产生职业病危害因素的项目。职业病危害因素种类繁多,导致职业病的范围很广,根据我国的经济发展水平,并参考国际通行做法。国家卫生计生委、人力资源社会保障部、安全监督管理总局、全国总工会于 2015 年 1 月 17 日颁布了最新的《职业病危害因素分类目录》(国卫疾控发〔2015〕92 号),将职业病危害分为六大类:粉尘、化学因素、物理因素、放射性因素、生物因素、其他因素。

（二）申报内容

职业病危害项目申报是用人单位必须履行的法定义务,也是职业卫生监督部门履行职业健康监管职责的重要内容。国家安全生产监督管理总局 2009 年公布了《作业场所职业危害申报管理办法》,之后在此基础上进行了修订。国家安全生产监督管理总局于 2012 年 4 月 27 日公布了《职业病危害项目申报办法》,并于 2012 年 6 月 1 日起正式实施,《作业场所职业危害申报管理办法》同时废止。《职业病危害项目申报办法》要求用人单位申报职业病危害项目时,应当提交《职业病危害项目申报表》和下列文件、资料:①用人单位的基本情况;②工作场所职业病危害因素种类、分布情况以及接触人数;③法律、法规和规章规定的其他文件、资料。

（三）申报程序

《职业病危害项目申报办法》规定,职业病危害项目申报拟采取电子和纸质文本两种方式。用人单位通过"职业病危害项目申报系统"进行电子数据申报,同时将《职业病危害项目申报表》加盖公章并由用人单位主要负责人签字后,连同有关资料一并上报所在地相应安全生产监督管理部门。用人单位进行新建、改建、扩建、技术改造或者技术引进的,在建设项目竣工验收之日起 30 日内进行申报;因技术、工艺或者材料发生变化导致原申报的职业病危害因素及其相关内容发生重大变化的,在技术、工艺或者材料变化之日起 15 日内进行申报;工作场所、名称、法定代表人或者主要负责人发生变化的,在发生变化之日起 15 日内进行申报;经过职业病危害因素检测、评价,发现原申报内容发生变化的,自收到有关检测、评价结果之日起 15 日内进行申报。用人单位终止生产经营活动的,应当自生产经营活动终止之日起 15 日内向原申报机关报告并办理注销手续。

（四）监督管理

受理申报的安全生产监督管理部门应当建立职业病危害项目管理档案。职业病危害项目管理档案应当包括辖区内存在职业病危害因素的用人单位数量、职业病危害因素种类、行业及地区分布、接触人数等内容。安全生产监督管理部门应当依法对用人单位职业病危害项目申报情况进行抽查,并对职业病危害项目实施监督检查。

职业卫生监督部门在监督检查中,发现用人单位未按照规定及时、如实地申报职业病危害项目的,或未按照规定申报变更职业病危害项目内容的,应依法给予警告、责令限期改正、罚款等行政处罚。

三、建设项目的职业病危害卫生监督

新建、扩建、改建建设项目和技术改造、技术引进项目(以下统称建设项目)的职业病危害监督管理是控制职业病危害源头的最重要措施之一,也是防止新的职业病发生的关键环节,属于预防性卫生监督的范围。《职业病防治法》规定:建设项目的职业病防护设施所需费用应当纳入建设项目工程预算,并与主体工程同时设计、同时施工、同时投入生产和使用(简称"三同时")。职业病防护设施既包括通风、排毒、除尘、屏蔽、隔离等设施,也包括检测报警装置、警示标志、事故应急救援处理、实施逃生和救援通道、泄险区等。

（一）建设项目可行性论证阶段的职业卫生监督

1. 职业病危害预评价分类管理　《职业病防治法》明确要求,称建设项目可能产生职业病危害的,建设单位在可行性论证阶段应当进行职业病危害预评价。医疗机构建设项目可能产生放射性职业病危害的,建设单位应当向卫生行政部门提交放射性职业病危害预评价报告。卫生行政部门应当自收到预评价报告之日起三十日内,作出审核决定并书面通知建设单位。未提交预评价报告或者预评价报告未经卫生行政部门审核同意的,不得开工建设。

2. 建设项目职业病危害预评价内容　建设项目都需要采用一定的技术、工艺、材料,而技术、工艺、材料都不可避免地存在自身固有的危害因素,或者在使用、运行过程中产生危害因素,并可能对人体的健康造成影响。因此,建设项目是否产生职业病危害,产生职业病危害的可能的程度大小,必须通过预评价来确定。所以在建设项目可行性论证阶段,建设单位应当根据《职业病危害因素分类目录》确定建设项目的职业病危害因素,并委托具有相应资质的职业卫生技术服务机构开展职业病危害预评价工作。

3. 建设项目可行性论证阶段职业危害预评价的目的　建设单位或卫生计生行政部门了解建设项目可能产生的职业病危害因素、危害程度、健康影响、预防措施是否可行等,可为卫生计生行政政府部门审批医疗机构建设项目初步设计文件提供依据,为建设项目投产后的职业卫生监督管理提供目标和方向,也为建设单位职业卫生管理的系统化、标准化和科学化提供依据。

（二）建设项目设计阶段的职业卫生监督

建设项目的职业病防护设施所需费用应当纳入建设项目工程预算,并与主体工程同时设计,同时施工,同时投入生产和使用。

建设项目的职业病防护设施设计应当符合国家职业卫生标准和卫生要求;其中,医疗机构放射性职业病危害严重的建设项目的防护设施设计,应当经卫生行政部门审查同意后,方可施工。

在建设项目实施过程中,职业卫生监督部门要加强监督检查,及时督促指导建设单位严格落实建设项目职业卫生"三同时"的各项要求。

（三）建设项目竣工验收阶段的职业卫生监督

《职业病防治法》规定:建设项目在竣工验收前,建设单位应当进行职业病危害控制效果评价。

医疗机构可能产生放射性职业病危害的建设项目竣工验收时,其放射性职业病防护设施经卫生计生行政部门验收合格后,方可投入使用;其他建设项目的职业病防护设施应当由建设单位负责依法组织验收,验收合格后,方可投入生产和使用。安全生产监督管理部门应当加强对建设单位组织的验收活动和验收结果的监督核查。

1. 建设项目职业病危害控制效果评价　职业病危害控制效果评价是对工作场所职业病危害因

素、职业病危害程度(浓度或强度)、职业病防护措施及其效果、健康影响等作出综合评价。建设单位在竣工验收前,应当委托具有资质的职业卫生技术服务机构进行职业病危害控制效果评价。

职业卫生技术服务机构目前暂按《建设项目职业病危害评价规范》(卫法监发〔2002〕63号)确定的方法和要求进行控制效果评价。评价报告应包括:评价目的、依据和范围;工程建设概况,各项职业病防护设施建设及运行情况;现场调查与监测的内容与方法,质量保证措施;组织实施计划与进度、经费安排。通过现场监测来测定工作场所职业病危害因素浓度(强度)是否达到国家职业卫生标准的允许值范围,是职业病危害控制效果评价的最重要工作,因此必须严格按照有关卫生标准规定的测试方法、条件和频次等规范操作。

2. 对建设单位竣工验收活动和验收结果的监督核查　职业卫生监督部门应当随时对建设项目的验收活动和验收结果进行核查,加强事中、事后监督。对于不符合规定的,应严格按照《职业病防治法》有关规定予以处罚。

第四节　劳动过程防护卫生监督

对用人单位劳动过程中的职业卫生防护的监督管理,是职业卫生监督部门主要工作内容之一,应针对劳动过程主要环节开展经常性职业卫生监督检查。

国家安全生产监督管理总局于2009年公布并实施了《作业场所职业健康监督管理暂行规定》,在此基础上,2012年国家安全监督管理总局对《作业场所职业健康监督管理暂行规定》进行了修订,颁布了《工作场所职业卫生监督管理规定》,此规定对有职业危害的用人单位的职责做了明确具体的规定,对监督部门的职责做了详尽的规定。

职业卫生监督机构定期或不定期地对管辖范围内的用人单位劳动用工过程中遵守职业卫生法规的情况进行监督检查。通过现场实地调查、巡回监督、定点监测、抽样检验以及技术资料审查等方式,了解认定用人单位生产经营活动是否遵守和符合职业卫生法规的要求,以便及时发现问题、查明情况、找出原因,进而采取措施并及时予以纠正。对于查出的严重违法行为,职业卫生监督机关应当依法进行处罚。

一、劳动过程中相关的法律制度

用人单位作为职业病危害防治的责任主体,必须加强职业病危害防治工作,为劳动者提供符合法律、法规、规章和国家标准、行业标准的工作环境和条件,采取有效措施,保障劳动者的职业健康。用人单位对《职业病防治法》及其相关法规规定的职业病危害防治义务的履行状况,是职业卫生监督部门进行劳动过程中的职业卫生监督检查的主要内容。

（一）设置职业卫生机构和配备人员

用人单位应当设置或者指定职业卫生管理机构或者组织,配备专职或者兼职的职业卫生专业人员,负责本单位的职业病防治工作。

（二）对劳动者进行职业卫生培训

用人单位应当对劳动者进行上岗前的职业卫生培训和在岗期间的定期职业卫生培训,普及职业卫生知识,督促劳动者遵守职业病防治的法律、法规、规章、国家职业卫生标准和操作规程。用人单位应当对职业病危害严重的岗位的劳动者,进行专门的职业卫生培训,经培训合格后方可上岗作业。因变更工艺、技术、设备、材料,或者岗位调整导致劳动者接触的职业病危害因素发生变化的,用人单位应当重新对劳动者进行上岗前的职业卫生培训。

（三）建立、健全职业卫生管理制度和操作规程

职业卫生管理制度和操作规程是用人单位管理者和劳动者共同遵循的行为规范。存在职业病危害的用人单位应当制定职业病危害防治计划和实施方案,建立、健全职业卫生管理制度和操作规程:职业病危害防治责任制度;职业病危害警示与告知制度;职业病危害项目申报制度;职业病危害防治宣传教育培训制度;职业病防护设施维护检修制度;个体职业病危害防护用品管理制度;职业病危害监测及评价管理制度;建设项目职业卫生"三同时"管理制度;职业健康监护及其档案管理制度;职业病危害事故处置与报告制度;职业病危害应急救援与管理制度;岗位职业卫生操作规程等。

（四）建立、健全职业卫生档案

职业卫生档案应当包括以下内容:职业病防治责任制文件;职业卫生管理规章制度、操作规程;工作场所职业病危害因素种类清单、岗位分布以及作业人员接触情况等资料;职业病防护设施、应急救援设施基本信息,以及其配置、使用、维护、检修与更换等记录;工作场所职业病危害因素检测、评价报告与记录;职业病防护用品配备、发放、维护与更换等记录;主要负责人、职业卫生管理人员和职业病危害严重工作岗位的劳动者等相关人员职业卫生培训资料;职业病危害事故报告与应急处置记录;劳动者职业健康检查结果汇总资料,存在职业禁忌证、职业健康损害或者职业病的劳动者处理和安置情况记录;建设项目职业卫生"三同时"有关技术资料,以及其备案、审核、审查或者验收等有关回执或者批复文件;职业卫生安全许可证申领、职业病危害项目申报等有关回执或者批复文件;其他有关职业卫生管理的资料或者文件。

（五）建立、健全工作场所职业病危害监测及评价制度

用人单位在日常的职业病危害监测或者定期检测、现状评价过程中,发现工作场所职业病危害因素不符合国家职业卫生标准和卫生要求时,应当立即采取相应治理措施,确保其符合职业卫生环境和条件的要求;仍然达不到国家职业卫生标准和卫生要求的,必须停止存在职业病危害因素的作业;职业病危害因素经治理后,符合国家职业卫生标准和卫生要求的,方可重新作业。

（六）采用职业病防护设施和个人防护用品

用人单位应当为劳动者提供符合国家职业卫生标准的职业病防护用品,并督促、指导劳动者按照使用规则正确佩戴、使用,不得发放钱物替代发放职业病防护用品。用人单位应当对职业病防护用品进行经常性的维护、保养,确保防护用品有效,不得使用不符合国家职业卫生标准或者已经失效的职业病防护用品。

（七）优化技术、工艺原材料和设备使用管理制度

用人单位应当优先采用有利于防治职业病和保护劳动者健康的新技术、新工艺、新材料,逐步替代职业病危害严重的技术、工艺、材料。对采用的技术、工艺、材料,应当知悉其产生的职业病危害。向用人单位提供可能产生职业病危害的化学品、放射性核素和含有放射性物质的材料,应当载明产品特性、主要成分、存在的有害因素、可能产生的危害后果、安全使用注意事项、职业病防护以及应急救治措施等内容。

（八）向用人单位提供职业危害产品警示制度

向用人单位提供可能产生职业病危害的化学品、放射性核素和含有放射性物质的材料的,应当提供中文说明书。说明书应当载明产品特性、主要成分、存在的有害因素、可能产生的危害后果、安全使用注意事项、职业病防护和应急救治措施等内容。产品包装应当有醒目的警示标识和中文警示说明。贮存上述材料的场所应当在规定的部位设置危险物品标识或者放射性警示标识。用人单位应当检查前款规定的事项,不得使用不符合要求的材料。

（九）如实告知职业病危害制度

用人单位与劳动者订立劳动合同(含聘用合同,下同)时,应当将工作过程中可能产生的职业病危害及其后果、职业病防护措施和待遇等如实告知劳动者,并在劳动合同中写明,不得隐瞒或者欺骗。劳动者在履行劳动合同期间因工作岗位或者工作内容变更,从事与所订立劳动合同中未告知的存在职业病危害的作业时,用人单位应当依照前款规定,向劳动者履行如实告知的义务,并协商变更原劳动合同相关条款。用人单位违反本条规定的,劳动者有权拒绝从事存在职业病危害的作业,用人单位不得因此解除与劳动者所订立的劳动合同。

二、职业卫生监督机构及其职责

国家安全生产监督管理总局依照《职业病防治法》和国务院规定的职责,负责全国用人单位职业卫生的监督管理工作。县级以上地方人民政府安全生产监督管理部门依照《职业病防治法》和本级人民政府规定的职责,负责本行政区域内用人单位职业卫生的监督管理工作。

安全生产监督管理部门应当依法对用人单位执行有关职业病防治的法律、法规、规章和国家职业卫生标准的情况进行监督检查。安全生产监督管理部门应当建立健全职业卫生监督检查制度,加强行政执法人员职业卫生知识的培训,提高行政执法人员的业务素质。

安全生产监督管理部门应当加强建设项目职业卫生"三同时"的监督管理,建立健全相关资料的档案管理制度。安全生产监督管理部门应当加强职业卫生技术服务机构的资质认可管理和技术服务工作的监督检查,督促职业卫生技术服务机构公平、公正、客观、科学地开展职业卫生技术服务。

安全生产监督管理部门履行监督检查职责时,有权采取下列措施:①进入被检查单位及工作场所,进行职业病危害检测,了解情况,调查取证;②查阅、复制被检查单位有关职业病危害防治的文件、资料,采集有关样品;③责令违反职业病防治法律、法规的单位和个人停止违法行为;④责令暂停导致职业病危害事故的作业,封存造成职业病危害事故或者可能导致职业病危害事故发生的材料和设备;⑤组织控制职业病危害事故现场。

第五节 职业健康监护监督

职业健康监护(occupational health surveillance)是以预防为目的,根据劳动者的职业接触史,通过定期或不定期的医学健康检查和健康相关资料的收集,连续性地监测劳动者的健康状况,分析劳动者健康变化与所接触的职业病危害因素的关系,并及时地将健康检查和资料分析结果报告给用人单位和劳动者本人,以便及时采取干预措施,保护劳动者健康。职业健康监护是预防和控制职业病发生的重要措施之一。

除了《职业病防治法》的有关规定,卫生部2002年发布的《职业健康监护管理办法》和《职业健康监护技术规范》(GBZ 188-2007)。之后,国家安全监管总局颁布了《用人单位职业健康监护监督管理办法》于2012年6月1日正式实施。

一、职业健康监护的作用

职业健康监护主要包括职业健康检查、职业健康监护档案管理等内容。职业健康检查是为及时发现劳动者的职业禁忌和职业性健康损害,根据劳动者的职业接触史,对劳动者进行有针对性的定期或不定期的健康体检。它是落实用人单位义务、实现劳动者权利的重要保障,是落实职业病诊断鉴定制度的前提,也是社会保障制度的基础,有利于保障劳动者的健康权益、减少健康损害和经济损失、减少社会负担。

职业健康监护档案是劳动者健康变化与职业病危害因素关系的客观记录,是职业病诊断鉴定的重要依据之一,也是法院审理健康权益案件的证据。劳动者职业健康监护档案的内容应当满足连续、动态观察劳动者健康状况、诊断职业病以及职业卫生执法的需要,内容应当包括职业史、既往史、职业病危害接触史、职业健康检查结果及处理情况、职业病诊疗等有关资料。

二、用人单位在职业健康监护中的责任和义务

用人单位是职业健康监护工作的责任主体,其主要负责人对本单位职业健康监护工作全面负责。用人单位应当依照《职业健康监护技术规范》《放射工作人员职业健康监护技术规范》等国家职业卫生标准的要求,制定、落实本单位职业健康检查年度计划,并保证所需要的专项经费。

用人单位应当组织劳动者进行职业健康检查,并承担职业健康检查费用。劳动者接受职业健康检查应当视同正常出勤。用人单位应当选择由省级以上人民政府卫生行政部门批准的医疗卫生机构承担职业健康检查工作,并确保参加职业健康检查的劳动者身份的真实性。对在岗期间的职业健康检查,用人单位应当按照《职业健康监护技术规范》(GBZ188)等国家职业卫生标准的规定和要求,确定接触职业病危害的劳动者的检查项目和检查周期。需要复查的,应当根据复查要求增加相应的检查项目。

用人单位应当对下列劳动者进行上岗前的职业健康检查:① 拟从事接触职业病危害作业的新录用劳动者,包括转岗到该作业岗位的劳动者;②拟从事有特殊健康要求作业的劳动者。

用人单位不得安排未经上岗前职业健康检查的劳动者从事接触职业病危害的作业,不得安排有职业禁忌的劳动者从事其所禁忌的作业。用人单位不得安排未成年工从事接触职业病危害的作业,不得安排孕期、哺乳期的女职工从事对本人和胎儿、婴儿有危害的作业。用人单位应当根据劳动者所接触的职业病危害因素,定期安排劳动者进行在岗期间的职业健康检查。

用人单位应当根据职业健康检查报告,采取下列措施:①对有职业禁忌的劳动者,调离或者暂时脱离原工作岗位;②对健康损害可能与所从事的职业相关的劳动者,进行妥善安置;③对需要复查的劳动者,按照职业健康检查机构要求的时间安排复查和医学观察;④对疑似职业病病人,按照职业健康检查机构的建议安排其进行医学观察或者职业病诊断;⑤对存在职业病危害的岗位,立即改善劳动条件,完善职业病防护设施,为劳动者配备符合国家标准的职业病危害防护用品。

三、职业卫生监督部门的职责

职业卫生监督部门应当建立健全职业健康监护监督检查制度,加强职业卫生监督人员职业健康知识的培训,提高行政执法人员的业务素质。职业卫生监督部门既要对用人单位健康监护制度的建立、落实情况进行有效的监督检查,也要依法对从事职业健康检查的医疗卫生机构进行严格的监督管理。

职业卫生监督依法对用人单位执行有关职业健康监护的法律、法规、规章和标准情况进行监督检查,主要监督检查内容包括:①职业健康监护制度建立情况;②职业健康监护计划制定和专项经费落实情况;③如实提供职业健康检查所需资料情况;④劳动者上岗前、在岗期间、离岗时、应急职业健康检查情况;⑤对职业健康检查结果及建议,向劳动者履行告知义务情况;⑥针对职业健康检查报告采取措施情况;⑦报告职业病、疑似职业病情况;⑧劳动者职业健康监护档案建立及管理情况;⑨为离开用人单位的劳动者如实、无偿提供本人职业健康监护档案复印件情况;⑩依法应当监督检查的其他情况。

职业卫生监督部门履行监督检查职责时,有权进入被检查单位,查阅、复制被检查单位有关职业健康监护的文件、资料。职业卫生监督人员应当忠于职守,秉公执法,严格遵守执法规范;对涉及被检查单位技术秘密、业务秘密以及个人隐私的,应当为其保密。在依法履行监督检查职责时,应当出示有效的执法证件。

第六节　职业病诊断与职业病病人保障的监督

一、职业病诊断与鉴定监督

职业病诊断与鉴定(occupation disease diagnosis and identification)是一项技术性和法规性很强的工作,涉及多方面的利益。职业卫生监督部门必须本着对劳动者、用人单位、诊断机构和社会认真负责的态度,对其进行严谨、科学的监督管理。重点是职业病的诊断与鉴定工作是否遵循科学、公正、公开、公平、及时、便民的原则,是否符合有关法规和国家职业病诊断标准,是否符合职业病诊断与鉴定的程序。

卫生部 2002 年颁布实施的《职业病诊断与鉴定管理办法》,之后卫生部对《职业病诊断与鉴定管理办法》进行了修订,于 2013 年 1 月 9 日经卫生部部务会议通过并于 2013 年 4 月 10 日起实施。

（一）职业病诊断机构与人员

1. 职业病诊断机构设立　省级卫生计生行政部门根据本地区实际需要,遵循区域覆盖、合理设置的原则,充分利用现有医疗卫生资源,设置职业病诊断机构。职业病诊断机构应当具备的条件包括:①持有《医疗机构执业许可证》;②具有与开展职业病诊断相适应的医疗卫生技术人员;③具有与开展职业病诊断相适应的仪器、设备;④具有健全的职业病诊断质量管理制度。

医疗卫生机构从事职业病诊断,应当向省级卫生计生行政部门提出申请,省级卫生计生行政部门收到申请资料后,应当在 90 日内完成资料审查和现场考核,自现场考核结束之日起 15 日内,做出批准或者不批准的决定,并书面通知申请单位。批准的由省级卫生行政部门颁发职业病诊断机构批准证书。职业病诊断机构批准证书有效期限为 4 年。

2. 职业病诊断机构的职责与义务　职业病诊断机构要按照国家有关法律、法规、部门规章、技术规范和标准的要求,在批准的职业病诊断项目范围内开展职业病诊断;承担职业病报告义务;承担卫生行政部门交办的有关职业病诊断的其他工作。

职业病诊断机构依法独立行使诊断权,并对其作出的诊断结论承担责任。应当建立和健全管理制度,加强专业人员教育和培训,严格管理和考核,提升职业病诊断医师的政策水平、职业道德和业务素质,确保职业病诊断的客观、真实。应当公开办事制度和程序,简化手续,方便劳动者进行职业病诊断,并采取措施提高服务质量和水平。

3. 职业病诊断医师资格、权利与义务　医师应当具有执业医师资格;具有中级以上卫生专业技术职务任职资格;熟悉职业病防治法律规范和职业病诊断标准;从事职业病诊疗相关工作 5 年以上;熟悉工作场所职业病危害防治及其管理;经培训、考核合格并取得省级卫生行政部门颁发的资格证书。

职业病诊断医师应当在资质认定的专业范围内依法从事相应的职业病诊断工作,不得从事超出认定专业范围的职业病诊断活动。职业病诊断医师有义务参与公共卫生和疾病预防控制工作。在发生或可能发生急性职业中毒等威胁公众生命健康的突发事件时,职业病诊断医师应当服从当地卫生计生行政部门或者所在医疗卫生机构的安排,积极参加医疗救治工作。

（二）职业病诊断原则、程序及方法

1. 职业病诊断原则　职业病诊断应当依据国家职业病诊断标准,综合分析劳动者的职业史、职业病危害接触史和工作场所职业病危害因素情况,临床表现以及辅助检查结果等。没有证据否定职业病危害因素与病人临床表现之间的必然联系的,应当诊断为职业病。

2. 用人单位资料的提供　用人单位应当在规定的时间内如实提供职业病诊断所需的劳动者职业史和职业病危害接触史、工作场所职业病危害因素检测结果、劳动者职业健康监护档案等资料。在规定的时间内不提供的,应当承担不利后果。

3. 对劳动关系及工作岗位等异议的处理　职业病诊断、鉴定过程中,在确认劳动者职业史、职业病危害接触史时,当事人对劳动关系、工种、工作岗位或者在岗时间有争议的,可以向当地的劳动人事争议仲裁委员会申请仲裁;接到申请的劳动人事争议仲裁委员会应当受理,并在三十日内作出裁决。

4. 诊断方法　职业病诊断机构在进行职业病诊断时,应当组织 3 名以上职业病诊断医师进行集体诊断,按照少数服从多数的原则确定诊断意见,对不同意见应当如实记录。

职业病诊断机构可以根据需要,提请安全生产监督管理部门依法监督检查和督促用人单位提供职业病诊断所需资料;需要了解工作场所职业病危害因素情况时,可以对工作场所进行现场调查,也可以提请安全生产监督管理部门组织现场调查。劳动者对用人单位提供的工作场所职业病危害因素检测结果等资料有异议,或者因劳动者的用人单位解散、破产,无用人单位提供上述资料的,职业病诊断机构应当提请安全生产监督管理部门进行调查,由其反馈存在异议的资料或者工作场所职业病危害因素情况的判定结果。

职业病诊断过程中,用人单位在规定时间内不提供工作场所职业病危害因素检测结果、职业健康监护档案等资料的,诊断机构应当结合劳动者的临床表现、辅助检查结果和劳动者的职业史、职业病危害接触史,并参考劳动者自述、安全生产监督管理部门提供的日常监督检查信息等,作出职业病诊断结论。

由于劳动者的职业史、职业病危害接触史等资料缺乏,难以作出职业病诊断的,职业病诊断机构可以依据劳动者的临床表现、辅助检查结果和劳动者的自述等,作出医学诊断。

5. 诊断证明书与档案　职业病诊断证明书的内容应当包括:劳动者、用人单位基本信息;诊断结论,是否患有职业病。患有职业病的,应当载明职业病的名称、程度(期别)、处理意见、诊断时间。职业病诊断证明书应当由参加诊断的医师共同签署,并经职业病诊断机构审核盖章。

职业病诊断机构应当建立职业病诊断档案并永久保存,档案应当包括:职业病诊断证明书;职业病诊断过程记录:包括参加诊断的人员、时间、地点、医师讨论内容及诊断结论;用人单位、劳动者和相关部门、机构提交的有关资料;临床检查与实验室检验等资料;与诊断有关的其他资料。

（三）职业病鉴定程序与方法

1. 职业病鉴定申请　职业病各方当事人对职业病诊断有异议的,在接到职业病诊断证明书之日起 30 日内,可以向职业病诊断机构所在地设区的市级卫生计生行政部门申请鉴定。

2. 职业病鉴定机构　职业病诊断鉴定实行两级鉴定制。设区的市级卫生计生行政部门,组织市级职业病诊断鉴定委员会进行鉴定。当事人对设区的市级职业病诊断鉴定委员会的鉴定结论不服的,在接到鉴定书之日起 15 日内,可以向省级卫生计生行政部门申请再鉴定。省级职业病诊断鉴定委员会的鉴定为最终鉴定。

省级卫生计生行政部门应当向社会公布本行政区域内依法承担职业病诊断鉴定工作的办事机构的名称、工作地点、时间和鉴定工作程序。卫生计生行政部门可以委托办事机构,具体承担职业病诊断鉴定的组织和日常性工作。

3. 职业病鉴定专家　省级卫生计生行政部门应当设立职业病诊断鉴定专家库,为职业病诊断鉴定提供鉴定专家。职业病诊断鉴定专家库应以职业病诊断医师为主,以及不同专业的临床专家和职业卫生等专家组成。专家库专家应具备条件包括:具有良好的业务素质和职业道德;具有相关专业的高级专业技术职称;熟悉职业病诊断鉴定的法律法规和职业病诊断标准;身体健康,能够胜任职业病诊断鉴定工作。

4. 鉴定程序　职业病诊断鉴定办事机构收到当事人鉴定申请之后,应当向作出职业病诊断结论的诊断机构或首次职业病诊断鉴定的办事机构调取职业病诊断或首次鉴定档案,自收到申请资料之日起5个工作日内完成材料审核,对材料齐全的发给受理通知书;材料不全的,通知当事人补充齐全后,应当受理申请并组织鉴定。

职业病诊断鉴定办事机构应当在受理鉴定申请之日起60日内组织诊断鉴定,并在鉴定结论形成后15日内出具职业病诊断鉴定书。参加职业病诊断鉴定的专家,应由申请鉴定的当事人或者当事人委托职业病诊断鉴定办事机构从专家库中以随机抽取的方式确定。抽取的专家组成人数为五人以上单数的职业病诊断鉴定委员会。

职业病诊断鉴定委员会必要时可以听取当事人的陈述和申辩,对被鉴定人进行医学检查;根据需要可以向有关单位调取与职业病诊断鉴定有关的资料。

需要了解被鉴定人的工作场所职业病危害因素情况时,职业病诊断鉴定办事机构可以组织对工作场所进行现场调查,也可以提请安全生产监督管理部门组织现场调查。

5. 职业病诊断鉴定书与档案　职业病诊断鉴定书内容应当包括以下:劳动者、用人单位的基本信息及鉴定事由;鉴定结论及其依据,如果为职业病,应当注明职业病名称、程度(期别);鉴定时间。参加鉴定的专家应当在鉴定书上签字,鉴定书加盖职业病诊断鉴定委员会印章。

职业病诊断鉴定办事机构应当如实记录职业病诊断鉴定过程,其内容应当包括:诊断鉴定委员会的组成;鉴定时间;鉴定所用资料的名称和数目;鉴定专家意见;表决情况;经鉴定专家签字的鉴定结论;与鉴定有关的其他材料。有当事人陈述和申辩的,应当如实记录。鉴定结束后,鉴定记录应当随同职业病诊断鉴定书一并由职业病诊断鉴定办事机构存档,永久保存。

（四）监督管理

县级以上地方卫生计生行政部门及综合监督执法机构对本辖区职业病诊断与鉴定工作的监督管理,应当制订年度监督检查计划,检查的主要内容包括:法律、法规、规章、标准的执行情况;规章制度建立情况;人员、岗位职责落实和培训情况;职业病报告情况等。

按照属地化管理和分级管理原则,省级卫生计生行政部门及综合监督执法机构每年至少组织一次监督检查;设区的市级卫生计生行政部门及综合监督执法机构每年至少组织一次监督检查和不定期抽查;县级卫生计生行政部门及综合监督执法机构根据实际情况进行日常监督检查。

医疗卫生机构未经批准擅自从事职业病诊断的,由县级以上地方卫生计生行政部门及综合监督执法机构门按照《职业病防治法》有关规定进行处罚。

二、职业病报告监督

职业病报告(report of occupation disease)工作是职业卫生监督部门和劳动保障行政主管部门掌

据职业病发病动态,有针对性制订防治措施和保障职业病病人权益的重要前提。职业病报告工作是国家统计工作的一部分。负有职业病报告法定责任和义务的单位和人员,必须树立法制观念,不得虚报、漏报、拒报、迟报、伪造和篡改。

（一）职业病报告种类及要求

依据1988年卫生部颁布的《职业病报告办法》和1991年卫生部发布的《卫生监督统计报告管理办法》的规定,职业病报告应符合下列要求。

1. 急性职业病报告　急性职业病报告的具体要求是:①任何医疗卫生机构接诊的急性职业病均应在12~24小时之内向病人所在地卫生计生行政部门及综合监督执法机构报告;②凡有死亡或同时发生3名以上急性职业中毒以及发生一名职业性炭疽,初诊医疗机构应当立即电话报告卫生行政主管部门或卫生监督机构;③有关用人单位也应当按照规定的时限和程序进行报告。

2. 非急性职业病报告　非急性职业病报告的具体要求是:①用人单位和医疗卫生机构(包括没有取得职业病诊断资质的综合医院)在发现或怀疑为职业病的病人时,均应及时向卫生行政主管部门报告;②对发现或怀疑为职业病的非急性职业病或急性职业病紧急救治后的病人应根据本法规定及时转诊到取得职业病诊断资质的医疗卫生机构明确诊断,并按规定报告;③对确诊的非急性职业病病人如尘肺病、慢性职业中毒和其他慢性职业病,应及时按卫生行政主管部门规定的程序逐级上报。

（二）职业病报告程序及要求

1. 职业病报告责任主体　职业病报告责任主体包括用人单位;接诊急性职业病的综合医疗卫生机构;承担职业病诊断的医疗卫生机构。

2. 报告时限要求　3人以上急性职业中毒或发生死亡的急性职业病应立即电话报告;发生3人以下的急性职业病应在12~24小时内电话报告或《职业病报告卡》报告;非急性职业病如尘肺病、慢性职业中毒和其他慢性职业病以及尘肺病死亡病人应在15日内报告,分别填报《尘肺病报告卡》和《职业病报告卡》。

3. 报告处理与监督管理　地方各级卫生行政主管部门指定的劳动卫生职业病防治机构或疾病预防控制机构或卫生监督机构负责职业病报告工作,并指定专职人员或兼职人员负责。负责职业病报告工作的省级机构应按《职业病报告办法》的要求,填报《职业病年报表》和《尘肺病年报表》。国家卫生计生委指定的机构负责全国职业病统计、分析、报告工作。

卫生计生行政部门及综合监督执法机构收到职业病报告后应采取以下措施:①责成卫生监督机构,会同职业卫生技术机构即赴现场调查,进行现场和职业卫生检测、评价等,填写《职业病现场劳动卫生学调查表》;②采取临时控制措施;③根据现场调查,针对接触职业危害因素人员进行应急健康体检和必要的住院观察;④对违反《职业病报告办法》及《职业病诊断鉴定管理办法》规定者,依据《职业病防治法》相关条款进行处罚。

劳动保障行政部门在收到职业病报告后,应依据《职业病防治法》和《工伤保险条例》规定,采取相应调查核实和处理措施。

三、职业病病人保障监督

（一）用人单位的义务

用人单位应当按照国家有关规定,安排职业病病人进行治疗、康复和定期检查;对不适宜继续从事原工作的职业病病人,应当调离原岗位,并妥善安置;对从事接触职业病危害的作业的劳动者,应当给予适当岗位津贴。职业病病人的诊疗、康复费用,伤残以及丧失劳动能力的职业病病人的社会保障,按照国家有关工伤社会保险的规定执行。用人单位发生分立、合并、解散、破产等情形的,应当对从事接触职业病危害的作业的劳动者进行健康检查,并按照国家有关规定妥善安置职业病病人。

（二）职业病病人的权利

用人单位应当保障职业病病人依法享受国家规定的职业病待遇。用人单位应当按照国家有关规定,安排职业病病人进行治疗、康复和定期检查。用人单位对不适宜继续从事原工作的职业病病人,应当调离原岗位,并妥善安置。用人单位对从事接触职业病危害的作业的劳动者,应当给予适当岗位津贴。

劳动者被诊断患有职业病,但用人单位没有依法参加工伤社会保险的,其医疗和生活保障由最后的用人单位承担;最后的用人单位有证据证明该职业病是先前用人单位的职业病危害造成的,由先前的用人单位承担。

职业病病人除依法享有工伤社会保险外,依照有关民事法律,尚有获得赔偿的权利的,有权向用人单位提出赔偿要求。职业病病人变动工作单位,其依法享有的待遇不变。

（三）职业卫生监督部门职责

对职业病病人保障的监督包括:①疑似职业病病人获得诊断保障的落实;②职业病病人待遇保障,如就医、治疗、康复、工作安排、经济补偿、费用承担责任、用人单位变更时职业病病人的安置等;③监督用人单位必须依法参加工伤保险。

（四）职业病病人的法律救济

《工伤保险条例》(2011)明确规定:职工发生事故伤害或者按照职业病防治法规定被诊断、鉴定为职业病,所在单位应当自事故伤害发生之日或者被诊断、鉴定为职业病之日起 30 日内,向统筹地区社会保险行政部门提出工伤认定申请。遇有特殊情况,经报社会保险行政部门同意,申请时限可以适当延长。用人单位未按规定提出工伤认定申请的,工伤职工或者其近亲属、工会组织在事故伤害发生之日或者被诊断、鉴定为职业病之日起 1 年内,可以直接向用人单位所在地统筹地区社会保险行政部门提出工伤认定申请。

职工与用人单位发生工伤待遇方面的争议,按照处理劳动争议的有关规定处理。《劳动争议调解仲裁法》规定,劳动争议申请仲裁的时效期间为 1 年,当事人对仲裁裁决不服的,可以自收到仲裁裁决书之日起 15 日内向人民法院提起诉讼。

《职业病防治法》还规定:"职业病病人除依法享有工伤社会保险外,依照有关民事法律,尚有获得赔偿的权利的,有权向用人单位提出赔偿要求。"《安全生产法》也明确规定:"因生产安全事故受到损害的从业人员,除依法享有工伤保险外,依照有关民事法律尚有获得赔偿的权利的,有权向本单位提出赔偿要求。"，这意味着职业病病人有权在提起工伤保险赔偿的同时，亦可通过民事诉讼主张人身伤害赔偿。

第七节　法律责任

违反职业病防治法及相关规定，要承担行政责任、民事责任；造成严重后果、构成犯罪的，由司法机关依法追究刑事责任。

一、行政责任

（一）建设单位违法行为的行政法律责任

建设单位违反《职业病防治法》，有下列行为之一的，由职业卫生监督部门给予警告，责令限期改正；逾期不改正的，处10万元以上50万元以下的罚款；情节严重的，责令停止产生职业病危害的作业，或者提请有关人民政府按照国务院规定的权限责令停建、关闭建设项目职业病防治管理规定应承担法律责任。包括：①未按照规定进行职业病危害预评价的；②医疗机构可能产生放射性职业病危害的建设项目未按照规定提交放射性职业病危害预评价报告，或者放射性职业病危害预评价报告未经卫生计生行政部门审核同意，开工建设的；③建设项目的职业病防护设施未按照规定与主体工程同时设计、同时施工、同时投入生产和使用的；④建设项目的职业病防护设施设计不符合国家职业卫生标准和卫生要求，或者医疗机构放射性职业病危害严重的建设项目的防护设施设计未经卫生计生行政部门审查同意擅自施工的；⑤未按照规定对职业病防护设施进行职业病危害控制效果评价的；⑥建设项目竣工投入生产和使用前，职业病防护设施未按照规定验收合格的。

（二）用人单位违法行为的行政法律责任

用人单位违反《职业病防治法》，有下列行为之一的，由职业卫生监督部门给予警告，责令限期改正；逾期不改正的，处10万元以下的罚款：①工作场所职业病危害因素检测、评价结果没有存档、上报、公布的；②未采取本法第二十一条规定的职业病防治管理措施的；③未按照规定公布有关职业病防治的规章制度、操作规程、职业病危害事故应急救援措施的；④未按照规定组织劳动者进行职业卫生培训，或者未对劳动者个人职业病防护采取指导、督促措施的；⑤国内首次使用或者首次进口与职业病危害有关的化学材料，未按照规定报送毒性鉴定资料以及经有关部门登记注册或者批准进口的文件的。

用人单位违反《职业病防治法》，有下列行为之一的，由职业卫生监督部门责令限期改正，给予警告，可以并处5万元以上10万元以下的罚款：①未按照规定及时、如实向职业卫生监督部门申报产生职业病危害的项目的；②未实施由专人负责的职业病危害因素日常监测，或者监测系统不能正常监测的；③订立或者变更劳动合同时，未告知劳动者职业病危害真实情况的；④未按照规定组织职业健康检查、建立职业健康监护档案或者未将检查结果如实告知劳动者的；⑤未依照本法规定在劳动者离开用人单位时提供职业健康监护档案复印件的。

用人单位违反《职业病防治法》，有下列行为之一的，由职业卫生监督部门给予警告，责令限期改正，逾期不改正的，处5万元以上20万元以下的罚款；情节严重的，责令停止产生职业病危害的作业,或者提请有关人民政府按照国务院规定的权限责令关闭:①工作场所职业病危害因素的强度或者浓度超过国家职业卫生标准的;②未提供职业病防护设施和个人使用的职业病防护用品,或者提供的职业病防护设施和个人使用的职业病防护用品不符合国家职业卫生标准和卫生要求的;③对职业病防护设备、应急救援设施和个人使用的职业病防护用品未按照规定进行维护、检修、检测,或者不能保持正常运行、使用状态的;④未按照规定对工作场所职业病危害因素进行检测、评价的;⑤工作场所职业病危害因素经治理仍然达不到国家职业卫生标准和卫生要求时,未停止存在职业病危害因素的作业的;⑥未按照规定安排职业病病人、疑似职业病病人进行诊治的;⑦发生或者可能发生急性职业病危害事故时,未立即采取应急救援和控制措施或者未按照规定及时报告的;⑧未按照规定在产生严重职业病危害的作业岗位醒目位置设置警示标识和中文警示说明的;⑨拒绝职业卫生监督部门监督检查的;⑩隐瞒、伪造、篡改、毁损职业健康监护档案、工作场所职业病危害因素检测评价结果等相关资料,或者拒不提供职业病诊断、鉴定所需资料的;⑪未按照规定承担职业病诊断、鉴定费用和职业病病人的医疗、生活保障费用的。

用人单位违反《职业病防治法》,有下列行为之一的,由职业卫生监督部门责令限期治理,并处 5万元以上 30 万元以下的罚款;情节严重的,责令停止产生职业病危害的作业,或者提请有关人民政府按照国务院规定的权限责令关闭:①隐瞒技术、工艺、材料所产生的职业病危害而采用的;②隐瞒本单位职业卫生真实情况的;③可能发生急性职业损伤的有毒、有害工作场所、放射工作场所或者放射性核素的运输、贮存不符合本法第二十六条规定的;④使用国家明令禁止使用的可能产生职业病危害的设备或者材料的;⑤将产生职业病危害的作业转移给没有职业病防护条件的单位和个人,或者没有职业病防护条件的单位和个人接受产生职业病危害的作业的;⑥擅自拆除、停止使用职业病防护设备或者应急救援设施的;⑦安排未经职业健康检查的劳动者、有职业禁忌的劳动者、未成年工或者孕期、哺乳期女职工从事接触职业病危害的作业或者禁忌作业的;⑧违章指挥和强令劳动者进行没有职业病防护措施的作业的。

（三）提供设备、材料单位违法行为的行政法律责任

向用人单位提供可能产生职业病危害的设备、材料,未按照规定提供中文说明书或者设置警示标识和中文警示说明的,由安全生产监督管理部门责令限期改正,给予警告,并处 5 万元以上 20 万元以下的罚款。

（四）未按照规定报告职业病、疑似职业病的行政法律责任

用人单位和医疗卫生机构未按照规定报告职业病、疑似职业病的,由有关主管部门责令限期改正,给予警告,可以并处 1 万元以下的罚款;弄虚作假的,并处 2 万元以上 5 万元以下的罚款;对直接负责的主管人员和其他直接责任人员,可以依法给予降级或者撤职的处分。

（五）医疗卫生机构违法行为的行政法律责任

1. 未取得职业卫生技术服务资质认证擅自从事职业卫生技术服务的,或者医疗卫生机构未经批准擅自从事职业健康检查、职业病诊断的,由职业卫生监督部门责令立即停止违法行为,没收违法所得;违法所得 5000 元以上的,并处违法所得 2 倍以上 10 倍以下的罚款;没有违法所得或者违法所得不足 5000 元的,并处 5000 元以上 5 万元以下的罚款;情节严重的,对直接负责的主管人员和其他

直接责任人员,依法给予降级、撤职或者开除的处分。

2. 从事职业卫生技术服务的机构和承担职业健康检查、职业病诊断的医疗卫生机构违反本法规定,有下列行为之一的,由卫生行政部门责令立即停止违法行为,给予警告,没收违法所得;违法所得5000元以上的,并处违法所得2倍以上5倍以下的罚款;没有违法所得或者违法所得不足5000元的,并处5000元以上2万元以下的罚款;情节严重的,由原认证或者批准机关取消其相应的资格;对直接负责的主管人员和其他直接责任人员,依法给予降级、撤职或者开除的处分。包括:①未按规定进行职业病诊断;②发现职业病和疑似职业病病人时,未告知劳动者本人并及时通知用人单位,未及时向所在地卫生行政部门报告;③出具虚假职业健康检查报告和职业病诊断证明书。

3. 职业病诊断鉴定委员会组成人员违法行为的法律责任　职业病诊断鉴定委员会组成人员违反禁止收受当事人财物或者其他好处的规定,给予警告、没收收受的财物,可以并处3000元以上5万元以下的罚款,取消其担任职业病诊断鉴定委员会组成人员的资格,并从省、自治区、直辖市人民政府卫生行政部门设定的专家库中予以除名。

（六）卫生计生行政部门违法行为的行政法律责任

卫生计生行政部门不按照规定报告职业病和职业病危害事故的,由上一级卫生计生行政部门责令改正,通报批评,给予警告;虚报、瞒报的,对单位负责人、直接负责的主管人员和其他直接责任人员依法给予降级、撤职或者开除的行政处分。

二、刑事责任

用人单位违反《职业病防治法》规定,造成重大职业病危害事故或者其他严重后果,构成犯罪的,对直接负责的主管人员和其他直接责任人员,依法追究刑事责任。

从事职业卫生技术服务的机构和承担职业健康检查、职业病诊断的医疗卫生机构违反《职业病防治法》规定,有下列行为之一的,对直接负责的主管人员和其他直接责任人员构成犯罪的,依法追究刑事责任:①未按规定进行职业病诊断;②发现职业病和疑似职业病病人时,未告知劳动者本人并及时通知用人单位,未及时向所在地卫生行政部门报告;③出具虚假职业健康检查报告和职业病诊断证明书。

卫生监督部门及其职业卫生监督执法人员有下列行为之一,导致职业病危害事故发生,构成犯罪的,依法追究刑事责任:①对不符合法定条件的,发给建设项目有关证明文件、资质证明文件或者予以批准;②对已经取得有关证明文件的,不履行监督检查职责;③发现用人单位存在职业病危害的,可能造成职业病危害事故,不及时依法采取控制措施;④其他违反《职业病防治法》的行为。

（画宝勇）

思考题　1. 职业病危害项目申报制度是怎样的一个法律制度?

2. 建设项目职业病危害预评价内容和目的是什么?

3. 用人单位在职业健康监护中的责任和义务有哪些?

4. 职业病诊断机构的职责与义务有哪些?

第十五章

放射卫生法律制度与监督

第一节 概述

放射卫生是研究天然辐射(natural radiation)或人工辐射(artificial radiation)对人体健康影响及其防护方法的学科。辐射一般分为致电离辐射和非电离辐射。X、γ射线与其他可以导致物质电离并产生离子对的带电或非带电粒子射线属于致电离辐射,简称电离辐射。本章节中所使用的辐射、放射、射线等术语如无特别说明,均指电离辐射。

射线技术的应用促进了国民经济发展,提高了人民的生活质量。但是射线在给人类带来巨大经济利益的同时,由于辐射防护和质量控制问题并没有完全解决,部分产品存在防护安全隐患。如果用之不当,疏于管理,忽视对它的防护,就会影响人们的健康,严重者会导致放射事故,造成人员伤亡和重大财产损失。

一、放射卫生监督的概念

放射卫生监督是指卫生监督主体依据放射卫生法律规范,对放射卫生管理相对人实施监督,检查其履行法定义务的具体行政行为。

放射卫生监督的目的是预防、控制和消除放射性危害,尽可能降低或避免放射工作人员、病人及公众的受照剂量,防止或减少放射损伤现象的发生,保证放射工作人员、病人及公众的身体健康与生命安全,促进核能和射线技术的合理应用及可持续发展。

放射卫生监督主体是指国家行政机关(环保和安全生产监督管理部门)和法律、法规授权组织及受委托组织。

放射卫生监督机构依据放射卫生法律、法规、规章、标准和规范性文件的规定,对放射卫生管理相对人(生产、销售和使用放射性核素(radioisotopes)和射线装置(ray devices)单位、技术服务机构、放射病体检及诊断机构、放射防护器材、含放射性产品的生产单位)实施监督,督促其履行法定义务,并对其违法行为依法进行处罚。

二、放射防护目的

电离辐射是能量的一种传播方式,在传播过程中能使物质发生电离,电离辐射的作用对象如果是人体,则会对人体产生辐射危害,也可以出现在受照者的后代身上。人类在发现和开始应用电离辐射的时候,辐射所带来的危害就同时存在。所以,电离辐射的实践和放射防护应为相辅相成,为矛盾的统一体。

电离辐射应用的早期,人们没有注意到辐射危害的严重性,对电离辐射防护的意识比较淡薄。20世纪20年代后人们逐渐认识到放射防护的重要性,并为此加以必要的限制,放射危害导致人体损伤的事件明显减少。

(一)电离辐射生物学效应的分类和影响因素

辐射生物学效应分类　机体受辐射作用时,根据照射剂量、照射方式以及效应表现的情况不同,在实际工作中会发生不同的生物学效应分类。

(1)按照射方式分类

1)外照射与内照射:辐射源由体外照射人体称为外照射。γ射线、中子、X射线等穿透力强的射线,其外照射的生物学效应亦强。放射性物质通过呼吸、食入、伤口、皮肤黏膜等渠道进入人体,其辐射产生的生物学效应称为内照射。内照射作用主要发生在放射性物质通过途径和沉积部位的组织器官,但其效应可波及全身。

2)局部照射和全身照射:当射线照射身体某一部位,引起局部组织的反应称局部照射。在受照剂量和剂量率相同的情况下,局部受照的身体各部位的敏感性依次为腹部>盆腔>头颅>胸部>四肢。

当全身均匀地或非均匀地受到照射产生全身效应时称之为全身照射。如照射剂量较小者称为小剂量照射,照射剂量>1Gy则发展为急性放射病。大面积的胸腹部局部照射也可发生全身效应,甚至急性放射病。

(2)按照射剂量率分类

1)急性效应(acute radiation effect):机体受到高剂量率照射,短时间内达到较大剂量,迅速出现的效应称为急性效应。

2)慢性效应(chronic radiation effect):低剂量率长期的照射,随着照射剂量增加,效应逐渐积累,经历较长时间表现出来的效应称为慢性效应。

(3)按效应出现的时间分类

1)早期效应(early effect):指照射后立即或几周内出现的的效应称为早期效应。

2)远期效应(late effect):指照射后经历一段时间(一般6个月以上)以后表现出来的效应。如慢性放射病、放射性白内障等。

(4)按效应表现的个体分类

1)躯体效应(somatic effect):受照射个体本身所发生的各种效应称为躯体效应。

2)遗传效应(genetic effect):受照个体生殖细胞遗传物质发生突变,而对胚胎或子代产生的效应称为遗传效应。

(5)按效应的发生和照射剂量的关系分类

1)确定性效应(deterministic effect):效应的严重程度(不是发生率)与照射剂量大小有关,存在剂量阈值的效应称为确定性效应。

2)随机性效应(stochastic effect):指效应的发生率(不是严重程度)与照射剂量大小有关,但不存在剂量阈值的效应称为随机性效应。此效应在个别细胞损伤(主要是突变)时出现,遗传效应和辐射致癌均属于随机性效应。

（二）放射防护目的

确定性效应和随机性效应共同构成电离辐射危害，这种危害不仅仅发生在受照者本人，也可能会发生在受照者的后代，人们可以通过采取一系列的有效防护措施，降低辐射危害，但不能完全消除辐射危害。

确定性效应存在剂量阈值，对任何人，只要其器官、组织受到的辐射照射的剂量达到相应剂量值时，必然出现确定性效应，而且确定性效应发生的严重程度也必然随着受照剂量的增加而加重。所以，在辐射实践中，只要把人员受照剂量控制在器官或组织相应的阈值以下，就可以避免有害的确定性效应的发生。

与确定性效应不同，随机性效应不存在剂量阈值，它的出现是由于单个细胞受到电离辐射照射后出现的变异，这种变异不仅不能被机体识别，还会通过细胞分裂的方式传给下一代细胞，甚至通过性细胞传给下一代个体，因此随机性效应是不能完全被避免的。

放射防护的目的就是在辐射实践过程中，尽量避免有害的确定性效应的发生，降低随机性效应的发生概率，使之达到可以合理接受的水平。

三、放射防护的基本原则

任何量的电离辐射都会带来一定程度的辐射危险，而人们从事这些电离辐射活动是为了获取相应的利益，为此不得不接受一定的危险。因此，在做好放射防护的前提下，人们的电离辐射实践活动必须围绕放射防护的目的进行，为了达到这一目的，对放射防护需要遵循下述几项原则：

（一）辐射实践正当化（the radiation practice of justified）

在引进伴有辐射照射的实践以前，应当进行正当性判断和利益、代价分析，只有这种实践使个人和社会从中获取的利益大于其可能造成的危害（包括对职业人员、受照者和公众）时，这项实践才是正当的，值得进行的，否则，就不应当从事这项实践活动。

（二）辐射防护的最优化（optimization of radiation protection）

对于来自一项实践中的任一特定源的照射，应使防护与安全最优化，在考虑了经济和社会因素之后，个人受照剂量的大小、受照射的人数以及受照射的可能性均保持在可合理达到的尽量低水平（as low as reasonably achievable，ALARA）；这种最优化应以该源所致个人剂量和潜在照射危险分别低于剂量约束和潜在照射危险约束为前提条件（治疗性医疗照射除外）。

（三）个人剂量限值（individual dose limits）

对在受控源实践中个人受到有效剂量或当量剂量规定的不得超过的数值，称为个人剂量限值。个人受到所有有关实践合并产生的照射，应当遵守剂量限值。或者在潜在照射的情形下遵守对危险的某些控制。

以上放射防护基本原则通常称为放射防护三原则。辐射实践的正性是放射防护的最优化的前提，个人剂量限值是放射防护的最优化的约束条件，实施放射防护的最优化的措施是降低受照剂量的关键。

四、放射防护相关的量和单位

放射性测量、电离辐射剂量测量和建设项目职业病危害放射防护评价等均涉及辐射的量和单位。辐射量和单位的种类繁多,使用复杂,为了更好地理解放射防护,就必须了解放射防护相关的量和单位。

(一)放射性活度(radioactivity)

它的定义为处于特定能态的一定量的放射性核素,在 dt 时间内发生核跃迁数的期望值除以 dt(放射性核素每秒衰变的原子数)。国际单位为贝克〔勒尔〕,符号为 Bq,1 贝克等于 1 秒$^{-1}$,非法定专用单位是居里(Ci)。1Ci = 3. 7×10^{10}Bq。

放射性比活度是指单位质量放射源的放射性活度,其单位为 Bq/g。放射性比活度是衡量放射性物质纯度的指标。任何核素的放射源不可能全部由该种核素组成,而是被浓度大得多的相同元素的稳定核素所稀释,还可能含有与放射性元素相结合的其他元素的一些稳定核素,还会有衰变子核。含其他核素少的,放射性比活度就高,反之则低。

(二)照射量(X)表示 X 或 γ 射线在空气中产生电离大小的物理量

定义:所谓照射量是指 X 射线或 γ 射线的光子在单位质量的空气中释放出来的所有次级电子(负电子或正电子),当它们被空气完全阻止时,在空气中形成的任何一种符号的(带正电或负电的)离子的总电荷的绝对值。其定义为 dQ 除以 dm 的所得的商,即:

$$X = dQ/dm$$

式中 dQ——当光子产生的全部电子被阻止于空气中时,在空气中所形成的任何一种符号的离子总电荷量的绝对值。

dm——体积球的空气质量

照射量(X)的国际单位(SI)为库仑/千克,(C/kg),照射量只适用于 X、γ 射线对空气的效应,且只适用于能量大约在几千伏到 3MV 之间的 X、γ 射线。

照射量率的定义和单位:

照射量率的定义是单位时间的照射量也就是 dX 除以 dt 所得的商即:$\dot{X} = \dfrac{dX}{dt}$

照射量率($\dot{X}$)的国际单位(SI)为库仑/千克·小时,用符号 C·kg^{-1}h^{-1}表示。

(三)比释动能 K (T, r)不带电粒子授予物质能量分为两个过程

1. 通过相互作用向次级带电粒子转移能量。

2. 次级带电粒子通过电离激发授出能量。

与第一阶段对应的是比释动能 K,与第二阶段对应的是吸收剂量 D。

比释动能 K(T,r)是:T 时间内,不带电的电离辐射在 r 点处的单位质量物质中释出的所有次级带电粒子初始动能之和的平均值。或者,入射的光子束或中子束在单位质量物质中转移的平均辐射能量。

$$K_{(T,r)} = \frac{dE_{t\gamma}}{dm}$$

式中 $dE_{t\gamma}$——不带电粒子在质量 dm 的某一物质内释放出来的全部带电粒子的初始动能的总和。

比释动能只适用于 X、γ 射线和中子束等不带电的电离辐射。

国际单位(SI):焦耳/千克(J/kg),专门名称为"戈瑞"(Gy)1Gy=1kg 受照射的物质吸收 1J 的辐射能量即:$1Gy=1J \cdot kg^{-1}$。

比释动能率 $\dot{K}$ 的定义和单位:

单位时间内的比释动能 $\dot{K} = \dfrac{d\kappa}{dt}$

国际单位(SI):J/(kg·S)或戈瑞/秒($Gy \cdot s^{-1}$)

（四）吸收剂量（D）

吸收剂量是单位质量的物质对辐射能的吸收量。

定义:任何电离辐射,授予质量为 dm 的物质质量的平均能量 $d\bar{\varepsilon}$ 除以 dm 所得的商

$$D = d\bar{\varepsilon}/dm$$

式中 $\bar{\varepsilon}$ 为平均授予能,或者说:电离辐射传给单位质量的被照射物质的能量叫吸收剂量,吸收剂量的大小,一方面取决于电离辐射的能量,另一方面还取决于被照射物质的种类。它适用于任何电离辐射和任何被照射的物质。

吸收剂量(D)的单位和比释动能相同,国际单位(SI)用焦耳/千克表示,其专门名称为戈瑞(Gy)。

$$1 \text{ 戈瑞} = 1 \text{ 焦耳/千克即 } 1 \text{ Gy} = 1 \text{ J/kg}。$$

吸收剂量率的定义和单位:吸收剂量率($\dot{D}$)表示单位时间内吸收剂量的增量,严格定义为:某一时间间隔 dt 内吸收剂量的增量 dD 除以该时间间隔 dt 所得的商即:dD/dt,吸收剂量率的单位:戈瑞/小时(Gy/h)。

（五）当量剂量

吸收剂量只反映被照射物质吸收了多少电离辐射的能量,吸收能量越多产生的生物效应就越大。同样的吸收剂量由于射线的种类不同和能量不同,引起的生物效应就不同,改变这一因素,应该有一个与辐射种类和能量有关的因子对吸收剂量进行修正。这个因子叫做辐射权重因子(W_R),(用于对不同种类和能量的辐射进行修正)。用辐射权重因子修正吸收剂量叫当量剂量(表15-1)。

在辐射防护中,我们关心的往往不是受照体某点的吸收剂量,而是某个器官或组织吸收剂量的平均值。辐射权重因子正是用来对某组织或器官的平均吸收剂量进行修正的。用辐射权重因子修正的平均吸收剂量即为当量剂量。

对于某种辐射 R 在某个组织或器官 T 中的当量剂量 $H_{T,R}$ 可由下式给出:

$$H_{T,R} = D_{T,R} \cdot W_R$$

式中:W_R——辐射 R 的辐射权重因子

　　　　　　$D_{T,R}$——辐射 R 在器官或组织 T 内产生的吸收剂量

　　如果某一器官或组织受到几种不同种类和能量的辐射的照射,则应分别将吸收剂量用不同的 W_R 所对应的辐射种类进行修正,而后相加即可得出总的当量剂量。

　　对于受到多种辐射的组织或器官其当量剂量应表示为:

$$H_T = \sum_R W_R \cdot D_{T,R}$$

　　辐射权重因子的数值大小是由国际放射防护委员会选定的。其数值的大小表示特定种类和能量的辐射在小剂量时诱发生物效应的几率大小。

　　X、γ 射线不论其能量大小其辐射权重因子 $W_R = 1$

　　1. 当量剂量的单位　由于 W_R 是无量纲的,当量剂量的国际单位(SI)为 $J \cdot kg^{-1}$,专用名称为希沃特(S_V),因此,$1S_V = 1J \cdot kg^{-1}$。

表 15-1　辐射权重因子 W_R

类型	能量范围	W_R
光子	所有能量	1
电子和介子	所有能量	1
中子	能量 <10kev	5
	10~100kev	19
	100kev~2Mev	20
	2~20 Mev	10
	>20 Mev	5
质子(反冲质子除外)	能量>2 Mev	5
α 粒子,裂变碎片,重核		20

　　2. 当量剂量率及单位　$\dot{H}_T$ 是单位时间内的当量剂量。国际单位(SI)为希沃特/秒($S_V \cdot S^{-1}$)。

　　(六)有效剂量

　　1. 组织权重因子　辐射防护中通常遇到的情况是小剂量慢性照射,在这种情况下引起的辐射效应主要是随机性效应。随机性效应发生机率与受照器官和组织有关,也就是不同的器官或组织虽然吸收相同当量剂量的射线,但发生随机性效应的几率可能不一样。为了考虑不同器官或组织对发生辐射随机性效应的不同敏感性,引入一个新的权重因子对当量剂量进行修正,使其修正后的当量剂量能够正确的反映出受照组织或器官吸收射线后所受的危险程度。这个对组织或器官 T 的当量剂量进行修正的因子称为组织权重因子,用 W_T 表示。每个 W_T 均小于1,对射线越敏感的组织,W_T 越大,所有组织的权重因子的总和为1。

　　2. 有效剂量及单位　经过组织权重因子 W_T 加权修正后的当量剂量称为有效剂量,用字母 E 表示。由于 W_T 为无量纲,所以 E 的单位与当量剂量 H_T 单位相同为 $J \cdot kg^{-1}$,专名 S_V。通常在接受照射中,会同时涉及几个器官或组织,所以应该有不同组织或器官的 W_T 分别对相应的器官或组织的剂量当量进行修正,所以有效剂量 E 是对所有组织或器官加权修正的当量剂量的总和。用公式表示如下:

$$E = \sum_{\mathrm{T}} W_{\mathrm{T}} H_{\mathrm{T}}$$

由当量剂量定义可得到：

$$H_{\mathrm{T}} = \sum_{\mathrm{R}} W_{\mathrm{R}} D_{\mathrm{TR}}$$

$$E = \sum_{\mathrm{T}} W_{\mathrm{T}} \sum_{\mathrm{R}} W_{\mathrm{R}} D_{\mathrm{TR}}$$

式中：H_{T}——组织或器官 T 所受的当量剂量

W_{T}——组织或器官 T 的组织权重因子

W_{R}——辐射 R 的辐射权重因子

D_{TR}——组织或器官 T 内的平均剂量

E ——有效剂量，国际单位（SI）：$\mathrm{J \cdot kg^{-1}}$，专门名称为希沃特（S_{V}）

组织的权重因子（表 15-2）。

（七）周围剂量当量

周围剂量当量 $H^*(d)$ 是对辐射场内所关注的一个点 r 定义的。

若设备的方向响应是各向同性的，则在辐射场 r 点处仪器的读数，将反映与 r 点相应齐向扩展场在 ICRU 球中，对着齐向场方向的半径上，深度 d 处的剂量当量，且两者存在一一对应的数值关系。

辐射场 r 点的周围剂量当量 $H^*(d)$ 是与 r 点实际辐射场相应的齐向扩展场在 ICRU 球中，对着齐向场方向的半径上，深度 d 处的剂量当量。

周围剂量当量 $H^*(d)$ 的单位，取 S_{V}。用于测量 $H^*(d)$ 的仪器，应具有各向同性的方向响应，并且应该用周围剂量当量 $H^*(d)$ 的数值对仪器读数进行校正。

通常，周围剂量当量 $H^*(d)$ 用于强贯穿辐射的监测；关心的深度 d 取 10mm，此时，周围剂量当量便记作 $H^*(10)$。仪器测得的周围剂量当量便记作 $H^*(10)$，常可作为仪器所在位置上，人体有效剂量的合理估计值。

表 15-2　ICRP 最新的组织权重因子值

器官、组织	涉及的器官组织数目	w_{T}	合计
肺、胃、结肠、红骨髓、乳腺、其余组织	6	0.12	0.72
性腺（卵巢、睾丸）	2	0.08	0.08
食管、膀胱、肝、甲状腺	4	0.04	0.16
骨表面、皮肤、脑、唾液腺	4	0.01	0.04
全身	16		1.00

第二节　放射防护法律制度

一、放射卫生监督法律依据

我国的放射卫生防护工作始于 50 年代中期，1960 年国务院批准发布了《放射性工作卫生防护暂行规定》,是我国第一部放射卫生防护法规。根据此规定,原卫生部、国家科委制定了与之配套的《电离辐射的最大容许量标准》《放射性核素工作的卫生防护细则》《放射性工作人员的健康检查须知》等技术标准和行政规章,是我国最早的放射防护法规标准。

我国自 20 世纪 60 年代初开始逐步建立了适合我国国情的放射卫生防护法律体系和标准体系。我国的放射卫生防护立法和监督执法,是在我国射线和原子能技术广泛应用中逐步建立起来的。

2001 年发布的《中华人民共和国职业病防治法》是适应新形势、保护劳动者职业健康和相关权益的重要法律,是我国第一部调整职业病防治法律关系的专门法律,也是进行放射卫生监督的主要依据。

为了防治放射性污染,保护环境,促进核能、核技术的开发与和平利用,2003 年发布的《中华人民共和国放射性污染防治法》同样也是进行放射卫生监督的主要依据。我国在总结抗击非典型性肺炎的经验后,2003 年公布了《突发公共卫生事件应急条例》;2007 年发布了《中华人民共和国突发事件应对法》并配套出台了相应的法规。这些法律、法规和标准对保障人类健康、保护环境和促进放射性核素与射线装置的广泛应用起到了极其重要的作用。

二、放射卫生法律、法规体系

放射卫生法律、法规和标准是放射卫生监督机构开展监督工作的法律依据和评价基础。没有相应的法规,监督工作就无法可依,无章可循;缺少相应的标准,放射卫生监督员就无法开展监督工作。依法行政是现代化法制国家进行行政管理的基本原则,也是各国行政法的核心内容(图 15-1)。

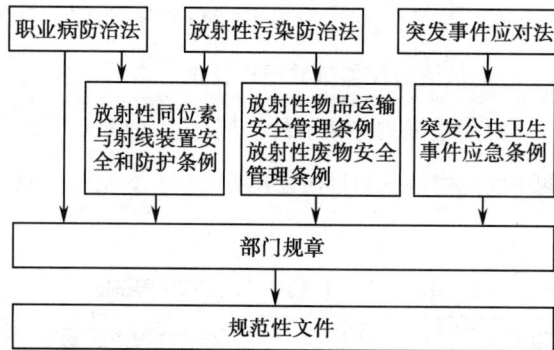

图 15-1
放射卫生法律体系框架

(一)《职业病防治法》

是我国第一部调整职业病防治法律关系的专门法律,保护劳动者健康、维护劳动者健康权益是这部法律的重要标志。《职业病防治法》所称职业病,是指企业、事业单位和个体经济组织等用人单位的劳动者在职业活动中,因接触粉尘、放射性物质和其他有毒、有害因素而引起的疾病。

用人单位的主要负责人对本单位的职业病防治工作全面负责,建立用人单位负责、行政机关监管、行业自律、劳动者参与和社会监督的机制。体现了对劳动者健康及其相关权益的保护,即保护的对象为劳动者,保护的内容为健康及权益。由于放射危害来自多方面,且又有随机性和确定性效应之分,因此,放射防护保护的对象为全方位的,包括放射工作人员、公众及其后代、被检者和陪检者等,保护内容为健康与安全以及环境。

(二)《放射性污染防治法》

是一部核与辐射安全监管的法律,以期调整和规范我国核设施、核技术利用、铀(钍)矿和伴生放射性矿开发利用中发生的污染防治活动,建立完善放射性污染防治的法律制度,强化放射性污染的防治。重在预防,为使"预防为主,防治结合,严格管理,安全第一"方针落到实处,本法从我国国情出发建立严格的放射性污染防治法律制度。

(三)《突发事件应对法》

宗旨是预防和减少突发事件的发生,控制、减轻和消除突发事件引起的严重社会危害,规范突发事件应对活动,保护人民生命财产安全,维护国家安全、公共安全、环境安全和社会秩序。

依法行政,建设法治政府,是实施依法治国基本方略的政治要求。政府在组织、实施突发事件应对的整个活动中也要坚持依法行政,规范政府行为。政府是突发事件应对活动最重要的主体之一,它负有统一领导、综合协调突发事件应对工作的职责。

三、放射卫生监督机构及其职责

由于放射防护工作的需要,2003年中央机构编制委员会办公室下发了《关于放射源安全监管部门职责分工的通知》(中央编办发〔2003〕17号),文中重新规定卫生、环保、公安等部门对放射源监督管理职责。中央编办发〔2003〕17号文明确规定:环保部门负责对放射源实行统一监管,卫生部门负责职业病危害评价管理工作,负责放射源诊疗技术和医用辐射机构的准入管理,参与放射源的放射性污染事故应急工作,负责放射源的放射性污染事故的医疗应急。

2010年中央机构编制委员会办公室下发了《关于职业卫生监督部门职责分工的通知》(中央编办发104号),该通知对放射卫生监督工作职责又进行了调整,调整后的卫生行政部门的职责是:负责会同安全监管部门、人力资源社会保障部门等有关部门拟订职业病防治法律法规、职业病防治规划,组织制定发布国家职业卫生标准;负责监督管理职业病诊断与鉴定工作;组织开展重点职业病监测和专项调查,开展职业健康风险评估,研究提出职业病防治对策;负责化学品毒性鉴定、个人剂量监测、放射防护器材和含放射性产品检测等技术服务机构资质认定和监督管理;审批承担职业健康检查、职业病诊断的医疗卫生机构并进行监督管理,规范职业病的检查和救治;会同相关部门加强职业病防治机构建设;负责医疗机构放射性危害控制的监督管理;负责职业病报告的管理和发布,组织开展职业病防治科学研究;组织开展职业病防治法律法规和防治知识的宣传教育,开展职业人群健康促进工作。

为适应新形势下相关部门职责调整和职业卫生监管工作的需要,《中华人民共和国职业病防治法》于2011年和2016年进行了修订。

四、放射卫生防护标准

有关政府部门、学术组织或专业机构公布的放射卫生防护标准是卫生行政执法的技术依据。我国的放射卫生防护标准是参考或等效国际放射防护委员会(International Commission on Radiological Protection,ICRP)等国际组织或国际原子能机构(The International Atomic Energy Agency,IAEA)的有关出版物中先进的管理方式及要求,结合国情和既往管理经验制定的。

放射卫生标准多为涉及人体健康、环境安全并在全国强制执行的国家强制性技术标准。这些标准如按其性质和使用范围分类,一般分为10类。

（一）基本标准和基础标准

《电离辐射防护与辐射源安全基本标准》（GB18871—2002）是最重要的基本标准,是制定其他相关标准的重要依据。

（二）职业照射的防护标准

由于放射性核素和射线装置种类繁多,应用方式各式各样,行业遍及国民经济各领域,防护要求不尽相同,均需有相应的标准保护放射工作人员与公众免受射线的危害,所以职业照射（occupational exposure）的防护标准是放射卫生标准中数量较多的一类。

（三）公众照射的防护标准

这部分标准包括食品中放射性浓度限制标准、地热水应用中的放射卫生防护标准、建筑材料中放射性限量标准、含放射性物质消费品放射卫生防护标准以及室内及地下建筑物氡浓度等有关标准。

（四）医疗照射防护标准

包括医用电子加速器卫生防护标准、医用X射线诊断卫生防护标准、临床核医学放射卫生防护标准、医用X射线诊断受检者放射卫生防护等有关标准。其内容涉及医用辐射设备的放射防护性能及其操作要求,医生和病人的放射防护要求、诊断或治疗工作的质量保证,还有一些专门的病人防护标准。

（五）放射病诊断标准及核与放射事故医学应急处理原则

包括外照射慢性放射病诊断标准、放射性肿瘤病因判断标准与外照射事故受照人员的医学处理和治疗方案。

（六）监测规范和方法标准

包括外照射个人剂量系统性能检测规范、核电厂职业照射监测规范、生物样品中放射性核素的γ能谱分析方法。

（七）应急准备与响应

包括事故照射以及事故应急和响应,医学处理原则。指导防范核或辐射突发事故的发生,以及明确规定一旦发生各类核和辐射标准为突发事件的正确处理程序和措施。

（八）防护设施与器材

包括放射治疗机房的辐射屏蔽规范、医用X射线CT机房的辐射屏蔽规范、γ辐照加工装置设计建造、医用诊断X射线个人防护材料及用品标准等。

（九）管理标准

包括建设项目职业病危害放射评价报告编制规范化和医学放射工作人员卫生防护培训的规范化以及医用放射性废物卫生防护管理等。

（十）其他

包括放射性物质运输与废物管理、辐射监测仪器及其他应用等。

第三节　放射防护的方法

一、外照射防护

外照射(external irradiation)是指体外放射源对人体造成的照射,主要是由 X、γ 射线、中子、高能带电离子和 β 射线所引起。外照射防护的基本方法,一般有四种防护方法:时间防护;距离防护;屏蔽防护;控制照射强度和面积。

（一）时间防护

工作人员在辐射场停留的时间越长,他所受的总剂量也必然越大。反之,就越小。时间防护就是以减少工作人员受照射的时间为手段的一种防护方法。

（二）距离防护

从严格的物理、数学意义上考虑,只有当电离辐射源可以视为点状源,且周围介质对电离辐射的吸收很小,甚至可以忽略时,人体受到的照射量率是与离源的距离的平方成反比的。这就是说,距离增加一倍,照射量率则将降为原来的四分之一。此规律简称为距离平方反比定律。

（三）屏蔽防护

屏蔽防护是在辐射源和工作人员之间设置由一种或数种能减弱射线的材料构成的物体,从而使穿透屏蔽物入射到工作人员的射线减少,以达到降低工作人员所受剂量的目的。屏蔽防护中的主要技术问题是屏蔽材料的选择、屏蔽体厚度的计算和屏蔽体结构的确定。由于内容较多,这里仅介绍一下屏蔽材料的选择原则。

各种射线在物质中的相互作用形式是有区别的。所以选择屏蔽材料时要注意材料之间的差别,材料选择不当,不但在经济上造成浪费,有时还会在屏蔽效果上适得其反。例如,要屏蔽 β 射线,必须先用轻材料,然后视情况再附加重物质防护。如将其次序颠倒,因 β 射线在重物质中比在轻物质中能产生更多的韧致辐射,就会形成一个相当大的 γ 辐射场。

对于 γ 射线和 X 射线常用原子序数高的材料作屏蔽体,例如,可选贫化铀、铅、铸铁、混凝土或砖以及含合适铅当量的复合材料做屏蔽体;在某些情况下还可以选用无离子水作为 γ 辐射源的屏蔽体。对于中子,常选用含硼的聚乙烯板或石蜡层或水等原子序数低的材料做屏蔽体。现将对各类射线的屏蔽材料选择原则列于表 15-3。

表 15-3　屏蔽材料的选择原则

射线种类	与物质作用的主要形式	屏蔽材料的种类	屏蔽材料
α	电离和激发	一般物质	一张纸
β	电离和激发,韧致辐射	轻物质+重物质	铝或有机玻璃+铁
γ	光电效应,康普顿效应 电子对效应	重物质	铅、铁 普通混凝土
中子	弹性散射、非弹性散射	轻物质	水、石蜡

在选择和使用屏蔽材料时,除了应考虑达到屏蔽目的外,还必须注意到其他一些因素,例如材料的经济价值和易得程度、屏蔽体容许占的空间大小、支持物能否承受、屏蔽材料的结构强度,以及吸收辐射后是否会产生感生放射性(induced radioactivity)或其他毒性物质等。

二、内照射防护

内照射(internal exposure)是指进入体内的放射性核素作为辐射源对人体的照射。可造成内照射的辐射源为非密封源(开放型放射源)。虽然放射性核素放出的 α 射线、β 射线、γ 射线等都有可能造成内照射,但是内照射防护更为重视能使器官和组织产生严重损伤的 α 射线和 β 射线。

(一)放射性核素进入体内的途径

1. 吸入   放射性气体(例如 3H、133Xe、222Rn 等)、放射性气溶胶(例如 99mTc 硫化胶体、133mIn 胶体)、含放射性核素的微尘(例如吸烟时烟雾中的 210Po)以及易升华或挥发的放射性核素主要通过呼吸器官吸入体内。

2. 食入   食入被放射性物质污染的水和食品,或通过被污染的手间接污染食物,通过消化器官进入体内。

3. 经皮肤或伤口   一般情况下完好的皮肤可阻止放射性物质进入体内,但蒸气态或液态的氧化氚和碘蒸、汽碘溶液等放射性核素能通过皮肤被组织吸收。皮肤出现伤口时,放射性物质通过伤口进入体内。

(二)内照射防护原则和方法

放射性核素进入体内后,机体本身无法消除其放射性而摆脱射线的照射,其受照剂量只能靠放射性核素的衰变及人体的新陈代谢将其不断排出体外而逐渐降低。

1. 防护原则

(1)防止放射性物质对空气、水和食品、工作场所的污染。

(2)阻断放射性物质进入体内的途径。

2. 防护方法   非密封型放射性工作场所应当按照《电离辐射防护与辐射源安全基本标准》的规定进行分级。为了达到安全操作非密封放射性物质的目的,围绕内照射防护的原则,确实做好内照射防护是必需的环节。

(1)合理选址:选择人口密度小,地势高的地区,要布置在居住区常年风向的上风侧。地震区要有可靠地安全措施,同时要考虑放射性"三废"的贮存与排放,条件容许要考虑选址的前瞻性。

(2)合理设计工作场所:非密封放射性工作场所应当独立或与非放射性工作场所分开设置;不同放射性水平操作室应当按照由低到高的顺序排列;按放射性核素操作量的大小分三级。

放射工作场所的高活性区和清洁区之间要有卫生通过间,高活性区要设置在平面的末端,室内人工通风系统的气流方向要有低放射性区流向高放射性区。墙壁、地板、水槽、操作台用易于清洗去污的材料制作;并有放射性污染检测仪表。

非密封放射性物质的安全操作:①操作前,准备操作中需要的工具、器皿和试剂,熟悉操作规程,应作充分准备,拟定周密的工作计划和步骤,检查仪器是否正常,通风是否良好,发生放射事故时的应急预案,凡是采用新技术、新方法时,在正式操作前必须熟悉操作内容,并进行必要的空白试验;②穿戴个人防护用品,如防护衣、帽、防护口罩和手套,必要时应戴塑料套袖和围裙,还应佩戴个人剂量计,并进行外照射个人剂量监测;③高活度放射性物质的操作在手套箱或热室中进行,对于危险性操作,必须有两人以上在场,不得一个人单独操作;④凡开瓶、分装或可能产生放射性气体和气溶胶的操作及粉尘操作,应在通风橱或工作箱内进行,应采取预防污染的措施;⑤进行放射性液体的转移、稀释、滴定、搅拌时,容器应放在铺有吸水纸的盘内进行,严禁用口吸移液管转移放射性液体,不能以裸露的手直接拿取放射性样品或有放射性沾染的物件;⑥操作开放性物质时应使用有机玻璃屏或防护眼镜,使用长柄操作器械,放射性液体小量洒落时,可用吸水纸吸干;⑦非密封源工作场所应每天进行湿式清扫,用具不能与清洁区用的相混,场所内的设备和操作工具,使用后应进行清洗,不得随意携带出去;⑧凡装有放射性核素的容器,均应贴上明显标志的标签,注明放射性核素的名称、活度等信息,避免与其他非放射性试剂混淆。

第四节　预防性放射卫生监督

放射卫生预防性监督是指环境保护行政主管部门、国家安全生产监督管理局等部门根据国家法律、法规、标准的要求,对新建、改建、扩建放射工作场所工程项目的卫生防护,放射性污染及生产安全、职业病危害因素的监督管理。

一、建设项目"三同时"

建设项目"三同时"是指生产性建设项目中的职业病防护设施必须符合国家规定的标准,必须与主体工程同时设计、同时施工、同时投入生产和使用,以确保建设项目竣工投产后,符合国家规定的职业卫生标准,保障劳动者在生产过程中的职业健康与安全。"三同时"的要求是针对我国境内的新建、改建、扩建的基本建设项目、技术改造项目和引进的建设项目。"三同时"生产经营单位安全生产的重要保障措施,是一种事前保障措施,是一种本质安全措施。

建设项目的职业病防护设施所需要的经费应当纳入建设项目的工程预算中;新建、改建、扩建放射工作场所的放射防护设施,应当与主体工程同时设计、同时施工、同时投入生产和使用。放射防护设施应当与主体工程同时验收;验收合格的,主体工程方可投入生产或者使用。

二、建设项目的管理

根据建设项目可能产生的辐射危害程度将其分为三类:

A 类:是指职业病危害严重的建设项目:核设施、甲级非密封源工作场所、辐照加工、放射治疗、使用或贮存单个密封源活度大于 $3.7×10^{10}$ Bq 的建设项目。

B 类:是指产生一般职业病危害的建设项目:乙级非密封源工作场所、单个密封源活度大于 $3.7×10^{8}$ ~ $3.7×10^{10}$ Bq 的建设项目、深部 X 射线治疗机的设施、CT 扫描装置机房、诊断 X 射线机房、行包 X 射线检查。

C类:是指能产生轻微职业病危害的建设项目:丙级非密封源工作场所、核子计应用设施、单个密封源活度不大 $3.7×10^8$ Bq 的设施、含 X 射线发生器的分析仪表使用设施。

三、设计审查

建设项目放射防护预评价是对可能产生职业病危害及对环境产生放射污染的建设项目,在可行性论证阶段,对建设项目可能产生的职业病危害因素、危害程度、放射污染水平、健康影响、防护措施等进行预防性卫生学评价,以了解建设项目在放射防护防治方面是否可行,为放射防护的管理提供科学依据,从而降低发生放射事故的危险性,消除和减少对放射工作人员,受检者及公众的健康损害。

(一)核电厂

1. 选址

(1)必须考虑厂址所在区域的城市或工业发展规划、土地利用规划、水域环境功能区划之间的相容性,尤其应避开饮用水水源保护区、自然保护区、风景名胜区等环境敏感区。

(2)必须综合考虑厂址所在区域的地质、地震、水文、气象、交通运输、土地和水的利用、厂址周围人口密度及分布等厂址周围的环境特征,必须考虑厂址所在区域内可能发生的自然的或人为的外部事件对核动力厂安全影响。

(3)考虑放射性废物的安全处置。

(4)应考虑环境保护和辐射安全因素,经比选,对候选厂址进行优化分析。

(5)必须在核动力厂周围设置非居住区和规划限制区。

(6)应尽量建在人口密度相对较低、离大城市相对较远的地点。规划限制区范围内不应有 1 万人以上的乡镇,厂址半径 10km 范围内不应有 10 万人以上的城镇。

2. 辐射源项

(1)反应堆运行状态下的辐射源

1)由反应堆堆芯中裂变产生中子、瞬发裂变 γ 射线、裂变产物发出的缓发 γ 射线。

2)堆芯材料、主回路冷却剂、金属结构和混凝土俘获中子后活化产物发射的二次 γ 射线。

3)主回路冷却剂中 16N、裂变产物和腐蚀产物发射的二次 γ 射线。

(2)停堆后:停堆后主要辐射源是裂变产物和活化产物衰变时放出的 γ 射线。

(3)事故时:安全壳是防止放射性物质向外泄漏的最后一道实体屏障,但在事故后,安全壳外的专设安全设施和有关辅助系统的流体中也含有放射性物质,主要辐射源是放射性裂变产物。

在设计阶段,应对核电厂的辐射源设计进行最优化,辐射源会影响到整个电厂的辐射水平,而其他方面的设计仅会对局部区域内的辐射水平产生影响。

3. 工作场所的分区　为对进入辐射区的人员进行管理,根据辐射水平的大小,对放射性厂房进行分区控制,严格控制进入高辐射区的工作人员和在其内停留时间。尽量减少工作人员可能受到的辐射剂量和防止污染的扩散,根据《电离辐射防护与辐射源安全基本标准》将辐射工作场所分为监督区和控制区。

核电厂必须明确控制区的边界,确定控制区边界时,应考虑辐射风险的类型、预计的正常照射水平、潜在照射的可能性和大小以及所需要的防护手段与安全措施的性质和范围,包括放射性废物管理,同时保证人员进入控制区时,遵循从低辐射或低污染区进入高辐射或高污染区。在控制区内一般还按照辐射水平和污染水平的高低再划分为几个子区域。

4. 卫生出入口　为严格管理进出控制区的人员和物品,降低工作人员所受剂量,防止放射性污染的扩散,保证非放射性区域不受污染,在放射性厂房内进入控制区处要设置卫生出入口,人流通道和物流通道必须严格分开。

5. 系统、设备的合理布置　对含放射性物质的系统、设备、厂房进行合理布置,降低运行和维修人员的辐射照射,使工作人员尽量远离高辐射区。

从辐射防护角度,对系统和设备合理布置的基本要求:

(1)带放射性系统、设备、厂房与不带系统、设备、厂房要分开布置。

(2)辐射水平相对高的设备要相对集中,高辐射区设置在隔离区内。

(3)布置含有放射性的设备、管道等应留有足够的空间,以便于检修和维护,并使工作人员与辐射源保持一定的距离。经常进行检修和维护的设备尽可能远离高辐射区。

(4)输送放射性介质的管道尽量布置在高辐射区,必须通过低辐射区时尽量短,并采取有效的防护措施。

(5)设备和管道的隔热层要便于拆卸和安装。

6. 设置通风系统　保证厂房内合理的气流组织和换气次数,降低工作场所空气中的放射性浓度,把工作场所空气中放射性物质的浓度保持在可合理达到的尽可能低的水平。

(1)换气:对于放射工作场所和设备房间应有足够的换气次数,以保证工作人员和设备正常运行所需要的环境条件。

(2)控制空气流向:对于不同的空气污染区,应使空气从低污染区流向高污染区。对于含有空气污染源的房间,应保持一定的负压,必要时应使用逆止阀,以防止空气倒流。

(3)控制工作场所气流模式:合理布置送风口和排风口,防止污染物排放出现死角,必要时需加上局部排风,以保证不论污染源发生在何处,都有足够的风量把污染物带走。

(4)净化:对排往环境的空气应根据需要衰变、过滤,达到规定水平后再排出。

7. 应急计划与响应

(1)应急准备的水平和质量:关注厂址邻近地区可能影响应急计划实施的人口与设施情况,包括人口密集区、医院、监狱等,在核电厂整个寿期内应持续收集这些资料并关注其中的变化。

(2)应急组织与职责及应急组织间的协调。

(3)应急响应行动,包括监测与评价、通知与报告、防护行动、医学救援等。

(4)应急响应能力的保持,包括应急计划的评审与修订、培训、演习、设施和设备的维护和检验等。

(5)防止工作人员或公众中出现确定性效应并降低随机性效应的发生率。

8. 放射防护机构的建设、规章制度的制定管理情况

(1)建立放射防护机构:应独立于负责运行、维修等生产活动的部门。

(2)制定辐射防护大纲:是指导核电厂辐射防护工作的一个重要纲领。

（3）职业健康管理：为工作人员建立个人剂量档案和职业健康档案。

9. 定期与不定期监测　对放射工作人员的剂量、工作场所、工艺系统、放射性流出物以及周围公众的受照剂量，进行定期与不定期的监测。

（二）辐照装置

辐照装置分为γ射线源辐照装置和加速器辐照装置两大类，在医疗用品消毒、食品保鲜、材料辐照改性、消灭昆虫、辐射育种等方面得到了广泛的应用。本节主要介绍γ辐照装置。

1. 选址与屏蔽　γ辐照装置在厂址选择时应收集当地水文、地质、气象、人口、地理环境、地震等资料，必须提出环境影响分析报告。

辐照室一般不宜设在人口密度较大的居民区，必须设置在单独建筑物内，并有足够的建筑面积。各类型辐照装置一般包括以下组成部分：密封源、源架及其控制系统、源的贮存和远距离操作系统、辐照室、安全联锁系统、观察系统、剂量监测系统、通风系统、辐照货物传输系统和贮源水池及水处理系统。辐照室不同位置的屏蔽厚度均须专门计算设计，确保在最大设计装源活度时，放射工作人员和公众受照剂量不超过各自限值。γ辐照装置布局示意图（图15-2）。

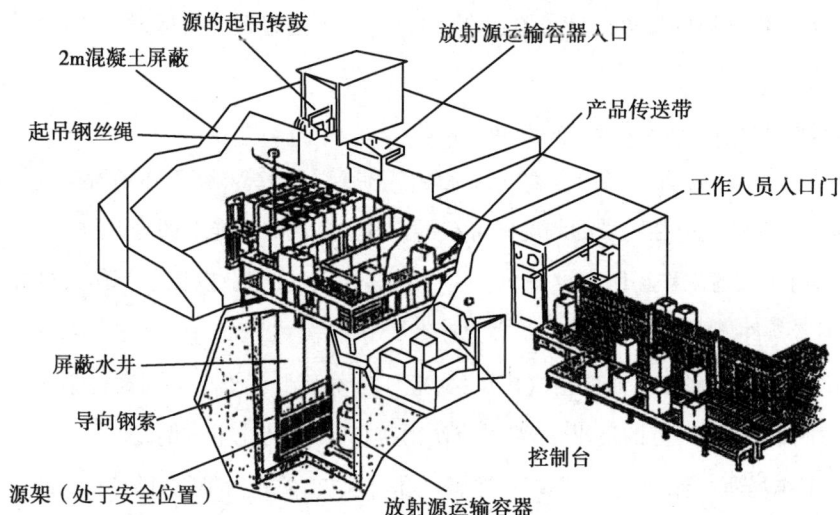

图15-2
γ辐照装置布局示意图

2. γ源的贮存与操作　γ辐照装置的源贮存分干法和湿法。大中型辐照装置几乎都采用湿法贮存，即用水作屏蔽材料，停止辐照期间将源贮存在水池或水井中。贮源水井一般位于辐照室中央，井深数米。井底、井壁均采用不锈钢材质，井内注入去离子水作为贮源时的辐射屏蔽。辐照室顶部留有换装源时进源孔道，平时用屏蔽塞充实（带有屏蔽塞联锁），辐照室上方一般设有进源操作间。

一些中小型辐照装置有时采用干法贮存，用铅、铸铁或贫铀制成防护容器，将源放在容器内或混凝土干井中。

3. 辐射安全联锁控制系统

（1）安全设计原则：辐照装置的安全设计必须符合国家相关标准和技术规范，并遵守纵深防御、冗余、独立作用、多样性等原则。

为了提高系统的独立性,可采取下列措施:①保证冗余性(多道联锁)各部件之间的独立性;②保证纵深防御各部件之间的独立性;③保证多元性各部件之间的独立性;④保证对安全防护起重要作用的物项与非安全重要性物项之间的独立性。

(2)可编程电子系统(PES):可编程电子控制系统在控制安全物项中得到应用。PES可能会出现某些于硬件完整性和与软件有效性相关的干扰,易导致受控物项出现故障。应及时对出现的问题加以正确处理和解决。除非经主管部门批准并得到设计建造单位同意,否则不得更换其软件。

(3)多功能钥匙控制:源升降、辐照室人员通道门和货物通道门必须由一个唯一的多用途钥匙或多个串链在一起的钥匙进行控制,这个钥匙还应与一台有效的便携式辐射报警仪相连。控制台插入钥匙并置于照射位置时才能升源;照射中钥匙不能被拔下取出,如果从控制台上取出,则放射源自动降到安全位置;钥匙转到贮源位置时降源,降源后钥匙才能被拔出。当班授权的人才能有权使用钥匙。

(4)辐照室出入口处管制

1)在辐照室的入口管制中,应至少设置2~3道安全联锁装置,封住入口,防止有人误入。

2)货物入口和出口防护门与传输的货物联动,在货物到达货物门处时自动开门,货物离开货物门时自动关闭。

3)在人员迷道入口处应设置多道光电报警装置,在源处于辐照位置时人员通过第一道光电控制区发出警告信号,通过第二道光电控制区时自动降源,并设置脚踏板、安全绳索等,且将它们与辐射源的控制系统联锁。在货物进出迷道各设置二道光电报警装置,防止人员在辐照时从货物迷道处误入辐照室。

4)要用两种或两种以上的独立手段判明辐射源的位置(或工作状态),进入辐照室的人员必须佩戴个人剂量报警仪和手持巡测仪。

5)只有满足下列条件才可以从外面打开通道门口:①源架在水井底的贮存位置;②剂量监测仪未报警;③通风系统启动并工作正常;④产品出口剂量监测未报警;⑤无低水位报警信号;⑥水处理器剂量监测未报警;⑦源降至贮存位置时间超过300秒。

6)必须设置断电保护装置。断电时,辐射源能自动进入安全状态且入口门不能从外面打开。

7)辐照室入口处应设置警示标识和工作状态指示灯,辐照室入口处和辐照室内应安装音响报警系统。

(5)防止人员误留辐照室的防护措施

1)为防止有人留在辐照室内时辐射源被提升,应在辐照前给出声光报警信号。

2)辐照室内四角应设置复位开关,这些开关与辐照控制系统联锁,强制工作人员在辐照前进入辐照室内四周进行检查,只有按下这些开关,走出辐照室,锁好门才能开机,否则不能升源辐照。

3)辐照室内设置固定剂量仪联锁。

(6)误留辐照室内人员的应急措施

1)在辐照室内的四周和迷道内墙壁上应设置拉线降源(或停止辐照)开关。

2)在辐照室出入门的内侧应设开门按钮,以供误留人员从里面打开门走出辐照室时使用。

(7)γ辐照装置的其他安全防护措施

1)辐射源要符合密封源出厂设计要求。

2)辐照室设置通风系统并与控制系统联锁：通风系统故障时，不能升源。

3)辐照室设置烟雾报警装置并与控制系统联锁：遇有火险时，源能自动降至贮源井底安全位置。

4)贮源井水位监测报警与自动补水系统，避免因贮源井水位下降引起辐照室水井出现高辐射剂量率。

5)辐照室顶装源口的可移式屏蔽塞必须与中心控制系统联锁，防止无防护塞情况下升源或源在工作位置时移开屏蔽塞。

6)在控制台上应安装紧急停止按钮，可在任何时刻终止辐照装置的运行并将放射源降至贮源井底安全位。

7)设源架迫降系统，在升源过程中发生某种故障时，使源架得以降至水井底部。

4. 辐照装置的应急响应

(1)地震、龙卷风或其他外部危险，辐照室内外出现的火情或爆炸事件。

(2)源不能被提升或不能被返回安全贮存位置。

(3)源架或产品转运器受损坏。

(4)水井水或其过滤物中含有放射性污染物。

(5)辐照室的控制系统、信息显示系统、场所报警系统、通风系统、水处理设备、机械或结构部件出现老化、故障。

(6)监测设备显示结果高于正常值。

5. 放射防护管理

(1)运营单位必须设有安全与防护管理机构，并制定安全操作规程或手册。

(2)配备具有专业技术资格的人员，并有培训计划。

(3)放射工作人员必须佩戴个人剂量报警仪，并做好运行日记的记录。

(4)制定维修和检查计划，并有经过培训和具有一定技术水平的人员进行。

6. 辐射监测　包括个人剂量监测、工作场所监测、流出物监测、环境监测等监测计划。

7. 放射源的质量管理与退役

(1)放射源的质量管理

1)^{60}钴源棒为双层不锈钢包壳，出厂前已经过严密地泄漏检查，用源单位应获得源生产厂家的质量检验合格证书。

2)放射源保质期一般10～15年，用源单位应在厂家的保质期内使用，到保质期时及时退役放射源。

3)用源单位应申请有资质的技术服务机构对贮源井水的放射性进行定期和不定期监测。

4)一旦发现井水水质放射性超标，应停止辐照装置运行。

(2)退役放射源的处置：与供货厂商签订合同，在源达到保质期时或源出现质量问题，源退回供货厂商或源生产单位。退役的放射源由供货厂商负责处理。

（三）γ工业探伤

1. γ探伤室应尽量设在单独的房间内,其主屏蔽墙的厚度应根据所用辐射的活度大小和射线能量决定,要保证室外公众人员所受的剂量不超过相应的限值。在估计公众人员所受的剂量时要同时考虑到穿透防护墙和天空散射引起的照射。探伤室门口要有醒目的电离辐射警示标示并安装灯光、声光报警、门机联锁装置。

2. 安全装置　γ探伤机的控制台应具有工作信号、源位置显示、联锁装置和紧急终止照射开关,并应保证终止照射后放射源能自动回复到安全状态。源处在探伤状态时,应保证探伤室内没有人,外面的人员进不去。辐射水平的监测仪表,探头应设在探伤室内,辐射水平仪表与入口的门要联锁。

3. 源和源容器　必须符合国家相关标准。

4. 辐射监测　包括个人剂量监测、使用个人剂量报警仪、源返回安全位置的监测。

（四）其他密封型放射源的应用

核子秤、料位计、测厚仪、密度湿度仪、油田测井、地质勘探参考相关的标准进行审查。

（五）射线装置

1. 场所要求　不同类型、不同规模的射线装置的工作场所要求如下:

（1）X射线衍射仪和荧光分析仪、一般行李通过式和样本透视式X射线安全检查仪等射线装置,可以安装在普通的工作室内,人员可以在工作室内操作设备及进行其他的有关工作。

（2）现场用便携式X射线探伤机,可以在室外工作场圈出控制管理区域,有限制地使用。

（3）固定式和移动式X射线工业探伤设备、高产额中子发生器、高功率离子束注入机、生产超短寿命放射性核素如核医学用正电子断层扫描装置所需的小型加速器以及不以生产放射性核素为目的的各种加速器,可以设在市区专用室内,并应设在单独建筑内或多层建筑物的底层,但应考虑所需要的建筑屏蔽负荷能力,并应对辐射防护与安全设置进行利益与代价综合分析。甚至还要考虑到辐射对周围人员心理负担。

2. 剂量控制设计指标　射线装置室的屏蔽设计必须满足国家规定的剂量限值要求,并符合"最优化"设计原则。一般情况下,设计中对职业人员受照剂量的控制指标不应高于其年剂量限值的十分之一。

3. 屏蔽防护材料　射线装置室的防护材料不得使用空心材料。对于150kV以下的X射线机,普通砖可以作为机房的防护材料。对于空心隔板室的改造,可以用砖、水泥、铅或含铅、钡类复合材料。

4. 防护墙与迷路　射线装置有用线束可直接照射到的主防护墙按屏蔽有用线束设计,其他次级防护墙按屏蔽射线装置的泄漏辐射及散射辐射设计。

5. 门、窗设计　200kV以上的射线装置室,一般不设采光窗;射线装置的观察窗应与同方位的墙有等效的防护性能。

6. 室顶与管孔　对因使用工艺要求不能设置室顶的射线装置室（建在焊接厂房内的无顶探伤室）,需要考虑"天空散射"及厂房顶面的反散射问题。

7. 安全装置　射线装置室应设置工作状态指示灯、防止工作人员在射线装置工作时误入照射室的多重安全联锁设备、应急安全设备、通风设备和必要的固定安装的剂量监测仪表。

四、批复与竣工验收

（一）批复

建设单位在可行性论证阶段或建设项目开工前完成建设项目《职业病危害预评价报告》和环境影响评价文件后,向环境保护主管部门提交报告和专家审查意见,行政主管部门应当对建设单位提交的有关材料进行审核,同意的予以批复;属于备案管理的项目,符合要求的予以备案。

（二）竣工验收

建设项目在竣工验收前,应当委托有资质的技术服务机构及有相应资质的环境辐射监测机构,进行职业病危害控制效果评价和环境污染监测。依据技术服务机构编写的《职业病危害控制效果评价报告》,对该建设项目防护设施是否符合国家标准要求等进行现场核实、验收。内容主要包括控制效果评价报告中提出的问题或建议、意见是否整改落实、防护设施或工作场所辐射水平是否符合要求、防护设施的运行情况及各项规章制度的落实和执行情况等,合格的予以审批。

五、许可制度

拟从事生产、使用、销售放射性核素与射线装置工作的单位,在开展放射工作前,按《条例》的要求,向所在省、自治区、直辖市的环境保护主管部门申请办理许可手续,取得辐射安全许可证后,方可从事许可范围内的放射工作。

（一）申办许可证的基本条件

1. 专业技术人员　具备与所从事的放射工作相适应的专业知识和执业资质、防护知识及健康条件。

2. 放射工作场所　有符合国家环保标准、职业卫生标准和安全防护要求的场所、设施和设备。

3. 安全防护管理组织　有专门的安全和防护管理机构或专兼职的防护管理人员,并配备工作中所必需的符合国家标准的防护用品和监测仪器。

4. 规章制度　有健全的防护管理规章制度、放射事故应急预案。

5. 放射性"三废"处理　产生放射性废气、废液、固体废物的,具有确保放射性废气、废液、固体废物达标排放的处理能力和可行性的处理方案。

（二）技术服务机构资质认证

国家对职业卫生技术服务机构实行资质认可制度。职业卫生技术服务机构应当依法取得职业卫生技术服务机构资质;未取得职业卫生技术服务机构资质的,不得从事职业卫生检测、评价等技术服务。职业卫生技术服务机构的资质从高到低分为甲级、乙级、丙级三个等级。

职业病诊断与体检机构参见职业卫生监督第十四章。

第五节　经常性卫生监督

一、放射性核素的卫生监督

（一）生产、销售中的监督

1. 生产、销售单位应按规定办理辐射安全许可,不得向无许可登记或超越许可登记范围的单位或个人销售密封源。

2. 生产、销售单位应建立健全放射源的保管、销售登记制度,应建立放射性核素产品台账,将年度生产和销售情况及产品台账和放射源编码清单向环境保护主管部门报告,同时接受检查。

3. 放射源出厂时应有明确的标志(注明放射源的化学符号、源标号、生产时间、活度及生产单位和说明文件),源的检验证明(应给出正式名称、编码、表面沾污与泄漏检验方法和结果等)。

（二）贮存中的监督

1. 存放密封源应有贮存库或贮存室(简称源库),如果是地下贮存,源库内设有贮存坑,应将密封源放入坑内,坑盖上要有标明源罐号、核素名称及活度等的标签。

2. 源库应有足够的面积,应有防盗、防火、防水措施,保持良好的通风和照明。库内不得存放易燃易爆和易腐蚀的危险品。

3. 源库应有专人看管,并应建立健全各项保管和安全防护制度,放射源的进出应及时登记,保管人和借还人要按规定进行签名认可。源库应上双锁,要有 2 名工作人员持有钥匙。并有辐射警告标志,源库外的周围剂量当量率不得大于 $2.5\mu Sv/h$。

（三）放射源运输中的监督

1. 放射性物品运输容器的设计应符合安全标准,并有安全性能评价文件。

2. 托运放射性物品的,托运人应当持有生产、销售、使用或者处置放射性物品的有效证明,使用与所托运的放射性物品类别相适应的运输容器进行包装,配备必要的辐射监测设备、防护用品和防盗、防破坏设备。

3. 承运放射性物品应当取得国家规定的运输资质。

4. 通过道路运输放射性物品的,应当经公安机关批准,按照指定的时间、路线、速度行驶,并悬挂警示标志,配备押运人员,使放射性物品处于押运人员的监管之下。

（四）安装、换源和维修的监督

1. 安装前应仔细检查密封源的出厂资料,核对无误后方可安装。安装前后均应进行全面的外照射检测和表面污染的检查。

2. 对整套供应的仪表设备,如对安全防护方面已有周密考虑,可按说明书的要求安装或换源,否则应制订详细的防护方案,增加可靠的防护措施。

3. 换下的密封源应按有关规定妥善处理。

4. 对从事密封源安装、换源和维修人员,除应熟悉有关技术和熟练操作技能外,还应接受防护知识培训。

（五）使用中的监督

1. 从业人员除具有熟练的操作技能,还要进行防护知识的培训,并经考核合格。按照防护最优化原则,采取有效措施,使受照剂量控制在合理达到的尽可能低的水平。

2. 对强放射源应设立单独的照射室,其屏蔽厚度应保证相邻区域人员的安全。室内、外设有声光报警装置及放射性危险标志,并根据需要设置安全联锁装置或监视装置。

3. 放射性工作单位使用的核素的等效年用量和核素的最大等效日操作量应符合许可登记注册的单位类别和场所分级。甲级工作场所应按三区制布置,甲乙级工作场所应设立卫生通过间,并设置通风系统等。

4. 室外或野外工作时,应根据放射源的辐射水平划出控制区,设置围栏和警示标志或警告信号。必要时应设有守卫人员,禁止无关人员接近。

5. 定期对工作场所及其环境进行剂量监测,对工作人员的手、皮肤、工作服、鞋进行表面污染监测,并进行个人剂量监测。

6. 制定防止放射源丢失、被盗的安全防护制度,并制定有事故应急预案。

二、射线装置的卫生监督

（一）射线装置使用的卫生监督

对使用射线装置的管理,其重点内容是对安全防护系统的卫生监督,应做到设计合理,运行可靠。一般要求使用射线装置的单位每半年检查一次,应有定期检修记录并有定期的监测报告。

（二）工业探伤装置的监督

探伤作业可以在室内也可以根据需要在室外进行,固定式探伤应在探伤室内进行,照射室设置安全防护连锁装置并设有声光报警装置,以防止探伤过程中人员误入照射室。现场探伤时,应划定作业场所工作区域,并在相应的边界设置警示标识。将作业时被检物体周围的周围剂量当量率大于 $15\mu Sv/h$ 的范围划为控制区,并在边界上悬挂清晰可见的"禁止进入 X 射线区"警告牌,探伤作业人员应在控制区边界外操作,在控制区边界外将作业时周围剂量当量率大于 $1.5\mu Sv/h$ 的范围划为监督区,并在并在边界上悬挂清晰可见的"无关人员禁止入内"警告牌,必要时设专人警戒。在监督区边界附近不应有经常停留的公众成员。

放射工作人员职业健康监督管理参见第十四章。

三、含有（伴生）放射性产品与防护器材的卫生监督

（一）放射防护器材的卫生监督

放射防护器材是指对电离辐射进行屏蔽防护的材料以及用屏蔽材料制成的各种防护器械、装置、部件、用品、制品和设施。

主要品种有防护口罩、封闭式防护衣等。铅玻璃、铅橡胶、防护有机玻璃、X线复合防护材料等,

用于医用诊断 X 线、核医学和工业探伤等的屏蔽防护。其质量的优劣,关系到放射工作人员、接受医疗照射的病人和周围人群的身体健康。放射防护器材,必须符合放射防护要求进行出厂进行检测,不合格的产品不得生产、销售、进口与使用。

（二）含有放射性产品的卫生监督

放射性产品　是指含放射性物料、含放射性物质消费品、伴生 X 射线电器产品和原卫生部规定的其他含放射性产品。其中含放射性物料是指含放射性物质的材料,包括水泥、陶粒砖、煤灰砖、红砖等建筑材料;天然石材;含磷肥料;室内装饰材料(各类贴墙瓷砖、铺地瓷砖、涂科等);稀土矿石等材料。

含放射性物质消费品是指因产品功能或制造工艺需要,原料中添加放射性物质或者其装置内含有密封放射源结构或者采用技术途径使之具有放射性的消费品,如掺有独居石、锆英沙和稀土物质等。

（三）含放射性产品的监督内容

1. 检测　含放射性产品是否按照规定进行检测。

2. 检测资质　出具检测报告的单位是否具备原卫生部认证的含放射性产品检测资质。

3. 产品标签。

第六节　放射卫生监督程序

一、监督检查准备

（一）掌握用人单位的信息，包括：

1. 用人单位名称、地址、法人和联系人。

2. 用人单位基本情况,职业人员总数,放射工作从业人数辐射源用途和应用方式。

3. 对核设施,应了解核设施种类,生产方式,主要辐射源项。

4. 对射线装置应了解射线装置的射种类、能量、电压、电流等参数。

5. 对放射性核素应当了解核素名称、半衰期、活度及测量日期、射线种类及能量等参数。

（二）收集并熟悉有关法规、标准

（三）制定监督计划并列出检查表

检查表应包括:单位名称、地址、联系人、联系方式等基本信息;监督检查项目、检查人和检查日期,携带卫生执法文书。

（四）选择适宜的调查取证方法与工具

携带照相及摄像器材,如果需要进行现场检测,应根据放射工作种类、污染核素或射线种类选择相应的监测仪器。

二、现场监督

监督人员到达用人单位后,应与负责放射卫生的人员接洽说明情况并出示执法证件,按照预定计划进行监督检查,填写检查表。检查项目,应根据用人单位的情况进行选择。

（一）查阅文件资料

1. 规章制度,应急计划。

2. 人员资格证明。

3. 个人剂量监测、健康监护和教育培训档案。

4. 检测报告等资料。

（二）现场监测和监督

1. 工作场所辐射水平,检查用人单位自行检测记录。

2. 工作人员佩戴个人剂量计情况。

3. 工作人员放射卫生防护知识掌握情况。

4. 放射性警示标识及工作状态指示灯。

5. 联锁装置,防护设施。

6. 个人防护用品及受检者防护用品的使用情况,单位配备的场所防护及设备性能检测仪器和报警仪等。

（三）监督检查结果

将检查结果与法律、法规、标准、规范进行比较,得出检查结论,填写现场监督文书。

第七节　放射事故的卫生监督

一、放射事故的分级与报告

（一）事故的分级

根据辐射事故的性质、严重程度、可控性和影响范围等因素,从重到轻将辐射事故分为特别重大辐射事故、重大辐射事故、较大辐射事故和一般辐射事故四个等级。

1. 特别重大辐射事故　是指Ⅰ类、Ⅱ类放射源丢失、被盗、失控造成大范围严重辐射污染后果,或者放射性核素和射线装置失控导致3人以上(含3人)急性死亡。

2. 重大辐射事故　是指Ⅰ类、Ⅱ类放射源丢失、被盗、失控,或者放射性核素和射线装置失控导致2人以下(含2人)急性死亡或者10人以上(含10人)急性重度放射病、局部器官残疾。

3. 较大辐射事故　是指Ⅲ类放射源丢失、被盗、失控,或者放射性核素和射线装置失控导致9人以下(含9人)急性重度放射病、局部器官残疾。

4. 一般辐射事故　是指Ⅳ类、Ⅴ类放射源丢失、被盗、失控,或者放射性核素和射线装置失控导致人员受到超过年剂量限值的照射。

（二）事故的报告

1. 发生辐射事故时,生产、销售、使用放射性核素和射线装置的单位应当立即启动本单位的应急方案,采取应急措施,并立即向当地环境保护主管部门、公安部门、卫生主管部门报告。

2. 环境保护主管部门、公安部门、卫生主管部门接到辐射事故报告后,应当立即派人赶赴现场,进行现场调查,采取有效措施,控制并消除事故影响,同时将辐射事故信息报告本级人民政府和上级人民政府环境保护主管部门、公安部门、卫生主管部门。

（三）应急处理

辐射事故发生后,有关县级以上人民政府应当按照辐射事故的等级,启动并组织实施相应的应急预案。

1. 环境保护主管部门负责辐射事故的应急响应、调查处理和定性定级工作,协助公安部门监控追缴丢失、被盗的放射源。

2. 公安部门负责丢失、被盗放射源的立案侦查和追缴。

3. 卫生主管部门负责辐射事故的医疗应急。

二、放射事故的立案调查

环保主管部门会同公安机关和卫生计生行政部门对放射事故应当立案调查,立案调查的基本内容如下:事故单位与放射工作有关的基本情况,如放射工作的种类、性质、规模、安全防护管理情况;事故基本情况,如发生事故的时间、地点、级别、性质、人员受照情况和财产损失情况等,并建立放射事故档案。

事故调查结束后,应依照法律、法规处理后结案,对构成犯罪的,依法追究刑事责任。

第八节　法律责任

对违反《中华人民共和国职业病防治法》《放射性核素与射线装置安全和防护条例》和《中华人民共和国放射污染防治法》等相关法律法规实施的行政处罚,按其处罚的内容和性质可分为警告、罚款、没收违法所得、停业整顿、吊销许可登记证等形式,情节严重的还应追究刑事责任。实施处罚应根据案由的来源及对违法事实的调查,确定是否存在违法行为,才能实施行政处罚。

一、行政责任

（一）《职业病防治法》第七十三条第二项

未提供个人使用的职业病防护用品,或者提供的个人使用的职业病防护用品不符合国家职业卫生标准和卫生要求的,由安全生产监督管理部门给予警告,责令限期改正,逾期不改正的,处五万元以上二十万元以下的罚款;情节严重的,责令停止产生职业病危害的作业,或者提请有关人民政府按照国务院规定的权限责令关闭。

（二）《职业病防治法》第八十一条规定

职业病诊断鉴定委员会组成人员收受职业病诊断争议当事人的财物或者其他好处的,给予警告,没收收受的财物,可以并处三千元以上五万元以下的罚款,取消其担任职业病诊断鉴定委员会组成人员的资格,并从省、自治区、直辖市人民政府卫生行政部门设立的专家库中予以除名；

（三）《职业病防治法》第八十三条规定

县级以上人民政府职业卫生监督管理部门不履行本法规定的职责,滥用职权、玩忽职守、徇私舞弊,依法对直接负责主管人员和其他直接责任人员给予记大过或降级的处分;造成职业病危害事故或者其他严重后果的,依法给予撤职或者开除的处分。

二、民事责任

《放射污染防治法》第五十九条 因放射性污染造成他人损害的,应当依法承担民事责任。

民法通则对放射性污染损害的民事责任作了规定。民法通则第一百二十三条规定："从事高空、高压、易燃、易爆、剧毒、放射性、高速运输工具等对周围环境有高度危险的作业造成他人损害的,应当承担民事责任;如果能够证明损害是由受害人故意造成的,不承担民事责任。"

根据民法通则的规定,我国对放射性污染损害实行严格责任原则。构成放射性污染损害的民事责任的要件有:①这种损害的加害人应当是核设施营运单位、核技术利用单位、铀(钍)矿和伴生放射性矿开发利用单位等;②加害人主观上不管是否有过错,都应承担民事责任。除非加害人能够证明损害的发生是出于受害人的故意所致;③这种污染损害必须是受害人接受的放射性污染超过国家标准,并已造成实际损害后果;④放射性污染损害与加害人的行为有直接的因果关系,判断是否有因果关系要用科学有效的手段作为依据。

三、刑事责任

《放射污染防治法》第四十八条规定:放射性污染防治监督管理人员违反法律规定,利用职务上的便利收受他人财物、谋取其他利益,或者玩忽职守,有下列行为之一的,依法给予行政处分;构成犯罪的,依法追究刑事责任:①对不符合法定条件的单位颁发许可证和办理批准文件的;②不依法履行监督管理职责的;③发现违法行为不予查处的。

按照本条规定,放射性污染防治监督管理人员违反法律规定,利用职务上的便利收受他人财物、谋取其他利益,或者玩忽职守实施上述三种违法行为之一,构成犯罪的,就要承担相应的刑事法律责任。本条规定的刑事责任包括受贿罪、滥用职权罪、玩忽职守罪和环境监管失职罪。

（栾耀君）

思考题
1. 放射工作人员职业健康检查机构应当具备哪些基本条件?
2. 对 γ 辐照装置的经常性卫生监督应包括哪些内容?

第十六章

学校卫生法律制度与监督

学校卫生监督是公共卫生监督的一部分。学校卫生监督关系到儿童青少年的健康。通过对学校建筑、教学设施以及影响学生健康的学习、生活、劳动、环境、食品卫生和传染病防治等进行卫生监督,为儿童青少年提供良好的学习生活条件,对保障儿童青少年的健康具有重要意义。

第一节　概述

一、学校卫生监督的概念

学校卫生监督是指县级以上地方人民政府卫生计生行政部门及其综合监督执法机构依据《学校卫生工作条例》及相关法律、法规、规章和卫生标准,对学校及其相关企业机构贯彻执行卫生法律、法规的情况进行督促检查,对违反卫生法律、法规的行为追究法律责任的一种行政管理活动。学校卫生监督是一项政策性、法律规范性、科学性和技术性都很强的卫生监督工作,是卫生执法的重要内容,是国家卫生监督的一个组成部分。

二、学校卫生监督的意义

加强学校卫生监督工作有着重要而深远的意义。首先,它是国家不断发展教育事业的需要。随着我国国民经济的发展,教育投入逐年增加,新建、改建、扩建的各级各类学校大量出现,新型的学校建筑、教学设施和卫生设备等亦不断涌现,加强对新建校舍的选址、设计、教学和生活设施的预防性卫生监督势在必行。其次,学校卫生监督是为儿童少年身心健康成长所必需。学校是儿童和青少年学习、锻炼、娱乐和科技活动的场所,对学校内影响学生健康的学习、生活、劳动、环境、食品卫生和传染病防治等工作进行经常性卫生监督,对培养学生身心全面发展起着重要的作用。第三,学校卫生监督是保障为学生服务产品的安全性所必须。随着我国市场经济的发展,为学生服务的产品越来越多,学生使用的产品不仅要品种多,而且要使用方便,更要安全,并适合不同年级儿童少年身心发展的需要。

三、学校卫生监督部门及其职责

《学校卫生工作条例》规定:国务院卫生行政部门负责对全国学校卫生工作的监督指导;国务院教育行政部门负责学校卫生工作的行政管理。国家卫生与计划生育委员会可以委托国务院其他有关部门的卫生主管机构,在本系统内履行预防性、经常性的监督职责。

县以上卫生与计划生育委员会对学校卫生工作行使监督职权,其具体职责是①对新建、改建、扩建校舍的选址、设计实施卫生监督;②对学校内影响学生健康的学习、生活、劳动、环境、食品等方面的卫生和传染病防治工作实行卫生监督;③对学生使用的文具、娱乐器具、保健用品实行卫生监督。

另外,根据《学校卫生工作条例》,学校应当建立卫生管理制度,使学生的学习、生活、劳动、环境、食品等方面和传染病防治工作符合国家卫生标准和要求。

第二节　学校卫生法律制度

一、学校卫生监督的法律

学校卫生监督是一项综合性监督工作,涉及的法律较多。《中华人民共和国宪法》第 46 条规定:"国家培养青年、少年、儿童在品德、智力、体育等方面全面发展"。《中华人民共和国义务教育法》《中华人民共和国未成年人保护法》《中华人民共和国食品安全法》《中华人民共和国传染病防治法》《中华人民共和国职业病防治法》《中华人民共和国母婴保健法》等法律也都是学校卫生监督重要的法律依据,其中的相关条款对保护儿童青少年健康发挥积极重要作用。

二、学校卫生监督的行政规章

为了做好学校卫生工作,国家制定了一系列相应的卫生要求和卫生措施。新中国成立初期,国家就颁布了《关于改善各级学校学生状况的决定》;随后,国务院和相关部门又相继颁布了《关于全日制学校的教学、劳动和生活安排的规定》《高等学校学生体质健康卡片》《中小学生体质健康卡片》等 30 余项学校卫生方面的规范性文件。据统计,自新中国成立以来至 1988 年 3 月,党和政府颁发或转发的有关学校体育卫生工作的文件达 144 个。在 1979 年教育部和原卫生部联合颁布了《中、小学卫生工作暂行规定》(草案),1980 年又联合颁布了《高等学校卫生工作暂行规定》(草案)。在此基础上,1990 年 4 月 25 日经国务院批准,国家教委和卫生部颁布的《学校卫生工作条例》(简称《条例》)是我国关于学校卫生工作的第一部法规性文件,它使我国的学校卫生工作由行政管理走上了法制管理的道路;同时,国家还颁布了《学校体育工作条例》,这些行政规章为开展学校卫生监督提供了更具体的行政执法的依据。除此以外,1996 年 8 月 27 日卫生部发布了《学生集体用餐卫生监督办法》;1999 年卫生部根据 WHO(健康促进学校发展纲领)制定了《健康促进学校工作指南》;2002年 5 月 28 日卫生部、教育部发布了《关于加强学校预防艾滋病健康教育工作的通知》,2007 年 5 月 7日中共中央国务院关于加强青少年体育,增强青少年体质的意见(中发(2007)7 号),2011 年 8 月 16日教育部、原卫生部发布了《农村寄宿制学校生活卫生设施建设与管理规范》,2012 年国务院办公厅印发《关于进一步加强学校体育工作的若干意见》,2016 年 5 月国务院办公厅印发了《关于强化学校体育促进学生身心健康全面发展的意见》,这些规范性文件也为开展学校卫生监督提供了依据。

三、学校卫生监督的卫生标准

国家根据卫生保健的要求,批准颁布了一系列学校卫生专业标准,属卫生技术性法规,具有法律的约束力,是学校卫生监督的专业技术依据。

学校卫生标准分为七个系列。

（一）学校卫生专业基础标准

包括学校卫生名词术语、标准研制与编写总则等。

（二）学校建筑设计及教学设施卫生标准

包括学校及托幼机构建筑设计卫生要求、学校教学设施卫生要求、教室微小环境卫生要求等。

（三）学校生活服务设施卫生标准

包括学生营养午餐营养供给量、学校及托幼机构饮水设施卫生管理规范、学生宿舍卫生要求及管理规范等。

（四）学校家具、教具及儿童青少年用品卫生标准

包括学校课桌椅、黑板、中小学校教科书卫生标准等。

（五）学校教育过程卫生标准

主要是对学习负担、体育运动负荷的限制标准。

（六）学校儿童青少年健康检查与管理规范

包括学生健康检查技术要求、方法,健康监测、评价方法,疾病预防,以及学校卫生监督与管理。

（七）学校健康教育规程

包括健康教育规范,健康促进学校规范等。

目前已颁布的有关学校卫生专业标准有:盲校建筑设计卫生标准（GB/T 18741—2002）、中小学校教室采暖温度标准（GB/T 17225—1998）、中小学校教室换气卫生标准（GB/T 17226—1998）、学校课桌椅功能尺寸（GB/T 3976—2002）、中小学校建筑设计规范（GB/J 99—1986）、生活饮用水卫生标准（GB5479—1985）、学生营养午餐营养供给量（WS/T 100—1998）、学生营养餐生产企业卫生规范（WS103—1999）、中小学生体育锻炼运动负荷卫生标准规范（WS/T101—1998）、儿童青少年斜视的诊断及疗效评价标准（WS/T200—2001）、儿童青少年弱视的诊断及疗效评价标准（WS/T201—2001）、儿童青少年屈光度检测及配镜技术标准（WS/T202—2001）、儿童少年脊柱弯曲异常的初筛标准（GB/T 16133—1995）、儿童少年血红蛋白筛检标准（GB/T17099—1997）、学生军训卫生安全规范（WS/T 480—2015）、儿童少年矫正眼镜卫生要求（WS 219—2015）、0~6 岁儿童健康管理技术规范（WS/T 479—2015）、儿童安全与健康一般指南（GB/T 31179—2014）、儿童青少年脊椎弯曲异常的筛查（GB/T 16133—2014）、学生宿舍卫生要求及管理规范（GB31177—2014）、中小学教科书卫生要求（代替 GB/T17227—1998）、儿童青少年伤害监测方法（GB/T31180—2014）、儿童青少年发育水平的综合评价（GB/T31178—2014）、学校课桌椅功能尺寸及技术要求（GB/T 3976—2014）、学生使用电脑卫生要求（GB/T 28930—2012）、学校卫生监督综合评价（GB/T 18205—2012）、铅笔涂层中可溶性元素最大限量（GB 8771—2007）、学龄儿童青少年营养不良筛查（WS/T 456—2014）、学生心理健康教

育指南（GB/T29433—2012）、中小学校传染病预防控制工作管理规范（GB28932—2012）、中小学生一日学习时间卫生要求（GB/T17223—2012）、电视教室座位布置范围和照度卫生标准（GB 8772—2011）、书写板安全卫生要求（GB 28231—2011）、标准对数视力表（GB 11533—2011）、中小学生健康检查表规范（GB 16134—2011）、中小学健康教育规范（GB/T 18206—2011）、学生健康检查技术规范（GB/T 26343—2010）、中小学教室采光和照明卫生标准（GB7793—2010）。另外，还有许多学校卫生标准正在准备修订和制订。这些卫生标准都为学校卫生的行政监督提供了更加充分和具体的专业技术依据。

第三节　学校预防性卫生监督

一、学校预防性卫生监督概念

学校预防性卫生监督是指卫生计生行政部门及综合监督执法机构依照国家有关法律、法规、卫生标准，对新建、改建、扩建的学校的选址、建筑设计的审查和验收。在审查中，发现不符合卫生法规和卫生标准要求时，应及时提出修改或改进意见，指导其采取有效措施，防止和消除不良环境对师生健康的影响，做到防患于未然。

二、学校预防性卫生监督内容

各级卫生计生行政部门及综合监督执法机构应根据中华人民共和国国家标准《中小学建筑设计规范》对新建、改建、扩建的学校进行全面卫生审查。

（一）校址选择的卫生监督

学校校址选择应符合下列规定：①校址应选择在阳光充足、空气通畅、场地干燥、排水通畅、地势较高的地段。校内应有布置运动场的场地和提供给排水及供电设施的条件；②学校宜设在无污染源的地段。学校与各类污染源的距离应符合国家有关防护距离的规定；③学校主要教学用房的外墙与铁路的距离不应小于300m；与机动车流量超过每小时270辆的道路同侧路边的距离不应小于80m，当小于80m时，必须采取有效的隔音措施；④学校不宜与市场、公共娱乐场所、医院太平间等不利于学生学习和身心健康以及危及学生学习、身心健康和学生安全的场所毗邻；⑤校区内不得有架空高压输电线穿过；⑥中学服务半径不宜大于1000m；小学服务半径不宜大于500m。走读小学生不宜跨过城镇街道、公路及铁路。有学生宿舍的学校不受此限制。

（二）学校用地设计的卫生监督

学校用地包括建筑用地、运动场地和绿化用地三部分。学校用地设计要求三种用地之间有绿化带隔离，无绿化带隔离者，应以道路中心为界；学校建筑用地应包括建筑占地面积，建筑物周围通道，房前屋后的零星绿地，小片课间活动场所。学校运动场地应包括体育课及课外活动的整片运动场地。学校绿化用地应包括成行绿地和室外科学园地。

（三）学校平面布局设计的卫生监督

学校平面布局设计卫生要求：教学用房、教学辅助用房、行政管理用房、服务用房、运动场地、自然科学园地及生活区等应分区明确、布局合理、联系方便、互不干扰。

（四）学校教室组成与布置设计的卫生监督

教室组成与布置设计卫生要求：教室是教学的基地，学生有70%的时间活动在教室内，教室的环境功能与使用功能的优劣，直接关系到学生健康。教室组成与合理布置的基本卫生要求：普通教室、课桌椅设置和黑板设计等应符合规定；实验室包括物理、化学、生物实验室的设计应符合相应的规定；自然、地理、美术、书法教室的设计均应符合有关规定；音乐、舞蹈、语言、微机教室等的设计亦应符合有关规定；操场、图书阅览室等的设计应符合有关规定。

（五）学校行政和生活服务用房设计的卫生监督

行政和生活服务用房卫生要求：学校的行政办公用房如办公室、会议室、保健室、广播室的设计要符合有关规定；生活服务用房宜设厕所、淋浴室、饮水处、学生宿舍、教职工单身宿舍、食堂、自行车棚等；各种用房要符合相应规定。

（六）学校建筑和设备的卫生监督

学校建筑设备卫生要求：各类用房面积指数、层数、净高和建筑结构（包括门窗等）的设计也应符合相应的规定。学校各种房间的采光、照明、取暖、通风，以及给排水设施应符合规定；学校的供、配电设计以及广播设计等应符合有关规定。

第四节　学校经常性卫生监督

一、学校经常性卫生监督概念

学校经常性卫生监督是指卫生计生行政部门及综合监督执法机构依据国家有关法律、法规和卫生标准等，对现有的学校建筑设施、学习用品、学生学习负担、作息制度和教学卫生、学校体育运动场所和器材的卫生安全状况、学生劳动卫生和安全防护、学校公共场所卫生和学生宿舍卫生、学校卫生设施和饮用水卫生、学校食品卫生、学校传染病的管理、学校健康教育和学生常见病的防治、学校卫生保健机构的设置与人员配备情况，进行监督检查，对违反卫生法律、法规的行为追究法律责任的一种行政管理活动。

二、学校经常性卫生监督内容

（一）教室建筑、设备的卫生监督

教室建筑、设备、采光、照明、微小气候和环境噪声的卫生条件，应符合国家《中小学建筑设计规范》的规定。

根据我国《中小学校教室采光和照明卫生标准》（GB7793—2010）的规定，教室人工照明具体卫生要求如下：①凡教室均应装设人工照明；②教室课桌面上的维持平均照度值不应低于300lx，其照度均匀度不应低于0.7；③教室黑板应设局部照明灯，其维持平均照度不应低于500lx，照度均匀度不应低于0.8；④教室宜采用3300~5500K色温的光源，光源的显色指数不宜小于80；⑤教室采用小于 26mm 细管径直管形稀土三基色荧光灯;⑥教室照明荧光灯宜采用节能电感镇流器或电子镇流器;⑦为了减少照明光源引起的直接眩光,教室不宜采用裸灯照明。灯具距课桌面的最低悬挂高度不应低于 1.7m。灯管排列宜采用其长轴垂直于黑板面布置。对于阶梯教室,前排灯不应对后排学生产生直接眩光;⑧教室的统一眩光值(UGR)不宜小于 19;⑨在维持平均照度值 300lx 的条件下,教室照明功率密度现行值不应大于 $11W/m^2$,目标值应为 $9W/m^2$;⑩照明设计计算照度时,其维护系效应取 0.8。

（二）学习和教学的卫生监督

学校应当合理安排学生的学习时间。根据中小学生一日学习时间卫生要求(GB/T17223—2012),学生每日学习时间(包括自习),小学一、二年级不超过 4 小时,小学三、四年级不超过 5 小时,小学五、六年级不超过 6 小时,初中各年级不超过 7 小时,高中不超过 8 小时。学校或者教师不得以任何理由和方式,增加授课时间和作业量,加重学生学习负担。

（三）学生体育锻炼和劳动安全的卫生监督

学校体育场地和器材应当符合卫生和安全要求。运动项目和运动强度应当适合学生的生理承受能力和体质健康状况,防止发生伤害事故;学校应当根据学生的年龄,组织学生参加适当的劳动,并对参加劳动的学生,进行安全教育,提供必要的安全和卫生防护措施。普通中小学校组织学生参加,不得让学生接触有毒有害物质或者从事不安全工种的作业,不得让学生参加夜班劳动。普通高等学校、中等专业学校、技工学校、农业中学、职业中学组织学生参加生产劳动,接触有毒有害物质的,按照国家有关规定,提供保健待遇。学校应当定期对他们进行体格检查,加强卫生防护。

（四）学校公共场所和宿舍卫生监督

学校应当建立卫生制度,加强对学生个人卫生、环境卫生以及教室、宿舍卫生的管理。

（五）学校卫生设备和饮用水卫生监督

学校应当按照有关规定为学生设置厕所和洗手设施。寄宿制学校应当为学生提供相应的洗漱、洗澡等卫生设施。学校应当为学生提供充足的符合卫生标准的饮用水。

（六）学校食品安全的卫生监督

各级食品药品监督管理部门应对学校食品安全进行监督。学校应当认真贯彻执行食品安全法律、法规,加强饮食卫生管理,办好学生膳食,加强营养指导。学校食品卫生应符合《中华人民共和国食品安全法》中的有关规定。监督食品卫生许可证、从业人员健康合格证、卫生知识培训证持有的情况;食品加工、供应、销售单位的卫生状况,食品贮存情况。

（七）学校传染病防治的监督

学校应当认真贯彻执行传染病防治法律、法规,做好急、慢性传染病的预防和控制管理工作,同时做好地方病的预防和控制管理工作。学校传染病的管理应符合《中华人民共和国传染病防治法》的规定,学校应设有传染病防治管理机构和传染病疫情报告及登记制度,掌握学生因患传染病休退学的情况。对发生传染病后的教室、宿舍、生活场所消毒情况进行监督,对学生实行有计划的预防接种制度的监督检查。

（八）学校健康教育和常见病防治的卫生监督

包括对学校健康教育开课率、健康教育师资上岗合格率、健康教育效果评价优良率、近视眼患病率、蛔虫感染率、贫血患病率、龋患率、牙龈炎患病率、龋齿充填率、营养不良患病率、沙眼患病率等指标的监督检查。

（九）学校卫生保健机构设置与人员配备情况的卫生监督

普通高等学校、中等专业学校、技工学校和规模较大的农业中学、职业中学、普通中小学，可以设立卫生管理机构，管理学校的卫生工作。普通高等学校设校医院或者卫生科。校医院应设保健科（室），负责师生的卫生保健工作。城市普通中小学、农村中心小学和普通中学设卫生室，按学生人数 600∶1 的比例配备专职卫生技术人员。中等专业学校、技工学校、农业中学，职业中学，可以根据需要，配备专职卫生技术人员。学生人数不足 600 人的学校，可以配备专职或者兼职保健教师，开展学校卫生工作。

（十）学生使用文具、娱乐器具和保健用品的卫生监督

《学校卫生工作条例》规定："供学生使用的文具、娱乐器具、保健用品，必须符合国家有关卫生标准。"《学校卫生工作条例》还规定，县以上卫生计生行政部门及综合监督执法机构应对学生使用的文具、娱乐器具、保健用品实行卫生监督。各级卫生监督部门应按《关于卫生监督监测工作实行分级管理的通知》（卫生部卫监发［91］第 16 号）对辖区内生产、经营学生使用的文具、娱乐器具、保健用品的单位实施分级管理。

学生使用的用品主要指有一定卫生质量指标要求的学生文具、娱乐器具、保健用品。尽管对学生用品的定义至今尚未统一，但在确定对哪些学生用品实行卫生监督时，至少要考虑以下两个特征：一是以学生（青少年）使用的用品为主，如眼镜及视力保健产品，视力表、各类教材、课桌椅、铅笔、粉笔、口腔保健用品等等。二是有卫生质量指标要求的产品；如眼镜片屈光度误差、光学中心位移量、散光轴向误差、隐形眼镜消毒液、保存液细菌含菌量、铅笔含铅量、含镉量、课桌椅各主要功能及尺寸等。

对学生用品的卫生监督主要围绕其安全性、功效性两方面进行。这也是立法和制定卫生标准的出发点。学生使用的文具、娱乐器具、保健用品首先要保证安全。防止对使用者产生直接危害或间接危害，防止近期危害或远期危害。另外，学生使用的用品都应具有一定的功能，必须对其功效指标进行监督。

三、学校突发公共卫生事件处理与监督管理

突发公共卫生事件处理是指卫生行政部门依照国家有关法律、法规、卫生标准，对造成或者可能造成社会公众健康严重损害的重大传染病疫情、群体性不明原因疾病、重大食物和职业中毒以及其他严重影响公众健康的事件进行处理的过程。学校突发公共卫生事件处理主要涉及发生在学校的突发公共卫生事件。

（一）学校突发公共卫生事件处理与监督管理依据

学校突发公共卫生事件处理与监督管理依据《突发事件应对法》《食品安全法》《传染病防治

法》《传染病防治法实施办法》《突发公共卫生事件应急条例》等法律法规和行政规章来进行。

（二）学校突发公共卫生事件处理原则

1. 学校传染病疫情暴发处理应对原则　　在接到卫生计生行政部门及综合监督执法机构有关学校传染病暴发的疫情处理任务后，卫生监督机构应派人员依法对学校进行监督检查和调查取证。根据监督检查的情况，制作现场监督笔录，结合疫情防控的需要依法出具卫生监督意见书或控制决定，对涉嫌违反《中华人民共和国传染病防治法》《生活饮用水卫生监督管理办法》的情况依法立案调查。

2. 学校饮用水污染事件处理应对原则　　在接到卫生计生行政部门及综合监督执法机构有关学校饮用水污染事件处理任务后，卫生监督机构应派人员对学校进行监督检查和调查取证，依法对学校的饮用水卫生管理情况及供水设施、水源的卫生安全防护、水质净化消毒设施及运行情况、水处理剂和消毒剂的使用情况等影响水质卫生的因素进行现场监督检查，制作现场监督笔录。对被污染的水源、水质异常的学校饮用水，卫生监督员应及时报告卫生计生行政部门及综合监督执法机构，依法责令停止使用；对因饮用水净化消毒或者卫生管理不规范导致水质不合格的，下达整改意见，水质检测合格后，方可恢复供水；对涉嫌违反《中华人民共和国传染病防治法》《生活饮用水卫生监督管理办法》的，依法立案调查。属于工业污染造成饮用水污染事故的，应及时报告卫生计生行政部门及综合监督执法机构，移交环境保护行政主管部门。对涉嫌人为投毒的，应及时报告卫生计生行政部门及综合监督执法机构，移交公安司法机关。

3. 预防接种或预防性服药的异常反应处理应对原则　　在接到卫生计生行政部门及综合监督执法机构有关学校预防接种或预防性服药的异常反应处理任务后，对预防接种、预防性服药的组织实施单位、个人资质、接种的疫苗或预防性服药的品名、批号、生产厂家、学生的异常反应症状及程度进行调查了解，制作现场监督笔录并采取应急控制措施。对于引起异常反应原因的进一步调查，由药品监督管理行政部门或组织有关专家进行调查处理。

4. 学生群体心因性反应处理应对原则　　在接到卫生行政部门有关学校学生群体心因性反应处理任务后，对事件的起因和经过进行调查，在排除确定的危害学生健康因素后，采取相应的对症处理，加强卫生知识宣传，解除学生的认识、理解误区，可建议学校开展心理咨询活动。

（三）学校突发公共卫生事件处理基本程序

①接报：在接到应急事件报告时，要询问报告人并做好记录。记录内容包括事件发生的时间、地点、主要症状、涉及学生人数，报告者姓名、单位、电话。并在学校卫生应急事件报告登记本上登记；②报告：在接到应急事件报告后，以最快的方式和最短的时间，向分管领导及相关科室报告。报告内容为发生时间、地点、人数、症状、初步判断可能发生的原因。如领导有处理意见，要记录在应急事件报告登记本上；③调查处理：遇有学校卫生应急事件发生，应立即派人到达现场进行调查核实、取证、采样，进行必要的现场保护，并根据有关处理原则，采取预防控制措施；④总结评估：学校卫生应急事件处理结束，应及时总结。总结包括以下内容：题目、事件经过、调查及处理（包括行政处罚、采取的措施、取得的效果）和结论。

第五节　行政奖励与法律责任

一、行政奖励

学校卫生监督的特点是奖励与惩罚相结合。对违法者要依法给予行政处罚或追究相应的法律责任。同时，对做出成绩和有贡献者，应给予精神上的表扬和物质上的奖励。

《学校卫生工作条例》规定："对在学校卫生工作中成绩显著的单位或者个人，各级教育、卫生计生行政部门和学校应当给予表彰、奖励。"奖励既能鼓励有关学校、单位和个人更自觉地搞好学校卫生工作，同时，也在学校卫生工作中树立了学习的榜样。

二、法律责任

1. 未经卫生计生行政部门及综合监督执法机构许可新建、改建、扩建校舍的，由卫生计生行政部门及综合监督执法机构对直接责任单位或者个人给予警告、责令停止施工或者限期改建。

2. 违反《学校卫生工作条例》规定，如学校在教学建筑、环境噪声、室内微小气候、采光、照明等环境质量以及黑板、课桌椅的设置不符合国家有关标准；学生厕所和洗手等设施不符合规定，不能为学生提供充足的符合卫生标准的饮用水的学校；体育场地和器材不符合卫生和安全要求，卫生计生行政部门及综合监督执法机构应对直接责任单位或者个人给予警告并责令限期改进。情节严重的，可以同时建议教育行政部门给予行政处分。

3. 学校应当根据学生的年龄，组织学生参加适当的劳动，并对参加劳动的学生，进行安全教育，提供必要的安全和卫生防护措施。普通中小学校组织学生参加劳动，不得让学生接触有毒有害物质或者从事不安全工种的作业，不得让学生参加夜班劳动。致使学生健康受到损害的，由卫生行政部门对直接责任单位或者个人给予警告，责令限期改进。

4. 对提供学生使用的文具、娱乐器具、保健用品，不符合国家有关卫生标准的，由卫生计生行政部门及综合监督执法机构对直接责任单位或者个人给予警告。情节严重的，可以会同工商行政部门没收其不符合国家有关卫生标准的物品，并处以非法所得两倍以下的罚款。

5. 拒绝或者妨碍学校卫生监督员依照《学校卫生工作条例》实施卫生监督的，由卫生计生行政部门及综合监督执法机构对直接责任单位或者个人给予警告。情节严重的，可以建议教育行政部门给予行政处分或者处以 200 元以下的罚款。

当事人对没收、罚款的行政处罚不服的，可以在接到处罚决定书之日起 15 日内，向作出处罚决定机关的上一级机关申请复议，也可以直接向人民法院起诉。对复议决定不服的，可以在接到复议决定之日起 15 日内，向人民法院起诉。对罚款决定不履行又逾期不起诉的，由作出处罚决定的机关申请人民法院强制执行。

6. 学校发生突发公共卫生事件时，卫生监督机构在卫生计生行政部门及综合监督执法机构的领导下，协助有关部门及时进行处理，并对违法行为进行立案调查。依据《中华人民共和国突发事件应对法》《中华人民共和国食品安全法》《中华人民共和国传染病防治法》《中华人民共和国传染病防治法实施办法》《突发公共卫生事件应急条例》等法律法规和行政规章,对违法行为进行处罚。

（徐 勇）

思考题

1. 什么是学校卫生监督?

2. 学校卫生监督的法律依据有哪些?

3. 学校预防性卫生监督内容包括哪些?

4. 学校经常性卫生监督内容包括哪些?

第十七章

母婴保健、人口与计划生育法律制度与监督

母婴保健、人口与计划生育服务是我国卫生服务工作的重要组成部分。为了保证母婴保健、人口与计划生育服务效果,根据国情,我国建立健全了相关的法律制度,推行了系列卫生保健服务措施。母婴保健、人口与计划生育工作监督是通过监督执法确保相关部门严格遵守执行这些法律法规,以达到提高母婴保健、人口与计划生育工作的服务质量及服务效果的目的,对提高我国人口素质具有重要意义。

第一节 概述

一、母婴保健监督相关概念

母婴保健(maternal and infant health care)是指为母亲和婴儿提供医疗保健服务,障母亲和婴儿健康,提高出生人口素质的一种活动。主要包括婚前保健、孕产妇保健、婴幼儿保健等系列保健服务。母婴保健有利于提高整个人群的健康水平;有利于做好计划生育工作;有利于实现人人享有初级卫生保健以及提高中华民族素质。

母婴保健监督(maternal and infant health care supervision)是指政府和卫生计生行政部门依据卫生法律、法规的规定对承担母婴保健工作的机构或组织从事母婴保健服务有关的事项许可,对执行母婴保健法律规范的情况进行监督检查,并对其行为做出处理的行政执法活动。

二、人口与计划生育监督相关概念

计划生育(family planning)是指依据人口与社会经济发展的客观要求,在全社会范围内,实行人类自身生产的计划性。中国是世界上人口最多的国家,又是一个发展中国家,人口问题始终是制约我国可持续发展的重大问题,是影响经济社会发展的关键因素。因此,我国把实行计划生育,控制人口增长,提高人口素质确定为一项基本国策,实行晚婚晚育、少生优生和优育,为社会和家庭培养全面发展的新一代。

人口与计划生育监督(family planning supervision)指政府和卫生计生行政部门依据卫生法律、法规的规定对承担人口与计划生育工作的机构或组织从事计划生育服务有关的事项许可,对执行人口与计划生育法律规范的情况进行监督检查,并对其行为做出处理的行政执法活动。

三、母婴保健服务监督及人口与计划生育监督的意义

母婴保健监督及人口与计划生育监督是卫生监督系统的重要组成部分。强化母婴保健和计划

生育监督执法,旨在保证母婴保健、人口与计划生育相关法律、法规的实施。通过母婴保健和人口与计划生育监督,促进母婴保健专项技术服务工作规范化、系统化、常态化,促进严格依法开展计划生育服务;是降低儿童及孕产妇死亡率、降低出生缺陷、提高妇女儿童健康水平的有力保障;通过监督,规范计划生育药具等销售、严厉打击非法鉴定胎儿性别及选择性别终止妊娠等违法行为,对平衡人口出生性别比例,促进人口结构优化以及人口素质提高具有重要意义。

第二节　母婴保健、人口与计划生育法律制度

一、母婴保健相关法律规定

(一)母婴保健相关法律法规

保障妇女和儿童的健康权利,一直受到党和政府的重视。1949 年发表的《共同纲领》明确规定必须"保护母亲、婴儿和儿童的健康"。我国宪法也明确了需保护母亲和儿童。为了贯彻宪法的规定,《婚姻法》《中华人民共和国妇女权益保障法》《中华人民共和国未成年人保护法》对保护妇女和儿童的健康都做了相关规定。1994 年我国颁布了《中华人民共和国母婴保健法》(以下简称《母婴保健法》)。这是我国第一部保护妇女儿童健康的法律,是宪法对人民的健康和对妇女、儿童保护原则规定的具体化。2001 年卫生部颁布了《中华人民共和国母婴保健法实施办法》,之后陆续颁布了《产前诊断技术管理办法》《新生儿疾病筛查管理办法》等规章和《婚前保健工作规范》《孕前保健服务规范(试行)》《孕产期保健工作管理办法》《孕产期保健工作规范》《母婴保健医学技术鉴定管理办法》《关于禁止非医学需要的胎儿性别鉴定和选择性别的人工终止妊娠的规定》《全国儿童保健工作规范》等规范性文件。

母婴保健服务除了必须遵守上述法律法规以外,还受《中华人民共和国传染病防治法》《中华人民共和国执业医师法》《中华人民共和国食品安全法》等相关法律及《医疗机构管理条例》《计划生育技术服务管理条例》等相关行政法规,以及国家各部委颁发的相关规章,包括《托儿所幼儿园卫生保健管理办法》《母婴保健专项技术服务许可及人员资格管理办法》《母乳代用品销售管理办法》《爱婴医院管理监督指南》《母婴保健医学技术鉴定管理办法》《医疗机构管理条例实施细则》《中华人民共和国护士管理办法》《消毒管理办法》《助产技术管理办法》《新生儿疾病筛查技术规范》《妇幼保健机构管理办法》等法律法规的规范。

(二)妇幼保健服务法律规定

1. 母婴保健服务管理　国务院卫生计生行政部门主管全国母婴保健工作,根据不同地区情况提出分级分类指导原则,并对全国母婴保健工作实施监督管理。省、自治区、直辖市人民政府卫生计生行政部门指定的医疗保健机构负责本行政区域内的母婴保健监测和技术指导。县级以上地方人民政府卫生计生行政部门管理本行政区域内的母婴保健工作。医疗保健机构按照国务院卫生计生行政部门的规定,负责其职责范围内的母婴保健工作,建立医疗保健工作规范,提高医学技术水平。

2. 母婴保健服务内容

（1）婚前保健服务：医疗保健机构应当为公民提供婚前保健服务，包括婚前医学检查、婚前卫生指导和婚前卫生咨询。根据婚前医学检查结果出具婚前医学检查证明。对患指定传染病在传染期内或者有关精神病在发病期内的提出医学意见。经婚前医学检查，对诊断患医学上认为不宜生育的严重遗传性疾病的，应向双方说明情况并提出医学意见。从事婚前医学检查的医疗、保健机构，由其所在地设区的市级人民政府卫生计生行政部门及综合监督执法机构进行审查；符合条件的，在其《医疗机构执业许可证》上注明。

（2）孕产妇保健：医疗保健机构应当为育龄妇女和孕产妇提供孕产期保健服务，包括：①为孕产妇建立保健手册（卡），定期进行产前检查；②为孕产妇提供卫生、营养、心理等方面的医学指导与咨询；③对高危孕妇进行重点监护、随访和医疗保健服务；④为孕产妇提供安全分娩技术服务；⑤定期进行产后访视，指导产妇科学喂养婴儿；⑥提供避孕咨询指导和技术服务；⑦对产妇及其家属进行生殖健康教育和科学育儿知识教育；⑧其他孕产期保健服务。

提倡住院分娩，不能住院分娩的孕妇应由经过培训合格的接生人员实行消毒接生。严禁采用技术手段对胎儿进行非医学需要性别鉴定。

（3）儿童保健服务：儿童保健工作所涉及的儿童保健对象为0~6岁儿童。儿童保健管理包括散居儿童保健管理和学龄前集体儿童卫生保健管理。

医疗保健机构应当按照国家有关规定开展新生儿先天性、遗传性代谢病筛查，诊断，治疗和监测。按照规定进行新生儿访视，建立儿童保健手册（卡），定期对婴幼儿进行健康检查，提供有关预防疾病、合理膳食、促进智力发育等科学知识，做好婴幼儿多发病、常见病防治等医疗保健服务；按照规定的程序和项目对婴幼儿进行预防接种。医疗、保健机构应当为实施母乳喂养提供技术指导，不得向孕产妇和婴儿家庭宣传、推荐母乳代用品。

医疗保健机构和从事家庭接生的人员按照国务院卫生计生行政部门的规定，出具统一制发的新生儿出生医学证明；及时向卫生计生行政部门报告产妇和婴儿死亡以及新生儿出生缺陷情况。

集体儿童主要指托幼机构内生活的儿童，其卫生保健管理严格遵守《托儿所幼儿园卫生保健管理办法（2010）》和《托儿所幼儿园卫生保健工作规范（2012）》。

二、人口与计划生育相关法律规定

（一）人口与计划生育相关法律法规

1978年，我国宪法第一次在国家根本大法中规定，国家提倡和推行计划生育，确立了计划生育工作在中国经济和社会发展全局中的重要地位。1982年第五届全国人大五次会议通过的《中华人民共和国宪法》进一步增加了有关计划生育的条款和内容。我国其他法律中也有许多关于人口和计划生育的规定，如《婚姻法》规定，夫妻双方都有实行计划生育的义务；《妇女权益保障法》规定，妇女有按照国家有关规定生育子女的权利，也有不生育的自由。

2001年第九届全国人大常委会第二十五次会议通过了《中华人民共和国人口与计划生育法》（以下简称《人口与计划生育法》）。这是我国第一部以人口与计划生育工作为主要内容的专门法律,它的实施为实现人口与社会协调发展和可持续发展战略,综合治理人口问题提供了法律保障。该法于2015年12月进行了修订。

除《人口与计划生育法》,我国先后颁布了《流动人口计划生育工作管理办法》《计划生育技术服务管理条例》《流动人口计划生育工作条例》《禁止非医学需要的胎儿性别鉴定和选择性别人工终止妊娠的规定》等。全国各省市区和军队先后完成了地方人口和计划生育条例的修订或制定工作。原卫生部发布了《计划生育技术服务管理条例实施细则》《计划生育技术服务机构执业管理办法》《流动人口计划生育管理和服务工作若干规定》《计划生育药具工作管理办法(试行)》等规章。

（二）人口与计划生育服务法律规定

1. 人口与计划生育工作管理　《人口与计划生育法》(2016)规定,国家提倡一对夫妻生育两个子女;实行计划生育的育龄夫妻免费享受国家规定的基本项目的计划生育技术服务。国务院卫生与计划生育行政部门负责管理全国计划生育技术服务工作。计划生育技术服务实行国家指导和个人自愿相结合的原则,公民享有避孕方法的知情选择权,国家保障公民获得适宜的计划生育技术服务的权利。

国家建立婚前保健、孕产期保健制度,防止或者减少出生缺陷,提高出生婴儿健康水平。各级人民政府应建立、健全计划生育技术服务网络,保障公民享有计划生育技术服务,提高公民的生殖健康水平。计划生育技术服务网络由计划生育技术服务机构和从事计划生育技术服务的医疗、保健机构组成,纳入区域卫生规划。

2. 计划生育技术服务内容　计划生育技术服务包括计划生育技术指导、咨询以及与计划生育有关的临床医疗服务。

计划生育技术指导、咨询包括:①生殖健康科普宣传、教育、咨询;②提供避孕药具及相关的指导、咨询、随访;③对已经施行避孕、节育手术和输卵(精)管复通手术的,提供相关的咨询、随访。

计划生育有关的临床医疗服务包括:①避孕和节育的医学检查;②计划生育手术并发症和计划生育药具不良反应的诊断、治疗;③施行避孕、节育手术和输卵(精)管复通手术;④开展围绕生育、节育、不育的其他生殖保健项目。

从事计划生育技术服务的机构施行避孕、节育手术、特殊检查或者特殊治疗时,应当征得受术者本人同意,并保证受术者的安全。涉及计划生育技术的广告,其内容应当经省、自治区、直辖市人民政府计划生育行政部门审查同意。

任何机构和个人不得进行非医学需要的胎儿性别鉴定或者选择性别的人工终止妊娠。

3. 计划生育服务机构及其人员资格　从事计划生育技术服务的机构包括计划生育技术服务机构和从事计划生育技术服务的医疗、保健机构。从事计划生育技术服务需取得《计划生育技术服务机构执业许可证》或《医疗机构执业许可证》,并在相应许可证上注明获准开展的计划生育技术服务项目。计划生育技术服务人员从事与计划生育有关的临床服务人员,应当分别取得执业医师、执业助理医师、乡村医生或者护士的资格,并在依照本条例设立的机构中执业。

第三节　母婴保健监督

一、母婴保健技术服务监督

（一）母婴保健技术服务内容

母婴保健技术服务是指根据《母婴保健法（1995）》及其《实施办法》规定，从事婚前保健、孕产期保健、婴幼儿保健及母婴保健医学技术鉴定等相关的技术服务行为。主要包括：①有关母婴保健的科普宣传、教育和咨询；②婚前医学检查；③产前诊断和遗传病诊断；④助产技术；⑤实施医学上需要的节育手术；⑥新生儿疾病筛查；⑦有关生育、节育、不育的其他生殖保健服务。

（二）母婴保健技术服务机构与人员的资质

凡开展《母婴保健法》规定的婚前医学检查、遗传病诊断、产前诊断、施行结扎手术和终止妊娠手术技术服务的医疗保健机构和人员，必须经卫生计生行政部门审查批准，取得相应证书后，方可开展批准项目的母婴保健技术服务。

1. 母婴保健机构执业许可　母婴保健机构依法开展母婴保健专项服务的，必须符合国务院卫生计生行政部门规定的条件和技术标准，并经县级以上地方人民政府卫生计生行政部门许可。

申请开展母婴保健专项技术服务的医疗保健机构，必须同时具备下列条件：①符合当地医疗保健机构设置规划；②取得《医疗机构执业许可证》；③符合《母婴保健专项技术服务基本标准》；④符合审批机关规定的其他条件。

从事婚前医学检查的机构应当具备以下条件：①分设男、女专用婚前医学检查室，配备常规检查和专科检查设备，并具备婚前卫生咨询服务的条件；②设婚前生殖健康宣教室；③具有符合条件的进行婚前医学检查的执业医师，并经设区的市级以上的卫生计生行政部门审批，获得《母婴保健技术服务执业许可证》。母婴保健机构开展遗传病的诊断和产前诊断，必须经省级卫生计生行政部门审批，取得《母婴保健技术服务执业许可证》。证书有效期为3年，期满后继续开展母婴保健技术服务的，由原发证机关重新审核认可。

2. 母婴保健专项技术服务人员执业许可　凡从事母婴保健专项技术服务的人员，必须符合《母婴保健专项技术服务基本标准》的有关规定，经考核合格，取得《母婴保健技术考核合格证书》或《家庭接生员技术合格证书》；从事遗传病诊断、产前诊断技术服务人员的资格考核，由省级卫生计生行政部门负责；从事婚前医学检查技术服务人员的资格考核，由设区的市级以上卫生计生行政部门负责；结扎手术和终止妊娠手术以及从事家庭接生技术服务人员的资格考核，由县级以上地方卫生计生行政部门负责。

对已获得《母婴保健技术考核合格证》《家庭接生员技术合格证书》的人员，服务期满3年需继续从事母婴保健技术服务的，应向卫生计生行政部门申请重新办理。如调离本工作岗位合格证书由原发证机关缴回。

（三）母婴保健技术服务的卫生监督

县级以上地方人民政府卫生计生行政部门负责本行政区域内的母婴保健监督管理工作，包括对母婴保健技术服务机构的监督;对母婴保健技术服务人员的监督;对母婴保健技术服务行为的监督以及违法行为的查处。主要从以下方面进行:

(1)母婴保健技术服务执业许可证是否在有效期限内;服务项目是否与许可的项目相符;是否有伪造、涂改和出借、盗用、买卖执业许可证的行为。

(2)母婴保健技术服务管理组织机构是否正常运转;管理人员是否切实履行岗位职责;有关母婴保健技术服务各项规章管理制度落实情况。

(3)从业人员有无相关法律法规要求的上岗前培训合格证书;是否掌握本岗位相关的母婴保健技术服务基本知识、基本技能及相关法律法规知识。

(4)有否擅自更改技术服务区已核定的面积、设备、设施、布局与流程。

(5)有关母婴保健科普宣传、教育和咨询是否按法律法规及技术规范进行并要有记录;是否建立孕产妇保健卡(册)、儿童保健卡(册);母婴保健技术服务的必检项目是否按技术规范要求进行;超出规定项目的检查是否有服务对象或家属的知情同意;提出的母婴保健技术指导意见是否符合技术规范的要求;技术服务过程质量是否达到相关法律法规、技术规范的标准和要求。

(6)所出具的《出生医学证明》《婚前医学检查证明》等医学证明文件是否真实准确,是否符合法定的程序及相关法律法规、技术规范的标准和要求。

(7)是否发生母婴保健技术服务方面的医疗事故。

(8)统计资料整理和上报(孕产妇死亡、围产儿死亡及5岁以下儿童死亡)是否按相关法律法规技术规范要求上报;上报资料是否及时、准确和规范。

二、托幼机构卫生保健监督

集体儿童是指在托儿所、幼儿园中生活的儿童。为集体儿童创造良好的生活环境,预防控制传染病,降低常见病的发病率,培养健康的生活习惯,保障儿童的身心健康,必须加强托儿所幼儿园的卫生保健管理。

《托儿所幼儿园卫生保健管理办法》规定,县级以上各级人民政府卫生计生行政部门应当将托幼机构的卫生保健工作作为公共卫生服务的重要内容,加强监督和指导。

(一)托幼机构卫生保健管理

托幼机构的卫生保健管理由卫生部门和教育部门共同承担。县级以上各级人民政府教育行政部门协助卫生计生行政部门检查指导托幼机构的卫生保健工作。县级以上妇幼保健机构定期对辖区内的托幼机构卫生保健工作进行业务指导,内容包括一日生活安排、儿童膳食、体格锻炼、健康检查、卫生消毒、疾病预防、伤害预防、心理行为保健、健康教育、卫生保健资料管理等工作。疾病预防控制机构负责定期为托幼机构提供疾病预防控制的宣传、咨询服务和指导。

各级教育行政部门应当将卫生保健工作质量纳入托幼机构的分级定类管理。托幼机构的法定代表人或者负责人是本机构卫生保健工作的第一责任人。托幼机构应当根据规模、接收儿童数量等设立相应的卫生室或者保健室,具体负责卫生保健工作。

（二）托幼机构及人员的准入

新设立的托幼机构,招生前应当取得县级以上地方人民政府卫生计生行政部门指定的医疗卫生机构出具的符合《托儿所幼儿园卫生保健工作规范》的卫生评价报告。

托幼机构工作人员须经县级以上人民政府卫生计生行政部门指定的医疗卫生机构进行健康检查,取得《托幼机构工作人员健康合格证》后方可上岗。托幼机构应当组织在岗工作人员每年进行1次健康检查;在岗人员患有传染性疾病的,应当立即离岗治疗,治愈后方可上岗工作。精神病病人、有精神病史者不得在托幼机构工作。

（三）托幼机构卫生室的设置及人员资质

托幼机构卫生室应当符合医疗机构基本标准,取得卫生计生行政部门颁发的《医疗机构执业许可证》。保健室不得开展诊疗活动,其配置应当符合保健室设置基本要求。托幼机构应该聘任符合国家规定的卫生保健的人员。在卫生室工作的医师应当取得卫生计生行政部门颁发的《医师执业证书》,护士应当取得《护士执业证书》;在保健室工作的保健员应当具有高中以上学历,经过卫生保健专业知识培训,具有托幼机构卫生保健基础知识,掌握卫生消毒、传染病管理和营养膳食管理等技能。托幼机构应按照收托150名儿童至少设1名专职卫生保健人员的比例配备卫生保健人员;收托150名以下儿童的,应当配备专职或者兼职卫生保健人员;托幼机构卫生保健人员应当定期接受当地妇幼保健机构组织的卫生保健专业知识培训;托幼机构卫生保健人员应当对机构内的工作人员进行卫生知识宣传教育、疾病预防、卫生消毒、膳食营养、食品卫生、饮用水卫生等方面的具体指导。

（四）托幼机构卫生保健工作要求

托幼机构卫生保健工作应当严格按照《托儿所幼儿园卫生保健工作规范》开展,包括以下内容:

1. 根据儿童不同年龄特点,建立科学、合理的一日生活制度,培养良好的卫生习惯。

2. 为儿童提供合理的营养膳食,科学制订食谱,保证膳食平衡。

3. 制订与儿童生理特点相适应的体格锻炼计划,根据儿童年龄特点开展游戏及体育活动,并保证儿童户外活动时间,增进儿童身心健康。

4. 建立健康检查制度,开展儿童定期健康检查工作,建立健康档案。坚持晨检及全日健康观察,做好常见病的预防,发现问题及时处理。

5. 严格执行卫生消毒制度,做好室内外环境及个人卫生,加强饮食卫生管理,保证食品安全。

6. 协助落实国家免疫规划,在儿童入托时查验其预防接种证,未按规定接种的儿童要告知其监护人,督促监护人带儿童到当地规定的接种单位补种。

7. 加强日常保育护理工作,对体弱儿进行专案管理。配合妇幼保健机构定期开展儿童眼、耳、口腔保健,开展儿童心理卫生保健。

8. 建立卫生安全管理制度,落实卫生安全防护工作,预防伤害事故发生。

9. 制订健康教育计划,对儿童及其家长开展多种形式的健康教育活动。

10. 做好各项卫生保健工作信息的收集、汇总和报告工作。

11. 在疾病预防控制机构指导下,做好传染病预防和控制管理工作。儿童入托幼机构前应当经医疗卫生机构进行健康检查,合格后方可进入托幼机构。儿童离开托幼机构3个月以上应当进行健康检查后方可再次入托幼机构。托幼机构发现传染病患儿应当及时按照法律、法规和卫生计生委的规定进行报告,在疾病预防控制机构的指导下,对环境进行严格消毒处理。托幼机构发现在园(所)的儿童患疑似传染病时应当及时通知其监护人离园(所)诊治。患传染病的患儿治愈后,凭医疗卫生机构出具的健康证明方可入园(所)。在传染病流行期间,托幼机构应当加强预防控制措施。

(五)托幼机构卫生监督

依据《托儿所幼儿园卫生保健管理办法》,新设立的托幼机构进行招生前的卫生评价工作,由卫生计生行政部门指定的妇幼保健机构完成,并出具卫生评价报告。受卫生计生行政部门委托,妇幼保健机构对取得办园(所)资格的托幼机构每3年进行1次卫生保健工作综合评估,并将结果上报卫生计生行政部门及综合监督执法机构。卫生监督执法机构依法对托幼机构的饮用水卫生、传染病预防和控制等工作进行监督检查。食品药品监督管理机构中负责餐饮服务监督管理的部门依法加强对托幼机构食品安全的指导与监督检查。

1. 儿童卫生保健管理的卫生监督　儿童卫生保健管理的卫生监督主要通过查验以下内容进行。

(1)托幼机构医务室或保健室许可证是否在有效期限内;服务项目是否与许可的项目相符;是否有伪造、涂改和出借、盗用、买卖执业许可证的行为。

(2)是否有分管卫生保健工作的园(所)长,并接受过有关知识的培训,管理人员是否切实履行岗位职责;各项卫生保健规章制度是否健全,各项制度执行情况要有否记录。

(3)保健医生、保健员人数配备及资格是否符合法律法规的要求,保健保育人员儿童保健知识培训情况;从业人员上岗前和年度健康检查是否取得《托儿所、幼儿园工作人员健康证明书》;工作人员健康档案是否建立,对患有指定疾病的工作人员是否调离。

(4)儿童健康状况的监督:包括:①儿童入园健康体检合格率应达到100%,健康检查表应存档备案;儿童离园二个月以上再入园或离园期间有传染病接触史的,是否有再次体检合格证明;②儿童是否按规定次数定期健康体检,体检内容是否按儿童定期健康检查内容进行,是否建立儿童健康管理档案;③儿童每日一次晨检,内容是否按儿童卫生保健要求"一摸、二看、三问、四查"进行,有否记录。

(5)房屋建筑及设施布局是否合理、是否符合卫生要求,儿童室内、外环境、生活用房及设施、卫生间和盥洗室、安全和疏散设施等是否符合法规要求。

(6)是否建立有家长参与的膳食委员会,专人管理,每月例会有记录。成人与幼儿伙食及账目严格分开,制定四季适合幼儿年龄的带量食谱,品种多样,搭配合理,每周更换,保证按量供应;定期进行营养计算。

(7)是否给儿童提供足量的符合国家《生活饮用水卫生标准》的生活饮用水。

2. 饮食卫生管理的监督　托幼机构设有食堂提供餐饮服务的,应当按照《食品安全法》《食品安全法实施条例》以及有关规章的要求,认真落实各项食品安全要求。饮食卫生管理监督内容包括:

(1)卫生许可证:是否在有效期限内;经营项目是否与许可的项目相符;是否有伪造、涂改和出借卫生许可证的行为。

（2）食品卫生管理：①各项卫生管理制度、岗位责任制的落实情况；②食品卫生管理组织机构是否正常运转，卫生管理员是否切实履行职责；③直接接触食品的从业人员是否持有有效的健康体检合格证明和卫生知识培训合格记录；④有无食物中毒事件的发生。

（3）食堂建筑及设施：有否未经批准擅自对卫生许可时核准的面积、设施与布局进行改建、扩建；采购、库房、冷藏设施是否符合法律法规要求。

（4）服务过程卫生监督：①环境卫生是否达到相关法律法规要求；②加工过程的卫生是否达到相关法律法规要求；③餐饮具及消毒是否按相关法律法规要求进行。

3. 传染病管理的卫生监督 传染病预防和控制等工作的监督检查具体内容包括：

（1）传染病管理监督：是否建立卫生防病组织，卫生防病计划和卫生防病管理制度落实情况，是否制定重大传染病应急处理预案和措施。卫生防病主管人员是否定期检查防病计划的落实和各项制度的执行情况，并做好记录。

（2）疫情报告及处理的监督：是否有传染病疫情报告登记本，是否对园所内发生的传染病病人、疑似病人详细登记并按照规定的报告时限和程序进行报告。园所内发生传染病疫情后，是否积极配合医疗卫生部门进行疫情调查处理，并做好对密切接触者的医学观察。观察期内，有无办理转、入托手续。病儿痊愈后，有无凭医院出具的健康证明回园。疫情处理结束后，是否有疫情处理记录。

（3）预防接种工作监督：是否做好儿童入园时预防接种卡、证的查验工作，并对未按免疫程序进行接种的适龄儿童督促家长及时进行补种。

（4）消毒隔离卫生监督：主要检查：①保健医生、保育员、消毒员是否掌握正确的消毒方法和消毒程序，消毒器械能否正常使用；②采购消毒剂是否索取生产企业卫生许可证和卫生许可批件，并复印备案；③毛巾、水杯有否做到专人专用，每日清洁、消毒并选择清洁区域存放；④玩具是否每周 1 次消毒；⑤卧室及活动室是否每日定时通风换气；⑥儿童与保教人员的厕所是否分开使用，是否清洁无异味，每天至少消毒 1 次。

三、人类辅助生殖技术服务的监督管理

（一）概述

人类辅助生殖技术（assisted reproductive technology，ART）是指运用医学技术和方法对配子、合子、胚胎进行人工操作，以达到受孕目的的技术。人类辅助生殖技术属于限制性应用的特殊临床诊疗技术，应用必须以医疗为目的，并且符合国家计划生育政策、伦理原理与原则和有关法律规定。因此，应加强对辅助生殖技术服务的管理与监督，从而保证人类辅助生殖技术使用的安全性和有效性，从而保障人民的生殖健康，提高人口素质。

2015 年国家卫生计生委《关于加强人类辅助生殖技术与人类精子库管理的指导意见》中指出，各地要把辅助生殖技术监督执法作为母婴保健专项技术监督管理的重要内容，纳入卫生计生综合监督执法。

（二）人类辅助生殖技术服务的机构准入

申请开展辅助生殖技术服务的机构必须取得《医疗机构执业许可证》，并符合下列条件：①具有

与开展技术相适应的卫生专业技术人员和其他专业技术人员;②具有与开展技术相适应的技术和设备;③设有医学伦理委员会;④符合卫生计生委制定的《人类辅助生殖技术规范》的要求。

人类精子库必须设置在医疗机构内。设置人类精子库应当经卫生计生委批准。申请设置人类精子库的医疗机构应当符合下列条件:①具有医疗机构执业许可证;②设有医学伦理委员会;③具有与采集、检测、保存和提供精子相适应的卫生专业技术人员;④具有与采集、检测、保存和提供精子相适应的技术和仪器设备;⑤具有对供精者进行筛查的技术能力;⑥应当符合卫生计生委制定的《人类精子库基本标准》。

批准开展人类辅助生殖技术和批准设置人类精子库的医疗机构,应当按照《医疗机构管理条例》的有关规定,持省、自治区、直辖市人民政府卫生计生行政部门或者卫生计生委的批准证书到核发其《医疗机构执业许可证》的卫生计生行政部门办理变更登记手续。批准证书均每 2 年校验一次,校验由原审批机关办理。校验合格的,可以继续开展人类辅助生殖技术或人类精子库工作;校验不合格的,收回其批准证书。

(三)人类辅助生殖技术服务的监督

卫生计生委主管人类辅助生殖技术应用及人类精子库的监督管理工作。省级卫生计生行政部门是辅助生殖技术管理的责任主体,要明确辅助生殖技术管理职责,安排专人负责辅助生殖技术管理工作;要严格按照《人类辅助生殖技术和人类精子库校验实施细则》要求,对辅助生殖机构进行定期校验。县级以上地方人民政府卫生计生行政部门负责本行政区域内人类辅助生殖技术及人类精子库的日常监督管理。

1. 人类辅助生殖技术的监督内容

(1)开展人类辅助生殖技术和人类精子库的医疗机构和从业人员的资质;是否有超范围开展辅助生殖技术服务;是否有个人非法开展辅助生殖技术服务的行为。

(2)是否有非法采供精、非法采供卵、滥用性别鉴定技术等违法违规行为。

2. 人类辅助生殖技术服务的监督检查方法

(1)检查开展人类辅助生殖技术和人类精子库的医疗机构所取得《医疗机构执业许可证》的副本上是否注明批准开展的人类辅助生殖技术和人类精子库的服务项目或者是否取得人类辅助生殖技术和人类精子库的批准证书。

(2)查阅病历、治疗记录等相关资料;检查从业医生、从业护士、实验技术人员资质。

(3)未经批准擅自开展人类辅助生殖技术服务和未经批准擅自设置人类精子库采集精子的,现场重点检查其开展的服务项目、业务开展过程、业务量及违法所得,收集并复印有关病历资料,各种登记本等。

第四节　人口与计划生育监督

一、概述

为进一步加强计划生育监督,完善综合监督工作,落实《人口与计划生育法》《母婴保健法》等法律、法规、规章,推动各级卫生计生综合监督工作规范化建设,促进卫生计生行政部门及综合监督机构依法行政,卫生计生委组织制订了《计划生育监督工作规范(试行)(2015)》作为计划生育监督执法工作的依据。

（一）人口与计划生育卫生监督的内容

人口和计划生育卫生监督的内容包括计划生育相关法律法规执行情况的监督;对从事计划生育技术服务的机构及人员的监督;对打击"两非"行为的监督以及计划生育重大案件的督查督办。

（二）人口与计划生育监督的主体

国务院卫生计生行政部门主管全国计划生育监督工作,县级以上地方卫生计生行政部门负责本辖区内计划生育监督工作,地方各级卫生计生综合监督机构在同级卫生计生行政部门领导下具体实施本辖区内计划生育监督工作。县级以上卫生计生综合监督机构应当明确负责计划生育监督工作的科（处）室,负责本辖区计划生育监督的具体工作。

计划生育监督工作实行分类监督。对计划生育法律法规执行情况的监督,是综合监督局组建后的重点工作;对计划生育技术服务的监督,包括对提供技术服务的机构和从事技术服务人员的监督,与原卫生监督相衔接;对打击"两非"行为的监督,与原人口与计划生育工作相衔接。

（三）人口与计划生育监督原则

人口与计划生育监督工作需遵循合法性、经常性、公平公正性和有效性原则,需将监督工作与加强能力建设、促进依法行政、文明执法、维护群众合法权益相结合。

二、人口与计划生育相关法律法规执行情况的监督

与计划生育相关的法律法规主要有《人口与计划生育法》《计划生育技术服务管理条例》及实施细则、《流动人口计划生育工作条例》《流动人口计划生育工作管理办法》《计划生育技术服务机构执业管理办法》《计划生育药具工作管理办法（试行）》《关于禁止非医学需要的胎儿性别鉴定和选择性别的人工终止妊娠的规定》等法律法规。

计划生育法律法规执行情况的监督主要采取开展日常监督、专项督查和专项调查、督查督办违法案件及其他必要的监督方法。监督的主要内容包括计划生育法律法规贯彻执行情况、卫生计生行政部门依法履职情况、行政管理相对人的法定权利维护情况、法律法规中的具体监督管理制度落实情况等。

计划生育法律法规执行情况的监督主要从行政执法主体的合法性,执法人员行政执法资格和持证执法情况;规范性文件的合法性;计划生育证件办理、法定奖励落实、行政许可（审批）、社会抚养费征收、行政处罚等具体行政执法情况;人口和计划生育行政执法责任制、行政执法公示制度以及行政执法过错责任追究制度落实情况;违法行政案件调查处理情况以及其他应当监督的事项等方面进行。

三、对从事计划生育技术服务的机构及人员的资质的监督

（一）计划生育技术服务机构准入及人员资质

1. 从事计划生育技术服务的机构的准入　从事计划生育技术服务的机构包括计划生育技术服

务机构和从事计划生育技术服务的医疗、保健机构。

设立计划生育技术服务机构,由设区的市级以上地方人民政府卫生计生行政部门批准,发给《计划生育技术服务机构执业许可证》,并在《计划生育技术服务机构执业许可证》上注明获准开展的计划生育技术服务项目。从事计划生育技术服务的医疗、保健机构,由县级以上地方人民政府卫生计生行政部门审查批准,在其《医疗机构执业许可证》上注明获准开展的计划生育技术服务项目。乡、镇已有医疗机构的,医疗机构内必须设有计划生育技术服务科(室),专门从事计划生育技术服务工作,不再新设立计划生育技术服务机构。个体医疗机构不得从事计划生育手术。

计划生育技术服务机构从事产前诊断的,应经省、自治区、直辖市人民政府卫生计生行政部门审查批准,并报国务院卫生计生行政部门备案;使用辅助生育技术治疗不育症的,由省级以上人民政府卫生计生行政部门审查批准。

从事计划生育技术服务的机构的执业许可证明文件每3年由原批准机关校验一次;执业许可证明文件遗失的,应当自发现遗失之日起30日内向原发证机关申请补发。

2. 计划生育技术服务人员资质　计划生育技术服务人员以及从事与计划生育有关的临床服务人员,应当分别取得执业医师、执业助理医师、乡村医生或者护士的资格,并在有计划生育服务资质的机构中执业。其中执业医师和执业助理医师应当依照执业医师法的规定向所在地县级以上地方人民政府卫生计生行政部门申请注册。计划生育技术服务人员必须按照批准的服务范围、服务项目、手术术种等从事计划生育技术服务,遵守与执业有关的法律、法规、规章、技术常规、职业道德规范和管理制度。

（二）对从事计划生育技术服务的机构及人员监督

对从事计划生育技术服务的机构及人员监督主要内容包括:①监督服务机构执业资质合法性情况;②计划生育技术服务从业人员执业资格情况;③计划生育技术服务项目及业务范围依法开展情况。

对从事计划生育技术服务的机构及人员监督主要采取的方法包括:①检查机构的相关执业资格证或许可证;②检查医务人员、技术服务人员的执业资格证;③核对执业许可证批准的诊疗科目、服务项目、设备设施等情况;④对违法违规执业行为进行调查、取证、处理;⑤依法采取其他必要的监督方法等。

四、对打击"两非"行为的监督

（一）打击"两非"行为的法律规定

1. 禁止"两非"的有关规定　"两非"即非医学需要的胎儿性别鉴定和选择性别人工终止妊娠,是指除经医学诊断胎儿可能为伴性遗传病等需要进行胎儿性别鉴定和选择性别人工终止妊娠以外所进行的胎儿性别鉴定和选择性别人工终止妊娠。

为了贯彻计划生育基本国策,促进出生人口性别结构平衡,促进人口均衡发展,《人口与计划生育法》《母婴保健法》《禁止非医学需要的胎儿性别鉴定和选择性别人工终止妊娠的规定》等法律法规规定:禁止任何单位或者个人实施非医学需要的胎儿性别鉴定和选择性别人工终止妊娠;禁止任何单位或者个人介绍、组织孕妇实施非医学需要的胎儿性别鉴定和选择性别人工终止妊娠;禁止"两非"工作应当纳入计划生育目标管理责任制。

2. 打击"两非"工作的管理　打击"两非"工作需要多部门协作,共同实施监督管理。各级卫生计生行政部门和食品药品监管部门应当建立查处非医学需要的胎儿性别鉴定和选择性别人工终止妊娠违法行为的协作机制和联动执法机制,按照各自职责,制定胎儿性别鉴定、人工终止妊娠以及相关药品和医疗器械等管理制度,共同实施监督管理。县级以上工商行政管理部门(包括履行工商行政管理职责的市场监督管理部门,下同)对含有胎儿性别鉴定和人工终止妊娠内容的广告实施监管。

3. 医疗卫生机构禁止"两非"的规定　医疗卫生机构应当在工作场所设置禁止非医学需要的胎儿性别鉴定和选择性别人工终止妊娠的醒目标志;医务人员应当严格遵守有关法律法规和超声诊断、染色体检测、人工终止妊娠手术管理等相关制度;实施人工终止妊娠手术的机构应当在手术前登记、查验受术者身份证明信息,并及时将手术实施情况通报当地县级卫生计生行政部门;医疗卫生机构发生新生儿死亡的,应当及时出具死亡证明,并向当地县级卫生计生行政部门报告。

4. 终止妊娠药物和器械的管理　药品生产、批发企业仅能将终止妊娠药品销售给药品批发企业或者获准施行终止妊娠手术的医疗卫生机构并严格查验购货方资质,并做好销售记录。药品零售企业禁止销售终止妊娠药品。终止妊娠的药品仅限于在获准施行终止妊娠手术的医疗卫生机构的医师指导和监护下使用。经批准实施人工终止妊娠手术的医疗卫生机构应当建立真实、完整的终止妊娠药品购进记录,并为终止妊娠药品使用者建立完整档案。

医疗器械销售企业销售超声诊断仪、染色体检测专用设备等医疗器械,应当核查购买者的资质,验证机构资质并留存复印件,建立真实、完整的购销记录,不得向不具有相应资质的机构和个人销售。

5. "两非"广告的管理　违法发布非医学需要胎儿性别鉴定或者非医学需要选择性别人工终止妊娠广告的,由工商行政管理部门依据《中华人民共和国广告法》等相关法律法规进行处罚。

（二）对打击"两非"的监督

对打击"两非"行为监督的主要内容包括:①打击"两非"行为制度建设情况;②从事计划生育技术服务的机构及人员落实禁止"两非"相关制度情况;③"两非"行为案件的查处情况,包括打击非法行医中涉及"两非"的案件查处情况。

对打击"两非"行为监督主要采取以下方法:①对打击"两非"行为的制度执行情况进行检查;②对病历、医师门诊记录、实验室报告及相关诊疗档案进行随机抽查;③与相关部门联合开展监督工作;④对"两非"案件进行督查督办;⑤依法采取其他必要的监督方法。

五、人口和计划生育重大案件的监督

（一）人口和计生重大案件的定义

人口和计划生育重大案件是指因计划生育管理和服务行为引发的干部群众伤残、死亡和国家、集体、公民个人财产受到严重损失等具有重要影响的案件,主要包括:①造成人员死亡的案件;②导致人员重伤残,造成恶劣社会影响的案件;③造成国家、集体或者公民个人财产严重损失的案件;④危及社会稳定的群体性案件;⑤造成其他社会影响和国际影响较大,可能危及社会稳定、损害国家形象的案件。

（二）人口与计划生育重大案件的监督

1. 人口和计划生育重大案件预防的监督　各级人口和计划生育行政部门主要负责人是预防重大案件的第一责任人。重大案件预防的监督,主要是查验各级人口和计划生育行政部门是否建立健全重大案件预测预警、矛盾调处、信息报告、应急处理、责任追究等制度;是否制定本行政区域内的重大案件应急处理预案,并报上一级人口和计划生育行政部门备案;是否定期对容易引发重大案件工作环节的规范进行检查,以便及时发现和消除隐患,做好预警工作。

2. 人口与计划生育重大案件报告的监督　重大案件实行逐级报告制度:重大案件发生后应当在12小时内报告至国家人口与计划生育委办公厅值班室。各级人口和计划生育行政部门应当保障重大案件报告渠道的畅通,对已发生的重大案件,任何单位和个人不得迟报、漏报、谎报或者瞒报。

重大案件报告的监督主要从报告时限、报告渠道是否通畅、有无迟报、漏报谎报和瞒报行为的方面进行监督。

3. 人口与计划生育重大案件的调查和处理的监督和督办　地方各级人口和计划生育行政部门在本行政区域内发生重大案件后,应当立即启动应急处理预案,做好现场处置工作,依法采取必要控制措施,防止事态扩大,减少损失的发生;要及时制定新闻宣传预案,做好信息发布工作。上级人口和计划生育行政部门在必要情况下可以组成调查组对重大案件进行调查。重大案件发生后,省级人口和计划生育行政部门必要情况下要向国家人口与计划生育委作专题汇报。重大案件调查处理结束后,应当如实向国家人口与计划生育委和有关部门报送案件调查处理报告。

人口与计划生育重大案件的督查督办主要采取下达督办通知书、规定办理时限、提出工作要求等。有条件的地方可建立重大案件网络督查督办机制、现场督办等其他必要的监督方法。

县级以上地方卫生计生行政部门及综合监督机构实施计划生育监督后,应当依法按程序及时向被监督单位和人员提出监督意见;发现被监督单位和人员存在未依法履行职责、违法行政、违法违规执业等行为的,应当依法处理。

第五节　法律责任

一、母婴保健专项技术服务违法行为的法律责任

医疗、保健机构或者人员未取得母婴保健技术许可,擅自从事婚前医学检查、遗传病诊断、产前诊断、终止妊娠手术和医学技术鉴定或者出具有关医学证明的,由卫生计生行政部门给予警告,责令停止违法行为,没收违法所得并处以罚款。

从事母婴保健技术服务的人员出具虚假医学证明文件的,依法给予行政处分;如出现因延误诊治,给当事人身心健康造成严重后果的或造成其他严重后果的,由原发证部门撤销相应的母婴保健

技术执业资格或者医师执业证书。

二、托幼机构卫生保健服务违法行为的法律责任

托幼机构有下列情形之一的,由卫生计生行政部门责令限期改正,通报批评;逾期不改的,给予警告;情节严重的,由教育行政部门依法给予行政处罚:①未按要求设立保健室、卫生室或者配备卫生保健人员的;②聘用未进行健康检查或者健康检查不合格的工作人员的;③未定期组织工作人员健康检查的;④招收未经健康检查或健康检查不合格的儿童入托幼机构的;⑤未严格按照《托儿所幼儿园卫生保健工作规范》开展卫生保健工作的。

卫生计生行政部门应当及时将处理结果通报教育行政部门,教育行政部门将其作为托幼机构分级定类管理和质量评估的依据。

托幼机构未取得《医疗机构执业许可证》擅自设立卫生室,进行诊疗活动的,按照《医疗机构管理条例》的有关规定进行处罚;未按照规定履行卫生保健工作职责,造成传染病流行、食物中毒等突发公共卫生事件的,卫生计生行政部门、教育行政部门依据相关法律法规给予处罚。

县级以上医疗卫生机构未按照本办法规定履行职责,导致托幼机构发生突发公共卫生事件的,卫生计生行政部门依据相关法律法规给予处罚。

三、人口与计划生育服务违法行为的法律责任

1. 计划生育技术服务机构或者医疗、保健机构以外的机构或者人员违反本条例的规定,擅自从事计划生育技术服务的,由县级以上地方人民政府卫生计生行政部门依据职权,责令改正,给予警告,没收违法所得和有关药品、医疗器械,并处以罚款;造成严重后果,构成犯罪的,依法追究刑事责任。

2. 从事计划生育技术服务的机构未经批准擅自扩大计划生育技术服务项目的,由原发证部门责令改正,给予警告,没收违法所得并处以罚款;情节严重的,并由原发证部门吊销计划生育技术服务的执业资格。

3. 从事计划生育技术服务机构,未经批准擅自从事产前诊断和使用辅助生育技术治疗不育症的,由县级以上地方人民政府卫生计生行政部门依据职权,责令改正,给予警告,没收违法所得和有关药品、医疗器械并处以罚款;情节严重的,并由原发证部门吊销计划生育技术服务的执业资格。

4. 逾期不校验计划生育技术服务执业许可证明文件,继续从事计划生育技术服务的,由原发证部门责令限期补办校验手续;拒不校验的,由原发证部门吊销计划生育技术服务的执业资格。

5. 违反有关规定,买卖、出借、出租或者涂改、伪造计划生育技术服务执业许可证明文件的,由原发证部门责令改正,没收违法所得并处以罚款;情节严重的,并由原发证部门吊销相关的执业资格。

6. 从事计划生育技术服务的机构向农村实行计划生育的育龄夫妻提供避孕、节育技术服务,收取费用的,由县级地方人民政府卫生计生行政部门责令退还所收费用,给予警告,并处以罚款;情节严重的,并对该机构的正职负责人、直接负责的主管人员和其他直接责任人员给予降级或者撤职的行政处分。

7. 从事计划生育技术服务的机构使用没有依法取得相应的医师资格的人员从事与计划生育技术服务有关的临床医疗服务的,由县级以上人民政府卫生计生行政部门依据职权,责令改正,没收违法所得并处以罚款;情节严重的,并由原发证部门吊销计划生育技术服务的执业资格。

8. 卫生计生行政部门违反规定,批准不具备规定条件的计划生育技术服务机构或者医疗、保健机构开展与计划生育有关的临床医疗服务项目,或者不履行监督职责,或者发现违法行为不予查处,导致计划生育技术服务重大事故发生的,对该部门的正职负责人、直接负责的主管人员和其他直接责任人员给予降级或者撤职的行政处分;构成犯罪的,依法追究刑事责任。

9. 从事计划生育技术服务的机构出具虚假证明文件,尚不构成犯罪的,由原发证部门责令改正,给予警告,没收违法所得并处以罚款;情节严重的,并由原发证部门吊销计划生育技术服务的执业资格;构成犯罪的,依法追究刑事责任。

四、打击"两非"违法行为的法律责任

1. 违反有关规定利用超声技术和其他技术手段为他人实施非医学需要的胎儿性别鉴定或者选择性别人工终止妊娠的,由县级以上卫生计生行政部门依据职权责令改正,给予警告,没收违法所得并处以罚款;情节严重的,由原发证机关吊销执业证书;构成犯罪的,依法追究刑事责任。

2. 对未取得母婴保健技术许可的医疗卫生机构或者人员擅自从事终止妊娠手术的、从事母婴保健技术服务的人员出具虚假的医学需要的人工终止妊娠相关医学诊断意见书或者证明的,由县级以上卫生计生行政部门依据《母婴保健法》及其实施办法的有关规定进行处理。

3. 违反规定进行胎儿性别鉴定的,由卫生计生行政部门给予警告,责令停止违法行为;进行胎儿性别鉴定两次以上的或者以营利为目的进行胎儿性别鉴定的,并由原发证机关撤销相应的母婴保健技术执业资格或者医师执业证书。

4. 经批准实施人工终止妊娠手术的机构未建立真实完整的终止妊娠药品购进记录,或者未按照规定为终止妊娠药品使用者建立完整用药档案的,由县级以上卫生计生行政部门责令改正;拒不改正的,给予警告,并可处以罚款。

5. 介绍、组织孕妇实施非医学需要的胎儿性别鉴定或者选择性别人工终止妊娠的,由县级以上卫生计生行政部门责令改正,给予警告;情节严重的,没收违法所得,并处以罚款。

6. 药品生产企业、批发企业将终止妊娠药品销售给未经批准实施人工终止妊娠的医疗卫生机构和个人,或者销售终止妊娠药品未查验购药者的资格证明、未按照规定作销售记录的,以及药品零售企业销售终止妊娠药品的,由县级以上食品药品监管部门按照《中华人民共和国药品管理法》的有关规定进行处理。

7. 医疗器械生产经营企业将超声诊断仪、染色体检测专用设备等医疗器械销售给无购买资质的机构或者个人的,由县级以上食品药品监管部门责令改正,并处以罚款。

8. 违法发布非医学需要的胎儿性别鉴定或者非医学需要的选择性别人工终止妊娠广告的,由工商行政管理部门依据《中华人民共和国广告法》等相关法律法规进行处罚。

五、人类辅助生殖技术违法行为的法律责任

未经批准擅自开展人类辅助生殖技术的,未经批准擅自设置人类精子库,采集、提供精子的非医疗机构,按照《医疗机构管理条例》第四十四条规定处罚;未经批准擅自开展人类辅助生殖技术的医疗机构,按照《医疗机构管理条例》第四十七条和《医疗机构管理条例实施细则》第八十条的规定处罚。

开展人类辅助生殖技术的医疗机构有下列情形之一的,省、自治区、直辖市人民政府卫生计生行政部门给予警告、处以罚款,并给予有关责任人行政处分;构成犯罪的,依法追究刑事责任:①买卖配子、合子、胚胎的;②实施代孕技术的;③使用不具有《人类精子库批准证书》机构提供的精子的;④擅自进行性别选择的;⑤实施人类辅助生殖技术档案不健全的;⑥经指定技术评估机构检查技术质量不合格的;⑦其他违反《人类辅助生殖技术管理办法》规定的行为。

设置人类精子库的医疗机构违反本办法,有下列情形之一的,由省、自治区、直辖市人民政府卫生计生行政部门给予警告,处以罚款,并给予有关责任人员行政处分;构成犯罪的,依法追究刑事责任:①采集精液前,未按规定对供精者进行健康检查的;②向医疗机构提供未经检验的精子的;③向不具有人类辅助生殖技术批准证书的机构提供精子的;④供精者档案不健全的;⑤经评估机构检查质量不合格的;⑥其他违反本办法规定的行为。

六、计划生育重大案件的法律责任

因违法实施计划生育管理和服务导致重大案件发生的,对有下列情形之一的,国家人口与计划生育委予以全国通报批评;情节严重的,依据有关法律法规进行处理:①迟报、漏报、谎报或者瞒报重大案件情况的;②未采取必要的应急处理措施控制事态发展或者处理不力,导致发生次生、衍生后果的;③干扰和阻挠案件调查的;④不如实报告案件调查结果的。

对有不当管理和服务行为,导致重大案件发生的直接责任人,应当离岗培训或者调离岗位;对有违法管理和服务行为,导致重大案件发生的直接责任人,应当依法依纪进行处理;构成犯罪的,依法追究刑事责任。

对发生重大案件的县及相关单位负责人除按本省(区、市)有关规定处理外,三年内取消全国性先进集体和个人评选资格;当年已取得全国性先进集体和个人称号的,予以撤销;一年内发生两次以上重大案件的,省级人口和计划生育行政部门及其主要负责人两年内不得参与全国性先进集体和个人的评选。

上级人口和计划生育行政部门可以向有关机关提出对重大案件直接责任人和有关主要负责人的责任追究建议。

（赵　英）

| 思考题 | 1. 母婴保健专项技术服务监督包括哪些方面?
2. 托幼机构卫生监督可能涉及的法律法规有哪些?
3. 打击"两非"的卫生监督应该包括哪些方面的监督? |

第十八章

公共场所卫生法律制度与监督

公共场所(public place)是人类生活和工作环境的组成部分,是大众生活、学习、工作、旅游、娱乐、交流、贸易等活动不可缺少的社交场所。公共场所卫生监督是我国卫生监督工作的重要组成部分。随着社会进步和经济的发展,公共场所卫生问题在公共卫生领域中的位置日益凸显出来,并且随着人民物质文化生活水平的提高,公众对公共场所卫生质量的要求也越来越高,因此,公共场所卫生监督对确保公共场所卫生质量、提高公众健康水平、保障正常社会生产和生活秩序、维护社会和谐稳定都是不可忽视的重要工作。

第一节　概述

一、公共场所的概念和种类

公共场所是指人群聚集,并供公众从事各种社会生活(学习、社交、娱乐、医疗、休息和旅游等)使用的一切有围护结构的公用建筑物、场所或设施的总称。它对公众来说是人工生活环境,对从业人员来说则是劳动环境。

按照服务需求的不同,公共场所分为封闭式场所(如宾馆、饭店、剧场、舞厅、浴室、商场、理发店等)和开放式或露天场所(如游泳池、露天电影院或广场、公园等);按照《公共场所卫生管理条例》(regulation on the management of public place)(以下简称《条例》)的规定,公共场所包括供公众从事学习、社交、娱乐、医疗、休息和旅游等活动的7类28种场所。具体包括:①住宿与交际类场所8种:宾馆、饭店、旅店、招待所、车马店、咖啡馆、酒吧、茶座;②洗浴美容3种:公共浴池、理发店、美容店;③文化娱乐场所5种:影剧院、录像厅(室)、游艺厅(室)、舞厅、音乐厅;④体育游乐场所3种:体育场(馆)、游泳馆、公园;⑤文化交流场所4种:展览馆、博物馆、美术馆、图书馆;⑥购物场所2种:商场(店)、书店;⑦就诊与交通场所3种:候诊室、候车(机、船)室、公共交通工具(指飞机、轮船客舱、火车客运车厢及城市轨道交通、公共客运交通工具等)。

随着社会的发展,人群密度大、疾病传播风险高的新型场所不断出现,各地公共场所的监管范围也随之扩大,增加了对网吧、按摩店、足浴室、棋牌室、婚纱摄影、证券交易所、温泉度假村、旅游景点、室内健身及保健按摩场所等公共场所的监督。

二、公共场所的卫生特征

(一)人员集中,流动性大

由于公共场所的环境非常特殊,如空间有限,环境比较封闭,人群数量大而且比较集中,人群停留的时间相对较短,流动速度较快,人群的构成十分复杂(不同年龄、不同国籍、不同性别、不同职业、不同民族、不同健康水平等),人群的文化教育水平、生活方式和生活习惯有很大差异等,由于人员高度集中,互相接触密切,空气污浊,所以公共场所可通过公众的各种活动很容易把生物的、物理的、化学的等各种有害因素带入其中,直接影响到公共场所的环境和卫生质量,严重影响到广大群众的健康。

（二）环境和物品易受污染

绝大多数公共场所都有很多公用的设备、器械和物品,这些物品和设备反复为多人所使用和触摸,很容易受到多种有害因素的污染,危害人群身体健康。尤其在室内场所,单位面积的人口密度很高,在冬春季很容易导致呼吸道传染病的传播。如在封闭的室内允许吸烟,室内空气质量就会极度恶化,可对孕妇、婴幼儿、心脏病病人和肺部疾病病人造成非常大的伤害。

（三）疾病传播的机会较大

由于公共场所的人员比较集中,人与人之间直接接触和间接接触频繁,如果出入此类场所中混杂有某些传染病人和携带者,非常容易造成该传染病的迅速传播。如在北方某城市急性出血性结膜炎(红眼病)在不到两个月的时间内迅速传播,造成几十万人感染发病。监督检查发现,原因是公共场所及其公共用品(游泳池水、理发毛巾等)受到严重污染所致。

（四）公共场所建筑布局和管理别具特点

随着城市的不断发展和人口的增多,公共建筑、公共场所发展很快,但是,有一些公共场所是在旧城市基础上见缝插针建立起来的,选址与布局不尽合理,设计也不完全符合卫生要求,有些公共场所建设项目,建设前不申报,完工后也不报请卫生计生行政部门验收,从而存在大量的建筑违规和布局不合理的卫生问题。有的在营业后发现又重新进行改造,这给卫生监督和管理工作带来更大的难度。

三、公共场所的卫生管理

（一）公共场所卫生管理概念

公共场所卫生管理是指公共场所经营者依照国家有关卫生法律法规的规定,对公共场所进行预防疾病、保障公众健康的卫生管理工作。经营者的卫生管理是国家法律法规赋予的法定义务,同时也是公共场所日常经营者管理的重要组成部分。卫生状况的好坏,也反映了一个场所的整体经营管理水平。

（二）公共场所卫生管理内容

1. 卫生管理责任制度 2011 年原卫生部颁布的《公共场所卫生管理条例实施细则》(rules for implementation of the regulations on management of public places)（以下简称《实施细则》)在卫生管理方面明确规定,公共场所的卫生施行责任制管理,公共场所的法定代表人或者负责人是其经营场所卫生安全的第一责任人。通过明确责任人,有利于将卫生管理落到实处。公共场所经营企业还须配备专职或兼职卫生管理人员,负责本公共场所的具体卫生工作,包括常规卫生检查、监督应急预案的落实情况,空气、微小气候、水、采光、照明、噪声、顾客用具的定期检测,并有权针对发现的问题提出整改意见。

2. 卫生管理制度和卫生管理档案 各类公共场所要从保护群众的身体健康出发,成立卫生管理机构(组织),建立健全卫生管理制度,提出做好卫生工作的具体要求,把卫生服务纳入整个服务工作的考核内容中,促使本单位全面达到《公共场所卫生标准》规定的各项卫生要求。

卫生管理档案应设置专人管理,管理者承担监督档案制作、整理及保存卫生档案的任务。为保证档案条理分明,《实施细则》要求档案应分类记录。制作完成的卫生档案,其保存期限至少2年。为确保卫生管理档案的建立,有些地区将卫生档案作为卫生许可的必审项目,在公共场所卫生许可证的颁发、换证过程中严格审查。卫生管理档案应包括以下内容:①卫生管理部门、人员设置情况及卫生管理制度;②空气、微小气候(湿度、温度、风速)、水质、采光、照明、噪声的检测情况;③顾客用品用具的清洗、消毒、更换及检测情况;④卫生设施的使用、维护、检查情况;⑤集中空调通风系统的清洗、消毒情况;⑥安排从业人员健康检查情况和培训考核情况;⑦公共卫生用品进货索证管理情况;⑧公共场所危害健康事故应急预案或者方案;⑨省自治区直辖市卫生计生行政部门要求记录的其他情况。

3. 宣传培训 为预防疾病,保障公众健康,公共场所的经营者有义务开展卫生知识宣传。宣传形式可以灵活多样,宣传对象可以是社会公众,也可以是特定公共场所的顾客。

公共场所经营者应当建立卫生培训制度,组织从业人员学习相关卫生法律知识和公共场所卫生知识,并进行考核。对考核不合格的,经营者不得安排其上岗。

4. 健康检查 公共场所经营者应当组织从业人员每年进行健康检查,从业人员在取得有效健康合格证明后方可上岗,在岗期间,每年还要至少进行一次健康检查。患有痢疾、伤寒、甲型病毒性肝炎、戊型病毒性肝炎等消化道传染病的人员,以及患有活动性肺结核、化脓性或者渗出性皮肤病等疾病的人员,治愈前不得从事直接为顾客服务的工作。

5. 设施设备 公共场所经营者应当根据经营规模、项目设置清洗、消毒、保洁、盥洗等设施设备,还应当配备安全、有效的预防控制蚊、蝇、蟑螂、鼠和其他病媒生物的设施设备及废弃物存放专用设施设备。

公共场所经营者应当根据经营规模、项目设置公共卫生间。公共卫生间应当有单独通风排气设施,保持清洁无异味。公共场所经营者应当做好集中空调通风系统的卫生管理工作。

公共场所经营者应当建立卫生设施设备维护制度,定期检查卫生设施设备,确保其正常运行,不得擅自拆除、改造或者挪作他用。

6. 禁烟制度 参见本章"第六节 公共场所禁烟卫生监督"相关内容。

7. 定期检测 公共场所的空气、微小气候、水质、采光、照明、噪声、顾客用品用具等均有明确的卫生标准,合格与否需借助仪器检测才能确定。

(1)检测主体:《实施细则》规定,经营者负有定期检测义务。不具备检测条件的,须委托具有检测资质的机构检测,具备检测条件的经营者,可自行检测。

(2)检测结果:检测结果记入卫生管理档案,且应在醒目位置如实公示。检测结果不合格的,还应及时整改。

（3）检测时间:经营者应根据具体情况,确定检测的间隔时间,但每年不得少于一次。在申请、更换卫生许可证时,须出具合格的卫生检测报告。

8. 危害事故预防和处理　公共场所危害健康事故（health accident in public place）是指公共场所内发生的传染病疫情或者因空气质量、水质不符合卫生标准、用品用具或者设施受到污染导致的危害公众健康事故。由于公共场所危害事故威胁到公众的生命、健康,一旦发生,后果严重。如何预防,为卫生监督工作的重点。

为了预防危害事故的发生,经营者有如下义务:①制订预案:公共场所经营者应当制订公共场所危害健康事故应急预案;②消除隐患:定期检查公共场所各项卫生制度、措施的落实情况,及时消除危害公众健康的隐患;③及时处置:公共场所发生危害健康事故的,经营者应当立即处置,防止危害扩大;④按规定报告:发生危害健康事故的,经营者应及时向县级人民政府卫生计生行政部门报告。任何单位或者个人对危害健康事故不得隐瞒、缓报、谎报或者授意他人隐瞒、缓报、谎报。当空气传播性疾病在本地区暴发流行时,公共场所经营者应当按照卫生计生行政部门的要求启动预防空气传播性疾病的应急预案。

四、公共场所卫生监督的概念

公共场所卫生监督,是指卫生计生行政部门督促公共场所经营单位履行《条例》和《细则》规定的职责,检查其履行的情况和存在的问题。对发现的卫生问题,责令其制定改进措施,迅速贯彻落实。对违反《条例》和《细则》的行为,进行行政处罚。

公共场所室内外的卫生状况和卫生质量不仅直接影响公众的社会活动环境和生活活动的环境,也间接反映了一个国家和地区的社会进步和文明程度。因此,通过对公共场所卫生监督,可以不断促进公共场所环境质量、生态环境的持续改善和公众卫生水平的提高。

第二节　公共场所卫生法律制度

一、公共场所卫生监督的法律依据

我国公共场所卫生监督现行的主要法律依据是《公共场所卫生管理条例》,该条例是针对公共场所的卫生监督管理工作专门制定的,包括了公共场所的卫生管理、卫生监督和相关的法律责任等一系列的内容。国务院于 1987 年 4 月 1 日颁布了《公共场所卫生管理条例》,对全国公共场所的卫生工作实行法制化管理。这是新中国建立以来,由国家最高行政机关发布的第一部公共场所卫生管理法规,同年 9 月 15 日,卫生部发布了《公共场所卫生管理条例实施细则》。以后又于 1991 年进行修订,2011 年 3 月 10 日,卫生部再次修订了《公共场所卫生管理条例实施细则》,并于同年 5 月 1 日实施。为了更好地实施条例,加强监督管理,1987 年卫生部制定了《公共场所卫生监督监测要点》和《公共场所从业人员培训大纲》,1988 年制定了《旅店业卫生标准》等 11 项公共场所国家卫生标准,1996 年重新修订了公共场所的 12 项标准,主要包括《旅店业卫生标准》《文化娱乐场所卫生标准》

《公共浴室卫生标准》《理发店、美容店卫生标准》《游泳场所卫生标准》《体育馆卫生标准》《图书馆、博物馆、美术馆、展览馆卫生标准》《商场(店)、书店卫生标准》《公共交通等候室卫生标准》《公共交通工具卫生标准》《饭馆(餐厅)卫生标准》。2006 年增加了《足浴服务卫生标准》。为了加强公共场所集中空调通风系统卫生管理,2006 年 3 月 1 日卫生部制定了《公共场所集中空调通风系统卫生管理办法》,2012 年 9 月 24 日卫生部对该规章进行了修订,发布了《公共场所集中空调通风系统卫生规范》等 3 项卫生行业标准,并于 2013 年 4 月 1 日起施行。为了进一步加强住宿业、沐浴业和美容美发业的卫生管理,规范经营行为,提高卫生管理水平,2007 年 6 月 25 日卫生部、商务部组织颁布了《住宿业卫生规范》《沐浴场所卫生规范》和《美容美发场所卫生规范》。目前,根据社会发展的需要,公共场所的卫生标准也正在进行新一轮的修订中。

二、公共场所卫生监督机构及职责

根据《条例》及《细则》的规定,国家卫生计生行政部门主管全国公共场所卫生监督管理工作。负责具体卫生监督工作的主体包括:①县级以上地方各级人民政府卫生计生行政部门,具体负责本行政区域的公共场所卫生监督管理工作;②出入境检验检疫机构,具体负责国境口岸及出入境交通工具的卫生监督管理工作;③铁路部门所属的卫生主管部门,具体负责对管辖范围内的车站、等候室、铁路客车以及主要为本系统职工服务的公共场所的卫生监督管理工作。

县级以上地方各级人民政府卫生计生行政部门应当根据公共场所卫生监督管理需要,建立健全公共场所卫生监督队伍和公共场所卫生监测体系,制定公共场所卫生监督计划并组织实施。

卫生监督机构对公共场所的卫生监督职责主要有:

(1)对公共场所进行卫生监督和卫生技术指导。

(2)监督从业人员进行健康体检,对从业人员进行教育和培训。

(3)对新建、扩建、改建的公共场所的选址和设计进行预防性卫生监督。

(4)对违反公共场所卫生管理条例的单位和个人依法进行行政处罚。

第三节　公共场所预防性卫生监督

一、公共场所预防性卫生监督概念

公共场所预防性卫生监督是指县级以上地方人民政府卫生计生行政部门对公共场所的建筑项目(包括新建、扩建和改建项目)的选址、设计、竣工验收实施卫生监督的过程。

公共场所预防性卫生监督的目的是通过对建设项目进行预防性卫生监督,把可能影响人体健康的环境因素和可能出现的卫生问题,消除或控制在选址、设计和施工的过程中。也就是使公共场所建成投入使用后,不至于发生局部危害或污染外界环境,不至于对人体健康产生直接或间接的危害,并具有预防和控制疾病,保护和增进健康的功能。

公共场所进行新建、改建、扩建的,应当符合有关卫生标准和要求,经营者应当按照有关规定办理预防性卫生审查手续。预防性卫生审查程序和具体要求由省、自治区、直辖市人民政府卫生计生行政部门制定。凡受周围不良环境影响或有职业危害以及对周围人群健康有不良影响的大型公共场所建设项目,必须执行建设项目卫生评价报告制度。

二、公共场所预防性卫生监督内容

公共场所预防性卫生监督工作是与建设项目的建设进程相对应的。建设项目的建设进程包括选址、设计、施工三大环节,预防性卫生监督的工作就贯穿在选址、设计、施工、竣工验收等阶段之中。

（一）选址阶段的监督

公共场所的选址十分重要,一旦选址不当,不仅造成重大的经济损失,而且还带来一系列的卫生问题。对公共场所的选址进行卫生审查,应遵循以下卫生学原则:

(1)是否符合城市的总体规划和功能分区的要求。

(2)所选择的地址尽可能符合下述要求:地势高而不潮湿,地下水位低,土壤清洁,空气清新,通风日照良好,水源不受污染,交通方便。

(3)附近无污染源(产生烟气、毒气、臭气、噪声源等工业企业),有污染源时地址是否选择在上风向。

(4)是否符合布局合理的要求:可根据公共场所的性质、服务功能和卫生标准的要求进行布局。如住宿与交际场所,应选择交通方便,环境相对安静的地段;文化娱乐与文化交流场所,应建于交通方便的城市发展的中心区,同时接近居民区,远离工业污染源;体育场所应结合城市远景规划,选在城郊远离工业污染源的地段,并应交通方便;公共交通等候室,占地面积要求宽阔,便于车流、人流出入通畅和绿化、停车的场地;商场、书店、理发店和美容店、公共浴池等,应选择接近居民区和交通方便的地段。

（二）设计阶段的监督

建筑项目设计阶段包括可行性研究、初步设计、施工设计三个阶段。重点内容包括:建设项目功能、规模、容量;项目建成后是否会产生环境污染、污染强度、污染物的性质、对周围人群健康影响多大,有否防范措施;从业人员是否有职业危害,主要危害因素是什么,有否防范措施等。

(1)平面布置的基本要求:平面布置与公共场所的性质有密切关系,应做到布局和工艺流程合理,容量应与服务半径相适应,避免拥挤和人群过密频繁接触。布局上应有利于微小气候的调节,具有夏可防暑热、冬可防风寒的效果。同时还要考虑有利于维持环境卫生和预防传染病的传播。

(2)内部结构的基本要求:公共场所的内部结构应以满足卫生学要求为前提,以有利于群众健康为目的。一般的公共场所,人群聚集,使用时间集中,污染机会多。所以,在建筑物的进深、净高、采光、照明、通风和基本卫生设施等方面,应根据场所性质充分满足卫生标准的要求。

(3)装修的基本要求:公共场所内部装修应选用绿色环保的材料,并且耐用、表面光滑、易于清洁,严格执行国家《室内装饰装修材料有害物质限量》标准。加强通风换气,以便有效地及时排出有害物质。开业前进行监测,应达到《室内空气质量标准》。

该阶段的预防性卫生监督工作方式,主要是审阅卫生专篇(建设项目卫生评价报告书或者有关卫生防护措施说明文字），审阅设计图纸（布局、流程、卫生防护措施和设施等），核算设计参数是否满足卫生要求。经综合分析后，提出审核评价意见（对设计不合理之处提出修改意见）。

（三）施工阶段的监督

施工阶段的预防性卫生监督，主要是监督"同时施工"和"按图施工"的贯彻落实。主要的工作形式是施工现场检查。重点注意两个问题：一是建设单位因资金紧缺，暂缓卫生防护设施施工建设；二是建设单位擅自变更已经审批认可的设计图纸进行施工。

（四）竣工验收阶段的监督

竣工验收是预防性卫生监督工作的最后一个步骤。验收合格后，卫生监督工作即转入经常性卫生监督。这个阶段基本卫生设施已成定局，可初步评价工程的卫生状况。发现问题尚有时间整改，应特别注意卫生防护设施的完善和施工质量。重点验收以下方面：①宾馆旅店的功能间（床上用品存放间、专用消毒间和卫生洁具存放间）的建设与配置情况；②宾馆旅店的洗衣房面积和流程布局的设置是否合理；③厕所、盥洗间等卫生设备的建设与配置情况；④地面、墙面及棚顶装修是否符合卫生要求；⑤给排水设施、二次供水设施和防积水地面坡度的施工情况；⑥通风排气系统，特别是新风机房和排气管井的情况；⑦大型机械的防振地台和消音设施的建设情况；⑧使用的装饰材料是否无毒无害，符合卫生要求。

（五）公共场所卫生检测或者评价报告

一般由第三方出具卫生检测或者评价报告，内容包括：可能存在的卫生问题，拟采取的措施，预期效果或者现场检测结果、分析评价等。新建、改建和扩建的集中空调通风系统应当进行预防空气传播性疾病的卫生学评价，评价合格后方可投入运行。

三、公共场所许可制度

国家对公共场所实行卫生许可证管理。公共场所经营者应当按照规定向县级以上地方人民政府卫生计生行政部门申请卫生许可证。未取得卫生许可证的，不得营业。公共场所卫生监督的具体范围由省、自治区、直辖市人民政府卫生计生行政部门公布。

（一）提交资料

提交资料包括：①卫生许可证申请表；②法定代表人或者负责人身份证明；③公共场所地址方位示意图、平面图和卫生设施平面布局图；④公共场所卫生检测或者评价报告；⑤公共场所卫生管理制度；⑥使用集中空调通风系统的，还应当提供集中空调通风系统卫生检测或者评价报告；⑦省、自治区、直辖市卫生计生行政部门要求提供的其他材料。

（二）许可程序

县级以上地方人民政府卫生计生行政部门应当自受理公共场所卫生许可申请之日起20日内，对申报资料进行审查，对现场进行审核，符合规定条件的，作出准予公共场所卫生许可的决定；对不符合规定条件的，作出不予行政许可的决定并书面说明理由。

公共场所卫生许可证应当载明编号、单位名称、法定代表人或者负责人、经营项目、经营场所地址、发证机关、发证时间、有效期限。

（三）许可证有效期

公共场所卫生许可证有效期限为四年，每两年复核一次。公共场所卫生许可证应当在经营场所醒目位置公示。

（四）许可变更、延续与重新申请

公共场所经营者变更单位名称、法定代表人或者负责人的，应当向原发证卫生计生行政部门办理变更手续。公共场所经营者需要延续卫生许可证的，应当在卫生许可证有效期届满30日前，向原发证卫生计生行政部门提出申请。公共场所经营者变更经营项目、经营场所地址的，应当向县级以上地方人民政府卫生计生行政部门重新申请卫生许可证。

第四节 公共场所经常性卫生监督

一、公共场所经常性卫生监督概念

公共场所经常性卫生监督是指卫生监督机构及其卫生监督员对公共场所卫生状况进行定期或不定期的卫生监测、卫生检查、卫生技术指导、卫生行政处罚等工作的总称。

《公共场所卫生管理条例实施细则》规定，县级以上地方人民政府卫生计生行政部门对公共场所进行监督检查，应当依据有关卫生标准和要求，采取现场卫生监测、采样、查阅和复制文件、询问等方法，有关单位和个人不得拒绝或者隐瞒；县级以上人民政府卫生计生行政部门应当加强公共场所卫生监督抽检，并将抽检结果向社会公布。

公共场所经常性卫生监督的目的是及时发现存在的卫生问题，对不符合卫生要求的及时给予卫生技术指导，提出具体改进意见，督促其采取有效的措施，迅速改善；对拒不整改或有违法行为的单位和个人，依照相关规定给予行政处罚。

二、公共场所经常性卫生监督内容

（一）公共场所卫生许可证的监督

"卫生许可证"是公共场所经营单位获得卫生计生行政部门行政许可的凭证。在卫生监督过程中，要检查公共场所经营单位是否具有"卫生许可证"，许可证是否在有效期内，经营场所、内容、法人代表或负责人是否进行了变更等。

（二）对各项卫生要求、卫生设施的监督

具体内容包括：①环境卫生要求：室内外环境、光线、噪声等；②室内微小气候监督：空气质量、温度、湿度、通风、采光、照明；③生活饮用水（含二次供水）的监督；④公共场所集中空调通风系统的监督；⑤公共用品，如，茶具、餐具、布料制品（大、小围巾、毛巾等）、生活用品（拖鞋、洗脸盆、洗脚盆等）、网吧的键盘、鼠标等清洗、消毒；⑥公共场所为顾客提供饮食、水果的制作间布局、设计的卫生要求及从业人员操作规范的监督；⑦卫生间、吸烟室、饮水处等监督；⑧理发工具的清洗消毒，头皮皮肤病病人的专用理发工具配置及消毒；⑨健康相关产品的监督：宾馆、旅店为顾客提供的化妆品、卫生用品的监督;⑩公共场所为顾客提供的食品、饮料、瓶装水等的卫生监督。

(三)开展公共场所健康危害因素监测

县级以上人民政府卫生计生行政部门应当组织对危害公共场所的健康因素进行监测、分析,为制定法律法规、卫生标准和实施监督管理提供科学依据。县级以上疾病预防控制机构应当承担卫生计生行政部门下达的公共场所健康危害因素监测任务。主要监测项目(表18-1)。

表18-1 公共场所主要监测项目

各类场所	检测项目
旅店业	CO_2、CO、甲醛、可吸入颗粒物、空气细菌总数、噪声、新风量、台面照度、卧具、茶具等
文化娱乐场所	CO_2、CO、甲醛、可吸入颗粒物、空气细菌总数、动态噪声、新风量等
公共浴池	室温、水温、CO_2、CO、照度、池水浊度、用具的消毒
理发、美容店	CO_2、CO、甲醛、可吸入颗粒物、氨、空气细菌总数、用具的消毒等
游泳场所	池水浊度、水温、pH、游离性余氯、尿素、水中细菌总数及大肠菌群、有毒物质、漂浮物质、空气细菌总数、CO_2、池水净化消毒
体育馆	微小气候、甲醛、CO_2、空气细菌总数、照度等
图书馆、博物馆等	CO_2、甲醛、可吸入颗粒物、噪声、照度、微小气候等
商场(店)、书店	CO_2、CO、甲醛、可吸入颗粒物、噪声、照度、微小气候等
医院候诊室	微小气候、CO_2、CO、甲醛、可吸入颗粒物、空气细菌总数、噪声、照度等
交通等候室	微小气候、CO_2、CO、甲醛、可吸入颗粒物、空气细菌总数、噪声、照度、通风量等
交通工具	微小气候、CO_2、CO、甲醛、可吸入颗粒物、空气细菌总数、噪声、照度、新风量、饮水水质、卧具、病媒昆虫等

(四)量化分级管理制度

公共场所量化分级管理制度适用于已获得卫生许可证的公共场所的日常卫生监督检查。量化分级管理是将公共场所卫生监督管理模式向风险度管理转变的一种方式,几乎涵盖了经营者应履行法定义务的方方面面。同时,通过建立公共场所卫生信誉度评价体系,向社会提供公共场所卫生信誉度等级信息。

1. 评价标准 根据卫生法律、法规和规范,确定评价内容、项目、分值等,原卫生部制定的量化分级指南有四个,《住宿业卫生监督量化分级评分表》《游泳场所卫生监督量化分级评分表》《沐浴场所卫生监督量化分级评分表》和《美容美发场所卫生监督量化分级评分表》。各地可以根据自身情况制定具体标准,但不得低于原卫生部指南确定的标准。

2. 卫生信誉度等级的确定 根据公共场所卫生监督量化分级评分表评价,按100分标化后,总得分在90分以上的,卫生状况为优秀,卫生信誉度为A级;总得分在70~79分的,卫生状况为良好,卫生信誉度为B级;总得分在60~69分的,卫生状况为一般,卫生信誉度为C级;总得分低于60分的,责令限期整改,并依法处理。

公共场所内发生传染病疫情或因空气质量、水质不符合卫生标准、用品用具或设施受到污染导致的群体性健康损害事件的,其卫生信誉度定为C级。

3. 卫生监督频次的确定 公共场所日常监督频次参照其卫生信誉度等级确定。等级越高,监督频次应越低。关于不同卫生信誉等级的最低监督频次,各地应根据实际,合理调整监督频次。监督频次的基本要求是:A级不少于1次/两年;B级不少于1次/年;C级不少于2次/年。但由于行政任务和处理投诉举报而需要进行监督时不受此频次限制。

（五）危害健康事故处理

县级以上地方人民政府卫生计生行政部门对发生危害健康事故的公共场所,可以依法采取封闭场所、封存相关物品等临时控制措施。经检验,属于被污染的场所、物品,应当进行消毒或者销毁;经消毒后可以使用的物品,应当解除控制措施。

第五节 集中空调通风系统卫生监督

一、集中空调通风系统卫生监督法律依据

为了加强公共场所集中空调通风系统卫生管理,2006年3月1日卫生部制定了《公共场所集中空调通风系统卫生管理办法》和2项规范,2012年9月24日国家卫生和计划生育委员会对该规章进行了修订,发布了《公共场所集中空调通风系统卫生规范》《公共场所集中空调通风系统卫生学评价规范》《公共场所集中空调通风系统清洗规范》等3项卫生行业标准,并于2013年4月1日起施行。

二、集中空调通风系统的卫生要求

（一）设计卫生要求

1. 集中空调系统新风量(单位时间内由集中空调系统进入室内的室外空气的量)的设计应符合(表18-2)的要求。

表18-2 新风量要求

场所名称	新风量 m³/(h·人)
宾馆、饭店、旅店、招待所、候诊室、理发店、美容店、游泳场(馆)、博物馆、美术馆、图书馆、游艺厅(室)、舞厅等	≥30
饭馆、咖啡馆、酒吧、茶座、影剧院、录像厅(室)、音乐厅、公共浴室、体育场(馆)、展览馆、商场(店)、书店、候车(机、船)室、公共交通工具等	≥20

2. 集中空调系统送风温度的设计宜使公共浴室的更衣室、休息室冬季室内温度达到25℃,其他公共场所在16~20℃之间;夏季室内温度在26~28℃之间。

3. 集中空调系统送风湿度的设计宜使游泳场(馆)相对湿度不大于80%,其他公共场所相对温度在40%~65%之间。

4. 集中空调系统送风风速的设计宜使宾馆、旅店、招待所、咖啡馆、酒吧、茶座、理发店、美容店及公共浴室的更衣室、休息室风速不大于0.3m/s。其他公共场所风速不大于0.5m/s。

5. 对有睡眠、休憩需求的公共场所,集中空调系统运行所产生的噪声对场所室内环境造成的影响不得高于设备设施关闭状态时室内环境噪声值5dB(A计权)。

6. 集中空调系统应具备下列设施:①应急关闭回风和新风的装置;②控制空调系统分区域运行的装置;③供风管系统清洗、消毒用的可开闭窗口,或便于拆卸的不小于 300mm×250mm 的风口。

7. 集中空调系统宜设置去除送风中微生物、颗粒物和气态污染物的空气净化消毒装置。

8. 集中空调系统的新风应直接取自室外,不应从机房、楼道及天棚吊顶等处间接吸取新风。

9. 集中空调系统的新风口应设置防护网和初效过滤器,并符合以下要求:①设置在室外空气清洁的地点,远离开放式冷却塔和其他污染源;②低于排风口;③进风口的下缘距室外地坪不宜小于 2m,当设在绿化地带时,不宜小于 1m;④进排风不应短路。

10. 集中空调系统的送风口和回风口应设置防虫媒装置,设备冷凝水管道应设置水封。

11. 集中空调系统加湿方式宜选用蒸气加湿,选用自来水喷雾或冷水蒸发的加湿方式应有控制军团菌繁殖措施。

12. 集中空调系统开放式冷却塔应符合下列要求:①开放式冷却塔的设置应远离人员聚集区域、建筑物新风取风口或自然通风口,不应设置在新风口的上风向,宜设置冷却水系统持续消毒装置;②开放式冷却塔应设置有效的除雾器和加注消毒剂的入口;③开放式冷却塔水池内侧应平滑,排水口应设在塔池的底部。

13. 集中空调系统风管内表面应当光滑,易于清理。制作风管的材料不得释放有毒有害物质,宜使用耐腐蚀的金属材料;采用非金属材料制作风管时,必须保证风管的坚固及严密性,具有承受机械清洗设备工作冲击的强度。

（二）卫生质量要求

1. 集中空调系统新风量应符合(表 18-2)的要求。

2. 集中空调系统冷却水和冷凝水中不得检出嗜肺军团菌。

3. 集中空调系统送风质量应符合(表 18-3)的要求。

表 18-3　送风卫生指标

项目	指标
PM_{10}	≤0.15mg/m³
细菌总数	≤500CFU/cm³
真菌总数	≤500CFU/cm³
β-溶血性链球菌	不得检出
嗜肺军团菌(不作为许可的必检项目)	不得检出

4. 集中空调系统风管内表面卫生指标应符合表 18-4 的要求。

表 18-4　风管内表面卫生指标

项目	指标
积尘量	≤20g/m³
细菌总数	≤100CFU/cm³
真菌总数	≤100CFU/cm³

（三）卫生管理要求

1. 应建立集中空调系统卫生档案，主要包括以下内容：①集中空调系统竣工图；②卫生学检测或评价报告书；③经常性卫生检查及维护记录；④清洗、消毒及其资料记录；⑤空调故障、事故及其他特殊情况记录。

2. 应定期对集中空调系统进行检查、检测和维护。

3. 应定期对集中空调系统下列部位进行清洗：①开放式冷却塔每年清洗不少于一次；②空气净化过滤材料应当每六个月清洗或更换一次；③空气处理机组、表冷器、加热（湿）器、冷凝水盘等每年清洗一次。

4. 集中空调系统出现下列情况时，应对相关部位进行清洗消毒：①冷却水、冷凝水中检出嗜肺军团菌；②风管内表面积尘量、细菌总数、真菌总数有不符合表18-3要求的。

5. 应制定集中空调系统预防空气传播性疾病的应急预案，主要包括以下内容：①集中空调系统进行应急处理的责任人；②不同送风区域隔离控制措施、最大新风量或全新风运行方案、空调系统的清洗、消毒方法等；③集中空调系统停用后应采取的其他通风与调温措施等。

6. 当空气传播性疾病爆发流行时，符合下列条件之一的集中空调系统方可继续运行：①采用全新风方式运行的；②装有空气净化消毒装置，并保证该装置有效运行的；③风机盘管加新风的空调系统，能确保各房间独立通风的。

7. 当空气传播性疾病暴发流行时，应每周对运行的集中空调系统的开放式冷却塔、过滤网、过滤器、净化器、风口、空气处理机组、表冷器、加热（湿）器、冷凝水盘等设备或部件进行清洗、消毒或者更换。

（四）集中空调清洗消毒卫生要求

1. 集中空调清洗范围　①风管：送风管、回风管和新风管；②部件：空气处理机组的内表面、冷凝水盘、加湿和除湿器、盘管组件、风机、过滤器及室内送回风口等；③开放式冷却水塔。

2. 集中空调清洗效果要求　风管清洗后，风管内表面积尘残留量宜小于 $1g/m^2$，风管内表面细菌总数、真菌总数均应小于 $100CFU/cm^2$。部件清洗后，表面细菌总数、真菌总数均应小于 $100CFU/cm^2$。

3. 集中空调消毒对象　风管、冷却水和冷却塔、过滤网、过滤器、冷凝水盘消毒过滤网、冷凝水和冷凝水盘、净化器、风口、空气处理机组、表冷器等。

4. 集中空调消毒效果要求　①集中空调系统消毒后，其自然菌去除率应大于90%，风管内表面细菌总数、真菌总数应小于 $100CFU/m^2$，且致病微生物不得检出；②冷却水消毒后，其自然菌去除率应大于90%，且嗜肺军团菌等致病微生物不得检出。

三、集中空调通风系统卫生监督内容

（一）设计阶段的监督

1. 对所提供的技术资料进行基本情况分析　主要包括：①建设项目地点、总投资、平面布局、建筑面积；②建设项目用途、服务人数；③空调类型、气流形式和系统设计参数；④冷却塔的类型和位置;⑤新风口位置,过滤及防护设施。

2. 在基本情况分析的基础上进行现场调查　主要包括:①周边环境现状及危害因素,必要时进行监测;②建筑物现况及自身卫生状况。

3. 对集中空调系统设计资料进行评价　主要包括:①温度、相对湿度、风速、噪声、新风量等设计参数;②机房、风管、冷却塔、空气净化装置、加湿装置、应急关闭回风的装置、控制集中空调系统分区域运行的装置、清洗用的可开闭窗口等设备、设施;③新风、排风、送回风等通风系统;④空调水系统、气流组织、空调管道材质和保温材料等;⑤新风口过滤网设置、防护设施等;⑥冷却塔周边卫生状况等。

（二）对竣工阶段的监督

1. 现场调查　①集中空调系统试运行时卫生状况;②集中空调系统设备设置和布局。

2. 卫生检测　①抽样比例不应少于空气处理机组对应的风道系统总数量的 5%,不同类型的集中空调系统,每类至少抽 1 套。应具有随机性、代表性和可行性;②每套系统应选择 3~5 个代表性部位;③冷却水、冷凝水不少于 1 个部位;冷却水需采集平行样品;④每套空调系统选择 3~5 个送风口进行检测。PM_{10}:送风口面小于 $0.1m^2$,设置 1 个检测点,送风口面积大于 $0.1m^2$,设置 3 个检测点;送风中细菌总数、真菌总数、β-溶血性链球菌:每个送风口设一个采样点。嗜肺军团菌(根据实际情况选测),每个送风口设一个采样点;⑤新风每个进风管不少于 1 个部位。

（三）经常性的卫生监督

1. 对集中空调系统设施质量的卫生监督　包括新风量、送风卫生指标和风管内表面卫生指标。

2. 对集中空调系统卫生管理的监督　包括集中空调系统卫生档案的建立、定期对集中空调系统进行检查、检测、维护的情况。

3. 对集中空调系统清洗及消毒的监督。

第六节　公共场所禁烟卫生监督

一、公共场所禁烟概述

烟草使用依旧是导致全球可预防死亡的首要死因。每年它导致全球近 600 万人死亡并造成数千亿元的经济损失。绝大多数的死亡发生在低收入和中等收入国家,中国每天有超过 3000 人死于吸烟导致的相关疾病,每年由于接触二手烟,成千上万的非吸烟者死于心脏疾病和肺脏疾病,成千上万的儿童遭受呼吸道感染。二手烟暴露没有安全水平,卷烟也不存在着安全的产品。公共场所、工作场所和家庭是主要遭受二手烟暴露的地方。随着时间的推移,二手烟暴露严重程度也发生了变化,1996 年和 2002 年公共场所暴露为 32% 和 67%,工作场所暴露率分别是 25% 和 35%。2010 年调查结果显示,公共场所暴露率达 72.7%,工作场所的二手烟暴露率为 63%,明显高于 1996 年和 2002 年的二手烟暴露水平。

2003 年,在第 56 届世界卫生大会上,世界卫生组织的 192 个成员国一致通过了第一个限制烟草的全球性条约《烟草控制框架公约》(Framework Convention on Tobacco Control,FCTC)(以下简称《公约》),昭示出全球加强烟草控制和拯救生命的政治意愿。它是一个具有法律约束性的全球性条约,为各国处理不断增长的烟草使用流行,实施和管理烟草控制规划奠定了基础,并为缔约国在烟草控制方面提供了新的法规依据。

我国目前没有一部专门的全面无烟法规,相关的禁止公共场所吸烟规定多是出现在有关法律法规相关条款或细则中。如1987年国务院颁布了《公共场所卫生管理条例》,2011年3月卫生部修改了该条例的实施细则,规定7类28种室内公共场所禁止吸烟,公共场所经营者应当配备专(兼)职人员对吸烟者进行劝阻。但是该细则包含不完善的地方,例如禁止吸烟的场所并不全面,对违反规定的行为缺少相应的处罚条款,没有一支专门的执法队伍。《公约》在中国生效以后,银川、杭州、上海、天津、广州、青岛、兰州、深圳、南宁、西宁、北京、福州等地陆续出台了公共场所禁止吸烟的法规,虽然这些法规在推动地方控烟中都起到了一定的积极作用,但都与《公约》要求有一定差距。例如有些法规没有规定餐厅应该禁烟,也缺乏有力的监管机制。有些法规没有罚则,缺乏明确的执法主体,导致现有的法规很难有效执行,落实到位。世界卫生组织一直在强调《公约》是控烟的最低要求,不全面的禁烟法规对吸烟者行为不会有根本的影响。另外,我国吸烟者人数众多、人群缺乏对二手烟危害的正确认知、尚未形成反对吸烟的社会大环境和相关利益集团的阻碍也是影响我国公共场所禁烟立法和执法的因素。

二、公共场所禁烟的法律制度

(一)世界卫生组织《烟草控制框架公约》

《公约》是由世界卫生组织主持、192个国家参与制定的限制烟草使用的全球性公约。2003年3月签订于日内瓦。2003年5月,中国政府签署了《公约》,2006年1月9日正式生效。

《烟草控制框架公约》生效后,各缔约国须严格遵守公约的各项条款:提高烟草的价格和税收,禁止烟草广告,禁止或限制烟草商进行赞助活动,打击烟草走私,禁止向未成年人出售香烟,在香烟盒上标明"吸烟危害健康"的警示,并采取措施减少公共场所被动吸烟等。

《公约》明确指出,吸烟会引起上瘾,吸烟和被动吸烟会导致"死亡、疾病和丧失机能",并且对吸烟儿童和青少年日益增多、烟草广告和促销手段产生影响表示警惕。

《公约》要求各国至少应该以法律形式禁止误导性的烟草广告,禁止或限制烟草商赞助的国际活动和烟草促销活动,镇压烟草走私,禁止向未成年人出售香烟,在香烟盒上用30%至50%的面积标明"吸烟危害健康"的警示,以及禁止使用"低焦油""清淡型"之类欺骗性词语。

《公约》还要求各国的烟草税收和价格政策应该以减少烟草消费为目标,禁止或限制销售免税烟草;室内工作场所、公共场所和公共交通中应该采取措施,以免人们被动吸烟。

随着《公约》的生效,越来越多国家和地区加速立法,完善执法,提高控烟能力,最初立法和执法比较好的大部分是发达国家,2004年3月,爱尔兰成为世界上第一个立法建立无烟工作场所的国家,无烟化的范围包括公共场所、所有的办公室、餐厅、酒吧和旅店。不到三个月,挪威的无烟立法也开始生效。此后,在这两个国家的引领下,新西兰、意大利、西班牙、几内亚、毛里求斯和乌拉圭等12

个国家相继开展了无烟工作场所和公共场所的工作。在 2008 年之后，哥伦比亚、吉布提、危地马拉、毛里求斯、土耳其和赞比亚越来越多的发展中国家加入到全面立法的行列。目前在全球最大的 100 座城市中，有 22 座实行了完全无烟化，越来越多的人生活在安全清洁的环境中。

（二）我国禁烟的相关法律

1979 年，经中华人民共和国国务院批准，由卫生部、财政部、农业部、轻工部发出《关于宣传吸烟有害与控制吸烟的通知》，倡导控烟工作，并相继颁布了一系列控烟的法规和条例，《烟草专卖法》《广告法》《未成年人保护法》《预防未成年人犯罪法》等法律法规中，都有控烟、限制烟草广告和禁止青少年吸烟的条款。

1.《烟草专卖法》　①国家和社会加强吸烟危害健康的宣传教育，禁止或者限制在公共交通工具和公共场所吸烟，劝阻青少年吸烟，禁止中小学生吸烟；②卷烟、雪茄烟应当在包装上标明焦油含量级和"吸烟有害健康"；③禁止在广播电台、电视台、报刊播放、刊登烟草制品广告。

2.《广告法》　①禁止利用广播、电影、电视、报纸、期刊发布烟草广告。禁止在各类等候室、影剧院、会议厅堂、体育比赛场馆等公共场所设置烟草广告；②烟草广告中必须标明"吸烟有害健康"。

3.《未成年人保护法》　①禁止向未成年人出售烟酒，经营者应当在显著位置设置不向未成年人出售烟酒的标志；对难以判明是否已成年的，应当要求其出示身份证件。任何人不得在中小学校、幼儿园、托儿所的教室、寝室、活动室和其他未成年人集中活动的场所吸烟、饮酒；②公共场所经营者应当设置醒目的禁止吸烟警语和标志；③室外公共场所设置的吸烟区不得位于行人必经的通道上。

4.《预防未成年人犯罪法》　未成年人的父母或者其他监护人和学校应当教育未成年人不得吸烟、酗酒。任何经营场所不得向未成年人出售烟酒。

（三）《公共场所卫生管理条例实施细则》

内容包括：①室内公共场所禁止吸烟。公共场所经营者应当设置醒目的禁止吸烟警语和标志；②室外公共场所设置的吸烟区不得位于行人必经的通道上；③公共场所不得设置自动售烟机；④公共场所经营者应当开展吸烟危害健康的宣传，并配备专（兼）职人员对吸烟者进行劝阻。

（四）相关地方禁烟法规

1. 北京市　1995 年 12 月 21 日北京市第十届人民代表大会常务委员会第二十三次会议通过《北京市公共场所禁止吸烟的规定》，自 1996 年 5 月 15 日起施行。后经 2 次修订，2008 年 3 月 24 日北京市人民政府第 2 次常务会议审议通过《北京市公共场所禁止吸烟范围若干规定》，自 2008 年 5 月 1 日起施行。2014 年 11 月 28 日北京市第十四届人民代表大会常务委员会第十五次会议通过《北京市控制吸烟条例》（以下简称《条例》），自 2015 年 6 月 1 日起施行。该条例被称史上最严控烟条例。

《条例》明确规定，①市和区、县卫生计生行政部门是控制吸烟工作的主管部门；②室内全面禁烟，尤其以未成年人为主要活动人群的场所，幼儿园、中小学校、妇幼保健机构、儿童医院等均被列入室外禁烟范围；③禁止烟草广告、促销、赞助；④禁烟场所的经营者、管理者也要肩负起禁烟责任；⑤对违反条例的个人将被处以 50 元以上 200 元以下的罚款，对经营者、管理者处以 2000 元以上 10 000元以下的罚款，对广告商处以 5 万元以上 10 万元以下罚款。

2. 我国香港特别行政区在 2007 年 1 月 1 日通过立法新修订的《吸烟(公众卫生)条例》禁止在室内公共场所工作场所吸烟,包含了绝大多数的室内工作场所和公共场所以及室外人流多的地方,提高卷烟零售价格、禁止烟草广告,在烟盒上印制图形方式的健康警示,提供高效便捷的戒烟服务,控制综合手段发挥了巨大的效果,目前香港成年人吸烟率不到 11%,几乎是全世界最低的地区。2012 年 1 月 1 日澳门行政特区通过了新的法规《预防及控制吸烟制度》,在室内公共和工作场所全面禁烟,澳门行政特区特别为这个法规的有效实施配备了一支 40 人的执法队伍。

3. 其他城市地方禁烟法规 ①银川市人大常委会于 2008 年 12 月 24 日通过《银川市公共场所控制吸烟条例》;②上海市人大常委会于 2009 年 12 月 10 日通过《上海市公共场所控制吸烟条例》;③天津市人大常委会于 2012 年 3 月 28 日通过《天津市控制吸烟条例》;④青岛市人大常委会于 2013 年 6 月 27 日通过《青岛市控制吸烟条例》;⑤南宁市人大常委会于 2014 年 5 月 29 日通过《南宁市控制吸烟规定》;⑥福州市人大常委会于 2015 年 4 月 30 日通过《福州市控制吸烟条例》。

三、公共场所禁烟的卫生监督内容

(一)室内公共场所的监督

所有室内公共场所禁止吸烟。公共场所经营者应当设置醒目的禁止吸烟警语和标志。

(二)室外公共场所的监督

1. 室外公共场所设置的吸烟区不得位于行人必经的通道上。

2.《北京市控制吸烟条例》规定,下列公共场所、工作场所的室外区域禁止吸烟:①幼儿园、中小学校、少年宫、儿童福利机构等以未成年人为主要活动人群的场所;②对社会开放的文物保护单位;③体育场、健身场的比赛区和坐席区;④妇幼保健机构、儿童医院。

(三)经营者的监督

内容包括:

(1)禁止向未成年人出售烟草制品。

(2)不得在公共场所设置自动售烟机。

(3)应当开展吸烟危害健康的宣传,并配备专(兼)职人员对吸烟者进行劝阻。

(4)《北京市控制吸烟条例》规定:①禁止在幼儿园、中小学校、少年宫及其周边 100 米内销售烟草制品;②禁止通过自动售货机或者移动通信、互联网等信息网络非法销售烟草制品;③对禁止吸烟场所内的吸烟者予以劝阻。

(四)公众个人的监督

《北京市控制吸烟条例》规定,个人应当遵守法律法规的规定,不得在禁止吸烟场所和排队等候队伍中吸烟;在非禁止吸烟场所吸烟的,应当合理避让不吸烟者,不乱弹烟灰,不乱扔烟头。

(五)广告的监督

内容包括:①禁止利用广播、电影、电视、报纸、期刊发布烟草广告;②禁止在各类等候室、影剧院、会议厅堂、体育比赛场馆等公共场所设置烟草广告;③烟草广告中必须标明"吸烟有害健康";④《北京市控制吸烟条例》规定,禁止各种形式的烟草促销、冠名赞助活动。

第七节 违法行为法律责任的追究

一、行政责任

1. 未依法取得公共场所卫生许可证擅自营业 《公共场所卫生管理条例实施细则》规定对未依法取得公共场所卫生许可证擅自营业的,由县级以上地方人民政府卫生计生行政部门责令限期改正,给予警告,并处以五百元以上五千元以下罚款;有下列情形之一的,处以五千元以上三万元以下罚款:①擅自营业曾受过卫生计生行政部门处罚的;②擅自营业时间在三个月以上的;③以涂改、转让、倒卖、伪造的卫生许可证擅自营业的。对涂改、转让、倒卖有效卫生许可证的,由原发证的卫生计生行政部门予以注销。

2. 未按照规定进行卫生检测和顾客用品用具进行处理 公共场所经营者未按照规定对公共场所的空气、微小气候、水质、采光、照明、噪声、顾客用品用具等进行卫生检测和未按照规定对顾客用品用具进行清洗、消毒、保洁,或者重复使用一次性用品用具的,由县级以上地方人民政府卫生计生行政部门责令限期改正,给予警告,并可处以二千元以下罚款;逾期不改正,造成公共场所卫生质量不符合卫生标准和要求的,处以二千元以上二万元以下罚款;情节严重的,可以依法责令停业整顿,直至吊销卫生许可证。

3. 经营者安排未获得有效健康合格证明的从业人员 公共场所经营者安排未获得有效健康合格证明的从业人员从事直接为顾客服务工作的,由县级以上地方人民政府卫生计生行政部门责令限期改正,给予警告,并处以五百元以上五千元以下罚款;逾期不改正的,处以五千元以上一万五千元以下罚款。

4. 经营者违反其他卫生法律、行政法规规定 公共场所经营者违反其他卫生法律、行政法规规定,应当给予行政处罚的,按照有关卫生法律、行政法规规定进行处罚。

5. 经营者其他相关违法行为 公共场所经营者有下列情形之一的,由县级以上地方人民政府卫生计生行政部门责令限期改正;逾期不改的,给予警告,并处以一千元以上一万元以下罚款;对拒绝监督的,处以一万元以上三万元以下罚款;情节严重的,可以依法责令停业整顿,直至吊销卫生许可证:①未按照规定建立卫生管理制度、设立卫生管理部门或者配备专(兼)职卫生管理人员,或者未建立卫生管理档案的;②未按照规定组织从业人员进行相关卫生法律知识和公共场所卫生知识培训,或者安排未经相关卫生法律知识和公共场所卫生知识培训考核的从业人员上岗的;③未按照规定设置与其经营规模、项目相适应的清洗、消毒、保洁、盥洗等设施设备和公共卫生间,或者擅自停止使用、拆除上述设施设备,或者挪作他用的;④未按照规定配备预防控制鼠、蚊、蝇、蟑螂和其他病媒生物的设施设备以及废弃物存放专用设施设备,或者擅自停止使用、拆除预防控制鼠、蚊、蝇、蟑螂和其他病媒生物的设施设备以及废弃物存放专用设施设备的;⑤未按照规定索取公共卫生用品检验合格证明和其他相关资料的;⑥未按照规定对公共场所新建、改建、扩建项目办理预防性卫生审查手续的;⑦公共场所集中空调通风系统未经卫生检测或者评价不合格而投入使用的;⑧未按照规定公示公共场所卫生许可证、卫生检测结果和卫生信誉度等级的;⑨未按照规定办理公共场所卫生许可证复核手续的。

二、刑事责任

1. 公共场所经营者对发生的危害健康事故未立即采取处置措施,导致危害扩大,或者隐瞒、缓报、谎报的,由县级以上地方人民政府卫生计生行政部门处以五千元以上三万元以下罚款;情节严重的,可以依法责令停业整顿,直至吊销卫生许可证;构成犯罪的,依法追究刑事责任。

2. 县级以上人民政府卫生计生行政部门及其工作人员玩忽职守、滥用职权、收取贿赂的,由有关部门对单位负责人、直接负责的主管人员和其他责任人员依法给予行政处分,构成犯罪的,依法追究刑事责任。

（刘金宝）

> **思考题**
>
> 1. 公共场所卫生管理的主要内容有哪些?
> 2. 如何确定公共场所卫生信誉度等级?

第十九章

食品安全法律制度与监督

食品是人类赖以生存与发展的物质基础,食品的营养感官功能与卫生质量安全是食品的两大基本要求。民以食为天,食以安为先,食品安全事关国计民生。吃得放心、吃得安全、吃得健康,是公众的强烈愿望和共同诉求,也是社会文明进步的要求和表现。对食品安全的保证,是防止食源性疾病的发生、保障公众健康的基本要求,是维系社会健康和持续发展的重要前提。建立健全的食品安全法律制度及高效的食品安全监督管理,是保障食品安全的根本措施。本章主要立足我国食品安全形势和具体国情,重点介绍食品安全法律制度、食品生产与经营安全监管、特殊食品的监管、食品安全风险监测和评估管理、重大食品安全事故应急处理及相关法律责任等内容。

第一节　概述

食品安全隐患可发生于原料生产、采收与食品加工、存储、运输、销售等各个环节。随着食品产业链的不断拉长以及经济全球化、贸易自由化的迅速发展,国际食品安全形势日趋严峻,各国食品安全事件不时发生,危及消费者的身体健康,牵动公众敏感的神经,甚至酿成严重的食品安全危机。因此,食品安全监督管理是世界各国政府公共卫生管理的主要职能之一。

一、相关概念

(一)食品安全

食品安全(food safety)是指食品无毒、无害,符合应当有的营养要求,对人体健康不造成任何急性、亚急性或者慢性危害。具体而言,食品安全是指食品(食物)的种植、养殖、加工、包装、储藏、运输、销售、消费等活动符合国家强制标准和要求,不存在可能损害或威胁人体健康的有毒有害物质以及导致消费者病亡或者危及消费者及其后代的隐患。

(二)食品安全监督

食品安全监督(food safety supervision)是指为了保证食品安全,防止食品污染和有害因素对人体的危害,保障人民身体健康,增强体质,由食品安全监管主体依据食品安全法律法规授权在其管辖范围内,按法定程序对食品生产经营单位和个人在食品生产与加工(以下称食品生产)及食品流通与餐饮服务(以下称食品经营)等全程中执行食品安全法律规范和安全标准的情况进行检查、监测、监督和处罚的行政执法活动。

二、食品安全监督主体及其职责

食品安全监督主体(subject of food safety supervision)是指根据食品安全法律法规的规定享有食

品安全监督权力,能够以自己的名义独立从事食品安全监督管理活动,并对行为后果承担法律责任的机构。根据相关法律规定和授权,我国食品安全监督主体包括。

(一)国家食品药品监督管理部门

2015 年 10 月 1 日修订实施的《中华人民共和国食品安全法》(以下简称《食品安全法》)授权国务院食品药品监督管理部门对食品生产、加工、销售、餐饮服务等生产经营活动实施监督管理。食品药品监督管理部门履行食品安全监督管理职责,有权进入生产经营场所实施现场检查,对生产经营的食品、食品添加剂、食品相关产品进行抽样检验,查阅、复制有关合同、票据、账簿以及其他有关资料,查封、扣押存在安全隐患或违法生产经营的食品、食品添加剂、食品相关产品,查封违法从事生产经营活动的场所,对生产经营者的守法情况进行监督检查。

(二)国家农业行政部门

根据《中华人民共和国农产品质量安全法》(2006)(以下简称《农产品质量安全法》)和农业部《农产品质量安全监测管理办法》(2012)的规定,供食用的源于农业的初级产品(以下称食用农产品)的质量安全管理(农产品质量安全风险监测和农产品质量安全监督抽查),以及对农产品质量安全有着重要影响的产地保护与污染控制、农业投入品(肥料、农药、兽药、饲料和饲料添加剂等)的使用、农产品包装与标识等的监督管理,由国家农业行政部门负责监督管理,其他有关部门按照职责分工负责农产品质量安全的有关工作。

(三)国家质检部门

依据《食品安全法》(2015)、《中华人民共和国进出口商品检验法》(2013)及其实施条例(2005)、《中华人民共和国进出境动植物检疫法》(2009)及其实施条例(2010)和国家质量监督检验检疫总局《进出口食品安全管理办法》(2012),国家质检总局主管全国进出口食品安全监督管理工作,负责进出口食品(包括食品添加剂、食品相关产品、水果、食用活动物)的检验检疫及监督管理,对进口食品境外生产企业实施注册管理和境外出口商或者代理商实施备案管理,对出口食品生产企业实施备案管理,并建立诚信档案实施诚信管理。国家质检总局设在各地的出入境检验检疫机构在总局的统一领导下,依法承担进出口食品安全监督管理工作。

因此,根据以上规定和授权,国家食品药品监督管理部门是食品安全的主要监督主体,负责监督管理食品的生产经营活动;国家农业行政部门负责食用农产品的质量安全管理;国家质检部门负责进出口食品的检验检疫与监督管理。

三、食品安全监督管理的意义

在中华人民共和国境内从事食品、食品添加剂、食品相关产品生产经营的任何单位和个人都必须承认和严格遵守食品安全相关法律法规的规定。开展食品安全监督管理具有如下重要意义:

1. 规范食品生产经营行为,督促食品生产经营者依法从事生产经营活动,从而改善食品安全状况,提高食品安全水平,预防和控制食源性疾病,维护消费者的合法权益,保障公众的身体健康。

2. 促进食品行业科技进步和科学管理,不断提高产品质量,推动食品行业健康发展。

3. 提高食品生产经营者和全体公民的食品安全知识水平和法律意识,使食品安全监管逐步社会化、法制化。

4. 保障和促进食品国际贸易,推动食品进出口贸易增长,维护我国的国际信誉和合法权益,促进改革开放和国民经济的发展。

第二节　食品安全法律制度

食品安全法律规范(legal norms of food safety)是针对食品安全问题而制定的一系列法律法规和规范的有机组合,是从事食品生产、经营和进行监督、管理,即开展所有食品相关活动所必须遵循的法律依据。食品安全法律法规通常以法律或政令的形式颁布,对全社会具有普遍的约束力,其制定与实施对于保障食品安全、促进公众健康具有重要意义。

法律制度是指一个国家或地区的所有法律原则和规则的总称,是运用法律规范来调整各种社会关系时所形成的各种制度。食品安全法律制度(legal system of food safety)是由国家权力机关或立法机关及各级政府制定、实施的事关食品安全现行法律规范的整合,是食品"从农田到餐桌"全程事涉食品及其初级农产品和各种原料、添加剂和相关产品的生产、经营、监督与抽样检测等所有现行法律、法规、规章、标准等彼此分工协调、有机联系的统一整体,亦即食品安全法律体系。食品安全法律制度为规范食品链全程监督管理、维系食品生产与经营安全提供了极其重要的法律依据和制度保障。

一、我国食品安全法律制度

自改革开放以来,我国各级立法机关先后出台了一系列食品安全法律法规,有关部门也依法制定了相应的规章制度及食品安全标准,基本形成了我国特色的食品安全法律制度,奠定了我国食品安全监管的法律基础。我国食品安全法律制度包括如下层次。

（一）食品安全法律

食品安全法律(laws of food safety)是指由全国人民代表大会及其常务委员会制定的与食品安全有关的规范性文件,是对食品生产、经营等所有食品相关活动进行监督管理的法律依据,对全社会具有普遍的约束力,其制定与实施对于保障食品安全、促进公众健康具有重要意义。《食品安全法》(2015)与《农产品质量安全法》(2006)作为我国食品安全与监管领域两部最重要的法律,构筑了我国从农田到餐桌"两段式监管模式":《食品安全法》着重于源头之后生产、经营等过程的管理,是食品安全相关法律的主体和核心;《农产品质量安全法》则强调源头即农产品种植与养殖的管理。此外,《中华人民共和国动物防疫法》(2015)、《中华人民共和国国境卫生检疫法》(2007)、《中华人民共和国进出境动植物检疫法》(2009)、《中华人民共和国进出口商品检验法》(2013)等主要规定食品尤其是进出口食品的检验检疫及监督管理要求,以保证人类和动、植物(进出境)的生命和健康。

（二）食品安全法规

食品安全法规(regulations of food safety)包括由国务院制定的与食品安全相关的行政法规,以及由地方(省、自治区、直辖市、省会城市和"计划单列市"等具有地方立法权的省、市级)人民代表大会及其常务委员会制定的地方性法规。食品安全行政法规的法律效力层级仅低于食品安全法律,适用范围及于全国,地方性法规的层级低于行政法规,辖区范围内适用。

国务院制定的行政法规有:《中华人民共和国国境卫生检疫法实施细则》(2010)、《中华人民共和国进出口商品检验法实施条例》(2013)、《中华人民共和国进出境动植物检疫法实施条例》(1996)、《中华人民共和国兽药管理条例》(2014)、《饲料和饲料添加剂管理条例》(2013)、《农业转基因生物安全管理条例》(2011)、《突发公共卫生事件应急条例》(2011)等。

地方人民代表大会及其常务委员会根据国家法律法规并结合当地实际制定地方性食品安全法规,如《广东省食品安全条例》(2016)、《江苏省食品小作坊和食品摊贩管理条例》(2016)、《成都市食用农产品质量安全条例》(2006)、《湖北省畜牧条例》(2014)、《辽宁省畜禽产品质量安全管理条例》(2014)等。

（三）食品安全规章

食品安全规章(rules of food safety)包括国务院各部门根据法律和国务院的行政法规,在本部门的权限内制定的规定、办法、实施细则、规则等规范文件(即部门规章),以及具有地方立法权的省、市人民政府根据法律和行政法规,制定的适用于本地区行政管理工作的规范性文件(地方规章)。食品安全规章的法律效力层级低于食品安全法律和法规,其中部门规章低于行政法规,地方规章低于地方性法规。

国家食品药品监督管理总局(CFDA)作为最主要的执法监督主体发布的食品安全相关的部门规章有:《食品召回管理办法》(2015)、《食品生产许可管理办法》(2015)、《食品经营许可管理办法》(2015)、《食用农产品市场销售质量安全监督管理办法》(2016)、《保健食品注册与备案管理办法》(2016)、《食品生产经营日常监督检查管理办法》(2016)、《特殊医学用途配方食品注册管理办法》(2016)、《婴幼儿配方乳粉产品配方注册管理办法》(2016)、《网络食品安全违法行为查处办法》(2016)等。

原卫生部和现国家卫生和计划生育委员会发布的部门规章有《新食品原料安全性审查管理办法》(2013)、《食品安全国家标准管理办法》(2010)、《生活饮用水卫生监督管理办法》(2016)、《中华人民共和国国境口岸卫生监督办法》(2011)等。

国家质量监督检验检疫总局发布的食品安全相关部门规章有《进境动植物检疫审批管理办法》(2015)、《出入境口岸食品卫生监督管理规定》(2015)、《出境水生动物检验检疫监督管理办法》(2007)、《食品检验机构资质认定管理办法》(2015)、《进出口乳品检验检疫监督管理办法》(2013)、《进出境粮食检验检疫监督管理办法》(2016)等。

农业部发布的相关规章有《农药限制使用管理规定》(2002)、《农药管理条例实施办法》(2004)、《食用菌菌种管理办法》(2014)、《饲料和饲料添加剂生产许可管理办法》(2012)、《绿色食品标志管理办法》(2012)、《农产品质量安全监测管理办法》(2012)等。

地方政府制定的食品安全相关规章如《湖北省食品经营许可管理实施办法(试行)》(2016)、《西安市流通环节自动售货机食品安全管理暂行规定》(2015)、《北京市药品医疗器械保健食品化妆品监督抽验管理的暂行规定》(2015)等。

（四）食品安全标准

食品安全标准(standards of food safety)是指对食品中具有与人类健康相关的质量要素和技术要求及其检验方法、评价程序等所作的规定。虽然食品安全标准属于技术规范,不同于法律、法规和规章,但《食品安全法》(2015)第三章第二十五条规定"食品安全标准是强制执行的标准",因此,食品安全标准也是食品法律体系中不可缺少的部分。

食品安全标准内容包括:①食品、食品添加剂、食品相关产品中的致病性微生物,农药残留、兽药残留、生物毒素、重金属等污染物质以及其他危害人体健康物质的限量规定;②食品添加剂的品种、使用范围、用量;专供婴幼儿和其他特定人群的主辅食品的营养成分要求;③对与卫生、营养等食品安全要求有关的标签、标志、说明书的要求;食品生产经营过程的卫生要求;④与食品安全有关的质量要求;⑤与食品安全有关的食品检验方法与规程;⑥其他需要制定为食品安全标准的内容。

按标准发生作用的范围或其审批权限,食品安全标准分为国家标准、地方标准和企业标准。国家鼓励食品生产企业制定严于食品安全国家标准或地方标准的企业标准,报省级卫生计生行政部门备案,在本企业内部适用。

（五）其他规范性文件

主要指省、自治区、直辖市人民政府卫生行政或相关部门制定的食品安全管理办法、规定等。例如,湖北省食品药品监督管理局为加强现制现售生鲜乳饮品监管、规范现制现售生鲜乳饮品经营行为出台的《湖北省现制现售生鲜乳饮品食品安全管理规定(试行)》(2016),以及北京市食品药品监管局、农业局为加强畜禽产品的食品安全管理、保障畜禽产品的食品安全共同制定的《北京市畜禽产品食品安全监督管理暂行办法》(2016)等。此类规范性文件是依据食品安全法律法规授权制定的委任性规范文件,故也是食品安全法律体系的一部分。

二、我国食品安全法律制度及监管体系的历史沿革

食品安全关乎国计民生,其法律制度与相应监管体系的建立和完善,历来受到世界各国政府的高度重视。我国食品安全法律制度的建设可初步分为如下阶段。

（一）新中国成立至食品卫生法阶段

新中国成立不久,农业部、原卫生部等出台《肉品卫生检验试行规程》等系列单项食品卫生标准与管理办法,1979年国务院颁布《食品卫生管理条例》。1982年颁布的《中华人民共和国食品卫生法(试行)》尤其是1995年修订、实施的《中华人民共和国食品卫生法》(以下简称《食品卫生法》),标志着我国食品卫生工作逐步步入法制管理阶段。

《食品卫生法》规定由卫生行政部门统一对食品卫生进行监管,并负责食品卫生标准的制定和食品卫生事故的处理。国务院和卫生部等相关部门及地方政府根据有关规定,制定了系列配套法规规章,如《食品添加剂卫生管理办法》(2001)、《保健食品管理办法》(1996)、《食品卫生行政处罚办法》(1997)等,初步形成了与当时国情相适应的食品卫生法律体系,建立了覆盖全国的食品卫生监督网和执法队伍。然而,由于我国当时也正值社会转型和改革开放的关键时期,食品相关标准(卫生标准、质量标准、营养标准)政出多门,且缺失、陈旧,法律调整范围过于狭窄,监管部门职能交叉、

权责不明、监管不力、处罚过轻,导致食品卫生问题屡禁而不止。

（二）食品安全法阶段

2004 年阜阳"大头娃娃劣质奶粉"事件,成为《食品卫生法》"修法"的直接动因。2008 年的"三鹿奶粉事件"终于促成《食品安全法》(2009)的出台。尽管该法相对于《食品卫生法》篇幅缩减近 2/3,但调整范围扩大,并确立了食品安全风险监测和风险评估制度、食品安全标准制度、食品生产经营行为的基本准则、索证索票制度、不安全食品召回制度、食品安全信息发布制度,标志着我国食品安全立法与监管理念从传统的"食品卫生"发展到全面的"食品安全",立法角度、深度与广度均有了长足的进步。

《食品安全法》(2009)规定国务院质量监督、工商行政管理和国家食品药品监督管理部门分别对食品生产、食品流通、餐饮服务活动实施监督管理,国务院卫生行政部门综合协调,并负责食品安全风险评估、食品安全标准制定、食品安全信息公布、食品检验机构的资质认定条件和检验规范的制定,组织查处食品安全重大事故。与之相配套及相关的《农产品质量安全法》(2006)、《食品安全法实施条例》(2009)、《食品生产许可管理办法》(2009)、《食品流通许可证管理办法》(2009)、《餐饮服务许可管理办法》(2010)等法律法规的制定、修订奠定了我国"卫生行政部门综合协调、多部门分段监管"的食品安全监管体系的法律基础。然而,这种多段式监管模式,导致监管多头重叠、交叉分散、权责不清、缺位越位等问题一度甚为突出,监管协调困难,惩治力度不够,监管部门问责机制不健全,监管体制与手段不完善,食品安全形势依然严峻。

（三）食品安全法修订实施阶段

2015 年 4 月 24 日第十二届全国人民代表大会常务委员会第十四次会议修订通过了《食品安全法》。新法从落实监管体制改革和政府职能转变成果、强化企业主体责任落实、强化地方政府责任落实、创新监管机制方式、完善食品安全社会共治、严惩重处违法违规行为 6 个方面修改、补充,重点完善了生产经营等各环节的全程监管(强化生产经营者主体责任,完善追溯制度),健全了风险管理和食品安全标准制度,增设了食品网络交易监管、食品安全责任强制保险、有奖举报、责任约谈、食品安全管理人员职业资格认定和保健食品注册与备案许可等制度,增加了禁止婴幼儿配方食品委托贴牌生产等规定和突击性检查等监管方式,加大了对违法行为处罚力度和对地方政府负责人和监管人员的问责力度。

《食品安全法》(2015)赋予国务院食品药品监督管理部门统一对食品生产经营活动实施监督管理。随着《食品安全法》(2015 修订)的实施,国务院及食品药品监督管理总局最近相继出台了《食品安全抽样检验管理办法》(2015)、《食品召回管理办法》(2015)、《食品生产许可管理办法》(2015)以及《食品经营许可管理办法》(2015)等法规、规章(部分配套及相关的法律法规正在按计划制定、修订之中),使我国食品安全监管体制和法律体系日趋完善。

第三节　食品生产安全的监督管理

食品生产经营广义上包括食品从原料生产到消费者食用前的所有环节,即从农作物种植和动物养殖、初加工到终产品出厂,直至运输、销售和食用("从农田到餐桌")的全过程。本节所讨论的食品生产包括食品的生产与加工,涉及食品原料的采购,食品的加工工艺和加工行为,以及原料、中间产品(半成品)和成品的包装、贮藏和运输、销售和餐饮服务环节。相应地,食品生产安全监督管理也涉及上述食品生产加工的各个环节,而不仅仅是终产品。

一、食品生产许可（SC 认证）

《食品安全法》(2015)规定,国家对食品及食品添加剂的生产实行许可制度,并授权食品药品监督管理部门监督管理食品的生产活动(此前由国务院质量监督部门负责,卫生计生行政部门综合协调)。为此,CFDA 依据《食品安全法》(2015),对质量监督检验检疫总局发布的《食品生产许可管理办法》(2010)和配套技术文件《食品生产许可审查通则》(2010)进行了梳理、修订,发布了《食品生产许可管理办法》(2015)和《食品生产许可审查通则》(2016)。

《食品生产许可管理办法》(2015)修订有如下变化:①五取消:部分前置审批材料核查、许可检验机构指定、食品生产许可的审查收费、委托加工备案、企业年检与年度报告制度;②四调整:食品生产许可主体(一企一证)、证书有效期限、现场核查内容、审批权限;③四加强:许可档案管理、证后监督检查、审查员队伍管理、信息化建设的要求。《食品生产许可审查通则》(2016)的修订凸显"两通一简",即通则的通用性(覆盖普通食品、特殊食品、食品添加剂)、许可与监管的联通,以及对许可审查条件、要求与内容的简化。

CFDA 负责监督指导全国食品生产许可管理工作,制定食品生产许可审查通则和细则,定期不定期地进行全国性的监督检查。县级以上地方食品药品监督管理部门或其综合监督执法机构负责本行政区域内的食品生产许可管理和全覆盖监督检查,将食品生产许可颁发、许可事项检查、日常监督检查、许可违法行为查处等情况记入生产者食品安全信用档案,并向社会公布,接受社会监督。省级食品药品监督管理部门可以根据食品类别和食品安全风险状况,确定市、县级食品药品监督管理部门或其综合监督执法机构的食品生产许可管理权限(保健食品、特殊医学用途配方食品、婴幼儿配方食品的生产许可由省级食品药品监督管理部门负责)。

国家食品药品监督管理部门按照食品的风险程度将食品分为粮食加工品、调味品、肉制品等 31个类别,对其生产实施分类许可。申请食品生产许可,需先行取得营业执照等合法主体资格,按营业执照载明的主体作为申请人,按类别提出申请。食品生产"一企一证",即同一个食品生产者从事多类食品生产活动,只需取得一个食品生产许可证。

《食品生产许可管理办法》(2015)和《食品生产许可审查通则》(2016)从生产场所和条件、生产设备或者设施、设备布局和工艺流程、食品安全专业技术人员和管理人员数量、食品安全的培训制度、从业人员健康检查和健康管理、进货查验和出厂检验记录、生产过程、食品安全管理制度等方面规定了申请许可证的必备条件,以及申请食品生产许可需向申请人所在地县级以上地方食品药品监督管理部门或其综合监督执法机构提交的材料明细,申请者对材料的真实性负责。

许可机关受理申请后对申请材料进行审查,对生产场所进行现场核查。《食品生产许可管理办法》(2015)和《食品生产许可审查通则》(2016)对现场核查的人员、核查内容(核查生产场所、设备设施、设备布局和工艺流程、人员管理、管理制度及其执行情况,查验试制产品检验合格报告等)、核查程序、工作时限要求、核查记录、核查结果确认等进行了全面规定。符合认可审查要求,依法作出准予生产许可的决定,向申请者颁发食品生产许可证。

食品生产许可证依规定载明许可生产食品类别、许可证编号、日常监督管理机构、日常监督管理人员等事项,有效期5年。许可证编号由SC("生产"的汉语拼音字母缩写)和14位阿拉伯数字组成。数字从左至右依次为:3位食品类别编码、2位省(自治区、直辖市)代码、2位市(地)代码、2位县(区)代码、4位顺序码、1位校验码。《食品安全法》(2015)明确规定食品包装上应当标注食品生产许可证编号,无需标注"SC"标志。

食品生产许可证载明的许可事项发生变化,可依规定申请变更(生产条件发生变化可能影响食品安全时,需现场核查确认);生产场所外迁需在迁入地重新申请生产许可。食品生产许可证届满前可申请延续,遗失、损坏可申请补办。食品生产活动或生产者主体资格终止,应撤回、撤销生产许可;许可证过期、被吊销应予注销。

二、食品生产安全日常监督管理

《食品安全法》(2015)规定食品生产必须符合食品安全标准,必须具备相适应的环境条件、设备设施,建立相应的管理制度,同时对食品生产安全监管职责进行了调整,由国家质监部门移交到食品药品监管部门统一承担。为此,CFDA对此前国家质检总局制定的《食品生产加工企业质量安全监督管理实施细则(试行)》(2010)、《关于食品生产加工企业落实质量安全主体责任监督检查规定的公告》(2009)等法律法规文件进行了梳理修订,于2016年3月6日发布了《食品生产经营日常监督检查管理办法》。该办法涵盖普通食品、特殊食品、食品添加剂的生产、销售、餐饮服务全环节的日常监督检查,进一步强化了日常监督检查的作用,规范了检查要求,并按照属地负责、全面覆盖、风险管理、信息公开的原则,着力破解食品生产经营日常监督检查工作中的重点难点问题。针对食品生产日常监督检查要点和要求如下。

（一）生产环境条件

①厂区无扬尘、无积水,厂区、车间卫生整洁;②厂区、车间与有毒、有害场所及其他污染源保持规定的距离;③卫生间保持清洁,设有洗手设施且与食品生产、包装或贮存等区域未直接连通;④有更衣、洗手、干手、消毒设备、设施,满足正常使用;⑤通风、防尘、照明、存放垃圾和废弃物等设备、设施正常运行;⑥车间内使用的洗涤剂、消毒剂等化学品应与原料、半成品、成品、包装材料等分隔放置,并有相应的使用记录;⑦定期检查防鼠、防蝇、防虫害装置的使用情况并有相应检查记录,生产场所无虫害迹象。

（二）进货查验

检查原辅料仓库,随机抽查至少两种原辅料,检查要点与要求:①查验食品原辅料、食品添加剂、食品相关产品供货者的许可证、产品合格证明文件(无有效合格证明文件的食品原料有检验记录);②进货查验记录及证明材料真实、完整,记录和凭证保存期限不少于产品保质期期满后六个月(没有明确保质期的,保存期限不少于两年);③建立和保存食品原辅料、食品添加剂、食品相关产品的贮存、保管记录和领用出库记录。

（三）生产过程控制

在成品库至少抽取 2 批次产品，按生产日期或批号追溯生产过程记录及控制的全部检查，有专供特定人群的产品至少抽查 1 个产品，检查要点与要求：①有食品安全自查制度文件，定期对食品安全状况进行自查并记录和处置；②使用的原辅料、食品添加剂、食品相关产品的品种与索证索票、进货查验记录内容一致；③建立和保存生产投料记录（投料种类、品名、生产日期或批号、使用数量等）；④未发现使用非食品原料、回收食品、食品添加剂以外的化学物质、超过保质期的食品原料和食品添加剂生产食品；⑤未发现超范围、超限量使用食品添加剂的情况；⑥生产或使用的新食品原料，限定于国务院卫生计生行政部门公告的新食品原料范围内；⑦未发现使用药品、仅用于保健食品的原料生产食品；⑧生产记录中的生产工艺和参数与企业申请许可时提供的工艺流程一致；⑨建立和保存生产加工过程关键控制点的控制情况记录；⑩生产现场未发现人流、物流交叉污染；⑪未发现原辅料、半成品与直接入口食品交叉污染；⑫有温、湿度等生产环境监测要求的，定期进行监测并记录；⑬生产设备、设施定期维护保养并做好记录；⑭未发现标注虚假生产日期或批号的情况；⑮工作人员穿戴工作衣帽，生产车间内未发现与生产无关的个人或者其他与生产不相关物品，员工洗手消毒后进入生产车间。

（四）产品检验结果（抽查）

①具备与自检项目适应的检验室和检验能力，有检验相关设备及化学试剂，检验仪器设备按期检定；②有与生产产品相适应的食品安全标准文本，按照食品安全标准规定进行检验；③不能自检的项目委托有资质的检验机构检验；④建立和保存原始检验数据和检验报告记录，检验记录真实、完整；⑤按规定时限保存检验留存样品并记录留样情况。

（五）贮存与交付控制（抽查，有冷链时必须检查）

①原辅料的贮存有专人管理，贮存条件符合要求；②食品添加剂应当专门贮存，明显标示，专人管理；③不合格品在划定区域存放；④根据产品特点建立和执行相适应的贮存、运输及交付控制制度和记录；⑤仓库温、湿度符合要求；⑥生产的产品在许可范围内；⑦有销售台账，台账记录真实、完整；⑧销售台账如实记录食品的名称、规格、数量、生产日期或者生产批号、检验合格证明、销售日期以及购货者名称、地址、联系方式等内容。

（六）不合格品管理和食品召回（抽查）

①建立和保存不合格品的处置记录，不合格品的批次、数量与记录一致；②实施不安全食品的召回，有召回计划、公告等相应记录；③召回食品有处置记录。

（七）从业人员管理

①有食品安全管理人员、检验人员、负责人；②有食品安全管理人员、检验人员、负责人培训和考核记录；③未发现聘用禁止从事食品安全管理的人员；④企业负责人在企业内部制度制定、过程控制、安全培训、安全检查以及食品安全事件或事故调查等环节履行了岗位职责并有记录；⑤建立从业人员健康管理制度，直接接触食品人员有健康证明，符合相关规定；⑥有从业人员食品安全知识培训制度，并有相关培训记录。

（八）食品安全事故处置

①有定期排查食品安全风险隐患的记录；②有按照食品安全应急预案定期演练，落实食品安全防范措施的记录；③发生食品安全事故的，有处置食品安全事故记录。

（九）食品添加剂生产者管理

①原料和生产工艺符合产品标准规定；②复配食品添加剂配方发生变化的，按规定报告；③食品添加剂产品标签载明"食品添加剂"，并标明贮存条件、生产者名称和地址、食品添加剂的使用范围、用量和使用方法。

三、食品生产质量控制体系

《食品安全法》(2015)鼓励食品生产者建立良好生产规范要求，实施危害分析与关键控制点体系，对建立者跟踪调查、评价实施情况，督促提高食品安全管理水平。

（一）食品良好生产规范

食品良好生产规范(good manufacturing practice,GMP)是为保障食品安全、质量而制定的贯穿食品生产全过程的一系列措施、方法和技术要求。GMP要求食品生产企业具备良好的生产设备、合理的生产过程、完善的质量管理和检测系统，以确保产品的安全质量符合有关标准。实现GMP管理的基本措施要求：

1. 将人为的差错控制到最低限度　质量管理部门从生产管理部门中独立，建立相互督促检查制度，制定规范的实施细则和作业程序，严格复核生产工序。各工作间保持宽敞，消除生产障碍，不同品种操作有一定间距。

2. 预防可能造成食品污染的因素　制定设备设施与生产环境清洗消毒标准并严格实施，操作人员定期进行体检，限制非生产人员进入工作间；操作室专用化，防止直接接触食品的机械设备、工具、包装材料及机械润滑油等对食品的污染。

3. 保证质量管理体系有效运行　质量管理部门独立行使质量管理职责，定期进行机械设备工具的维修校正；操作室和机械设备的配备合理，采用合理的工艺布局和先进的设备，为实施质量管理配备必要的实验检验设备工具。

目前我国已建立有《膨化食品良好生产规范》(GB 17404—1998)、《保健食品良好生产规范》(GB 17405—1998)、《粉状婴幼儿配方食品良好生产规范》(GB 23790—2010)、《坚果与籽类炒货食品良好生产规范》(GB/T 29647—2013)和《特殊医学用途配方食品良好生产规范》(GB 29923—2013)。

（二）危害分析关键控制点

危害分析关键控制点(hazard analysis critical control point,HACCP)体系的基本含义是：为保障食品安全，对食品生产加工过程中造成污染发生发展的各种危害因素进行系统、全面分析，确定能有效预防、减轻或消除危害的加工环节即"关键控制点"，并对关键控制点进行控制和监测，在发生偏差时予以纠正，对控制方法进行矫正和补充，达到消除污染的目的。因此，HACCP以科学为基础，着力于关键控制点进行预防而非依靠终产品检验来保证食品安全，具有简便、易行、合理、有效等突出优点，可以较低的成本保证较高的食品安全性，被认可为世界范围内生产安全食品的准则。我国推广实施 HACCP,可提高食品卫生质量管理水平并与国际接轨,保证出口食品的质量,提升企业的国际竞争力。不同企业因其生产的食品种类、品种及生产工艺、规模等不同,HACCP 具体内容可能各异,但 HACCP 建立原则和实施步骤基本相同。

1. 准备　组建 HACCP 工作组,描述产品特性(成分、理化性质、杀菌或抑菌方法、包装方式、贮存条件和贮存期限、销售方式等),明确产品的食用方式及食用人群,制作产品加工流程图并现场确认。

2. 危害分析(hazard analysis)与评价　通过资料分析、现场监测、实验室检测等方式,收集和评估有关的危害以及导致这些危害存在的资料,确定需要在 HACCP 计划中予以解决的潜在危害及其发生点(环节),并对危害程度进行评价。

3. 确定关键控制点　食品生产加工过程中某一点(环节)出现污染或腐败变质,若不加以控制则将影响到终产品(食品)的质量,从而危害人群健康,这一点(环节)即关键控制点(critical control point ,CCP)。食品生产加工过程中一般需要纳入分析的关键点主要来自食品原料、生产加工工艺、生产加工环境等方面。

4. 确定关键限值　关键限值(critical limit)是指应用控制措施时确定的能确保消除或降低危害的技术指标,即区分可接受水平和不可接受水平的标准值。在一个具体环节上可能会有多个关键限值,其所采用的指标应能快速测量和观察,如时间、温度、pH、水分活性、敏感的感官指标等。

5. 建立监控程序　关键控制点失控将导致临界缺陷(critical defect)产生危害或不安全因素。建立和实施有效监控程序,对关键控制点及其关键限值进行定时监测观察,以评价关键控制点是否得到有效控制。

6. 制定纠偏措施　对 HACCP 系统中每一个关键控制点建立相应的纠偏措施,以便发生偏离关键限值时及时采取措施,确保关键控制点重新得到控制。

7. 建立运行记录保存制度和审核评价程序　详细记录和说明体系运行情况并存档,以备自查和验证。通过随机抽检、审核 HACCP 系统及其运行记录及偏差产品等检查方式,验证 HACCP 系统是否有效运行,关键控制点的控制措施是否有效。验证的频率应足以确认 HACCP 系统的有效运行。

（三）其他体系

卫生标准操作程序(sanitation standard operating procedure,SSOP)是为了消除食品加工过程中的不良因素,以确保加工的食品符合卫生要求而制定的质量控制体系,是为实现 GMP 目标必须遵守的基本卫生条件。ISO 9000 质量管理与保证体系由国际标准化组织(ISO)提出,通过规定质量体系中各个环节(要素)的标准化实施规程和合格评定实施规程,以确保产品的质量。ISO 9000 的基本原则与方法具有普遍指导意义,适用于各种行业的质量管理和品质保证。

食品生产企业可综合利用 GMP、HACCP、SSOP、ISO 9000 等管理体系和方法,充分发挥各种管理体系的优势,实施有效的食品安全质量管理,确保产品的质量安全和消费者的健康。

第四节　食品经营安全的监督管理

食品经营主要包括食品销售与餐饮服务两个环节,主体业态分为食品销售经营者、餐饮服务经营者和单位食堂。由于经营分散,规模与管理水平参差不齐,从业人员多而安全意识普遍薄弱,导致食品安全风险高,控制难度大,成为食品安全全程监管链条中矛盾与问题最多和监管任务最重的环节。《食品安全法》(2015)规定,食品经营者应保证经营环境、设备设施、人员满足与其食品经营种类、规模等相适应的卫生要求,依照法律、法规和食品安全标准从事经营活动,保证食品安全,诚信自律,对社会和公众负责,接受社会监督,承担社会责任。国家通过对食品经营事先审查许可和事中、事后的监管,确保食品的经营安全。

一、食品经营许可

随着《食品安全法》的修订与实施,食品药品监督管理部门被授权统一监督管理食品的经营活动(此前仅负责餐饮服务的监管,而流通领域的监管由工商行政部门负责)。2015年,CFDA按照确保食品安全、简政放权、简化审批手续、提高审批效率的要求,结合基层监管需求和社会反映意见,对工商总局的《食品流通许可证管理办法》(2009)及卫生部的《餐饮服务许可管理办法》(2010)进行了梳理、修订,发布了《食品经营许可管理办法》(2015)和配套文件《食品经营许可审查通则(试行)》(2015),在进一步明确和强化监管责任的同时,将食品流通许可与餐饮服务许可整合为食品经营许可,以减少对餐饮企业重复发证、重复监管,切实减轻企业负担。

CFDA负责监督指导全国食品经营许可管理工作,制定食品经营许可审查通则,定期或不定期地对全国食品经营许可工作进行监督检查。省级食品药品监督管理部门可以根据食品类别和食品安全风险状况,确定市、县级食品药品监督管理部门或其综合监督执法机构的食品经营许可管理权限,开展区域内的许可监督检查。县级以上地方食品药品监督管理部门或其综合监督执法机构负责本行政区域内的食品经营许可管理工作,对食品经营者的许可事项进行全覆盖式监督检查,建立食品经营许可档案管理制度和食品许可管理信息平台,将食品经营许可颁发、许可事项检查、日常监督检查、许可违法行为查处等情况记入经营者食品安全信用档案,并向社会公布,便于公众查询、网上许可申请和社会监督。

食品药品监督管理部门按照食品经营主体业态和经营项目的风险程度对食品经营实施分类许可。食品经营项目分为预包装食品销售(含或不含冷藏冷冻食品)、散装食品销售(含或不含冷藏冷冻食品)、特殊食品销售、其他类食品销售;热食类食品制售、冷食类食品制售、生食类食品制售、糕点类食品制售、自制饮品制售、其他类食品制售等10个类别。申请食品经营许可,需先取得营业执照等合法主体资格,按营业执照载明的主体作为申请人,按经营主体业态和经营项目分类提出申请。申请网络经营、建立中央厨房或者从事集体用餐配送时,需在主体业态后以括号标注。

申请食品经营许可的基本条件:①具有与经营的食品品种、数量相适应的食品原料处理和食品加工、销售、贮存等场所,保持场所环境整洁,并与有毒、有害场所以及其他污染源保持规定的距离;②具有与经营的食品品种、数量相适应的经营设备或者设施,有相应的消毒、更衣、盥洗、采光、照明、通风、防腐、防尘、防蝇、防鼠、防虫、洗涤以及处理废水、存放垃圾和废弃物的设备或者设施;③有专职或者兼职的食品安全管理人员和保证食品安全的规章制度;④具有合理的设备布局和工艺流程,防止待加工食品与直接入口食品、原料与成品交叉污染,避免食品接触有毒物、不洁物;⑤法律、法规规定的其他条件。

申请食品经营许可需向申请人所在地县级以上地方食品药品监督管理部门或其综合监督执法机构提交申请材料,并对材料的真实性负责。许可机关受理申请后,对申请材料进行审查,并按规定对经营场所进行现场核查(仅申请非冷藏冷冻的预包装食品销售,可不进行现场核查)。符合认可审查要求,依法作出准予经营许可的决定,颁发食品经营许可证,有效期5年。许可证载明经营场所、主体业态、经营项目、许可证编号、有效期、日常监督管理机构、日常监督管理人员等事项。许可证编号由JY("经营"的汉语拼音字母缩写)和14位阿拉伯数字组成。数字从左至右依次为:1位主体业态代码、2位省(自治区、直辖市)代码、2位市(地)代码、2位县(区)代码、6位顺序码、1位校验码。

食品经营许可证可依规定申请变更、延续或补发。经营场所发生变化,需重新申请食品经营许可(仅外设仓库地址发生变化,只需报告发证部门)。食品经营活动或经营者主体资格终止,需撤回、撤销经营许可;许可证过期、被吊销,需办理注销手续。

二、食品经营安全的日常监督管理

伴随着《食品安全法》的修订与实施,CFDA对国家工商总局的《流通环节食品安全监督管理办法》(2009)及卫生部的《餐饮服务食品安全监督管理办法》(2010)进行了梳理、修订,发布了《食品生产经营日常监督检查管理办法》(2016),对食品经营者执行食品安全法律、法规、规章以及食品安全标准等情况实施日常监督检查。CFDA根据法律、法规、规章和食品安全标准有关食品经营者义务的规定,制定日常监督检查要点表;省级食品药品监督管理部门视需要进行细化、补充;市、县级食品药品监督管理部门或其综合监督执法机构根据政府食品安全年度监督管理计划和食品类别、企业规模、管理水平、食品安全状况、信用记录等编制和公开年度日常监督检查计划,对本行政区域内食品经营者的经营项目实施全覆盖式日常监督检查(重点项目以现场检查为主,一般项目可以采取书面检查方式)。

(一)食品销售

根据《食品生产经营日常监督检查管理办法》(2016)和食品销售日常监督检查要点,食品销售环节的日常监督检查要点与要求如下:

1. 经营资质 ①经营许可证合法有效;②食品经营许可证载明的有关内容与实际经营相符。

2. 经营条件 ①具有与经营的食品品种、数量相适应的场所;②经营场所环境整洁,与污染源保持规定的距离;③具有与经营的食品品种、数量相适应的生产经营设备或者设施。

3. 食品标签与外观质量 ①在保质期内;②感官性状正常;③肉及肉制品有检验检疫证明;④食品符合国家为防病等特殊需要的要求;⑤预包装食品、食品添加剂包装上有标签,标签内容符合食品安全法等法律法规的规定;⑥标签、说明书清楚、明显,生产日期、保质期等事项显著标注,容易辨识;⑦散装食品在其容器、外包装上标明食品名称、生产日期或生产批号、保质期以及生产经营者名称、地址、联系方式等内容;⑧标签、说明书不涉及疾病预防、治疗功能;⑨经营场所设置或摆放的食品广告内容不涉及疾病预防、治疗功能;⑩进口预包装食品有中文标签,并载明食品的原产地以及境内代理商的名称、地址、联系方式,有国家出入境检验检疫部门的检验检疫证明。

4. 食品安全管理机构和人员　①有专职或兼职的食品安全专业技术人员、食品安全管理人员和保证食品安全的规章制度;②没有食品药品监管部门抽查考核不合格的食品安全管理人员在岗从事食品安全管理工作。

5. 从业人员管理　①建立有从业人员健康管理制度;②在岗从事接触直接入口食品工作的食品经营人员有健康证明,没有罹患国务院卫生计生行政部门规定的有碍食品安全的疾病;③对职工进行过食品安全知识培训和考核。

6. 经营过程控制　①按照食品标签标示的警示标志、警示说明或者注意事项的要求贮存和销售食品,对温度、湿度有特别要求时,有相应的设备设施;②定期检查库存食品,及时清理变质或者超过保质期的食品;③建立有食品安全自查制度,定期对食品安全状况进行检查评价;④发生过食品安全事故,有相关处置和上报记录;⑤建有并严格执行食品进货查验记录制度:采购食品(食品添加剂)时查验供货者的许可证、出厂检验合格证及其他合格证明,采购食用农产品记录其名称、数量、进货日期以及供货者名称、地址、联系方式等,并保存相关凭证;⑥建有不安全食品处置制度;⑦批发企业建有并严格执行食品销售记录制度;⑧张贴并保持上次监督检查结果记录。

7. 市场开办、柜台出租和展销会举办　①依法审查入场食品经营者的许可证,明确其食品安全管理责任;②定期对入场食品经营者经营环境和条件进行检查。

8. 网络食品交易第三方平台提供者　①对入网食品经营者进行许可审查或实行实名登记;②明确入网经营者的食品安全管理责任。

9. 食品贮存和运输经营者　①贮存、运输和装卸食品的容器、工具和设备安全、无害,符合保证食品安全所需的温度、湿度等特殊要求,并保持清洁;②食品没有与有毒、有害物品一同贮存、运输。

10. 食用农产品批发市场　①配备检验设备和检验人员或者委托符合规定的食品检验机构,对进入该批发市场销售的食用农产品进行抽样检验;②发现不符合食品安全标准的食用农产品时,要求销售者立即停止销售,并向食品药品监督管理部门报告。

（二）餐饮服务

根据《食品生产经营日常监督检查管理办法》(2016)、《餐饮服务食品安全操作规范》(2011)等规定和餐饮服务日常监督检查要点,餐饮服务环节日常监督检查要点和要求如下:

1. 许可管理　许可证合法有效,经营场所、主体业态、经营项目等事项与食品经营许可证一致。

2. 信息公示　①在经营场所醒目位置公示食品经营许可证和量化等级标识;②监督检查结果记录表公示的时间、位置等符合要求。

3. 制度管理　①建有从业人员健康管理、食品安全自查、进货查验记录、食品召回等食品安全管理制度;②制定有食品安全事故处置方案。

4. 人员管理　①主要负责人知晓食品安全责任,有食品安全管理人员;②从事接触直接入口食品工作的从业人员持有有效的健康证明;③从业人员食品安全培训并记录;④从业人员穿戴清洁的工作衣帽,双手清洁,保持个人卫生。

5. 环境卫生　①经营场所清洁、卫生;②烹饪场所配置排风设备,定期清洁;③用水符合生活饮用水卫生标准;④卫生间保持清洁、卫生,定期清理。

6. 原料与食品添加剂控制　①查验供货者的许可证和出厂检验合格证或其他合格证明,记录有关信息并保存相关凭证;②原料外包装标识符合要求,按照外包装标识的条件和要求规范贮存,并定期检查,及时清理变质或者超过保质期的食品;③食品添加剂由专人负责保管、领用、登记,并有相关记录。

7. 加工制作过程　①食品原料、半成品与成品在盛放、贮存时相互分开;②制作食品的设施设备及加工工具、容器等具有显著标识,按标识区分使用;③专间内明确专人使用专用的加工工具进行操作;④食品留样符合规范;⑤中央厨房、集体用餐配送单位配送食品的标识、储存、运输等符合要求;⑥有毒有害物质不得与食品一同贮存、运输。

8. 设施设备及维护　①专间内配备的专用消毒(含空气消毒)、冷藏、冷冻、空调等设施运转正常;②食品处理区配备运转正常的洗手消毒设施;③食品处理区配备带盖的餐厨废弃物存放容器;④食品加工、贮存、陈列等设施设备运转正常,并保持清洁。

9. 餐饮具清洗消毒　①集中消毒餐具、饮具的采购符合要求;②具有餐饮具的清洗、消毒、保洁等设备设施,并运转正常;③餐具、饮具和盛放直接入口食品的容器用后洗净、消毒,炊具、用具用后洗净,保持清洁。

第五节　特殊食品安全的监督管理

特殊食品一般包括保健食品、专供婴幼儿和其他特定人群的主辅食品如特殊医学用途配方食品和婴幼儿配方食品、新食品原料、转基因食品、辐照食品等。国家针对特殊食品制定有严格的监督管理制度,新修订的《食品安全法》要求生产企业按照注册或者备案的产品配方、生产工艺等技术要求组织生产,按照 GMP 要求建立相应的生产质量管理体系并定期自查,以保证其有效运行,并报告监督管理部门。本节主要介绍保健食品、特殊医学用途配方食品、婴幼儿配方食品和新食品原料的安全监督管理内容。

一、保健食品

(一)定义与特征

保健食品(health foods)是指表明具有特定保健功能的食品,即适宜于特定人群食用,具有调节机体功能,不以治疗为目的,并且对人体不产生任何急性、亚急性或者慢性危害的食品。营养素补充剂等以补充维生素、矿物质为目的的产品也纳入保健食品的范畴。

保健食品属于食品,具有一般食品的共性,同时具备两个基本特征:①安全性:对人体不产生任何急性、亚急性或慢性危害,符合应有的营养和卫生要求;②功能性:必须具有特定的保健功能,对特定人群具有一定的调节作用,但不能取代药物对疾病的治疗作用。

(二)相关法律法规

我国政府历来重视保健食品的立法与监督管理工作,《食品卫生法》《食品安全法》,均要求加强保健食品的监督管理。

1996年3月15日,卫生部颁布《保健食品管理办法》及系列配套技术规范,如《保健食品评审技术规程》(1996)、《保健食品功能学评价程序和检验方法》(1996)、《保健食品标识规定》(1996)、《保健食品通用卫生要求》(1996)、《保健食品卫生管理办法》(1996)、《保健(功能)食品通用标准》(GB 16740—1997)、《保健食品良好生产规范》(GB 17405—1998)、《保健食品检验与评价技术规范》(2003)等。2003年4月,国家政府机构职能调整,原国家食品药品监督管理局(SFDA)接手由卫生部负责的保健食品审批与监管职能,出台了《保健食品注册管理办法(试行)》(2005)、《保健食品功能学检验机构认定与管理办法》(2005)、《保健食品广告审查暂行规定》(2005)、《保健食品样品试制和试验现场核查规定》(2005)、《营养素补充剂申报与审评规定(试行)》(2005)、《保健食品产品技术要求规范》(2010)、《保健食品注册检验复核检验管理办法》(2011)、《保健食品注册检验复核检验规范》(2011)、《保健食品行政许可受理审查要点》(2011)、《保健食品说明书标签管理规定》(2011)、《保健食品技术审评要点》(2011)、《保健食品命名规定和命名指南》(2012)等部门规章,基本建立起我国保健食品法律体系,极大地促进了我国保健食品市场的健康发展。

2013年3月22日,SFDA改组更名为CFDA。CFDA组织专家修订发布了《食品安全国家标准保健食品》(GB 16740—2014)。为因应保健食品行业的快速发展及消费需求大幅增加的要求,贯彻落实《食品安全法》(2015)对保健食品市场准入监管工作提出的要求,规范统一保健食品注册备案管理工作,CFDA于2016年发布了《保健食品注册与备案管理办法》。新办法明确了保健食品注册与备案的定义,细化了总局、省局及基层局的职责,严格申请人和备案人义务,完善保健食品注册及延续资料要求,增设保健食品注册批件补办程序,开创了保健食品注册与备案相结合的分类管理制度。

（三）监督管理

CFDA根据职能及相关法律法规的规定,对保健食品的申请与审批、生产与销售经营进行监督管理。

1. 注册、备案与审批　《食品安全法》(2015)与《保健食品注册与备案管理办法》(2016)对保健食品实行注册与备案相结合的分类管理制度。

保健食品注册是指食品药品监督管理部门根据注册申请人申请,依照法定程序、条件和要求,对申请注册的保健食品的安全性、保健功能和质量可控性等相关申请材料进行系统评价和审评,并决定是否准予其注册的审批过程。使用保健食品原料目录以外原料的保健食品和首次进口的保健食品应当经CFDA注册。

保健食品注册申请需要提交申请表、研发报告、产品配方、生产工艺、安全性和保健功能评价、标签、说明书等材料、样品及相关证明文件,且其声称的保健功能应已列入保健食品功能目录。CFDA受理后依申请材料审查、现场核查、动态抽样、复核检验等程序组织专家开展技术审评,根据申请材料真实性、产品安全性与声称保健功能的科学性、生产工艺的合理可行性与质量可控性、技术要求与检验方法的科学性及合理性等方面,提出注册与否的建议;CFDA对审评程序和结论的合法性、规范性以及完整性进行审查,作出注册与否的决定。

保健食品注册证书载明产品名称、注册人名称和地址、注册号、颁发日期及有效期、保健功能、功效成分或者标志性成分及含量、产品规格、保质期、适宜人群、不适宜人群、注意事项等内容。注册证书有效期5年,可以延续、变更或申请补发。注册号格式:国产保健食品为国食健注G+4位年代号+4位顺序号;进口保健食品为国食健注J+4位年代号+4位顺序号。

保健食品备案是指保健食品生产企业依照法定程序、条件和要求,将表明产品安全性、保健功能和质量可控性的材料提交食品药品监督管理部门进行存档、公开、备查的过程。国家对使用的原料已经列入保健食品原料目录的和首次进口的属于补充维生素、矿物质等营养物质的保健食品(其营养物质应已列入保健食品原料目录)实行备案管理。

保健食品备案需提交备案登记表、产品配方、生产工艺、标签、说明书以及表明产品安全性和保健功能的材料及相关证明文件。备案材料符合要求,食品药品监督管理部门当场备案,发放备案号,制作备案凭证。国产保健食品备案号格式为:食健备G+4位年代号+2位省级行政区域代码+6位顺序编号;进口保健食品备案号格式为:食健备J+4位年代号+00+6位顺序编号。

CFDA负责保健食品的注册与备案管理,并指导监督省级食品药品监督管理部门承担保健食品注册与备案相关工作。省级食品药品监督管理部门负责接收本行政区域内相关保健食品的备案材料和备案管理,并配合CFDA开展保健食品注册现场核查等工作。市、县级食品药品监督管理部门或其综合监督执法机构负责本行政区域内注册和备案保健食品的监督管理,承担上级食品药品监督管理部门委托的其他工作。

2. 生产加工　为保证保健食品安全,保护消费者合法权益,保健食品必须按照注册或备案批准的产品配方、生产工艺、企业产品质量标准等技术要求组织生产,不得随意改变,更不得生产未经注册或备案的保健食品。生产过程中重点监督原料的投放,尤其是贵重或稀有原料的投放、使用,以及有无滥加违禁物质现象。

保健食品的生产过程、生产条件除必须符合相应的卫生规范如《保健食品产品技术要求规范》(2010)和相关的食品安全国家标准《保健食品良好生产规范》(GB 17405—1998)、《保健食品》(GB 16740—2014)外,还必须达到其特殊的生产工艺和条件,以满足加工过程中功效成分不损失、不破坏、不转化和不产生有害中间体的要求。保健食品生产企业须按上述规范和安全标准要求组织生产和进行质量管理,定期自查和报告。逐步建立危害分析与关键控制点(HACCP)质量保证体系,以确保产品应当有的保健功能和卫生质量。

3. 命名　《保健食品命名规定和命名指南》(2012)和《保健食品注册与备案管理办法》(2016)规定,保健食品的名称由商标名、通用名和属性名组成,不得含有:①虚假、夸大或者绝对化的词语;②明示或者暗示预防、治疗功能的词语;③庸俗或者带有封建迷信色彩的词语;④人体组织器官等词语;⑤除"®"之外的符号;⑥其他误导消费者的词语;⑦人名、地名、汉语拼音、字母及数字等(商标名、通用名中含有符合国家规定的含字母及数字的原料名除外)。

4. 标签与说明书　保健食品标签和说明书必须标明产品名称、原料、辅料、功效成分或者标志性成分及含量、适宜人群、不适宜人群、保健功能、食用量及食用方法、规格、贮藏方法、保质期、注意事项等内容及相关制定依据和说明等内容。标识内容必须与产品的真实状况相符,并与批准文书一致。标签和说明书声明"本品不能代替药物",不得涉及或暗示疾病预防、治疗功能。

5. 广告宣传　国家食品药品监督管理部门指导和监督保健食品广告审查,规范保健食品广告发布秩序。省级食品药品监督管理部门受理保健食品广告的发布申请,对申请材料以及广告内容进行审查。《保健食品广告审查暂行规定》(2005)规定了17项保健食品广告禁止性内容,除标签、说明书部分提及的不得涉及或暗示疾病预防、治疗功能,还特别规定不得通过夸大疾病的危害诱导病人购买保健食品,不得利用国家机关及其事业单位、医疗机构、学术机构、行业组织的名义和形象,或者以专家、医务人员和消费者的名义为产品功效作宣传或证明。

审核通过者发放保健食品广告批准文号,格式为"X食健广审(X1)第X2号"(X:各省、自治区、直辖市的简称;X1:代表视、声、文;X2:十位数字组成,前六位为广告审查年月,后4位表示批准序号),有效期一年。保健食品广告时标明保健食品产品名称和批准文号、广告批准文号、标识、不适宜人群等信息及"本品不能代替药物"的忠告语(电视广告时标识和忠告语始终出现),其中保健功能、产品功效成分/标志性成分及含量、适宜人群、食用量等,以国家批准文书为准,不得随意改变。

二、特殊医学用途配方食品

(一)概念与分类

特殊医学用途配方食品,是指为满足进食受限、消化吸收障碍、代谢紊乱或者特定疾病状态人群对营养素或者膳食的特殊需要,专门加工配制而成的配方食品,包括适用于0至12个月龄的特殊医学用途婴儿配方食品和适用于1岁以上人群的特殊医学用途配方食品。前者包括无乳糖或低乳糖配方食品、乳蛋白部分水解配方食品、乳蛋白深度水解配方食品或者氨基酸配方食品、早产或者低出生体重婴儿配方食品、氨基酸代谢障碍配方食品和母乳营养补充剂等;后者包括全营养配方食品、特定全营养配方食品、非全营养配方食品。

全营养配方食品是指可以作为单一营养来源满足目标人群营养需求的特殊医学用途配方食品。特定全营养配方食品是指可以作为单一营养来源满足目标人群在特定疾病或者医学状况下营养需求的特殊医学用途配方食品,如糖尿病全营养配方食品、肾病全营养配方食品、肿瘤全营养配方食品、肥胖与减脂手术全营养配方食品等。非全营养配方食品是指可以满足目标人群部分营养需求的特殊医学用途配方食品,如营养素组件(蛋白质组件、脂肪组件、碳水化合物组件)、电解质配方、增稠组件、流质配方和氨基酸代谢障碍配方等,不适用于作为单一营养来源。

(二)相关法律法规

由于特殊医学用途配方食品食用人群的特殊性和敏感性,上世纪80年代末,基于临床需要,特殊医学用途配方食品以肠内营养制剂形式进入中国,按照药品进行注册、监管和销售。原卫生部先后出台了《特殊医学用途婴儿配方食品通则》(GB 25596—2010)、《特殊医学用途配方食品通则》(GB 29922—2013)、《特殊医学用途配方食品良好生产规范》(GB 29923—2013)等食品安全国家标准。

《食品安全法》(2015)规定对特殊医学用途配方食品的注册、广告宣传等实行严格监督管理。为贯彻上述规定,保障特定疾病状态人群的膳食安全,理顺和规范特殊医学用途配方食品的监管,按照依法严格注册、简化许可审批程序、产品注册与生产许可相衔接的修订思路和原则,CFDA于2016年发布了《特殊医学用途配方食品注册管理办法》和4个配套文件:《特殊医学用途配方食品注册申请材料项目与要求(试行)》《特殊医学用途配方食品标签、说明书样稿要求(试行)》《特殊医学用途配方食品稳定性研究要求(试行)》和《特殊医学用途配方食品注册生产企业现场核查要点及判断原则(试行)》。

(三)监督管理

根据以上法律规范的规定,针对特殊医学用途配方食品的监督管理要求如下:

1. 注册申请与审批　拟在我国境内生产并销售特殊医学用途配方食品的生产企业和拟向我国境内出口特殊医学用途配方食品的境外生产企业,必须具备与之相应的研发和生产能力,成立研发机构,配备专职的产品研发人员、食品安全管理人员和食品安全专业技术人员,按照 GMP 要求建立相应的生产质量管理体系,具备按照特殊医学用途配方食品国家标准规定的全部项目逐批检验的能力,方可向 CFDA 提出申请。

特殊医学用途配方食品的注册申请需提交申请书、产品研发报告、配方设计及其依据、生产工艺、产品标准、标签、说明书等资料及表明产品安全性、营养充足性和特殊医学用途临床效果的证明材料,CFDA 受理后审查申请材料,再视需要对申请者的研发、生产与检验能力等及临床试验的真实性、完整性、准确性等进行现场核查,抽检试验样品,对专业问题进行专家论证。审查通过后予以注册并颁发证书,有效期 5 年。注册证书载明产品名称、企业名称与生产地址、注册号及有效期、产品类别、产品配方、生产工艺、产品标签、说明书等信息。注册号格式为国食注字 TY+4 位年号+4 位顺序号(TY 代表特殊医学用途配方食品)。

2. 生产经营　拟在我国境内生产并销售特殊医学用途配方食品的生产企业,首先应当依法取得相应经营范围的营业执照和产品注册证书,再根据《食品生产许可管理办法》(2015)规定的条件和程序提出特殊医学用途配方食品的生产许可申请,取得食品生产许可证,方可且必须按照注册核准的产品配方、生产工艺等技术要求组织生产,不得生产未经注册批准和许可生产的特殊医学用途配方食品。生产环境、生产工艺、流程布局、设备设施、人员配备与培训、安全管理制度等必须符合相关法律规范及标准的要求。

3. 产品命名、标签、说明书及广告宣传　产品命名使用食品安全国家标准规定的分类名称或等效名称,反映食品的真实属性。产品标签与说明书要求规范和清晰标注产品名称、产品类别、注册号、配料表、配方特点、感官、适宜人群、不适宜人群、食用方法和食用量、不良反应、净含量和规格、生产日期和保质期、贮藏条件、注意事项及警示说明(如"请在医生或者临床营养师指导下使用""不适用于非目标人群使用""本品禁止用于肠外营养支持和静脉注射")等内容,且应与注册证书内容一致,真实准确。特殊医学用途配方食品广告不得涉及疾病预防、治疗功能,适用《中华人民共和国广告法》和其他法律、行政法规关于药品广告管理的规定。

三、婴幼儿配方食品

与成年人相比,婴幼儿营养需求高,食物结构单一,自身免疫和消化系统尚未发育完全,更易受到不合格食品的伤害。婴幼儿配方食品的质量安全关系婴幼儿身体健康和生命安全,关系千百万家庭的幸福和国家民族的未来。

（一）概念

婴幼儿配方食品（infant formula）是以牛乳（或其他可食用动物乳类）及乳蛋白制品或大豆及大豆蛋白制品为主要原料，加入适量的维生素、矿物质和其他辅料，仅用物理方法生产加工制成的液态或粉状产品，包括婴幼儿配方乳粉和各种辅助食品，适用于0~36个月龄婴幼儿食用，其营养成分能满足0~6个月龄婴儿的营养需要及6~12个月龄正常较大婴儿和12~36个月龄幼儿的部分营养需要。

（二）相关法律规范

2008年"三聚氰胺奶粉"事件之后，国家针对婴幼儿配方食品制定了一系列食品安全国家标准，如《婴儿配方食品》（GB 10765—2010）、《较大婴儿和幼儿配方食品》（GB 10767—2010）、《婴幼儿谷类辅助食品》（GB 10769—2010）、《婴幼儿罐装辅助食品》（GB 10770—2010）、《粉状婴幼儿配方食品良好生产规范》（GB 23790—2010）和前文提及的《特殊医学用途婴儿配方食品通则》（GB 25596—2010），以及系列营养成分分析检测技术标准；CFDA出台《婴幼儿配方乳粉生产许可审查细则》（2013）、《婴幼儿配方乳粉生产企业监督检查规定》（2013），并多次发文加强婴幼儿配方食品的事先许可的审查和事中、事后的监督管理。

针对市场存在的婴幼儿配方乳粉产品配方过多、过滥，配方制定缺乏充分的研究论证，配方之间的区分缺少科学证实，品牌与配方的混乱以及夸大宣传造成消费者选择困难，生产过程中频繁更换配方造成产品质量安全隐患等问题，2015年修订的《食品安全法》明确要求对婴幼儿配方食品、主辅食品列入食品安全年度监管计划的重点，实行严格监督管理。为此，CFDA于2016年颁布了《婴幼儿配方乳粉产品配方注册管理办法》，于2016年10月1日起施行。

（三）监督管理主要内容

为了规范婴幼儿配方食品的生产经营活动，加强婴幼儿配方食品的质量安全监管，根据相关法律规范与标准的规定，对婴幼儿配方食品监督管理要求如下：

1. 备案与注册　婴幼儿配方食品生产企业应当就食品原料、食品添加剂、产品配方及标签等事项向省级食品药品监督管理部门备案。食品原料、食品添加剂备案需提供种类、来源及合格证明等；产品配方备案需说明配方中各种原料和各自的用量等内容；标签备案内容包括包装上的文字、图形、符号等所有说明物。

婴幼儿配方乳粉的产品配方须报经CFDA注册。拟在我国境内生产、销售婴幼儿配方乳粉的生产企业或者拟向我国出口婴幼儿配方乳粉的境外生产企业，应当具备相应的研发、生产和检验能力，注册申请时提交申请书、申请人主体资质证明文件、原辅料的质量安全标准、产品配方研发报告、生产工艺说明、产品检验报告等文件，以及证明自身研发、生产与检验能力和其他表明配方科学性、安全性的文件。CFDA受理后，对申请材料以及产品配方声称与产品配方注册内容的一致性进行审查，并视需要进行现场核查、抽样检验和专家论证。审查通过后颁发婴幼儿配方乳粉产品配方注册证书，有效期5年。证书及附件载明：产品名称、企业名称、法定代表人、生产地址、注册号、批准日期及有效期、生产工艺、产品配方。注册号格式为：国食注字YP+4位年代号+4位顺序号（YP代表婴幼儿配方乳粉产品配方）。

2. 生产经营　婴幼儿配方食品生产相比普通食品，有着更为严格的要求。生产婴幼儿配方食品的企业,首先要符合普通食品生产的要求,具有与其生产的食品品种、数量相适应的食品原料处理、食品加工包装设备设施及贮存场所,满足食品生产加工、包装存放、运输销售等环节的要求,保障环境与设备设施安全无毒。生产婴幼儿配方食品使用的生鲜乳、辅料等食品原料、食品添加剂等,应当符合法律法规的规定和相应食品安全国家标准的要求,保证婴幼儿生长发育所需的营养成分。婴幼儿配方食品生产企业依法完成注册、备案并获得生产许可后,严格按照注册、备案的产品配方、生产工艺等技术要求组织生产,并按 GMP 要求建立相适应的质量安全管理体系,实施从原料进厂到成品出厂的全过程质量控制,从管理制度、原辅材料、技术标准、生产工艺、文件记录、产品配方、产品防护、人员管理、生产环境、生产设备、检验设备等各个环节和要素进行严格控制。出厂的婴幼儿配方食品逐批检验,定期自查和上报质量管理体系的运行情况。禁止生产营养成分不符合食品安全标准或未经注册、备案的婴幼儿配方食品,禁止以委托加工、贴牌、分装等方式生产婴幼儿配方乳粉。

3. 标签与说明书　标签和说明书应与批准文书的相关内容一致,并标示注册号、产品配料表、能量及各营养成分(28 种必需成分和 6 种可选择性成分)含量表和适用月龄,清晰标明生乳、乳粉、乳清(蛋白)粉等乳制品原料的动物性来源,声称生乳、原料乳粉等原料来源时要求标明具体来源地(国)。标签和说明书不得涉及疾病预防、治疗功能,或明示、暗示具有保健、益智、增加抵抗力或免疫力、保护肠道等功能,不得含有虚假、夸大、违反科学原则或者绝对化的内容,以及与产品配方备案注册的内容不一致的声称。对于食品安全标准已规定不应当在婴幼儿配方食品中含有或者使用的物质,不得再以"不添加""不含有""零添加"等加以强调。

四、新食品原料

(一)概念与特性

新食品原料是指在我国无传统食用习惯的动物、植物和微生物或从动物、植物和微生物中分离的成分,以及原有结构发生改变的食品成分和其他新研制的食品原料,但不包括转基因食品、保健食品、食品添加剂新品种。

新食品原料包括原材料和食品配料,部分具有双重性(既可以作为食材直接或烹调后食用,也可以做食品配料用于食品生产)。新食品原料应当具有食品原料的特性,符合应当有的营养要求,且无毒、无害,对人体健康不造成任何急性、亚急性、慢性或者其他潜在性危害。

(二)相关法律规范

1987 年卫生部根据《食品卫生法(试行)》第二十二条规定出台《食品新资源卫生管理办法》,2006 年修订为《新资源食品管理办法》。《食品安全法》(2009)提出"新的食品原料"并对其安全性评估进行了规定。为与之衔接,也为了解决《新资源食品管理办法》实施过程中存在的实质等同问题(无量化指标,缺乏实际可操作性)、现场核查问题(无具体规定,缺乏可操作性)、交叉管理问题、与其他产品的界定问题、判定难问题等,2013 年国家卫生和计划生育委员会令第 1 号公布《新食品原料安全性审查管理办法》,体现了从产品管理向原料管理的过渡。

(三)监督管理主要内容

《食品安全法》(2015)第三十七条规定:利用新的食品原料生产食品,或者生产食品添加剂新品种、食品相关产品新品种,应当向国务院卫生计生行政部门提交相关产品的安全性评估材料。国务院卫生计生行政部门应当自收到申请之日起六十日内组织审查;对符合食品安全要求的,准予许可并公布;对不符合食品安全要求的,不予许可并书面说明理由。

国家卫生计生委负责新食品原料安全性评估材料的审查和许可工作。申请者《新食品原料安全性审查管理办法》(2013)的规定提交申请材料,对其真实性负责,并承担相应的法律责任。国家卫生计生委受理新食品原料申请后,向社会公开征求意见(充分体现"一家申报、多家受益"),并组织专家审查其安全性评估材料(包括卫生学检验报告、毒理学检验报告和风险评估报告等),必要时对生产工艺进行现场核查。审查通过的新食品原料(准予许可并予以公告),方可用于食品生产经营。

第六节　食品安全风险监测与评估

为了保证食品安全基础理论和技术创新研究成果得到有效实施和广泛应用,《食品安全法》(2009)即已在第二章第十一条和第十三条确立了食品安全风险监测和国家食品安全风险评估两项国家制度,意味着中国食品安全管理从传统的行政管理走向建立在风险管理基础之上的依靠科学技术进步的管理,是中国食品安全法制建设的重大进步。

一、食品安全风险监测与管理

《食品安全法》(2015)在第二章第十四条进一步确定:国家建立食品安全风险监测制度,对食源性疾病、食品污染以及食品中的有害因素进行监测。

（一）相关概念

风险(risk)又称危险或危险性,是在特定条件下,因接触某种水平有害因素而造成机体损伤、发生疾病甚至引起死亡的预期概率。食品安全风险(food safety risk)是食品中某种生物性、化学性或物理性危害因素产生不良健康影响的可能性及该影响的严重性。

食品安全风险监测(surveillance of food safety risks)是通过系统和持续地收集食源性疾病、食品污染以及食品中有害因素的监测数据及相关信息,加以综合分析和及时通报的活动。

（二）食品安全风险监测的内容

《食品安全法》(2015)规定,食品安全风险监测内容包括:①食源性疾病(food-borne diseases):食源性疾病的发病率居各类疾病总发病率的前列,是当前世界上最突出的食品安全和公共卫生问题。通过医疗机构、疾病控制机构对食源性疾病及其致病因素的报告、调查和检测等,收集人群食源性疾病发病信息;②食品污染(food contamination)指食品生产、加工或流通等过程中受到外来生物性、化学性、物理有毒有害污染物污染。常见污染物有重金属污染物、农药残留、兽药残留、超范围或超剂量使用的食品添加剂、真菌毒素以及致病微生物等。食品一旦受污染,就有可能危及公众健康和生命安全;③食品有害因素:指在食品生产、流通、餐饮服务等环节,除了食品污染以外通过其他可能途径进入食品的有害因素,包括自然存在的有害物、违法添加的非食用物质以及被作为食品添加剂使用的对人体健康有害的物质。

食品安全风险监测的对象包括食品、食品添加剂和食品相关产品。在实际监测工作中,遵循优先选择原则,兼顾常规监测范围和年度重点。优先监测情形包括:①健康危害较大、风险程度较高以及污染水平呈上升趋势;②易于对婴幼儿、孕产妇、老年人、病人造成健康影响;③流通范围广、消费量大;④以往在国内导致食品安全事故或者受到消费者关注;⑤已在国外导致健康危害并有证据表明可能在国内存在。

(三)食品安全风险监测的意义

食品安全风险监测的目的与作用:①分析食品安全状况与变化趋势,掌握食源性疾病的发病及流行趋势,及时发现食品安全隐患,以提高食源性疾病的预警与控制能力,防范食品安全事故;②了解食品中主要或特定污染物及有害因素的污染水平和变化趋势,确定其分布与潜在来源,为食品安全风险评估、风险预警、食品安全标准适时制(修)订和采取有针对性的监管预防措施和指导企业科学管理供依据;③侧面反映食品安全监管工作的水平,评价企业的污染控制水平与食品安全标准的执行效力,指导和确定监督抽检重点领域,评价干预实施效果,为政府食品安全监管提供科学信息。

由此可见,食品安全风险监测是依法进行食品安全监督管理的重要内容,是实现科学监督管理的重要技术依据。只有通过有效实施风险监测,才能真正建立起以食品安全风险评估为基础的食品安全科学监管机制,真正做到从农田到餐桌的全程监测与干预,实现预防为主的监管理念。

(四)我国食品安全风险监测管理

《食品安全法》(2015)规定,国务院卫生计生行政部门组织开展食品安全风险监测活动。结合《食品安全风险监测管理规定(试行)》(2010)、《食品安全风险分析工作原则》(GB/T 23811—2009),我国食品安全风险监测工作程序与管理要求如下:

1. 监测计划的制订与调整　国务院卫生计生行政部门会同国务院食品药品监督管理、质量监督等部门,根据食品安全风险评估、食品安全标准制定与修订和食品安全监督管理等工作的需要,以及国家食品安全风险评估专家委员会的建议,制定国家食品安全风险监测计划(监测的内容、任务分工、工作要求、组织保障措施和考核等),统一检测方法和评判依据,同时编制实施指南和质量控制方案。

国务院食品药品监督管理部门和其他有关部门获知有关食品安全风险信息后,立即核实并向国务院卫生计生行政部门通报。国务院卫生计生行政部门会同国务院有关部门分析研究通报的食品安全风险信息以及医疗机构报告的有关疾病信息,必要时及时调整国家食品安全风险监测计划。省级卫生计生行政部门及其综合监督执法机构会同同级食品药品监督管理、质量监督等部门,根据国家食品安全风险监测计划,结合本行政区域的具体情况,制定、调整本行政区域的食品安全风险监测方案,报国务院卫生计生行政部门备案。

2. 食品安全风险监测计划的实施　承担食品安全风险监测工作的各级技术机构根据相应的国家食品安全风险监测计划和本行政区域内的食品安全监测方案,以及实施指南和质量控制方案的具体技术要求,开展食品安全风险监测工作,保证监测数据真实、准确,报送监测数据和分析结果。食品安全风险监测工作人员有权进入相关食用农产品种植养殖、食品生产经营场所采集样品、收集相关数据。监测结果表明可能存在食品安全隐患时，县级以上卫生计生行政部门或其综合监督执法机构及时通报同级食品药品监督管理等部门，报告本级人民政府和上级卫生计生行政部门及其综合监督执法机构。

二、食品安全风险评估与管理

《食品安全法》（2015年修订）规定：国家建立食品安全风险评估制度，运用科学方法，根据食品安全风险监测信息、科学数据以及有关信息，对食品、食品添加剂、食品相关产品中生物性、化学性和物理性危害因素进行风险评估。

（一）概念

风险评估是一种系统地组织运用相关技术信息及其不确定度的方法回答有关健康风险的特定问题。食品安全风险评估（assessment of food safety risks）指对食品、食品添加剂中生物性、化学性和物理性危害对人体健康可能造成的不良影响所进行的科学评估。

（二）食品安全风险评估的基本阶段

食品安全风险评估包括危害识别、危害特征描述、暴露评估、风险特征描述四个基本阶段。

1. 危害识别（hazard identification）　识别存在于某种或某类食品中可能产生不良健康效应的生物、化学和物理因素，是对危害来源的识别和性质的定性描述，是食品安全风险评估的定性阶段。通常根据流行病学、动物试验、体外试验、结构-活性关系等科学数据和文献信息，确定人体暴露于某种危害后对健康造成不良影响的可能性与程度，以及可能处于风险之中的人群和范围。

2. 危害特征描述（hazard characterization）　定性、定量评价食品中与危害因素有关的不良健康效应，是食品安全风险评估的定量阶段。危害特征描述通常通过动物试验、临床研究及流行病学资料确定危害与各种不良健康效应间的剂量-反应/效应关系，确定食源性危害因素与不良健康效应间的剂量-反应/效应关系及伴随的不确定性。

3. 暴露评估（exposure assessment）　通过定性、定量分析危害因素进入人体的各种途径和摄入量，估算不同人群危害的摄入水平。暴露评估一般根据危害在膳食中的水平和人群膳食消费量，估算危害的膳食总摄入量，在此基础上考虑其他非膳食途径的接触水平，估算人体总摄入量并与安全摄入量进行比较。

4. 风险特征描述（risk characterization）　在前述工作基础上，定性、定量分析食源性危害对各类人群产生健康危害的可能性和严重程度，包括伴随的不确定性，即综合分析某种食源性危害对人群的健康产生不良影响的风险及其程度，同时描述和解释风险评估过程中的不确定性。

（三）食品安全风险评估的意义

通过食品安全风险评估，可以确认各种危害风险的大小，预测食品发生安全问题的性质与可能性、严重性，制定或调整风险控制措施，对食品生产、检验和管理等提出建议，为科学分配食品安全监管资源、优化监管体系、提高监管效率、评价监管措施及食品安全法律法规、政策标准的制定、修订或调整提供重要的科学依据。因此，食品安全风险评估是现代食品安全科学管理的重要技术基础。

鉴于食品安全风险评估在食品安全管理中的地位和作用，欧、美、日等发达国家相继成立了专门的食品安全风险评估机构,在食品安全风险评估方面积累了丰富的经验。目前,食品安全风险评估已经成为当前国际上应对日益严峻的食品安全形势、提高管理水平的基本模式,也是破除发达国家设置的繁多、苛刻的食品安全技术贸易壁垒,保障国际食品贸易的重要措施。

(四)食品安全风险评估管理

《食品安全法》(2015)规定,国务院卫生计生行政部门组织开展食品安全风险评估活动和公布风险评估结果。结合《食品安全风险评估管理规定(试行)》(2010)和《食品安全风险分析工作原则》(GB/T 23811—2009),我国食品安全风险评估工作程序与管理要求如下:

国务院卫生计生行政部门成立由医学、农业、食品、营养、生物、环境等方面的专家组成的食品安全风险评估专家委员会,以食品安全风险监测和监督管理信息、科学数据以及其他有关信息为基础,遵循科学、透明和个案处理的原则独立进行食品安全风险评估,保证风险评估结果的科学、客观和公正。国家食品安全风险评估技术机构负责承担食品安全风险评估相关科学数据、技术信息、检验结果的收集、处理、分析等任务。地方政府有关部门按照风险所在的环节协助国务院有关部门收集相关信息和资料。

需要进行风险评估的情形:①食品安全风险监测或者举报发现食品、食品添加剂、食品相关产品可能存在安全隐患;②食品安全国家标准制定、修订需要风险评估报告作为依据;③监督管理的重点领域、重点品种的确定;④发现新的可能危害食品安全因素;⑤判断某一因素是否构成食品安全隐患;⑥国务院卫生计生行政部门认为需要进行风险评估的其他情形。国务院食品药品监督管理、质量监督、农业行政等部门在监督管理工作中发现需要进行食品安全风险评估时,向国务院卫生计生行政部门提出建议,并提供风险来源、相关检验数据和结论等信息、资料。

处理重大食品安全事故和食品安全相关的国际贸易争端时,或需要尽快解答公众高度关注的食品安全问题,以及在国务院有关部门提出应急评估建议时,可研究成立临时工作组,制订应急评估方案。

国务院食品药品监督管理、农业行政、质量监督等部门根据食品安全风险评估结果、食品安全监督管理信息,依据各自职责对食品安全状况进行综合分析,对可能具有较高程度安全风险的食品、食品添加剂或食品相关产品及时提出安全风险警示并向社会公告,告知消费者停止食用或使用,并采取相应措施确保不安全的食品停止生产经营。风险评估结果建议制定、修订相关食品安全国家标准时,国务院卫生计生行政部门会同国务院食品药品监督管理部门立即制定、修订。

县级以上食品药品监督管理部门或其综合监督执法机构和其他有关部门、食品安全风险评估专家委员会及其技术机构,按照科学、客观、及时、公开的原则,就食品安全风险评估和监督管理信息组织社会公众、新闻媒体和相关机构代表开展风险交流。

三、我国食品安全风险监测与评估管理体系的发展

我国食品安全风险监测和评估工作起步较晚,但进展较快。2007年5月,农业部根据《农产品质量安全法》(2006)的相关规定成立了国家农产品质量安全风险评估委员会。2009年11月卫生部根据《食品安全法》(2009)规定,组建由42位有关领域专家组成的食品安全风险评估专家委员会,

建立了风险评估工作机制,初步建立了以 31 个省级、244 个地市级和 377 个县级食品污染物、食源性致病菌和食源性疾病监测点组成的全国食品安全风险监测网络。

2011 年 10 月 13 日,直属于国家卫生和计划生育委员会的国家食品安全风险评估中心(China National Center for Food Safety Risk Assessment,CFSA)批准成立,其核心职责即是拟订国家食品安全风险监测计划和食品安全风险评估技术规范,开展食品安全风险监测与评估、风险交流与合作、标准管理等工作,以及相关科学研究、成果转化、检测服务、信息化建设、技术培训和科普宣教工作,为政府制定相关法律、法规、部门规章和技术规范等提供技术咨询及政策建议。

2013 年 12 月 6 日,31 个省、自治区、直辖市和新疆生产建设兵团疾病预防控制中心挂牌"国家食品安全风险监测(省级)中心",在卫生计生行政部门领导下参与制订实施本辖区食品安全风险监测方案、组织开展辖区内食品安全风险监测相关工作以及向国家卫生计生委提交辖区内食品安全风险监测数据分析报告;北京市疾病预防控制中心等 6 家机构首批加挂"国家食品安全风险监测参比实验室"牌子,承担全国食品安全风险监测的质量控制、监测结果复核、技术培训和新方法新技术科学研究等相关工作。

到 2015 年末,我国食品安全风险监测体系已覆盖全部县级行政区域,并逐步延伸到社区、乡村,覆盖从农田到餐桌全程。目前,通过系统搜集和持续监测,我国已基本掌握食源性疾病、食品污染物以及食品中有害因素动态变化的情况,已完成食品中丙烯酰胺、苏丹红、铅、邻苯二甲酸乙酯类物质等的危险性评估。基于日益完善的风险监测网络系统、风险评估信息系统、风险交流网络平台的建设,我国食品安全风险评估已初步形成大数据挖掘和分析评估的智库,后期将有更为丰富的食品安全风险监测信息与评估报告发布。

第七节　食品安全事故监测预警与应急处理

为有效预防、积极应对食品安全事故,高效组织应急处置工作,最大限度地减少食品安全事故的危害,保障公众健康与生命安全,维护正常的社会经济秩序,国务院于 2006 年发布《国家重大食品安全事故应急预案》(2011 年修订为《国家食品安全事故应急预案》)。卫生部也于 2013 年发布了《卫生部食品安全事故应急预案(试行)》,制定了《食品安全事故流行病学调查工作规范》(2011)。根据上述预案,我国对食品安全事故依范围、性质和危害程度实行分级管理;对重大食品安全事故要求作出快速反应,及时启动应急预案,严格控制事故发展,有效开展应急救援工作。

一、食品安全事故的定义与分级

（一）定义

食品安全事故(food safety accidents)是指食源性疾病、食品污染等源于食品,对人体健康有危害或者可能有危害的事故。

（二）分级

国务院《国家食品安全事故应急预案(2011 修订)》将食品安全事故分为如下四级:

特别重大食品安全事故（Ⅰ级）：①事故危害特别严重，对 2 个以上省份造成严重威胁，并有进一步扩散趋势；②超出本省处置范围；③需要报请国务院或国务院授权部门负责处置（出现任意情形之一，下同）。

重大食品安全事故（Ⅱ级）：①事故危害严重，影响范围涉及省内 2 个以上市级行政区域；②造成伤害人数 100 人以上，并出现死亡病例；③造成 10 例以上死亡病例；④学校发生食物中毒事故、造成伤害人数 50 人以上；⑤在全省性或地区性重大活动、重要会议期间造成伤害人数 50 人以上；⑥省级人民政府认定的其他重大食品安全事故。

较大食品安全事故（Ⅲ级）：①事故影响范围涉及市级行政区域内 2 个以上县级行政区域，给人民群众饮食安全带来严重危害的；②造成伤害人数 100 人以上或出现死亡病例的；③市级人民政府认定的其他较大食品安全事故。

一般食品安全事故（Ⅳ级）：①事故影响涉及县级行政区域内 2 个以上镇（街道），给大众饮食安全带来严重危害的；②造成伤害人数 30 人以上、100 人以下、但无人员死亡的；③县级人民政府认定的其他一般食品安全事故。

二、食品安全事故处理原则与应急预案的制定

（一）处理原则

按照"以人为本，减少危害；统一领导，分级负责；科学评估，依法处置；居安思危，预防为主"的原则，最大限度地避免或减少食品安全事故造成的人员伤亡和健康损害。

（二）应急预案的制定

国务院组织制定国家食品安全事故应急预案。县级以上人民政府根据法律法规的规定，参照上级政府的应急预案，结合实际情况，制定本行政区域的食品安全事故应急预案，并报上级政府备案。应急预案内容包括食品安全事故分级、事故处置组织指挥体系与职责、预防预警机制、处置程序、应急保障措施等。

食品生产经营企业制定食品安全事故处置方案，定期检查本企业各项食品安全防范措施的落实情况，及时消除事故隐患。

三、食品安全事故的监测预警与报告评估

（一）监测

国务院食品药品监督管理部门、卫生计生行政部门会同其他有关部门，根据国家食品安全风险监测工作需要，在综合利用现有监测机构能力的基础上，制定和实施加强国家食品安全风险监测能力建设规划，建立覆盖全国的食源性疾病、食品污染和食品有害因素监测体系和信息共享机制。

（二）预警

国务院卫生计生行政部门根据食品安全风险监测结果，综合分析食品安全状况，对可能具有较高程度安全风险的食品，提出并公布食品安全风险警示信息。

（三）报告

食品安全事故发生单位及病人收治单位在采取措施防止事故扩大的同时，及时向当地食品药品监督管理、卫生计生行政部门报告。食品药品监督管理与卫生计生行政部门相互通报，并上报同级人民政府和上级主管部门。任何单位和个人不得对食品安全事故隐瞒、谎报、缓报，不得隐匿、伪造、毁灭有关证据。

（四）评估

卫生计生行政部门根据相关信息和资料，统一组织协调开展食品安全事故评估，核定食品安全事故级别和确定应采取的措施。评估内容包括：①污染食品已经造成或可能造成的健康损害后果；②事故的影响范围及严重程度；③事故发展蔓延趋势。

四、食品安全事故的应急响应与处理

（一）分级响应

根据食品安全事故分级启动相应级别的应急响应。核定为特别重大食品安全事故，报经国务院批准并宣布启动Ⅰ级响应，指挥部按照预案立即成立运行，组织开展应急处置。重大、较大、一般食品安全事故分别由事故发生地的省、市、县级人民政府启动响应，成立食品安全事故应急处置指挥机构进行处置。必要时提请上级政府或主管部门派出工作组指导，协助应急处置工作。

（二）应急处理

事故发生后，根据事故性质、特点和危害程度，立即组织有关部门，依照规定和应急预案采取应急处置措施，最大限度减轻事故危害：①卫生计生行政部门有效利用医疗资源，组织、指导医疗机构及时救治病人，组织疾病预防控制机构开展流行病学调查与检测，尽快查找事故发生的原因；②食品药品监管、农业行政、质量监督等有关部门依法强制封存事故相关食品（原料）和被污染的食品器用具，待事故原因查明后采取措施消除污染，责令生产经营者停止生产经营和召回、销毁污染食品（原料）；③及时研判事故发展态势，并向事故可能蔓延地通报信息，提醒做好应对准备。

（三）响应调整

①级别提升：当事故进一步加重，影响和危害扩大，并有蔓延趋势，情况复杂难以控制时，及时提升响应级别。当学校或托幼机构、全国性或区域性重要活动期间发生食品安全事故时，可相应提高响应级别，加大应急处置力度，确保迅速、有效控制食品安全事故，维护社会稳定；②级别降低：事故危害得到有效控制，且经研判认为事故危害降低到原级别评估标准以下或无进一步扩散趋势时，可降低应急响应级别；③响应终止：当食品安全事故得到控制，病人全部得到救治，病情无加重，无新发病例，污染食品得到有效控制，污染环境得到有效清理，隐患得以消除时，及时终止响应。

（四）信息发布

事故信息发布由指挥部或其办公室统一组织，采取召开新闻发布会、发布新闻通稿等多种形式向社会发布，做好宣传报道和舆论引导工作。

第八节　法律责任

食品安全违法行为,按照处罚法定原则、处罚公开公正原则、处罚与教育相结合原则、一事不再罚原则、处罚救济原则、法律责任不可替代原则,追究食品生产、经营者违法行为的法律责任。

一、行政责任

行政责任是指违反法律法规规定的单位和个人所应承受的由国家行政机关或者国家授权单位对其依行政程序所给予的制裁。根据《食品安全法》(2015),食品安全违法行为的行政处罚主体主要是食品药品监督管理部门和农业行政部门,行政处罚的形式有:警告、责令改正、责令停产停业、没收违法所得、罚款、吊销许可证等。《食品安全法》(2015)第九章对各种情形的食品安全违法行为的行政处罚均有详细而明确的规定。例如,第一百二十二条规定:对未取得食品生产经营许可从事食品生产经营活动,或者未取得食品添加剂生产许可从事食品添加剂生产的违法行为,由县级以上人民政府食品药品监督管理部门没收违法所得和违法生产经营的食品、食品添加剂以及用于违法生产经营的工具、设备、原料等物品;违法生产经营货值金额不足一万元的,并处五万元以上十万元以下罚款;货值金额一万元以上的,并处货值金额十倍以上二十倍以下罚款。明知从事前款规定的违法行为,仍为其提供生产经营场所或者其他条件的行政处罚是责令停止违法行为,没收违法所得,并处五万元以上十万元以下罚款;使消费者的合法权益受到损害的,与违法生产经营者承担连带责任。

第一百三十条和第一百三十一条规定:集中交易市场的开办者、柜台出租者、展销会的举办者允许未依法取得许可的食品经营者进入市场销售食品或者未履行检查、报告等义务,网络食品交易第三方平台提供者未对入网食品经营者进行实名登记、审查许可证,或者未履行报告、停止提供网络交易平台服务等义务,由县级以上人民政府食品药品监督管理部门责令改正,没收违法所得,并处五万元以上二十万元以下罚款;造成严重后果的,责令停业,直至吊销许可证;使消费者的合法权益受到损害的,应当与食品经营者承担连带责任。

二、民事责任

民事责任是指由于民事违法、违约行为或根据法律规定所应承担的不利民事法律后果。承担民事责任的形式主要有:停止侵害、排除妨碍、消除危险、返还财产、恢复原状、修理重作与更换、赔偿损失、支付违约金、消除影响、恢复名誉、赔礼道歉等。

《食品安全法》(2015)第一百四十一条规定:媒体编造、散布虚假食品安全信息的,由有关主管部门依法给予处罚,并对直接负责的主管人员和其他直接责任人员给予处分;使公民、法人或者其他组织的合法权益受到损害的,依法承担消除影响、恢复名誉、赔偿损失、赔礼道歉等民事责任。第一百四十八条规定:生产不符合食品安全标准的食品或者经营明知是不符合食品安全标准的食品,消费者除要求赔偿损失外,还可以向生产者或者经营者要求支付价款十倍或者损失三倍的赔偿金;增加赔偿的金额不足一千元的,为一千元。

为更好的保护权益受到侵害的消费者,体现以人为本的立法理念,民事赔偿遵循优先的原则。如《食品安全法》(2015)第一百四十七条规定:违反本法规定,造成人身、财产或者其他损害的,依法承担赔偿责任。生产经营者财产不足以同时承担民事赔偿责任和缴纳罚款、罚金时,先承担民事赔偿责任。第一百四十八条规定:消费者因不符合食品安全标准的食品受到损害的,可以向经营者要求赔偿损失,也可以向生产者要求赔偿损失。接到消费者赔偿要求的生产经营者,应当实行首负责任制,先行赔付,不得推诿;属于生产者责任的,经营者赔偿后有权向生产者追偿;属于经营者责任的,生产者赔偿后有权向经营者追偿。

三、刑事责任

刑事责任,是依据国家刑事法律规定,对犯罪分子依照刑事法律的规定追究的法律责任。刑事责任与行政责任不同之处在于:追究行政责任的是一般违法行为,由国家特定的行政机关依照有关法律的规定决定,承担的后果相对较轻;追究刑事责任的是犯罪行为,只能由司法机关依照《刑法》的规定决定执行,是最严厉的制裁。刑罚分为主刑(管制、拘役、有期徒刑、无期徒刑、死刑)和附加刑(罚金、剥夺政治权利、没收财产、驱逐出境)。《食品安全法》(2015)第一百四十九条提出:违反本法规定,构成犯罪的,依法追究刑事责任。

《刑法》第一百四十三条【生产、销售不符合安全标准的食品罪】规定:生产、销售不符合食品安全标准的食品,足以造成严重食物中毒事故或者其他严重食源性疾病的,处三年以下有期徒刑或者拘役,并处罚金;对人体健康造成严重危害或者有其他严重情节的,处三年以上七年以下有期徒刑,并处罚金;后果特别严重的,处七年以上有期徒刑或者无期徒刑,并处罚金或者没收财产。

《刑法》第一百四十四条【生产、销售有毒、有害食品罪】规定:在生产、销售的食品中掺入有毒、有害的非食品原料的,或者销售明知掺有有毒、有害的非食品原料的食品的,处五年以下有期徒刑,并处罚金;对人体健康造成严重危害或者有其他严重情节的,处五年以上十年以下有期徒刑,并处罚金;致人死亡或者有其他特别严重情节的,依照《刑法》第一百四十一条【生产、销售假药罪】的规定处罚,即处十年以上有期徒刑、无期徒刑或者死刑,并处罚金或者没收财产。

(姚 平)

思考题	1. 食品安全的概念及我国食品安全监督的主体?
	2. 简述我国食品安全法律制度及监管体系的历史沿革?
	3. 我国对食品生产经营的监督管理?
	4. 简述食品安全质量控制体系?
	5. 简述我国对特殊食品的监督管理?
	6. 食品安全风险监测和食品安全风险评估的概念和基本内容?

第二十章

药事管理法律制度与监督

药品(drugs)是人们用以防病治病、康复保健的特殊物质,是卫生保健的重要资源。药品与人们的生命和健康有着密切的关系,药品对人类的生存繁衍有着重大作用。古今中外的政府管理者和公众,对药品的研发、生产、经营、使用、价格、标签、信息、广告、检验、检测、监督等事项的管理都非常重视。药事管理一直受到国家、社会和广大公众的关注。为加强药品监督管理,保证药品质量,保障人体用药安全,维护人民身体健康和用药的合法权益,国家通过立法,政府通过施行相关法律所进行的宏观与微观药事管理,履行了宪法和法律赋予国家的责任,体现了国家和政府对公众健康利益的关心。

第一节　概述

20世纪以来,各国政府为了进一步加强对药品的监督管理,均在本国的药品法、药事法中规定了药品的定义,以明确管理对象。

一、药品

(一)药品的概念

《中华人民共和国药品管理法》(第十二届全国人民代表大会常务委员会第十四次会议于2015年4月24通过并自公布之日起施行)(简称《药品管理法》)中关于药品的定义为:"药品:指用于预防、治疗、诊断人的疾病,有目的地调节人的生理功能并规定有适应证或者功能与主治、用法和用量的物质,包括中药材、中药饮片、中成药、化学原料及其制剂、抗生素、生化药品、放射性药品、血清、疫苗、血液制品和诊断药品等。"

(二)药品质量特性

药品的质量特性主要包括安全性、有效性、稳定性、均一性以及经济性等方面。

1. 安全性(safety)　是指按规定的适应证以及用法、用量使用药品之后,人体所产生毒副反应的程度。药品的"三致"(致癌、致畸、致突变)、毒性、不良反应和副作用、药物相互作用和配伍、使用禁忌等指标是药品的安全性指标。

2. 有效性(effectiveness)　是指在规定的适应证以及用法、用量条件下,能够满足预防、治疗、诊断人的疾病,有目的地调节人的生理功能的要求。有效性是药品的固有特性,若对防治疾病无效,就不能成为药品。但必须在一定前提条件下即有一定的适应证和用法、用量。保证安全有效是药品科学监管的核心要义。

3. 稳定性（stability）　是指在规定的条件下，保持其有效性和安全性的能力。稳定性指标包括药品在规定的储藏条件下、在规定的有效期内保持其物理、化学、生物药剂学、安全性、有效性等稳定的指标。假如某种物质虽然具有防治、诊断疾病的有效性、安全性，但易变质、不稳定，则不能作为商品药。

4. 均一性（uniformity）　是指药品的活性成分在每一单位(片、粒、瓶、支、袋)药品中的物理、化学、生物药剂学、安全性、有效性、稳定性等指标等同程度的指标。均一性是在制药过程中形成的固有特性。

5. 经济性（economy）　是指药品生产流通过程中所形成的价格水平。若药品成本价格昂贵，超过人们的健康消费水平，就只能供少数人使用;若成本价格低，则可以提高企业的经济效益。

（三）药品标准及类型

药品标准(drug standard)是国家对药品质量、规格及检验方法所作出的技术规定，是药品生产、经营、使用、检验和监督管理过程中共同遵循的法定依据。药品必须符合国家药品标准。国务院药品监督管理部门颁布的《中华人民共和国药典》(简称《中国药典》) (The Pharmacopoeia of People's Republic of China,ChP) 和药品标准为国家药品标准。国家药品标准是法定的、强制性标准,《药品管理法》和《标准化法》赋予其很高的法律效力。

国家药品标准,是指国家食品药品监督管理总局(China Food and Drug Administration,CFDA) 颁布的《中国药典》、药品注册标准和其他药品标准,其内容包括质量指标、检验方法以及生产工艺等技术要求。

药典是一个国家由政府组织制订并颁布执行的关于药品质量标准的法典,是关于药品的有效成分、含量标准、鉴别检查、检验方法、计量和用法的法定标准。药典属国家标准,是法定的、强制性标准。《中国药典》由国家药典委员会编纂,国家食品药品监督管理总局发布,是国家药品标准体系的核心,是开展国际交流与合作的重要内容。《中国药典》收载品种的标准为国家对该药品品种的最基本的要求。国家每五年发布一版药典,新中国成立以来,我国先后编纂颁布 10 版药典,有 1953 年版、1963 年版、1977 年版、1985 年版、1990 年版、2000 年版、2005 年版、2010 年版、2015 年版。

《中国药典》2015 年版为第十版药典,2015 年 2 月,第十届药典委员会执行委员会全体会议审议通过了本版药典,2015 年 6 月,由国家食品药品监督管理总局批准颁布,自 2015 年 12 月 1 日起实施。《中国药典》2015 年版涵盖了基本药物、医疗保险目录品种和临床常用药品,与我国临床用药的需求更贴切。收载品种总计 5608 种,其中新增 1082 种。一部收载药材和饮片、植物油脂和提取物、成方制剂和单味制剂等,品种共计 2598 种,其中新增 440 种、修订 517 种,不收载 7 种。二部收载化学药品、抗生素、生化药品以及放射性药品等,品种共计 2603 种,其中新增 492 种、修订 415 种,不收载 28 种。三部收载生物制品 137 种,其中新增 13 种、修订 105 种,不收载 6 种。

（四）药品的特殊性

1. 作用的两重性　药品是一种特殊商品。药品质量好坏、疗效高低、毒副作用大小都直接关系到人的健康和生命安危。药品具有双重性,用之得当可以防病治病,否则就会产生药源性疾病,损害人们的健康,甚至危及生命,影响社会的安定和经济的发展,给人类带来灾难。据 WHO 统计,全世界死亡的病人中有 1/3 的是死于用药不当。

2. 严格的质量标准　药品的物理、化学、生物药剂学、安全性、有效性、稳定性、均一性等质量指标必须符合法定规定的国家质量标准。只有符合质量标准要求才能保证疗效。严格遵循各种规范是药品科学监管的基本要求。

3. 高度的专业性和技术性　药品的质量是否合格,只能由药学、医学专业技术人员利用其具备的药学及相关的法定标准来判断,并且药品的内在质量是否合格,还必须借助科学的检验方法和合乎标准的检验仪器来判断;药品的正确合理使用一般都必须依靠具备专门医学、药学理论知识的执业医师和执业药师。

4. 消费者低选择性　由于诊断治疗疾病的用药需要高深的医学和药学理论知识,公众一般不可能自行诊断疾病、选择使用药品,需要依靠执业医师和执业药师。

5. 公共福利性　药品,作为增进健康、延长生命的必要手段一直受到人类社会的重视。健康权和生命权是受法律保护的最基本人权。药品关系到整个人类社会的繁衍和发展,任何药品生产企业都必须担负起为人民健康服务的社会责任。药品的社会公共福利性体现在国家对基本保险目录中的药品实行政府定价,并且是建立全民医疗保健和医疗保险制度的依据。

6. 时效性与需要的迫切性　药品与生命健康密切相关的特殊性决定了药品具有需要的迫切性。特别是在解毒、急救、灾情、疫情、战争等突发紧急需要药品情况下,药品的及时足够提供与否关系到一个人甚至成千上万人的生死存亡。

二、药品监督、药品监督管理

(一)药品监督(supervision of drugs)

国家授权的各级药品监督管理行政主体,依照药品管理法律授权,对药品、药事组织、药事活动、药品信息进行监督和检查活动,包括司法、检察机关和药事法人和非法人组织、自然人对管理药品的监督机关和药品监督员的监督活动。

(二)药品监督管理(inspection and management of drugs)

是指药品监督管理机构依照法定职权,对药品的研发、生产、销售、使用、价格、广告等各个环节的监督检查活动。

第二节　药事管理法律制度

一、药事管理法律的渊源

药事管理法的渊源,是指药事管理法律规范的具体表现形式。药事管理法的渊源主要包括宪法、药品管理法律、药品管理行政法规、药品管理规章、药品管理地方性法规、我国政府承认或加入的国际条约。

二、药品管理法

为加强药品监督管理,保证药品质量,增进药品疗效,保障人民用药安全,维护人民身体健康,1984年9月,第六届全国人大常委会第七次会议通过了《中华人民共和国药品管理法》(以下简称《药品管理法》)。这是我国第一部药品管理法律,它把党和国家有关药品管理的方针政策,用法律的形式固定下来。随着我国政治、经济和社会生活的发展变化,为应对药品管理监督领域出现的新情况和新问题,2001年2月28日,第九届全国人大常委会第20次会议通过了修订后的《药品管理法》,并于2001年12月1日起施行。2015年4月24日,第十二届全国人民代表大会常务委员会第十四次会议通过关于修改《药品管理法》的决定(第二次修正)并公布,自公布之日起施行。

（一）药品管理法总则部分

《药品管理法》对我国医药事业的发展起着重要作用,其在总则部分明确了以下我国药品管理监督的基本问题:

1. 立法目的　加强药品监督管理,保证药品质量,保障人体用药安全,维护人民身体健康和用药的合法权益。

2. 适用范围　凡在中华人民共和国境内从事药品的研制、生产、经营、使用和监督管理的单位或者个人。

3. 我国发展药品的方针　国家发展现代药和传统药,充分发挥其在预防、医疗和保健中的作用。国家保护野生药材资源,鼓励培育中药材。国家鼓励研究和创制新药,保护公民、法人和其他组织研究、开发新药的合法权益。

4. 药品监督管理体制　国务院食品药品监督管理部门主管全国食品药品监督管理工作。国务院有关部门在各自的职责范围内负责与食品药品有关的监督管理工作。省、自治区、直辖市和地区人民政府食品药品监督管理部门负责所辖行政区域内的药品监督管理工作。省、自治区、直辖市人民政府有关部门在各自的职责范围内负责与药品有关的监督管理工作。

5. 食品药品检验机构职责　食品药品监督管理部门设置或者确定的药品检验机构,承担依法实施食品药品审批和食品药品质量监督检查所需的药品检验工作。

（二）药品管理法分则部分

在分则部分,《药品管理法》分别确立了药品生产与经营企业管理、医疗机构制剂管理、药品管理、药品包装、药品价格和广告的管理以及药品监督的具体规则,并明确了相关的法律责任。

为加强药品监督管理,保证《药品管理法》的贯彻实施,保证药品质量,国务院及相关部门批准颁布了《中华人民共和国药品管理法实施条例》(简称《药品法实施条例》)、《药品非临床研究质量管理规范》(简称GLP)、《药品临床试验质量管理规范》(简称GCP)、《药品生产质量管理规范(2010年修订)》(Good Manufacturing Practice for Drugs,GMP)、《中药材生产质量管理规范(试行)》(Good Agricultural Practice for Chinese Crude Drugs,GAP)、《药品经营质量管理规范(2016年6月修订)》(Good Supply Practice for Pharmaceutical Products,GSP)、《药品注册管理办法》《药品生产监督管理办法》《药品流通监督管理办法》《药品经营许可证管理办法》《处方管理办法》《处方药与非处方药分类管理办法(试行)》《麻醉药品和精神药品管理条例》《医疗用毒性药品管理办法》《放射性药品管理办法》《药品召回管理办法》《药品广告审查办法》《药品说明书和标签管理规定》《医疗器械监督管理条例》《医疗器械新产品审批规定(试行)》《医疗器械注册管理办法》《一次性使用无菌医疗器械管理办法(暂行)》《医疗器械标准管理办法(试行)》《医疗器械临床试验规定》《医疗器械说明书管理规定》《医疗器械说明书标签和包装标识管理规定》《医疗器械生产监督管理办法》(医疗器械 GMP)、《医疗器械经营企业监督管理办法》《医疗器械广告审查办法》《关于加强基本药物质量监督管理的规定》《药品集中采购监督管理办法》《医疗机构制剂配制监督管理办法(试行)》《医疗机构药事管理规定》《保健食品注册与备案管理办法》《网络食品安全违法行为查处办法》等,这些配套规章对各项药品监督提出了明确而具体的要求,现已成为药品监督的主要依据。

第三节　药品生产监督管理

药品生产(produce drug)是指将原料加工制备成能供医疗用的药品的过程。药品生产的全过程可分为原料药生产阶段和将原料药制成供临床使用的制剂的生产阶段。药品生产企业(drug manufacturer)是指生产药品的专营企业或者兼营企业。《药品管理法》及其《实施条例》明确规定,国家对药品生产企业实行许可证制度。

一、开办药品生产企业必须具备的条件和资格的取得

(一)开办药品生产企业必须具备的条件

根据《药品生产监督管理办法》规定,开办药品生产企业,除应当符合国家制定的药品行业发展规划和产业政策外,还应当符合以下条件:

1. 具有依法经过资格认定的药学技术人员、工程技术人员及相应的技术工人,企业法定代表人或者企业负责人、质量负责人无《药品管理法》第七十五条规定的情形。

2. 具有与其药品生产相适应的厂房、设施和卫生环境。

3. 具有能对所生产药品进行质量管理和质量检验的机构、人员以及必要的仪器设备。

4. 具有保证药品质量的规章制度。

国家有关法律、法规对生产麻醉药品(narcotic drugs)、精神药品(psychotropic drugs)、医疗用毒性药品(toxic drugs for medical use)、放射性药品(radioactive pharmaceuticals)、药品类易制毒化学品等另有规定的,依照其规定。

(二)药品生产企业资格的取得

任何单位和个人要开办药品生产企业,首先要取得《药品生产许可证》。《药品生产许可证》由所在省、自治区、直辖市人民政府食品药品监督管理部门,对其进行全面审核,批准后发给《药品生产许可证》。《药品生产许可证》应当标明有效期和生产范围,《药品生产许可证》有效期为 5 年,到期重新审查发证。药品生产企业终止生产药品或者关闭的,《药品生产许可证》由原发证部门缴销。

无《药品生产许可证》的，不得生产药品。

二、药品生产质量监督

（一）药品生产质量监督管理主要内容

《药品管理法》规定，药品生产企业必须按照 GMP 要求组织生产。

1. 药品必须按照国家药品标准和国务院食品药品监督管理部门批准的生产工艺进行生产，生产记录必须完整准确。药品生产企业改变影响药品质量的生产工艺的，必须报原批准部门审核批准。

2. 中药饮片也必须按照国家药品标准炮制，国家药品标准没有规定的，按照省、自治区、直辖市人民政府食品药品监督管理部门制定的炮制规范炮制。省、自治区、直辖市人民政府食品药品监督管理部门制定的炮制规范应当报国务院食品药品监督管理部门备案。

3. 生产药品所需的原料、辅料，必须符合药用要求。

4. 药品生产企业必须对其生产的药品进行质量检验，不符合国家药品标准或者不按照省、自治区、直辖市人民政府药监部门制定的中药饮片炮制规范炮制的，不得出厂。

（二）药品生产质量管理规范及其认证

《药品生产质量管理规范》（Good Manufacturing Practice for Drugs，GMP）作为质量管理体系的一部分，是药品生产管理和质量控制的基本要求。药品生产必须符合 GMP 的要求，药品质量必须符合法定标准，药品生产企业必须按照 GMP 要求建立药品质量管理体系。

GMP 制度是药品生产全面质量管理的一个重要组成部分，是保证药品质量，并把发生差错事故、混药等各种污染的可能性降到最低程度所规定的必要条件和最可靠的办法，是一套适用于制药、食品等行业的强制性标准，是行之有效的科学化、系统化的管理制度。

1. 药品生产质量管理规范（GMP）　　自 1988 年我国第一次颁布药品 GMP 至今已有 20 多年历史，其间经历 1992 年和 1998 年两次修订。我国《药品生产质量管理规范（2010 年修订）》（以下简称新版药品 GMP），已于 2010 年 10 月 19 日经卫生部部务会议审议通过，2011 年 3 月 1 日起施行。新版药品 GMP 是药品生产和质量管理的基本准则。新版药品 GMP 共 14 章、313 条（1998 年修订的 GMP 为 14 章 88 条），五个附录。十四章：总则、质量管理、机构与人员、厂房与设施、设备、物料与产品、确认与验证、文件管理、生产管理、质量控制与质量保证、委托生产与委托检验、产品发运与召回、自检、术语。五个附录：无菌药品、原料药、生物制品、血液制品、中药制剂。

2. 药品 GMP 认证　　药品 GMP 认证是药监部门依法对药品生产企业药品生产质量管理进行监督检查的一种手段，是对药品生产企业实施药品 GMP 情况的检查、评价并决定是否发给认证证书的监督管理过程。药品 GMP 认证是 CFDA 工作的重要内容，是保证药品质量的一种科学先进的管理方法，是国际贸易药品质量认证体制的重要内容，是与国际认证机构开展双边、多边认证合作的基础。

我国《药品管理法》及其《实施条例》明确规定：药监部门按照规定对药品生产企业是否符合药品 GMP 的要求进行认证，对合格的企业发给认证证书。1995 年，我国开始实施 GMP 认证。为加强药品生产质量管理规范检查认证工作的管理,进一步规范检查认证行为,推动新版药品 GMP 的实施,CFDA 组织对《药品生产质量管理规范认证管理办法》进行了修订,自 2011 年 8 月 2 日起施行。

(1)药品 GMP 认证的组织机构　CFDA 主管全国药品 GMP 认证管理工作。负责注射剂、放射性药品、生物制品等药品 GMP 认证和跟踪检查工作;负责进口药品 GMP 境外检查和国家或地区间药品 GMP 检查的协调工作。

省级药监部门负责本辖区内除注射剂、放射性药品、生物制品以外其他药品 GMP 认证和跟踪检查工作以及 CFDA 委托开展的药品 GMP 检查工作。省级以上药品监督管理部门设立的药品认证检查机构承担药品 GMP 认证申请的技术审查、现场检查、结果评定等工作。

(2)药品 GMP 认证的主要程序:①申请、受理与审查:新开办药品生产企业或药品生产企业新增生产范围、新建车间的,应当按照《药品管理法实施条例》的规定申请药品 GMP 认证。已取得《药品 GMP 证书》的药品生产企业应在证书有效期届满前 6 个月,重新申请药品 GMP 认证;②现场检查:药品认证检查机构完成申报资料技术审查后,应当制定现场检查工作方案,并组织实施现场检查;③审批与发证:药品认证检查机构可结合企业整改情况对现场检查报告进行综合评定。必要时,可对企业整改情况进行现场核查。综合评定应采用风险评估的原则,综合考虑缺陷的性质、严重程度以及所评估产品的类别对检查结果进行评定;④跟踪检查:由省食品药品监督管理局组织 GMP 评审专家对企业人员、培训、厂房设施、生产环境、卫生状况、物料管理、生产管理、质量管理、销售管理等企业涉及的所有环节进行检查,评定是否达到规范要求的过程;⑤《药品 GMP 证书》管理:《药品 GMP 证书》载明的内容应与企业药品生产许可证明文件所载明相关内容相一致。《药品 GMP 证书》有效期 5 年,期满前 6 个月,按规定重新申请药品 GMP 证书。

第四节　药品经营监督管理

药品经营企业按照经营方式不同分为药品批发企业和药品零售企业。药品批发企业,是指将购进的药品销售给药品生产企业、药品经营企业、医疗机构的药品经营企业。药品零售企业,是指将购进的药品直接销售给消费者的药品经营企业。

一、开办药品经营企业必须具备的条件和资格的取得

(一)药品经营企业必须具备的法定条件

包括:具有依法经过资格认定的药学技术人员;具有与所经营药品相适应的营业场所、设备、仓储设施、卫生环境;具有与所经营药品相适应的质量管理机构或者人员;具有保证所经营药品质量的规章制度。四项条件是必须都具有的法定条件,缺一不可。

(二)药品经营企业企业资格的取得

开办药品批发企业,须经企业所在地省、自治区、直辖市人民政府食品药品监督管理部门批准并发给《药品经营许可证》;开办药品零售企业,须经企业所在地县级以上地方食品药品监督管理部门批准并发给《药品经营许可证》。《药品经营许可证》应当标明有效期和经营范围,到期重新审查

发证。

二、药品经营质量监督

（一）主要内容

药品经营企业,必须按照国家食品药品监督管理部门制定的药品 GSP 经营药品。

药品 GSP 是药品经营管理和质量控制的基本准则,企业应当在药品采购、储存、销售、运输等环节采取有效的质量控制措施,确保药品质量。药品生产企业销售药品、药品流通过程中其他涉及储存与运输药品的,也应当符合药品经营质量管理规范相关要求。

现行版《药品经营质量管理规范》经过三次修订。2000 年 4 月 30 日国家药品监督管理局局令第 20 号公布;2012 年 11 月 6 日卫生部部务会议第一次修订;2015 年 5 月 18 日 CFDA 局务会议第二次修订;为进一步加强药品经营质量管理,保障药品安全,2016 年 6 月 30 日,CFDA 局务会议审议通过《关于修改〈药品经营质量管理规范〉的决定》(总局第 28 号令),自公布之日起施行。本次修改主要涉及三个方面的内容:一是根据国务院办公厅《关于加快推进重要产品追溯体系建设的意见》(国办发〔2015〕95 号),对药品流通环节中药品经营企业如何执行药品追溯制度提出了操作性要求。二是根据《国务院关于修改〈疫苗流通和预防接种管理条例〉的决定》(国务院令第 668 号),将《药品经营质量管理规范》中关于疫苗经营企业的相关规定修改为疫苗配送企业的要求。三是根据《国务院办公厅关于加快推进"三证合一"登记制度改革的意见》(国办发〔2015〕50 号),将首营企业需要查验的证件合并规定为"营业执照、税务登记、组织机构代码的证件复印件"。

（二）GSP 认证

药品 GSP 认证　　药品 GSP 认证是国家对药品经营企业药品经营质量管理进行监督检查的一种手段,是对药品经营企业实施 GSP 情况的检查评价并决定是否发给认证证书的监督管理过程。省、自治区、直辖市食品药品监督管理部门负责组织实施本地区药品经营企业的 GSP 认证。药品 GSP 认证的主要程序与药品 GMP 认证的主要程序基本相同。

对批准认证企业,颁发《GSP 认证证书》,有效期 5 年,有效期满前 3 个月内,由企业申请重新认证,省级食品药品监督管理部门依照 GSP 的认证程序,对申请企业进行检查和复审,合格的换发证书。

（三）药品经营

药品经营企业购进药品,必须执行进货检查验收制度,验明药品的合格证书和其他标识。购销药品必须有真实完整的购销记录,必须准确无误,正确说明用法、用量和注意事项。销售中药材,必须标明产地,必须制定和执行药品保管制度保证药品质量。

三、药品进出口监督管理

药品进口监督管理,是药品监督管理部门为规范药品进口备案、报关和口岸检验工作,保证进口药品的质量,依法对药品进口工作进行的监督管理。

（一）监督管理机构及其职责

国家各口岸食品药品监督管理局负责药品的进口备案工作。口岸食品药品监督管理局承担的

进口备案工作受 CFDA 的领导,其具体职责包括:

1. 受理进口备案申请,审查进口备案资料。

2. 办理进口备案或者不予进口备案的有关事项。

3. 联系海关办理与进口备案有关的事项。

4. 通知口岸药品检验所对进口药品实施口岸检验。

5. 对进口备案和口岸检验中发现的问题进行监督处理。

6. CFDA 规定的其他事项。

（二）进出口备案和口岸检验

1. 药品进口备案　药品进口备案是指进口单位向允许药品进口的口岸所在地药监部门(以下称口岸药品监督管理局)申请办理《进口药品通关单》的过程。麻醉药品、精神药品进口备案,是指进口单位向口岸食品药品监督管理局申请办理《进口药品口岸检验通知书》的过程。

报验单位应当是持有《药品经营许可证》的独立法人。药品生产企业进口本企业所需原料药和制剂中间体(包括境内分包装用制剂),应当持有《药品生产许可证》。

2. 药品口岸检验　药品口岸检验是指 CFDA 确定的食品药品检验机构(以下称口岸食品药品检验所)对抵达口岸的进口药品依法实施的检验工作。《药品进口管理办法》规定:经国务院批准,北京、天津、上海、大连、青岛、成都、武汉、重庆、厦门、南京、杭州、宁波、福州、广州、深圳、珠海、海口、西安等城市为允许药品进口的口岸城市。该城市的食药监局由 CFDA 确定为口岸药监局。该城市的药品检验机构为 CFDA 确定的口岸食品药品检验所,所有进口药品(包括麻醉药品、精神药品)的到岸地必须为上述规定城市的指定通关口岸,对抵达口岸的进口药品依法实施检验工作。根据进口药品检验工作的需要,CFDA 授权中国药品生物制品检定所及北京市、天津市、上海市、大连市、青岛市、成都市、武汉市、重庆市、厦门市、广州市药品检验所和江苏省、浙江省、福建省、海南省、广东省、陕西省等食品药品检验所为口岸食品药品检验所。

3. 口岸食品药品监督管理局　口岸食品药品监督管理局负责药品的进口备案工作,其工作受 CFDA 的领导,主要负责受理进口备案申请,办理进口备案有关事项,通知口岸药品检验所对进口药品实施口岸检验等。经国务院批准的口岸食品药品监督管理局,同上。

4. 口岸食品药品检验所　口岸食品药品检验所由 CFDA 根据进口药品口岸检验工作的需要确定。口岸食品药品检验所的主要职责包括对到岸货物实施现场核验,核查出厂检验报告书和原产地证明原件,按照规定进行抽样,对进口药品实施口岸检验,对有异议的检验结果进行复验等。经国务院批准的口岸食药检所,同上。

下列情形的进口药品,必须经口岸药品检验所检验符合标准规定后,方可办理进口备案手续。检验不符合标准规定的,口岸食品药品监督管理局不予进口备案:①CFDA 规定的生物制品;②首次在中国境内销售的药品;③国务院规定的其他药品。

（三）药品进出口监督管理及其法律责任

1. 进出口监督管理

(1)口岸食品药品检验所根据规定不予抽样但已办结海关验放手续的药品,口岸食品药品监督管理局应当对已进口的全部药品采取查封、扣押的行政强制措施。

（2）未在规定时间内提出复验或者经复验仍不符合标准规定的，口岸食品药品监督管理局应当按照《药品管理法》以及有关规定作出行政处理决定。有关情况应当及时报告 CFDA，同时通告各省、自治区、直辖市食品药品监督管理局和其他口岸食品药品监督管理局。

（3）经复验符合标准规定的，口岸食品药品监督管理局应当解除查封、扣押的行政强制措施，并将处理情况报告 CFDA，同时通告各省、自治区、直辖市食品药品监督管理局和其他口岸食品药品监督管理局。

2. 法律责任

（1）未进行药品进口备案的法律责任：进口已获得药品进口注册证书的药品，未按规定向允许食品药品进口的口岸所在地的食品药品监督管理部门登记备案的，给予警告，责令限期改正；逾期不改正的，撤销进口药品注册证书。

（2）食品药品监督管理部门的法律责任：食品药品监督管理部门对不符合进口条件的药品发给进口药品注册证书的，由其上级主管机关或者监察机关责令收回违法发给的证书、撤销药品批准证明文件，对直接负责的主管人员和其他直接责任人员依法给予行政处分，构成犯罪的，依法追究刑事责任。

第五节　药品流通与使用监督管理

药品流通监督管理，是药品监督管理部门为加强药品监督管理，规范药品流通秩序，保证药品质量，依法对药品生产、经营企业、医疗机构生产、经营、使用药品质量进行的监督管理。

一、药品生产、经营企业购销药品的监督

（一）药品生产、经营企业销售人员的监督

药品生产、经营企业应当对其购销人员进行药品相关的法律、法规和专业知识培训，建立培训档案，培训档案中应当记录培训时间、地点、内容及接受培训的人员。药品生产、经营企业应当加强对药品销售人员的管理，并对其销售行为作出具体规定。

（二）药品生产、经营企业及其办事机构的监督

药品生产、经营企业不得在经药品监督管理部门核准的地址以外的场所储存或者现货销售药品。药品生产企业只能销售本企业生产的药品，不得销售本企业受委托生产的或者他人生产的药品。

二、药品购销过程的监督

（一）销售资料和凭证的监督

1. 药品生产企业、药品批发企业销售药品时，应当提供下列资料：

（1）加盖本企业原印章的《药品生产许可证》或《药品经营许可证》和营业执照的复印件。

（2）加盖本企业原印章的所销售药品的批准证明文件复印件。

（3）销售进口药品的，按照国家有关规定提供相关证明文件。

2. 药品生产企业、药品批发企业销售药品时，应当开具标明供货单位名称、药品名称、生产厂商、批号、数量、价格等内容的销售凭证；药品零售企业销售药品时，应当开具标明药品名称、生产厂商、数量、价格、批号等内容的销售凭证。

3. 药品生产、经营企业采购药品时，应按规定索取、查验、留存供货企业有关证件、资料，并索取、留存销售凭证。药品生产、经营企业留存的资料和销售凭证，应当保存至超过药品有效期 1 年，但不得少于 3 年。

（二）销售方式和范围

1. 对销售方式和范围等的监督

（1）药品生产、经营企业知道或者应当知道他人从事无证生产、经营药品行为的，不得为其提供药品。

（2）药品生产、经营企业不得为他人以本企业的名义经营药品提供场所，或者资质证明文件，或者票据等便利条件。

（3）药品生产、经营企业不得以展示会、博览会、交易会、订货会、产品宣传会等方式现货销售药品。

（4）药品经营企业不得购进和销售医疗机构配制的制剂。

（5）未经药品监督管理部门审核同意，药品经营企业不得改变经营方式。药品经营企业应当按照《药品经营许可证》许可的经营范围经营药品。

2. 对销售处方药的监督

（1）药品零售企业应当按照国家食品药品监督管理局药品分类管理规定的要求，凭处方销售处方药。

（2）药品生产、经营企业不得以搭售、买药品赠药品、买商品赠药品等方式向公众赠送处方药或者甲类非处方药。

（3）药品生产、经营企业不得采用邮售、互联网交易等方式直接向公众销售处方药。

三、药品使用监督

（一）医疗机构药事监督

医疗机构药事监督管理主要包括六个方面内容：

1. 组织机构监督管理　针对医疗机构药事组织和药学部门的组织体制、人员配备、执业范围等方面的监督管理。

2. 药物临床应用监督管理　针对医疗机构临床诊断、预防和治疗疾病用药全过程实施的监督管理。

3. 药剂管理　医疗机构药剂管理包括药品供应（采购、储存与保管）、静脉用药集中调配、制剂管理以及处方调剂、处方管理等内容监督管理。

4. 药学专业技术人员配置与监督管理　主要是指医疗机构药学专业技术人员的配备、资历、职责、培训等方面内容。

5. 药事管理组织和药学部门　二级以上医院应当设立药事管理与药物治疗学委员会;其他医疗机构应当成立药事管理与药物治疗学组。二级以上医院药事管理与药物治疗学委员会委员由具有高级技术职务任职资格的药学、临床医学、护理和医院感染管理、医疗行政管理等人员组成。

成立医疗机构药事管理与药物治疗学组的医疗机构由药学、医务、护理、医院感染、临床科室等部门负责人和具有药师、医师以上专业技术职务任职资格人员组成。

6. 药事管理与药物治疗学委员会（组）的职责　①贯彻执行医疗卫生及药事管理等有关法律、法规、规章。审核制定本机构药事管理和药学工作规章制度,并监督实施;②制定本机构药品处方集和基本用药供应目录;③推动药物治疗相关临床诊疗指南和药物临床应用指导原则的制定与实施,监测、评估本机构药物使用情况,提出干预和改进措施,指导临床合理用药;④分析、评估用药风险和药品不良反应（adverse drug reactions, ADR）、药品损害事件,并提供咨询与指导;⑤建立药品遴选制度,审核本机构临床科室申请的新购入药品、调整药品品种或者供应企业和申报医院制剂等事宜;⑥监督、指导麻醉药品、精神药品、医疗用毒性药品及放射性药品的临床使用与规范化管理;⑦对医务人员进行有关药事管理法律法规、规章制度和合理用药知识教育培训,向公众宣传安全用药知识。

（二）医疗机构药品购销监督

1. 药品购进和储存

（1）对供货单位资格的监督:①医疗机构必须从具有药品生产、经营资格的企业购进药品,并应当查验供货单位的《药品生产许可证》或者《药品经营许可证》和《营业执照》、所销售药品的批准证明文件等相关证明文件,核实销售人员持有的授权书原件和身份证原件;②医疗机构使用的药品应当按照规定由专门部门统一采购,禁止医疗机构其他科室和医务人员自行采购。

（2）对医疗机构药房条件的监督:医疗机构药房应当具有与所使用药品相适应的场所、设备、仓储设施和卫生环境,配备相应的药学技术人员,并设立药品质量管理机构或者配备质量管理人员,建立药品保管制度。

（3）对医疗机构购进药品票据和记录的监督:①医疗机构购进药品时,应当按照规定,索取、查验、保存供货企业有关证件、资料、票据;②医疗机构购进药品,必须建立并执行进货检查验收制度,并建有真实完整的药品购进记录。药品购进记录必须注明药品的通用名称、生产厂商（中药材标明产地）、剂型、规格、批号、生产日期、有效期、批准文号、供货单位、数量、价格、购进日期。药品购进记录必须保存至超过药品有效期1年,但不得少于3年。

（4）对医疗机构储存药品的监督:医疗机构储存药品,应当制订和执行有关药品保管、养护的制度,并采取必要的冷藏、防冻、防潮、避光、通风、防火、防虫、防鼠等措施,保证药品质量;应当将药品与非药品分开存放;中药材、中药饮片、化学药品、中成药应分别储存、分类存放。

（5）对医疗机构销售药品的监督:医疗机构和计划生育技术服务机构不得未经诊疗直接向病人提供药品;不得采用邮售、互联网交易等方式直接向公众销售处方药。

2. 药品调配和使用　医疗机构配制制剂必须具有能够保证制剂质量的设施、管理制度、检验仪器和卫生条件。必须配备经过资格认定的药学技术人员,非药学技术人员不得直接从事药剂技术工作;医疗机构配制制剂,应当是为本单位临床需要而市场上没有供应的品种并须经批准;配制的制剂必须经质量检验,合格的凭医师处方在医疗机构使用,特殊情况下,经批准可以在指定的医疗机构之间调剂使用;医疗机构配制的制剂,不得在市场销售。

（三）药物临床应用监督

1. 药物临床应用监督管理　药物临床应用管理是对医疗机构临床诊断、预防和治疗疾病用药全过程实施监督管理。医疗机构应当遵循安全、有效、经济的合理用药原则,尊重病人对药品使用的知情权和隐私权。

2. 基本药物临床应用监督　医疗机构应当依据国家基本药物制度,抗菌药物临床应用指导原则和中成药临床应用指导原则,制定本机构基本药物临床应用管理办法,建立并落实抗菌药物临床应用分级管理制度。

3. 临床治疗团队监督管理　医疗机构应当建立由医师、临床药师和护士组成的临床治疗团队,开展临床合理用药工作。

4. 合理使用药物监督　医疗机构应当遵循有关药物临床应用指导原则、临床路径、临床诊疗指南和药品说明书等合理使用药物;对医师处方、用药医嘱的适宜性进行审核。

5. 医疗机构临床药师监督管理　临床药师应当全职参与临床药物治疗工作,对病人进行用药教育,指导病人安全用药。

6. 临床用药监测、评价和超常预警制度　医疗机构应当建立临床用药监测、评价和超常预警制度,对药物临床使用安全性、有效性和经济性进行监测、分析、评估,实施处方和用药医嘱点评与干预。

7. 药品不良反应、用药错误和药品损害事件监测报告制度　医疗机构临床科室发现药品不良反应、用药错误和药品损害事件后,应当积极救治病人,立即向药学部门报告,并做好观察与记录。医疗机构应当按照国家有关规定向相关部门报告药品不良反应,用药错误和药品损害事件应当立即向所在地县级卫生计生行政部门报告。

8. 临床药学和药学研究监督管理　医疗机构应当结合临床和药物治疗,开展临床药学和药学研究工作,并提供必要的工作条件,制订相应管理制度,加强领导与管理。

（四）药品不良反应报告和监测管理

国家实行药品不良反应报告制度。

1.《药品不良反应报告和监测管理办法》几个主要语义:

（1）药品不良反应:是指合格药品在正常用法用量下出现的与用药目的无关的有害反应。

（2）药品不良反应报告和监测:是指药品不良反应的发现、报告、评价和控制的过程。

（3）严重药品不良反应:是指因使用药品引起以下损害情形之一的反应:①导致死亡;②危及生命;③致癌、致畸、致出生缺陷;④导致显著的或者永久的人体伤残或者器官功能的损伤;⑤导致住院或者住院时间延长;⑥导致其他重要医学事件,如不进行治疗可能出现上述所列情况的。

（4）新的药品不良反应：是指药品说明书中未载明的不良反应。说明书中已有描述，但不良反应发生的性质、程度、后果或者频率与说明书描述不一致或者更严重的，按照新的药品不良反应处理。

（5）药品群体不良事件：是指同一药品在使用过程中，在相对集中的时间、区域内，对一定数量人群的身体健康或者生命安全造成损害或者威胁，需要予以紧急处置的事件。

2. 药品不良反应报告和处置　CFDA负责全国药品不良反应报告和监测的管理工作，并履行以下主要职责：与国家卫生计生委共同制定药品不良反应报告和监测的管理规定和政策，并监督实施。

（1）报告主体：药品生产、经营企业和医疗机构获知或者发现可能与用药有关的不良反应，应当通过国家药品不良反应监测信息网络报告；不具备在线报告条件的，应当通过纸质报表报所在地药品不良反应监测机构，由所在地药品不良反应监测机构代为在线报告。

（2）报告范围：①新药监测期内的国产药品应当报告该药品的所有不良反应；其他国产药品，报告新的和严重的不良反应；②进口药品自首次获准进口之日起5年内，报告该进口药品的所有不良反应；满5年的，报告新的和严重的不良反应；③药品生产、经营企业和医疗机构发现或者获知新的、严重的药品不良反应应当在15日内报告，其中死亡病例须立即报告；其他药品不良反应应当在30日内报告；有随访信息的，应当及时报告。

（3）监督主体：CFDA主管全国药品不良反应报告和监测工作，地方各级药品监督管理部门主管本行政区域内的药品不良反应报告和监测工作。各级卫生计生行政部门负责本行政区域内医疗机构与实施药品不良反应报告制度有关的管理工作。

国家药品不良反应监测中心负责全国药品不良反应报告和监测的技术工作。药品生产、经营企业和医疗机构应当建立药品不良反应报告和监测管理制度。药品生产企业应当设立专门机构并配备专职人员，药品经营企业和医疗机构应当设立或者指定机构并配备专（兼）职人员，承担本单位的药品不良反应报告和监测工作。

（五）药品召回监督管理

1. 药品召回和药品安全隐患

（1）药品召回：药品召回是指药品生产企业（包括进口药品的境外制药厂商，下同）按照规定的程序收回已上市销售的存在安全隐患的药品。

（2）药品安全隐患：药品安全隐患是指由于研发、生产等原因可能使药品具有的危及人体健康和生命安全的不合理危险。

2. 药品召回分级
根据药品安全隐患的严重程度，药品召回分为三级，分别是：①一级召回：使用该药品可能引起严重健康危害的；②二级召回：使用该药品可能引起暂时的或者可逆的健康危害的；③三级召回：使用该药品一般不会引起健康危害，但由于其他原因需要收回的。

3. 药品召回监督管理
召回药品的生产企业所在地省、自治区、直辖市食药监部门负责药品召回的监督管理工作，其他省、自治区、直辖市食药监部门应当配合、协助做好药品召回的有关工作。CFDA全国药品召回的管理工作。CFDA和省、自治区、直辖市药监部门应当建立药品召回信息公开制度，采用有效途径向社会公布存在安全隐患的药品信息和药品召回的情况。

第六节　特殊药品监督管理

我国《药品管理法》规定:国家对麻醉药品、精神药品、医疗用毒性药品、放射性药品,实行特殊管理。特殊管理药品属于处方药中管制最严格的一类。特殊管理药品的特殊性在于这类药品虽然与一般药品都具有医疗上的价值,但因其具有特殊的药理、生理作用,管理、使用不当将严重危害病人及公众的生命健康乃至社会的利益。世界各国对这类药品采取了更为严格的监管措施。例如:医疗用毒性药品本身毒性剧烈,放射性药品对人体及环境具有放射性影响,也都易对社会及公众带来危害。图 20-1 为特殊药品标示图。

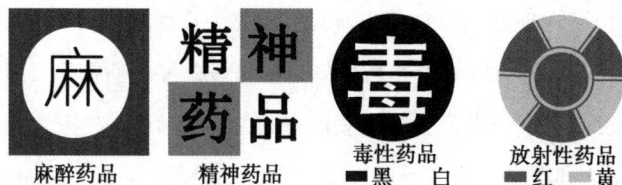

麻醉药品　　　精神药品　　　毒性药品　　　放射性药品
　　　　　　　　　　　　　　■黑　□白　　　■红　□黄

图 20-1
特殊药品标示图

一、麻醉药品和精神药品监督

2005 年 8 月国务院颁布《麻醉药品和精神药品管理条例》。随后国家药监局制订了《麻醉药品和精神药品生产管理办法(试行)》(2005 年)、《麻醉药品和精神药品邮寄管理办法》(2005 年)、《麻醉药品和精神药品经营管理办法(试行)》(2005 年)等规章。

（一）相关概念

1. 麻醉药品　是指具有依赖性潜力的药品,连续使用、滥用或不合理使用易产生成瘾性和精神依赖性的药品。在我国麻醉药品是指列入麻醉药品目录的药品和其他物质。2007 年 11 月,国家药监局、公安部和卫生部联合公布了新的《麻醉药品品种目录》(2007 年版)。

2. 麻醉药（剂）　是指药理上用于全身和局部麻醉的药品,如乙醚等全身麻醉药和普鲁卡因、利多卡因等局部麻醉药,它们虽有麻醉作用,但不具有依赖性潜力,不会成瘾,因而不属于麻醉药品类。

3. 精神药品　是指直接作用于中枢神经系统,使之兴奋或抑制,连续使用能产生依赖性的药品。2007 年 11 月,原国家药监局、公安部和原卫生部联合公布了新的《精神药品品种目录》(2007 年版)中的精神药品。

4. 药物依赖性　药物依赖性(即成瘾性)是一种慢性中毒状态,它是由于反复应用某种药物所引起,对个人和社会都有害。药物依赖性包含三种因素:即耐受性、成瘾性、精神依赖性。①耐受性指为了产生相同的效应需加大药物的剂量;②成瘾性是指机体对药物产生适应,当突然断药就产生种种异常反应,即是戒断症状;③精神依赖性是指药物使人产生一种心满意足的愉快感觉,因而需要定期地或连续地使用,以保持那种舒适感或者避免不舒服感。

5. 药物滥用　与医疗目的无关,用药者采用自身给药的方式,反复大量使用有依赖性的药物。

（二）麻醉药品和精神药品的生产监督

国家根据麻醉药品和精神药品的医疗、国家储备和企业生产所需原料的需要确定需求总量，对麻醉药品药用原植物的种植、麻醉药品和精神药品的生产实行总量控制。国务院药监部门和国务院农业主管部门根据麻醉药品年度生产计划，制定麻醉药品药用原植物年度种植计划。

1. 国家对麻醉药品和精神药品实行定点生产制度　国务院药监部门应当根据麻醉药品和精神药品的需求总量，确定麻醉药品和精神药品定点生产企业的数量和布局，并根据年度需求总量对数量和布局进行调整、公布。麻醉药品和精神药品的定点生产企业应当具备下列条件：

（1）有药品生产许可证。

（2）有麻醉药品和精神药品实验研究批准文件。

（3）有符合规定的麻醉药品和精神药品生产设施、储存条件和相应的安全管理设施。

（4）有通过网络实施企业安全生产管理和向药监部门报告生产信息的能力。

（5）有保证麻醉药品和精神药品安全生产的管理制度。

（6）有与麻醉药品和精神药品安全生产要求相适应的管理水平和经营规模。

（7）麻醉药品和精神药品生产管理、质量管理部门的人员应当熟悉麻醉药品和精神药品管理以及有关禁毒的法律、行政法规。

（8）没有生产、销售假药、劣药或者违反有关禁毒的法律、行政法规规定的行为。

（9）符合国务院药监部门公布的麻醉药品和精神药品定点生产企业数量和布局的要求。

2. 定点生产企业的初审、批准文号的取得及上市评价　从事麻醉药品、第一类精神药品生产以及第二类精神药品原料药生产的企业，应当经所在地省、自治区、直辖市人民政府药监部门初步审查，由国务院药监部门批准；从事第二类精神药品制剂生产的企业，应当经所在地省、自治区、直辖市人民政府药监部门批准。

定点生产企业生产麻醉药品和精神药品，应当依照药品管理法的规定取得药品批准文号。未取得药品批准文号的，不得生产麻醉药品和精神药品。国务院药监督部门应当组织医学、药学、社会学、伦理学和禁毒等方面的专家成立专家组，由专家组对申请首次上市的麻醉药品和精神药品的社会危害性和被滥用的可能性进行评价，并提出是否批准的建议。

定点生产企业应当严格按照麻醉药品和精神药品年度生产计划安排生产，并依照规定向所在地省、自治区、直辖市人民政府药监部门报告生产情况。定点生产企业应当依照《麻醉药品和精神药品管理条例》的规定，将麻醉药品和精神药品销售给具有麻醉药品和精神药品经营资格的企业或者依照条例规定批准的其他单位。

麻醉药品和精神药品的标签应当印有国务院药监部门规定的标志。

（三）麻醉药品和精神药品的供应监督

1. 定点经营制度　国家对麻醉药品和精神药品实行定点经营制度。国务院药监部门应当根据麻醉药品和第一类精神药品的需求总量，确定麻醉药品和第一类精神药品的定点批发企业布局，并应当根据年度需求总量对布局进行调整、公布。

药品经营企业不得经营麻醉药品原料药和第一类精神药品原料药。但是,供医疗、科学研究、教学使用的小包装的上述药品可以由国务院药监部门规定的药品批发企业经营。

2. 麻醉药品和精神药品定点批发企业除应当具备《药品管理法》规定的药品经营企业的开办条件外,还应当具备下列条件:

（1）有符合本条例规定的麻醉药品和精神药品储存条件。

（2）有通过网络实施企业安全管理和向药监部门报告经营信息的能力。

（3）单位及其工作人员 2 年内没有违反有关禁毒的法律、行政法规规定的行为。

（4）符合国务院药监部门公布的定点批发企业布局。

麻醉药品和第一类精神药品的定点批发企业,还应当具有保证供应责任区域内医疗机构所需麻醉药品和第一类精神药品的能力,并具有保证麻醉药品和第一类精神药品安全经营的管理制度。

3. 麻醉药品和精神药品的批发

（1）跨省、自治区、直辖市从事麻醉药品和第一类精神药品批发:跨省、自治区、直辖市从事麻醉药品和第一类精神药品批发业务的企业（以下称全国性批发企业）,应当经国务院药监部门批准;在本省、自治区、直辖市行政区域内从事麻醉药品和第一类精神药品批发业务的企业（以下称区域性批发企业）,应当经所在地省、自治区、直辖市人民政府药监督部门批准。

（2）全国性批发企业批发:全国性批发企业可以向区域性批发企业,或者经批准可以向取得麻醉药品和第一类精神药品使用资格的医疗机构以及依照条例规定批准的其他单位销售麻醉药品和第一类精神药品。全国性批发企业向取得麻醉药品和第一类精神药品使用资格的医疗机构销售麻醉药品和第一类精神药品,应当经医疗机构所在地省、自治区、直辖市人民政府药监部门批准。全国性批发企业应当从定点生产企业购进麻醉药品和第一类精神药品。

（3）区域性批发:区域性批发企业可以从全国性批发企业购进麻醉药品和第一类精神药品;经所在地省、自治区、直辖市人民政府药监部门批准,也可以从定点生产企业购进麻醉药品和第一类精神药品。

全国性批发企业和区域性批发企业向医疗机构销售麻醉药品和第一类精神药品,应当将药品送至医疗机构。医疗机构不得自行提货。

（4）第二类精神药品定点批发企业批发:第二类精神药品定点批发企业可以向医疗机构、定点批发企业和符合条例规定的药品零售企业以及依照条例规定批准的其他单位销售第二类精神药品。麻醉药品和第一类精神药品不得零售。禁止使用现金进行麻醉药品和精神药品交易,但是个人合法购买麻醉药品和精神药品的除外。

经所在地设区的市级药监部门批准,实行统一进货、统一配送、统一管理的药品零售连锁企业可以从事第二类精神药品零售业务。第二类精神药品零售企业应当凭执业医师出具的处方,按规定剂量销售第二类精神药品,并将处方保存 2 年备查;禁止超剂量或者无处方销售第二类精神药品;不得向未成年人销售第二类精神药品。

（四）麻醉药品和精神药品的使用

1. 药品生产企业使用监督　药品生产企业需要以麻醉药品和第一类精神药品为原料生产普通药品的,应当向所在地省、自治区、直辖市人民政府药监部门报送年度需求计划,由省、自治区、直辖市人民政府药监部门汇总报国务院药监部门批准后,向定点生产企业购买。药品生产企业需要以第二类精神药品为原料生产普通药品的,应当将年度需求计划报所在地省、自治区、直辖市人民政府药监部门,并向定点批发企业或者定点生产企业购买。

2. 食品、食品添加剂等非药品生产企业以及科研教学单位使用监督　食品、食品添加剂、化妆品、油漆等非药品生产企业需要使用咖啡因作为原料的,应当经所在地省、自治区、直辖市人民政府药监部门批准,向定点批发企业或者定点生产企业购买。

科学研究、教学单位需要使用麻醉药品和精神药品开展实验、教学活动的,应当经所在地省、自治区、直辖市人民政府药监部门批准,向定点批发企业或者定点生产企业购买。

需要使用麻醉药品和精神药品的标准品、对照品的,应当经所在地省、自治区、直辖市人民政府药监部门批准,向国务院药监部门批准的单位购买。

3. 医疗机构使用监督　医疗机构需要使用麻醉药品和第一类精神药品的,应当经所在地设区的市级人民政府卫生主管部门批准,取得麻醉药品、第一类精神药品购用印鉴卡(以下称印鉴卡)。医疗机构应当凭印鉴卡向本省、自治区、直辖市行政区域内的定点批发企业购买麻醉药品和第一类精神药品。

设区的市级人民政府卫生主管部门发给医疗机构印鉴卡时,应当将取得印鉴卡的医疗机构情况抄送所在地设区的市级药监部门,并报省、自治区、直辖市人民政府卫生主管部门备案。省、自治区、直辖市人民政府卫生主管部门应当将取得印鉴卡的医疗机构名单向本行政区域内的定点批发企业通报。

4. 执业医师使用监督　医疗机构应当按照国务院卫生主管部门的规定,对本单位执业医师进行有关麻醉药品和精神药品使用知识的培训、考核,经考核合格的,授予麻醉药品和第一类精神药品处方资格。执业医师取得麻醉药品和第一类精神药品的处方资格后,方可在本医疗机构开具麻醉药品和第一类精神药品处方,但不得为自己开具该种处方。

医疗机构应当将具有麻醉药品和第一类精神药品处方资格的执业医师名单及其变更情况,定期报送所在地设区的市级人民政府卫生主管部门,并抄送同级药品监督管理部门。医务人员应当根据国务院卫生主管部门制定的临床应用指导原则,使用麻醉药品和精神药品。执业医师应当使用专用处方开具麻醉药品和精神药品,单张处方的最大用量应当符合国务院卫生主管部门的规定。

对麻醉药品和第一类精神药品处方,处方的调配人、核对人应当仔细核对,签署姓名,并予以登记;对不符合规定的,处方的调配人、核对人应当拒绝发药。医疗机构应当对麻醉药品和精神药品处方进行专册登记,加强管理。麻醉药品处方至少保存 3 年,精神药品处方至少保存 2 年。

二、医疗用毒性药品监督

（一）医疗用毒性药品和毒品

1. 医疗用毒性药品　毒性剧烈、治疗剂量与中毒剂量很相近,使用不当会致人中毒或死亡的药品。主要包括毒性中药和毒性西药两大类。毒性中药品种（包括原药材和饮片）主要有砒石（红砒、白砒）、砒霜、生川乌等 27 种；毒性西药品种主要有阿托品、洋地黄毒苷、三氧化二砷等 11 种。

2. 毒品　指非教学、科研、医疗用途而使用的麻醉药品和精神药品。毒物是指具有剧烈毒性、不能用于临床的物质。

（二）《医疗用毒性药品管理办法》的具体规定

省、自治区、直辖市医药管理部门根据医疗需要制定毒性药品年度生产、收购、供应和配制计划，计划由省、自治区、直辖市卫生计生行政部门审核并下达给指定的毒性药品生产、收购、供应单位，同时抄报国家卫生计生委、国家药监部门和国家中医药管理局。生产单位不得擅自改变生产计划，自行销售。

三、放射性药品监督

（一）放射性药品和放射性新药

1. 放射性药品（radioactive pharmaceuticals）　用于临床诊断或者治疗的放射性核素制剂或者其标记药物，其中包括裂变制品、推照制品、加速器制品、放射性核素发生器及其配套药盒、放射免疫分析药盒等。

根据核素分类《中华人民共和国药典》2010 年版收载的放射性药品品种共计有 21 种，主要包括氙[^{133}Xe]注射液、邻碘[^{131}I]马尿酸钠注射液、碘[^{131}I]化钠胶囊、碘[^{131}I]化钠口服液等品种。

2. 放射性新药　是指我国首次生产的放射性药品。药品研制单位的放射性新药年度研制计划，应当报送能源部备案，并报所在地的省、自治区、直辖市卫生计生行政部门，经卫生计生行政部门汇总后，报国家卫生计生委备案。

（二）放射性药品研制与生产

1. 放射性新药的研制监督　在进行临床试验或者验证前，应当向国家卫生计生委相关等主管部门提出申请，按新药审批办法的规定报送资料及样品，经审批同意后，在国家卫生计生委指定的医院进行临床研究。研制单位在放射性新药临床研究结束后，向国家卫生计生委提出申请，经审核批准，发给新药证书。国家卫生计生委在审核批准时，应当征求能源部的意见。放射性药品的国家标准，由国家药典委员会负责制定和修订，报国家药监部门审批颁发。

2. 放射性新药的生产监督　放射性新药投入生产，需由生产单位或者取得放射性药品生产许可证的研制单位，凭新药证书（副本）向国家卫生计生委提出生产该药的申请，并提供样品，由国家卫生计生委审核发给批准文号。放射性药品生产、经营企业，必须向能源部报送年度生产、经营计划，并抄报国家卫生计生委。

《放射性药品生产企业许可证》《放射性药品经营企业许可证》的有效期为五年，期满前六个月，放射性药品生产、经营企业应当分别向原发证的国家卫生计生行政部门重新提出申请，按审批程序批准后，换发新证。

（三）放射性药品使用监督

医疗单位使用放射性药品，必须符合国家放射性核素卫生防护管理的有关规定。所在地的省、自治区、直辖市的公安、环保和卫生计生行政部门，应当根据医疗单位核医疗技术人员的水平、设备条件,核发相应等级的《放射性药品使用许可证》,无许可证的医疗单位不得临床使用放射性药品。

《放射性药品使用许可证》有效期为五年,期满前六个月,医疗单位应当向原发证的行政主管部门重新提出申请,经审核批准后,换发新证。

第七节　疫苗类制品监督管理

为了加强对疫苗流通和预防接种的管理,预防、控制传染病的发生、流行,保障人体健康和公共卫生,根据《药品管理法》和《传染病防治法》,2005年3月24日国务院令第434号公布实施了《疫苗流通和预防接种管理条例》条例。2016年4月13日国务院第129次常务会议通过《国务院关于修改〈疫苗流通和预防接种管理条例〉的决定》,并于同年4月23日公布并施行。

《疫苗流通和预防接种管理条例》(以下简称《疫苗接种条例》)所称疫苗,是指为了预防、控制传染病的发生、流行,用于人体预防接种的疫苗类预防性生物制品。

疫苗分为两类。第一类疫苗,是指政府免费向公民提供,公民应当依照政府的规定受种的疫苗,包括国家免疫规划确定的疫苗,省、自治区、直辖市人民政府在执行国家免疫规划时增加的疫苗,以及县级以上人民政府或者其卫生主管部门组织的应急接种或者群体性预防接种所使用的疫苗;第二类疫苗,是指由公民自费并且自愿受种的其他疫苗。接种第一类疫苗由政府承担费用。接种第二类疫苗由受种者或者其监护人承担费用。疫苗的流通、预防接种及其监督管理适用《疫苗接种条例》。

一、疫苗使用计划与采购合同监督管理

国务院卫生主管部门负责全国预防接种的监督管理工作。县级以上地方人民政府卫生主管部门负责本行政区域内预防接种的监督管理工作。国务院药品监督管理部门负责全国疫苗的质量和流通的监督管理工作。省、自治区、直辖市人民政府药品监督管理部门负责本行政区域内疫苗的质量和流通的监督管理工作。经县级人民政府卫生主管部门依照《疫苗接种条例》规定指定的医疗卫生机构(以下称接种单位),承担预防接种工作。县级人民政府卫生主管部门指定接种单位时,应当明确其责任区域。

采购疫苗,应当通过省级公共资源交易平台进行。

(一)第一类疫苗的使用计划与采购合同

1. 省级疾病预防控制机构采购合同　省级疾病预防控制机构应当根据国家免疫规划和本地区预防、控制传染病的发生、流行的需要,制定本地区第一类疫苗的使用计划(以下称使用计划),并向依照国家有关规定负责采购第一类疫苗的部门报告,同时报同级人民政府卫生主管部门备案。使用计划应当包括疫苗的品种、数量、供应渠道与供应方式等内容。

依照国家有关规定负责采购第一类疫苗的部门应当依法与疫苗生产企业签订政府采购合同,约定疫苗的品种、数量、价格等内容。

2. 疫苗生产企业供应要求　疫苗生产企业应当按照政府采购合同的约定,向省级疾病预防控制机构或者其指定的其他疾病预防控制机构供应第一类疫苗,不得向其他单位或者个人供应。

省级疾病预防控制机构应当做好分发第一类疫苗的组织工作,并按照使用计划将第一类疫苗组织分发到设区的市级疾病预防控制机构或者县级疾病预防控制机构。县级疾病预防控制机构应当按照使用计划将第一类疫苗分发到接种单位和乡级医疗卫生机构。乡级医疗卫生机构应当将第一类疫苗分发到承担预防接种工作的村医疗卫生机构。医疗卫生机构不得向其他单位或者个人分发第一类疫苗;分发第一类疫苗,不得收取任何费用。

传染病暴发、流行时,县级以上地方人民政府或者其卫生主管部门需要采取应急接种措施的,设区的市级以上疾病预防控制机构可以直接向接种单位分发第一类疫苗。

(二)第二类疫苗的使用计划与采购合同

第二类疫苗由省级疾病预防控制机构组织在省级公共资源交易平台集中采购,由县级疾病预防控制机构向疫苗生产企业采购后供应给本行政区域的接种单位。疫苗生产企业应当直接向县级疾病预防控制机构配送第二类疫苗,或者委托具备冷链储存、运输条件的企业配送。接受委托配送第二类疫苗的企业不得委托配送。

县级疾病预防控制机构向接种单位供应第二类疫苗可以收取疫苗费用以及储存、运输费用。疫苗费用按照采购价格收取,储存、运输费用按照省、自治区、直辖市的规定收取。收费情况应当向社会公开。

二、疫苗的销售渠道、冷链储运等流通环节监督

(一)疫苗储存、运输及销售管理规范

1. 对疾病预防控制机构、接种单位、疫苗生产企业、接受委托配送疫苗企业的监督　疾病预防控制机构、接种单位、疫苗生产企业、接受委托配送疫苗的企业应当遵守疫苗储存、运输管理规范,保证疫苗质量。疫苗储存、运输的全过程应当始终处于规定的温度环境,不得脱离冷链,并定时监测、记录温度。对于冷链运输时间长、需要配送至偏远地区的疫苗,省级疾病预防控制机构应当提出加贴温度控制标签的要求。

疫苗储存、运输管理的相关规范由国务院卫生主管部门、药品监督管理部门制定。

2. 疫苗生产企业、疾病预防控制机构销售疫苗监督　疫苗生产企业在销售疫苗时,应当提供由药品检验机构依法签发的生物制品每批检验合格或者审核批准证明复印件,并加盖企业印章;销售进口疫苗的,还应当提供进口药品通关单复印件,并加盖企业印章。

疫苗生产企业应当依照药品管理法和国务院药品监督管理部门的规定,建立真实、完整的销售记录,并保存至超过疫苗有效期2年备查。

疾病预防控制机构应当依照国务院卫生主管部门的规定,建立真实、完整的购进、储存、分发、供应记录,做到票、账、货、款一致,并保存至超过疫苗有效期2年备查。疾病预防控制机构接收或者购进疫苗时应当索要疫苗储存、运输全过程的温度监测记录;对不能提供全过程温度监测记录或者温度控制不符合要求的,不得接收或者购进,并应当立即向药品监督管理部门、卫生主管部门报告。

(二)接种单位接收或者购进监督

接种单位接收第一类疫苗或者购进第二类疫苗,应当索要疫苗储存、运输全过程的温度监测记

录,建立并保存真实、完整的接收、购进记录,做到票、账、货、款一致。对不能提供全过程温度监测记录或者温度控制不符合要求的,接种单位不得接收或者购进,并应当立即向所在地县级人民政府药品监督管理部门、卫生行政主管部门报告。

三、疫苗管理制度

国家建立疫苗全程追溯制度。国务院药品监督管理部门会同国务院卫生主管部门制定统一的疫苗追溯体系技术规范。

（一）药品监督管理部门职责

药品监督管理部门依照药品管理法及其实施条例的有关规定,对疫苗在储存、运输、供应、销售、分发和使用等环节中的质量进行监督检查,并将检查结果及时向同级卫生主管部门通报。药品监督管理部门根据监督检查需要对疫苗进行抽查检验的,有关单位和个人应当予以配合,不得拒绝。

药品监督管理部门在监督检查中,对有证据证明可能危害人体健康的疫苗及其有关材料可以采取查封、扣押的措施,并在 7 日内作出处理决定;疫苗需要检验的,应当自检验报告书发出之日起 15 日内作出处理决定。

（二）疾病预防控制机构、接种单位、疫苗生产企业职责

疾病预防控制机构、接种单位、疫苗生产企业发现假劣或者质量可疑的疫苗,应当立即停止接种、分发、供应、销售,并立即向所在地的县级人民政府卫生主管部门和药品监督管理部门报告,不得自行处理。接到报告的卫生主管部门应当立即组织疾病预防控制机构和接种单位采取必要的应急处置措施,同时向上级卫生主管部门报告;接到报告的药品监督管理部门应当对假劣或者质量可疑的疫苗依法采取查封、扣押等措施。

（三）县级以上人民政府卫生主管部门监督检查职责

1. 对医疗卫生机构实施国家免疫规划的情况进行监督检查。

2. 对疾病预防控制机构开展与预防接种相关的宣传、培训、技术指导等工作进行监督检查。

3. 对医疗卫生机构分发和购买疫苗的情况进行监督检查。

卫生主管部门应当主要通过对医疗卫生机构依照本条例规定所作的疫苗分发、储存、运输和接种等记录进行检查,履行监督管理职责;必要时,可以进行现场监督检查。卫生主管部门对监督检查情况应当予以记录,发现违法行为的,应当责令有关单位立即改正。

卫生主管部门、药品监督管理部门的工作人员依法履行监督检查职责时,不得少于 2 人,并出示证明文件;对被检查人的商业秘密应当保密。

卫生主管部门、药品监督管理部门发现疫苗质量问题和预防接种异常反应以及其他情况时,应当及时互相通报,实现信息共享。

（四）疫苗全程追溯制度

国家建立疫苗全程追溯制度。国务院药品监督管理部门会同国务院卫生主管部门制定统一的疫苗追溯体系技术规范。

疫苗生产企业、疾病预防控制机构、接种单位应当依照药品管理法、本条例和国务院药品监督管

理部门、卫生主管部门的规定建立疫苗追溯体系,如实记录疫苗的流通、使用信息,实现疫苗最小包装单位的生产、储存、运输、使用全过程可追溯。

国务院药品监督管理部门会同国务院卫生主管部门建立疫苗全程追溯协作机制。

疾病预防控制机构、接种单位对包装无法识别、超过有效期、脱离冷链、经检验不符合标准、来源不明的疫苗,应当如实登记,向所在地县级人民政府药品监督管理部门报告,由县级人民政府药品监督管理部门会同同级卫生主管部门按照规定监督销毁。疾病预防控制机构、接种单位应当如实记录销毁情况,销毁记录保存时间不得少于 5 年。

第八节 法律责任

一、无证生产经营药品及生产销售假药劣药相关的法律责任

（一）无证生产经营药品

未取得《药品生产许可证》《药品经营许可证》或者《医疗机构制剂许可证》生产药品、经营药品的,依法予以取缔,没收违法生产、销售的药品和违法所得,并处违法生产、销售的药品（包括已售出的和未售出的药品,下同）货值金额二倍以上五倍以下的罚款;构成犯罪的,依法追究刑事责任。

（二）生产、销售假药

生产、销售假药的,没收违法生产、销售的药品和违法所得,并处违法生产、销售药品货值金额二倍以上五倍以下的罚款;有药品批准证明文件的予以撤销,并责令停产、停业整顿;情节严重的,吊销《药品生产许可证》《药品经营许可证》或者《医疗机构制剂许可证》;构成犯罪的,依法追究刑事责任。

《刑法》第 141 条规定,生产、销售假药,足以严重危害人体健康的,处三年以下有期徒刑或者拘役,并处或者单处销售金额百分之五十以上二倍以下罚金;对人体健康造成严重危害的,处三年以上十年以下有期徒刑,并处销售金额百分之五十以上二倍以下罚金;致人死亡或者对人体健康造成特别严重危害的,处十年以上有期徒刑、无期徒刑或者死刑,并处销售金额百分之五十以上二倍以下罚金或者没收财产。

假　药

《药品管理法》规定:禁止生产（包括配制,下同）、销售假药。

有下列情形之一的,为假药:①药品所含成分与国家药品标准规定的成分不符的;②以非药品冒充药品或者以他种药品冒充此种药品的。

有下列情形之一的药品,按假药论处:①国务院药品监督管理部门规定禁止使用的;②依照本法必须批准而未经批准生产、进口,或者依照本法必须检验而未经检验即销售的;③变质的;④被污染的;⑤使用依照本法必须取得批准文号而未取得批准文号的原料药生产的;⑥所标明的适应症或者功能主治超出规定范围的。

（三）生产、销售劣药

生产、销售劣药的，没收违法生产、销售的药品和违法所得，并处违法生产、销售药品货值金额一倍以上三倍以下的罚款；情节严重的，责令停产、停业整顿或者撤销药品批准证明文件、吊销《药品生产许可证》《药品经营许可证》或者《医疗机构制剂许可证》；构成犯罪的，依法追究刑事责任。

《刑法》第142条规定：生产、销售劣药，对人体健康造成严重危害的，处三年以上十年以下有期徒刑，并处销售金额百分之五十以上二倍以下罚金；后果特别严重的，处十年以上有期徒刑或者无期徒刑，并处销售金额百分之五十以上二倍以下罚金或者没收财产。

（四）制售假药劣药责任人员

从事生产、销售假药及生产、销售劣药情节严重的企业或者其他单位，其直接负责的主管人员和其他直接责任人员十年内不得从事药品生产、经营活动。对生产者专门用于生产假药、劣药的原辅材料、包装材料、生产设备，予以没收。

二、违反药品管理质量规范的法律责任

药品的生产企业、经营企业、药物非临床安全性评价研究机构、药物临床试验机构未按照规定实施《GMP》《GSP》《GLP》《GCP》的，给予警告，责令限期改正；逾期不改正的，责令停产、停业整顿，并处五千元以上二万元以下的罚款；情节严重的，吊销《药品生产许可证》《药品经营许可证》和药物临床试验机构的资格。

三、医疗机构违法购进、储存、调配和使用药品的法律责任

（一）医疗机构违法购进和储存药品

1. 医疗机构从无《药品生产许可证》《药品经营许可证》的企业购进药品的，由药品监督管理部门责令改正，没收违法购进的药品，并处违法购进药品货值金额二倍以上五倍以下的罚款；有违法所得的，没收违法所得；情节严重的，吊销《药品生产许可证》《药品经营许可证》或者医疗机构执业许可证书。

医疗机构其他科室和医务人员自行采购药品的，责令医疗机构给予相应处理；确认为假劣药品的，按照《药品管理法》有关规定予以处罚。

2. 医疗机构有下列情形之一的，由药品监督管理部门要求其限期整改，逾期不改的，记入医疗机构药品质量管理信用档案，并定期向社会公布：①未按规定在购进药品时索取合法票据并进行查验的；②未按规定对购进的药品进行验收，做好验收记录的；③未按规定储存药品的；④未按规定养护药品的；⑤未按规定建立和执行药品效期管理制度的。

（二）医疗机构违法调配和使用药品

1. 医疗机构未按规定配备负责药品调配的人员的、调配工具和设施不符合要求的、未建立最小包装药品拆零调配管理制度并执行的，由药品监督管理部门要求其限期整改，逾期不改的，记入医疗机构药品质量管理信用档案，并定期向社会公布。

2. 医疗机构擅自使用其他医疗机构配制的制剂的，责令改正，没收违法购进的药品，并处违法

购进药品货值金额二倍以上五倍以下的罚款;有违法所得的,没收违法所得;情节严重的,吊销医疗机构执业许可证书。

医疗机构未经批准向其他医疗机构提供本单位配制的制剂的,责令改正,没收违法销售的制剂,并处违法销售制剂货值金额一倍以上三倍以下的罚款;有违法所得的,没收违法所得。

3. 医疗机构擅自处理假劣药品或者存在安全隐患的药品的,由药品监督管理部门责令限期追回;情节严重的,向社会公布。

四、未依照《疫苗接种条例》规定，严重违法行为处罚与刑事责任

（一）县级以上人民政府卫生主管部门、药品监督管理部门责任

县级以上人民政府卫生主管部门、药品监督管理部门未依照《疫苗接种条例》规定,由本级人民政府、上级人民政府卫生主管部门或者药品监督管理部门责令改正,通报批评;造成受种者人身损害,传染病传播、流行或者其他严重后果的,对直接负责的主管人员和其他直接责任人员依法给予处分;造成特别严重后果的,其主要负责人还应当引咎辞职;构成犯罪的,依法追究刑事责任。

（二）县级以上人民政府责任

县级以上人民政府未依照《疫苗接种条例》规定履行预防接种保障职责的,由上级人民政府责令改正,通报批评;造成传染病传播、流行或者其他严重后果的,对直接负责的主管人员和其他直接责任人员依法给予处分;发生特别严重的疫苗质量安全事件或者连续发生严重的疫苗质量安全事件的地区,其人民政府主要负责人还应当引咎辞职;构成犯罪的,依法追究刑事责任。未依照规定履行预防接种保障职责的,由上级人民政府责令改正,通报批评;造成传染病传播、流行或者其他严重后果的,对直接负责的主管人员和其他直接责任人员依法给予处分;发生特别严重的疫苗质量安全事件或者连续发生严重的疫苗质量安全事件的地区,其人民政府主要负责人还应当引咎辞职;构成犯罪的,依法追究刑事责任。

（三）疾病预防控制机构、接种单位责任

疾病预防控制机构、接种单位有下列情形之一的,由县级以上地方人民政府卫生主管部门责令改正,给予警告;有违法所得的,没收违法所得;拒不改正的,对主要负责人、直接负责的主管人员和其他直接责任人员依法给予警告至撤职的处分;造成受种者人身损害或者其他严重后果的,对主要负责人、直接负责的主管人员依法给予开除的处分,并由原发证部门吊销负有责任的医疗卫生人员的执业证书;构成犯罪的,依法追究刑事责任。

1. 违反《疫苗接种条例》规定,未通过省级公共资源交易平台采购疫苗的。

2. 违反《疫苗接种条例》规定,从疫苗生产企业、县级疾病预防控制机构以外的单位或者个人购进第二类疫苗的。

3. 接种疫苗未遵守预防接种工作规范、免疫程序、疫苗使用指导原则、接种方案的。

4. 发现预防接种异常反应或者疑似预防接种异常反应,未依照规定及时处理或者报告的。

5. 擅自进行群体性预防接种的。

6. 未依照规定对包装无法识别、超过有效期、脱离冷链、经检验不符合标准、来源不明的疫苗进

行登记、报告,或者未依照规定记录销毁情况的。

（四）疫苗生产企业和药品检验机构责任

疫苗生产企业未依照规定建立并保存疫苗销售记录的,依照《药品管理法》的规定处罚。

疫苗生产企业向县级疾病预防控制机构以外的单位或者个人销售第二类疫苗的,由药品监督管理部门没收违法销售的疫苗,并处违法销售的疫苗货值金额 2 倍以上 5 倍以下的罚款;有违法所得的,没收违法所得;其直接负责的主管人员和其他直接责任人员 5 年内不得从事药品生产经营活动;情节严重的,依法吊销疫苗生产资格或者撤销疫苗进口批准证明文件,其直接负责的主管人员和其他直接责任人员 10 年内不得从事药品生产经营活动;构成犯罪的,依法追究刑事责任。

药品检验机构出具虚假的疫苗检验报告的,依照《药品管理法》的规定处罚。

（五）违反疫苗储存、运输等冷链储运环节的部门及相关人员责任

疾病预防控制机构、接种单位、疫苗生产企业、接受委托配送疫苗的企业未在规定的冷藏条件下储存、运输疫苗的,由药品监督管理部门责令改正,给予警告,对所储存、运输的疫苗予以销毁;由卫生主管部门对疾病预防控制机构、接种单位的主要负责人、直接负责的主管人员和其他直接责任人员依法给予警告至撤职的处分,造成严重后果的,依法给予开除的处分,并吊销接种单位的接种资格;由药品监督管理部门依法责令疫苗生产企业、接受委托配送疫苗的企业停产、停业整顿,并处违反规定储存、运输的疫苗货值金额 2 倍以上 5 倍以下的罚款,造成严重后果的,依法吊销疫苗生产资格或者撤销疫苗进口批准证明文件,其直接负责的主管人员和其他直接责任人员 10 年内不得从事药品生产经营活动;构成犯罪的,依法追究刑事责任。

（六）单位和个人违反《疫苗接种条例》规定的责任

单位和个人违反本条例规定,给受种者人身、财产造成损害的,依法承担民事责任。以发生预防接种异常反应为由,寻衅滋事,扰乱接种单位的正常医疗秩序和预防接种异常反应鉴定工作的,依法给予治安管理处罚;构成犯罪的,依法追究刑事责任。

五、药品监督管理部门的法律责任

药品监督管理部门应当加强对本部门工作人员的教育、培训和管理,督促其正确履职。凡不履行本办法规定的职责或者滥用职权、玩忽职守、徇私舞弊的,均应当依法对直接负责的主管人员和其他直接责任人员给予相应行政处分;涉嫌犯罪的,移送司法机关处理。

（一）违法发给药品管理证件

药品监督管理部门违反《药品管理法》规定,有下列行为之一的,由其上级主管机关或者监察机关责令收回违法发给的证书、撤销药品批准证明文件,对直接负责的主管人员和其他直接责任人员依法给予行政处分;构成犯罪的,依法追究刑事责任:①对不符合《药品生产质量管理规范》《药品经营质量管理规范》的企业发给符合有关规范的认证证书的,或者对取得认证证书的企业未按照规定履行跟踪检查的职责,对不符合认证条件的企业未依法责令其改正或者撤销其认证证书的;②对不符合法定条件的单位发给《药品生产许可证》《药品经营许可证》的。

（二）违法参与药品生产经营活动

药品监督管理部门或者其设置的药品检验机构或者其确定的专业从事药品检验的机构参与药品生产经营活动的,由其上级机关或者监察机关责令改正,有违法收入的予以没收;情节严重的,对直接负责的主管人员和其他直接责任人员依法给予行政处分。

药品监督管理部门或者其设置的药品检验机构或者其确定的专业从事药品检验的机构的工作人员参与药品生产经营活动的,依法给予行政处分。

（三）履行监督检查职责不当

已取得《药品生产许可证》《药品经营许可证》的企业生产、销售假药、劣药的,除依法追究该企业的法律责任外,对有失职、渎职行为的药品监督管理部门直接负责的主管人员和其他直接责任人员依法给予行政处分;构成犯罪的,依法追究刑事责任。

（周　令）

思考题

1. 什么是药品？　其质量特性有哪些？

2. 简要回答药品监督管理的含义。

3. 药品 GMP 认证主要包括哪些程序？

4. 开办药品经营企业必须具备哪些条件？

5. 口岸食品药品监督管理局负责药品的主要职责有哪些？

6. 什么是药品不良反应、药品不良反应监测和报告？

7. 如何界定严重药品不良反应？

8. 特殊管理药品的监督管理特点有哪些？

9. 什么是疫苗？　疫苗分为几类？

10. 何为假药？　如何界定？

第二十一章

化妆品卫生法律制度与监督

伴随着社会经济的发展和人们生活水平的不断提高,化妆品(cosmetics)已成为人们日常生活中不可缺少的生活消费品之一。化妆品是与人体直接接触的日用工业产品。它是由多种作用不同的原料,经配伍、生产加工而成的混合物。化妆品的使用对象是所有人群,化妆品的安全性至关重要,在达到美容、清洁、护肤的同时,不能对机体产生任何危害。目前,市场上出现的一些伪劣化妆品的卫生问题给消费者的身体健康带来了一些不良影响,甚至造成严重后果。因此,必须加强对化妆品的卫生监督和管理,做到对化妆品卫生监督工作的规范化、法制化,确保化妆品的卫生质量和使用安全,保证消费人群的身体健康。

第一节　概述

一、化妆品的定义

化妆品是以化妆为目的,由不同的化学物质混合制成,以涂擦、喷洒或者其他类似的方法,散布于人体表面任何部位(皮肤、毛发、指甲、口唇等),以达到清洁、消除不良气味、护肤、美容和修饰目的的日用化学工业产品。

二、化妆品的分类

化妆品种类繁多,分类也比较繁杂,许多国家按生产工艺、产品配方、使用目的(部位)或剂型的不同,将化妆品分为不同类型,如头发用化妆品、芳香化妆品、药效化妆品等。我国推荐的化妆品的分类标准(GB/T 18670—2002)是根据产品的主要功能及主要使用部位进行分类,为有关部门及生产经销企业对化妆品分类管理提供参考依据。化妆品可分为:清洁类化妆品、护理类化妆品及美容/修饰类化妆品等。常用化妆品归类举例(表21-1)。

表 21-1　常用化妆品归类举例

部位	功能		
	清洁类化妆品	护理类化妆品	美容/修饰类化妆品
皮肤	洗面奶		粉饼
	卸妆水(乳)	护肤膏霜、乳液	胭脂
	清洁霜(蜜)	化妆水	眼影
	面膜		眼线笔(液)

续表

部位	功能		
	清洁类化妆品	护理类化妆品	美容／修饰类化妆品
皮肤	花露水 痱子粉 爽身粉 浴液		眉笔 香水 古龙水
毛发	洗发液 洗发膏 剃须膏	护发素 发乳 发油／发蜡 焗油膏	定型摩丝／发胶 染发剂 烫发剂 睫毛液（膏） 生发剂 脱毛剂
指甲	洗甲液	护甲水（霜） 指甲硬化剂	指甲油
口唇	唇部卸妆液	润唇	唇膏 唇彩 唇线笔

三、化妆品的安全通用要求

2015 年 11 月国家食品药品监督管理总局新颁布的《化妆品安全技术规范》对化妆品提出以下安全通用要求。

（一）一般要求

1. 化妆品应经安全性风险评估,确保在正常、合理的及可预见的使用条件下,不得对人体健康产生危害。

2. 化妆品生产应符合化妆品生产规范的要求。化妆品的生产过程应科学合理,保证产品安全。

3. 化妆品上市前应进行必要的检验,检验方法包括相关理化检验方法、微生物检验方法、毒理学试验方法和人体安全试验方法等。

4. 化妆品应符合产品质量安全有关要求,经检验合格后方可出厂。

（二）配方要求

1. 化妆品配方不得使用本规范所规定的化妆品禁用组分 1290 种和化妆品禁用植（动）物组分 98 种。

若技术上无法避免禁用物质作为杂质带入化妆品时,国家有限量规定的应符合其规定;未规定限量的,应进行安全性风险评估,确保在正常、合理及可预见的适用条件下不得对人体健康产生危害。

2. 化妆品配方中使用的原料如属于本规范所列的 47 种化妆品限用组分,使用要求应符合本法规规定。

3. 化妆品配方中规定使用的 51 种防腐剂、27 种防晒剂、157 种着色剂、75 种染发剂,使用时必须符合规定的最大允许浓度、使用范围和限制条件以及标签上必须标印的使用条件和注意事项。

（三）微生物学指标要求

化妆品中微生物指标应符合表21-2中规定的限值。

表21-2　化妆品中微生物指标限值

化妆品中微生物指标限值微生物指标	限值	备注
菌落总数（CFU/g 或 CFU/ml）	≤500	眼部化妆品、口唇化妆品和儿童化妆品
	≤1000	其他化妆品
霉菌和酵母菌总数（CFU/g 或 CFU/ml）	≤100	
耐热大肠菌群/g（或 ml）	不得检出	
金黄色葡萄球菌/g（或 ml）	不得检出	
铜绿假单胞菌/g（或 ml）	不得检出	

（四）有害物质限值要求

化妆品中有害物质不得超过表21-3中规定的限值

表21-3　化妆品中有害物质限值

有害物质	限值（mg/kg）	备注
汞	1	含有机汞防腐剂的眼部化妆品除外
铅	10	
砷	2	
镉	5	
甲醇	2000	
二噁烷	30	
石棉	不得检出	

（五）包装材料要求

直接接触化妆品的包装材料应当安全,不得与化妆品发生化学反应,不得迁移或释放对人体产生危害的有毒有害物质。

（六）标签要求

1. 凡化妆品中所用原料按照本技术规范需在标签上标印使用条件和注意事项的,应按相应要求标注。

2. 其他要求应符合国家有关法律法规和规章标准要求。

（七）儿童用化妆品要求

1. 儿童用化妆品在原料、配方、生产过程、标签、使用方式和质量安全控制等方面除满足正常的化妆品安全性要求外,还应满足相关特定的要求,以保证产品的安全性。

2. 儿童用化妆品应在标签中明确适用对象。

（八）原料要求

1. 化妆品原料应经安全性风险评估,确保在正常、合理及可预见的使用条件下,不得对人体健康产生危害。

2. 化妆品原料质量安全要求应符合国家相应规定,并与生产工艺和检测技术所达到的水平相适应。

3. 原料技术要求内容包括化妆品原料名称、登记号[CAS 号和(或)EINECS 号、INCI 名称、拉丁学名等]、使用目的、适用范围、规格、检测方法、可能存在的安全性风险物质及其控制措施等内容。

4. 化妆品原料的包装、储运、使用等过程,均不得对化妆品原料造成污染。直接接触化妆品原料的包装材料应当安全,不得与原料发生化学反应,不得迁移或释放对人体产生危害的有毒有害物质。对有温度、相对湿度或其他特殊要求的化妆品原料应按规定条件储存。

5. 化妆品原料应能通过标签追溯到原料的基本信息[包括但不限于原料标准中文名称、INCI 名称、CAS 号和(或)EINECS 号]、生产商名称、纯度或含量、生产批号或生产日期、保质期等中文标识。属于危险化学品的化妆品原料,其标识应符合国家有关部门的规定。

6. 动植物来源的化妆品原料应明确其来源、使用部位等信息;动物脏器组织及血液制品或提取物的化妆品原料,应明确其来源、质量规格,不得使用未在原产国获准使用的此类原料。

7. 使用化妆品新原料应符合国家有关规定。

第二节 化妆品卫生监督法律制度

20 世纪化妆品业的发展壮大,让人们更清楚认识到了化妆品对人类生活生产带来的影响,意识到了化妆品业对国家经济社会发展的作用,开始将法治引入化妆品领域。

1938 年,美国《联邦食品、药品和化妆品法》出台,首次对化妆品监管作出规范;1947 年,日本在《准医药品管理法》中第一次在法律上对化妆品明确了地位。在欧盟,化妆品业法治化的转折出现在 20 世纪 60 年代,欧共体委员会要求化妆品业提出该行业法治化的建议。1976 年,《欧盟化妆品规程 76/768 号》公布,成为规范化妆品的重要依据。

如同世界化妆品及其法治化进程一样,中国化妆品立法的发展是同化妆品业的壮大密切相关的。经过数十年的发展,中国化妆品已初步建立了自己的体系,形成了相应的法律制度和监管制度。

一、化妆品卫生监督的法律法规

(一)中国化妆品卫生监督法律制度的发展

为了规范化妆品的生产经营活动,保证化妆品的卫生质量和使用安全,保障消费者健康,1985 年 7 月卫生部会同原轻工业部着手制订化妆品卫生管理法规和标准,从而启动了我国化妆品卫生管理立法和卫生标准制订工作。1987 年 5 月 4 日,卫生部正式颁布了化妆品卫生标准系列;包括《化妆品卫生标准》《化妆品卫生化学标准检验方法》《化妆品微生物标准检验方法》和《化妆品安全性评价程序和方法》,并于 1987 年 10 月 1 日开始实施。

1986 年 12 月 10 日《化妆品生产管理条例(试行)》颁布,1987 年 1 月 1 日起实施,该条例是我国化妆品领域的第一部立法,明确了化妆品的定义和范围,确立了化妆品监管思路和制度。

《化妆品卫生监督条例》于1989年9月26日获得国务院批准,同年11月13日由卫生部发布,1990年1月1日起实施。该条例明确了国家实行化妆品卫生监督制度,并规定对化妆品的生产、进口、流通等各领域实施卫生监督。目前仍是国家在化妆品管理方面最高的法律位阶和对化妆品进行监督管理的一个根本依据,确立了其在化妆品领域的基础性地位。根据《化妆品卫生监督条例》,1991年卫生部发布了《化妆品卫生条例实施细则》,比较详细地规定了化妆品生产、销售及不良反应的处理。

《化妆品的卫生规范》由卫生部于1999年11月发布,12月1日起实施,是有关部门进行化妆品监督管理的主要依据。随后卫生部又发布了《化妆品审批程序》《化妆品审批工作程序》《化妆品生产企业卫生规范》等规章,形成了比较完整的化妆品卫生监督法规体系。2002年卫生部又发布实施了《化妆品卫生规范》(2002年版),随着化妆品安全性评价方法和检验技术的不断提高,2002年版《化妆品卫生规范》的技术内容上与欧盟、美国等地的管理要求存在明显差距,为了使化妆品尽量与国际标准接轨,以保证先进性和可行性,卫生部于2007年1月颁布了2007年版《化妆品卫生规范》。为了满足我国化妆品监管实际的需要,结合行业发展和科学认识的提高,国家食品药品监督管理总局于2015年11月颁布了《化妆品安全技术规范》,自2016年12月1日起施行。该《技术规范》(2015年版)包括概述、化妆品禁限用组分要求、化妆品准用组分要求、理化检验方法、微生物学检验方法、毒理学试验方法、人体安全性检验方法和人体功效评价检验方法八大部分。

（二）中国现有化妆品卫生监督法律体系

《化妆品卫生监督条例》的颁布实施,标志着我国化妆品领域法治化进入了新的时期。自此以后,我国化妆品行业的立法和法治化取得了长足发展。在国家层面,针对化妆品相关部门制定了许多规章、规范性文件和技术标准,形成了具有一定梯层、涉及化妆品生产许可、卫生监督、标识、广告管理、进出口监督检验管理等众多事项的法律规范体系(表21-4)。

表21-4　我国现行有效的主要化妆品行政法规和规章一览表

序号	名称	层级	制定机关	发布时间
1	化妆品卫生监督条例	行政法规	国务院批准,卫生部发布	1989年
2	工业产品生产许可证管理条例	行政法规	国务院	2005年
3	化妆品卫生标准	规章	卫生部	1987年
4	化妆品卫生监督条例实施细则	规章	卫生部	1991年,2005年修订
5	化妆品卫生监督检验实验室资格认证办法	规章	卫生部	1992年
6	化妆品生产企业卫生规范	规章	卫生部	1996年,2000年,2007年修订
7	卫生部化妆品申报与受理规定	规章	卫生部	1999年
8	工业产品生产许可证管理条例实施办法	规章	国家质量监督检验检疫总局	2005年
9	化妆品标识管理规定	规章	国家质量监督检验检疫总局	2007
10	进出口化妆品监督检验管理办法	规章	国家出入境检验检疫局	2000
11	化妆品广告管理办法	规章	国家工商行政管理局	1993年,2005年修订
12	消费品使用说明及化妆品通用标签	规章	国家质量监督检验检疫总局	2008年

除这些行政法规和规章外,2008 年以来,国家食品药品监督管理总局制定了大量有针对化妆品的规范性文件(表 21-5)。同时,一些地方政府也专门针对化妆品制定了相关的地方规章和规范性文件。

表 21-5　2008 年以来国家食品药品监督管理总局制定的化妆品的规范性文件

文件名称	发布日期
总局关于做好化妆品生产许可有关工作的通知	2015 年 12 月 15 日
食品药品监管总局关于进一步做好当前化妆品生产许可有关工作的通知	2013 年 10 月 11 日
关于简化化妆品生产企业名称或地址(生产现场未改变)变更有关事宜的通知	2012 年 11 月 07 日
关于增设特殊用途化妆品行政许可技术审评结论有关事宜的通知	2012 年 11 月 06 日
关于印发儿童化妆品申报与审评指南的通知	2012 年 10 月 12 日
关于印发化妆品生产经营企业索证索票和台账管理规定的通知	2012 年 1 月 10 日
关于印发化妆品用乙醇、滑石粉、甘油 3 种原料要求的通知	2011 年 12 月 23 日
关于印发化妆品生产企业原料供应商审核指南的通知	2011 年 12 月 15 日
关于实施《化妆品命名规定》有关事宜的通知	2011 年 12 月 12 日
关于进一步明确进口化妆品行政许可在华申报责任单位备案与变更有关事项的通知	2011 年 9 月 21 日
关于进一步明确化妆品行政许可申报资料项目要求的通知	2011 年 9 月 21 日
关于注销化妆品行政许可批件(备案凭证)有关事项的通知	2011 年 8 月 4 日
关于印发完善化妆品审评审批机制意见的通知	2011 年 7 月 12 日
关于加强化妆品原料监督管理有关事宜的通知	2011 年 6 月 3 日
关于印发化妆品新原料申报与审评指南的通知	2011 年 5 月 12 日
关于印发国产非特殊用途化妆品备案管理办法的通知	2011 年 4 月 21 日
关于印发化妆品行政许可延续技术审评要点的通知	2011 年 4 月 18 日
关于实施化妆品产品技术要求规范有关问题的通知	2011 年 3 月 9 日
关于进一步明确化妆品行政许可检验机构有关工作事项的通知	2011 年 3 月 8 日
关于印发化妆品中丙烯酰胺等禁用物质或限用物质检测方法的通知	2011 年 2 月 21 日
关于印发化妆品中禁用物质和限用物质检测方法验证技术规范的通知	2010 年 11 月 29 日
关于印发化妆品产品技术要求规范的通知	2010 年 11 月 26 日
关于进一步简化有关进口非特殊用途化妆品申报资料要求的通知	2010 年 11 月 15 日
关于印发化妆品用三乙醇胺原料要求的通知	2010 年 11 月 2 日
关于印发化妆品行政许可受理审查要点的通知	2010 年 11 月 2 日
关于进一步明确化妆品行政许可申报受理有关事项的通知	2010 年 9 月 30 日
关于印发化妆品技术审评要点和化妆品技术审评指南的通知	2010 年 9 月 28 日
关于加强含珍珠粉原料保健食品化妆品及药品监管工作的紧急通知	2010 年 9 月 21 日
关于印发化妆品中可能存在的安全性风险物质风险评估指南的通知	2010 年 8 月 23 日
关于化妆品配方中香精原料申报有关问题的通知	2010 年 7 月 2 日
关于加强化妆品生产经营日常监管的通知	2010 年 4 月 27 日
关于印发化妆品行政许可检验管理办法的通知	2010 年 2 月 21 日
关于印发化妆品行政许可检验机构资格认定管理办法的通知	2010 年 2 月 21 日
关于印发化妆品命名规定和命名指南的通知	2010 年 2 月 5 日
关于印发化妆品行政许可申报受理规定的通知	2009 年 12 月 25 日
关于化妆品卫生行政许可有关事项的公告	2008 年 9 月 9 日

二、化妆品卫生监督机构及职责

（一）化妆品卫生监督机构

目前,对化妆品的管理实行多部门共同管理的体制。主要涉及的部门有各级食品药品监督管理局、质量监督检验检疫局等部门,各部门依各自管理领域对化妆品相关事项进行管理。各级质量监督检验检疫部门主要负责化妆品产品标识管理和产品质量监管以及口岸化妆品的检验监管等。

（二）各级食品药品监督管理局化妆品卫生监督主要职责

1. 国家食品药品监督管理总局化妆品卫生监督主要职责

（1）制定全国化妆品卫生监督工作的方针、政策,检查、指导全国化妆品卫生监督工作,组织经验交流。

（2）组织研究、制定化妆品卫生标准。

（3）审查化妆品新原料、特殊用途化妆品、进口化妆品的卫生质量和使用安全,批准化妆品新原料的使用、特殊用途化妆品的生产、化妆品的首次进口。

（4）组织对国务院卫生计生行政部门认为的化妆品卫生重大案件的调查处理。

（5）依照《条例》和本《实施细则》决定行政处罚。

2. 省、自治区、直辖市食品药品监督管理局化妆品卫生监督主要职责

（1）主管辖区内化妆品卫生监督工作,负责检查、指导地、市级食品药品监督管理局的化妆品卫生监督工作,组织经验交流。

（2）对辖区内化妆品生产企业实施预防性卫生监督和发放《化妆品生产企业卫生许可证》《化妆品生产企业卫生许可证》。

（3）初审特殊用途化妆品的卫生质量,负责非特殊用途化妆品的备案。

（4）组织对省、自治区、直辖市卫生计生行政部门认为的辖区内化妆品卫生较大案件的调查处理。

第三节　化妆品生产的卫生监督

一、化妆品生产许可的卫生监督

我国对化妆品生产企业实行生产许可和卫生许可的监督制度。根据 2013 年国家食品药品监管总局《关于进一步做好当前化妆品生产许可有关工作的通知》精神,企业生产化妆品须向所在地省、自治区、直辖市食品药品监管部门申请获得《化妆品生产许可证》和《化妆品生产企业卫生许可证》。化妆品生产许可证有效期为 5 年,化妆品生产企业卫生许可证的有效期为 4 年,每两年复核 1 次。未取得《化妆品生产许可证》和《化妆品生产企业卫生许可证》的单位,不得从事化妆品生产。该通知还明确提出,"将化妆品生产行政许可与化妆品卫生行政许可两项行政许可整合为一项行政许可",该项许可由省级食品药品监管部门核发。国家食品药品监督管理总局正在制定化妆品生产许

可等管理文件。

二、对企业生产的卫生监督

1. 新建、改建、扩建化妆品生产场地的选址、建筑设计应符合化妆品卫生标准和要求。省、自治区、直辖市食品药品监管部门应对其选址、建筑设计进行审查,并参加竣工验收。

2. 生产企业应当建在清洁区域内,与有毒、有害场所保持符合卫生要求的间距。

3. 生产企业厂房的建筑应当坚固、清洁。车间内天花板、墙壁、地面应当采用光洁建筑材料,应当具有良好的采光(或照明),并应当具有防止和消除鼠害和其他有害昆虫及其孳生条件的设施和措施。

4. 生产企业应当设有与产品品种、数量相适应的化妆品原料、加工、包装、贮存等厂房或场所。

5. 生产车间应当有适合产品特点的相应的生产设施,工艺规程应当符合卫生要求。

6. 生产企业必须具有能对所生产的化妆品进行微生物检验的仪器设备和检验人员。

7. 直接从事化妆品生产人员(包括临时工)必须依照《条例》规定实施健康检查:①化妆品生产企业负责本单位人员体检的组织工作,并组织应体检人员到县级以上医疗卫生机构体检;②省级食品药品监管部门应认真审查受检人员的健康状况,符合要求者发给"健康证";不符合要求者,通知受检单位不得或将其调离直接从事化妆品生产的岗位;③对患有痢疾、伤寒、病毒性肝炎、活动性肺结核病人的管理,按国家《传染病防治法》有关规定执行;患有手癣、指甲癣、手部湿疹、发生于手部的银屑病或者鳞屑、渗出性皮肤病者,必须在治疗后经原体检单位检查证明痊愈,方可恢复原工作。

8. 生产化妆品所需的原料、辅料以及直接接触化妆品的容器和包装材料必须符合国家卫生标准。

9. 使用化妆品新原料生产化妆品,必须经食品药品监督管理局批准。化妆品新原料是指在国内首次使用于化妆品生产的天然或人工原料。

10. 生产企业在化妆品投放市场前,必须按照国家《化妆品卫生标准》对产品进行卫生质量检验,对质量合格的产品应当附有合格标记。未经检验或者不符合卫生标准的产品不得出厂。

11. 化妆品标签上应当注明产品名称、厂名,并注明生产企业卫生许可证编号;小包装或者说明书上应当注明生产日期和有效使用期限。特殊用途的化妆品,还应当注明批准文号。对可能引起不良反应的化妆品,说明书上应当注明使用方法、注意事项。化妆品标签、小包装或者说明书上应注有适应证,不得宣传疗效,不得使用医疗术语。

三、经常性卫生监督

(一)定期和不定期检查

地市以上食品药品监管部门对已取得《化妆品生产企业卫生许可证》的企业,组织定期和不定期检查。定期检查每年第一、第三季度各1次;审查发放《化妆品生产企业卫生许可证》当年和复核年度各减少1次。定期检查和不定期检查结果逐级上报上一级食品药品监管部门及化妆品卫生监督检验机构。

（二）检查的主要内容

对化妆品生产企业的定期和不定期检查主要内容有：①监督检查生产过程中的卫生状况；②监督检查是否使用了禁用物质和超量使用了限用物质生产化妆品；③每批产品出厂前的卫生质量检验记录；④产品卫生质量；⑤产品标签、小包装、说明书是否符合《条例》化妆品标签的规定；⑥生产环境的卫生情况；⑦直接从事化妆品生产的人员中患有《条例》规定的疾病者调离情况。

（三）检查重点内容

重点检查未报省、自治区、直辖市食品药品监督管理局备案的产品、企业新投放市场的产品、卫生质量不稳定的产品、可能引起人体不良反应的产品、以及有消费者投诉的产品等。

（四）检查项目

1. 对未报省、自治区、直辖市食品药品监管部门备案的产品，审查产品成分、产品卫生质量检验报告，同时进行微生物卫生化学方面的产品卫生质量监督检验。如企业不能提供产品卫生质量检验报告，或提供的产品卫生质量检验报告不能证明产品使用安全的，由化妆品卫生监督检验机构进行强制鉴定。

2. 其他产品进行微生物、卫生化学方面的产品卫生质量监督检验。必要时，经同级食品药品监管部门批准，可以对批准产品进行卫生安全性鉴定。

第四节　化妆品经营的卫生监督

一、经营化妆品的卫生监督要求

1. 化妆品经营者（含批发、零售）必须遵守化妆品标签的规定。

2. 生产企业向经营单位推销化妆品，应出示《化妆品生产企业卫生许可证》。

3. 化妆品经营者在进货时应检查所进化妆品是否具有下列标记或证件。不具备下述标记或证件的化妆品不得进货并销售：①国产化妆品标签或小包装上应有《化妆品生产企业卫生许可证》编号，并具有企业产品出厂检验合格证，特殊用途化妆品还应具有国务院卫生计生行政部门颁发的批准文号；②进口化妆品应具有国家食品药品监督管理部门的批准文件（复印件）。

4. 出售散装化妆品应注意清洁卫生，防止污染。

5. 化妆品经营单位和个人不得销售下列化妆品：①未取得《化妆品生产企业卫生许可证》的企业所生产的化妆品；②无质量合格标记的化妆品；③标签、小包装或者说明书不符合本条例第十二条规定的化妆品；④未取得批准文号的特殊用途化妆品；⑤超过使用期限的化妆品。

二、化妆品的广告的卫生监督

化妆品的广告宣传不得有下列内容：①化妆品名称、制法、效用或者性能有虚假夸大的；②使用他人名义保证或以暗示方法使人误解其效用的；③宣传医疗作用的。

三、不定期检查监督

1. 对化妆品经营者实行不定期检查,重点检查经营单位执行《条例》和《实施细则》经营化妆品的卫生监督要求。

2. 每年对辖区内化妆品批发部门巡回监督每户至少1次;每2年对辖区内化妆品零售者巡回监督每户至少1次。检查结果定期逐级上报上一级食品药品监管部门及化妆品卫生监督检验机构。

3. 对化妆品批发部门及零售者的巡回监督一般不采样检测。当经营者销售的化妆品引起人体不良反应或其他特殊原因,县级以上食品药品监督管理局可以组织对经营者销售的化妆品的卫生质量进行采样检测。

4. 进行化妆品广告宣传应符合《条例》有关化妆品广告的卫生监督规定,并按国家工商行政管理部门规定办理有关手续。

第五节　特殊用途及进口化妆品的卫生监督

一、特殊用途化妆品的卫生监督

(一)概念

特殊用途化妆品(cosmetics for special use)是指用于育发、染发、烫发、脱毛、美乳、健美、除臭、祛斑、防晒用途的化妆品。为了获得上述某种功能,常在其中加入一些实现功能的物质,这类物质有些是有毒有害的物质,如果加入量不合适或使用不当,会对人体健康造成不同程度的损害,甚至会导致化妆品毁容事件。如染发类化妆品中的苯胺类物质对皮肤的毒性和致敏作用,脱毛化妆品中碱金属及其硫化物对皮肤的刺激作用,以及各种祛斑霜中所含高浓度的汞,砷和苯酚等对皮肤的化学烧伤作用等。

由于特殊用途化妆品比一般化妆品所含化学成分更加复杂,是目前引起人体不良反应最多的一类化妆品,因此,食品药品监督部门对此类化妆品进行严格的卫生监督和管理尤为重要。

(二)特殊用途化妆品的审查批准程序

1. 申请与初审　生产企业经企业主管部门同意后,向所在地地、市级以上食品药品监管部门领取并填写《特殊用途化妆品卫生审查申请表》,向省、自治区、直辖市食品药品监管局提出申请,省、自治区、直辖市卫生计生行政部门进行初审,经初审同意的产品,在国家食品药品监督管局批准的单位进行人体试用或斑贴试验。

2. 复审　国家食品药品监督管局在收到初审材料和人体试用或斑贴试验报告后,应于6个月以内组织化妆品安全性评审组进行产品卫生安全性评价。国家食品药品监督管局应于复审后2个月以内作出是否批准的决定。对批准的产品,发给特殊用途化妆品批准文号和特殊用途化妆品证书。

3. 批准　①特殊用途化妆品批准文号每四年重新审查1次,期满前4至6个月由企业执原批件和相关资料重新向省、自治区、直辖市食品药品监管部门申请,并填写申请表;②特殊用途化妆品批准文号为该产品的生产凭证,不得涂改、转让,严禁伪造、倒卖。特殊用途化妆品证书是研制凭证,可用于该产品的技术转让。

二、进口化妆品的卫生监督

随着我国人民生活水平的日益提高,大量的国外化妆品不断涌入我国市场,虽然国外化妆品的进口,大大丰富了我国的化妆品市场,但是由于各国对化妆品的卫生监督和管理水平存在一定的差异,同时国内的部分消费者存有迷信进口产品的心理,进入国内的化妆品特别是一些伪劣化妆品,也会对消费者的健康造成不同程度的损害。因此,应加强对进口化妆品的卫生监督和管理。

(一)进口化妆品的审批程序

1. 首次进口的化妆品,国外厂商或其代理商必须在进口地地、市级以上食品药品监管部门领取并填写《进口化妆品卫生许可申请表》,直接向国务院卫生计生行政部门申请,申请时须提供以下资料和样品:①产品名称、种类;②产品成分、限用物质含量;③产品质量标准及检验方法,并附中文译本;④产品在生产国(地区)批准生产和销售的证明文件;⑤产品在其他国家(地区)注册和批准销售的证明文件;⑥产品在生产国(地区)和其他国家(地区)通过生产、注册、销售批准审查的评价报告,并附中文译本;⑦产品卫生安全性评价资料或产品卫生质量检验报告;⑧产品标签、使用说明书,并附中文译本;⑨完整包装的产品样品。

2. 国家食品药品监督管局在收到全部申报资料后,应于六个月内组织化妆品安全性评审组组对申报产品进行产品卫生安全性评价审查,并在两个月以内做出是否批准的决定。审查通过的产品,经国家食品药品监督管局批准后,发给"进口化妆品卫生许可批件"和批准文号。同时将审批情况通知进口地省、自治区、直辖市卫生计生行政部门。

3. 进口化妆品的产品卫生安全性评价和产品卫生质量检验必须有国家食品药品监督管局认证的单位进行评价和检验。免除卫生安全性评价或卫生质量检验的产品由国家食品药品监督管局核定。

4. "进口化妆品卫生许可批件"只对该批件载明的品种和生产国家、厂商有效。国外厂商或其代理商凭"进口化妆品卫生许可批件"按国家有关规定办理进口手续。

(二)对进口化妆品的卫生监督

1. 进口化妆品必须经国家出入境检验检疫局按照《进出口化妆品监督管理办法》(2000)进行检验,检验合格者方准予进口。

2. 各级食品药品监管部门应严格按《条例》进行监督,对无"进口化妆品卫生许可批件"的进口化妆品,严禁在我国市场销售。

3. "进口化妆品卫生许可批件"有效期为四年。期满前四到六个月应向食品药品监督管理局申请换发。

4. 检查"进口化妆品卫生许可批件",查看进口化妆品品种、名称与"进口化妆品卫生许可批件"所载明的品种、名称是否相符。

5."进口化妆品卫生许可批件"和批准文号不得涂改、转让,严禁伪造、倒卖。

第六节　法律责任

一、行政责任

1. 有下列行为之一者,处以警告处罚,并同时责令其限期改进:

(1)具有违反化妆品生产企业必须符合的卫生要求规定之一的行为者。

(2)直接从事化妆品生产的人员患有《条例》中所列疾病之一,未调离者。

(3)具有违反《条例》中不得销售的下列化妆品的行为者:①无质量合格标记的化妆品;②标签、小包装或者说明书不符合规定的化妆品。

(4)涂改《化妆品生产企业卫生许可证》者。

(5)涂改特殊用途化妆品批准文号者。

(6)涂改进口化妆品卫生审查批件或批准文号者。

(7)拒绝卫生监督者。

2. 有下列行为之一者,处以停产或停止经营化妆品 30 天以内的处罚,对经营者并可以处没收违法所得及违法所得 2 到 3 倍的罚款的处罚:

(1)经警告处罚,责令限期改进后仍无改进者。

(2)具有违反化妆品生产企业必须符合的卫生要求规定之两项以上行为者。

(3)具有违反《条例》中不得销售的下列化妆品的行为者:①未取得《化妆品生产企业卫生许可证》的企业所生产的化妆品;②未取得批准文号的特殊用途化妆品;③超过使用期限的化妆品。

(4)经营单位转让、伪造、倒卖特殊用途化妆品批准文号者。

3. 具有下列行为之一者,处以吊销《化妆品生产企业卫生许可证》的处罚:

(1)经停产处罚后,仍无改进,确不具备化妆品生产卫生条件者。

(2)转让、伪造、倒卖《化妆品生产企业卫生许可证》者。

4. 有下列行为之一者,处以没收违法所得及违法所得 2 到 3 倍的罚款的处罚,并可以撤销特殊用途化妆品批准文号或进口化妆品批准文号:

(1)生产企业转让、伪造、倒卖特殊用途化妆品批准文号者。

(2)转让、伪造、倒卖进口化妆品卫生审查批件或批准文号者。

5. 没收产品按下列规定分别处理:

(1)没收的产品具有下列情况之一,并经检验合格的,待按《条例》有关规定办理批准手续后,准予销售:①未取得《化妆品生产企业卫生许可证》企业生产的产品;②未取得批准文号的特殊用途化妆品;③使用未经批准的化妆品新原料生产的产品;④未经批准或检验的进口化妆品。

(2)没收的使用禁用原料生产的产品,由食品药品监管部门监督销毁。

(3)没收的不符合国家《化妆品卫生标准》的产品,由生产企业进行技术处理后,经检验合格的,企业报所在地或销售地地、市食品药品监管部门审查备案后,可投放市场;仍不合格的,由食品药品监管部门监督销毁。

6. "责令企业停产""停止经营""没收产品及违法所得"价值5000元以上"罚款5000元以上"的行政处罚,报上一级食品药品监管部门批准。吊销《化妆品生产企业卫生许可证》的处罚由省、自治区、直辖市食品药品监管部门决定;撤销特殊用途化妆品批准文号的处罚由国家食品药品监管局决定。

二、民事责任

对违反《条例》规定造成人身伤害或者发生中毒的,具有直接责任的生产企业和经营单位或个人应负损害赔偿责任。

三、刑事责任

1. 化妆品卫生监督员有以权谋私、滥用职权、弄虚作假、出据伪证、索贿受贿、泄露企业提供的技术资料等违法行为的,经查证属实,没收受贿所得财物,由食品药品监督管理局视情节轻重给予行政处分,撤销化妆品卫生监督员资格。造成严重后果,构成犯罪的,由司法机关依法追究刑事责任。

2. 刑法第148条规定:生产不符合卫生标准的化妆品,或者销售明知不符合卫生标准的化妆品,造成严重后果的,处3年以下有期徒刑或者拘役,并处或者单处销售金额50%以上2倍以下罚金。

（刘金宝）

思考题	1. 简述化妆品的通用卫生要求。
	2. 化妆品容许使用的原料有哪些? 其在化妆品中各起什么作用?
	3. 化妆品生产过程中卫生状况监督检查的主要内容有哪些?
	4. 化妆品经营的卫生监督包括哪几个主要的方面?
	5. 《条例》及《实施细则》关于卫生行政处罚的规定有哪些?

第二十二章

健康相关产品卫生法律制度与监督

健康相关产品(health related products)与人类生活质量及健康密切相关,随着社会经济的快速发展及生活水平的提高,人们对健康相关产品的需求与日俱增。为保障公众健康,必须加强健康相关产品的法律制度建设及卫生监督管理工作。

本章将着重介绍生活饮用水、涉及饮用水卫生安全产品、血液及血液制品、消毒产品等健康相关产品的法律规定及其卫生监督管理要求。其他健康相关产品在本书其他章节中述及。

第一节 概述

一、健康相关产品的含义

健康相关产品涉及的范围非常广泛,广义上可以说,与人类生活衣、食、住、行、用等有关的一切产品都可以理解为健康相关产品。从卫生监督的角度出发,健康相关产品主要包括:食品(包括保健食品)、生活饮用水及涉及饮用水卫生安全产品、化妆品、血液及血液制品、消毒产品及医疗器械等与人体健康直接相关的产品。

二、健康相关产品卫生监督管理的法律规定

(一)健康相关产品命名的法律规定

为保证健康相关产品命名的科学和规范,保护消费者权益,健康相关产品命名应符合如下要求:

1. 命名应符合国家有关法律、法规、规章、标准、规范的相关规定;能反映产品的真实属性,简明易懂,符合中文语言习惯;名称由商标名、通用名、属性名三部分组成,器械类产品名称还应当有产品型号。

2. 商标名不得使用有夸大功能或误导消费者的商标;通用名应准确、科学,可以是表明主要原料、主要功效成分或产品功能的文字,但不得使用明示或暗示有治疗作用的文字;属性名应表明产品的客观形态,不得使用抽象名称;产品型号应反映该产品的特点。

3. 禁止使用消费者不易理解的专业术语及地方方言;禁止使用虚假、夸大和绝对化的词语;禁止使用庸俗或带有封建迷信色彩的词语;禁止使用已经批准的药品名;禁止使用外文字母、汉语拼音、符号等。

4. 进口健康相关产品的中文名称应尽量与外文名称相对应,可采用意译、音译或意、音合译,一般以意译为主。

（二）健康相关产品审批的规定

1. 设立专家评审组织　为保证健康相关产品评审工作的科学、公正,国家卫生计生行政部门设立健康相关产品评审专家库。每次评审会之前由卫生计生行政及其职能部门根据工作需要,通知部分专家参加评审会议,并组成评审委员会。

（1）评审委员会的任务:①依据国家有关法律、法规、国家标准、技术规范等对健康相关产品进行专业技术评审;②为国家卫生计生行政部门提供健康相关产品管理方面的咨询意见;③承担国家卫生计生行政部门交办的其他工作。

（2）评审委员的权利和义务:①评审委员享有应聘、辞聘以及对被评审产品进行审核、评议和表决的权利,并应当及时向评审委员会和卫生计生行政部门提出有关咨询意见;②评审委员应当以客观、科学、公正的态度参加技术评审工作,认真履行职责,廉洁自律,不得借评审之机谋取私利;③评审委员应当对送审资料及评审情况保守秘密,不得抄录、引用和外传;④评审资料不符合有关受理要求时,评审委员可以拒绝对其进行评审;⑤评审委员不得应聘为评审工作相关产品生产单位的顾问,不得参与评审工作相关产品的监制及其他可能有碍评审公正性的活动;⑥评审委员会委员应恪尽职守,遵章守纪。凡违反以上规定的,相关部门可以中止其评审工作直至解聘。

2. 健康相关产品审批工作程序　健康相关产品审批工作包括检验、受理、评审和批准。

（1）检验:送检样品时,应填写"健康相关产品检验申请表"。检验机构接收样品时,应按规定对送检样品和有关资料进行核对,出具"健康相关产品检验受理通知书",并在规定时限内出具检验报告。检验项目及检验方法应符合国家有关要求。申请单位申报产品时,应将"健康相关产品检验申请表"和"健康相关产品检验受理通知书"附在检验报告前一并提交审评机构。

（2）申报与受理:凡国家有关法规规定需经省级卫生计生行政部门初审的健康相关产品,必须按要求经产品生产企业所在地省级卫生计生行政部门初审后,方可向国家卫生计生行政部门申报。申报单位应填写"健康相关产品申报申请表"。

审评机构应按有关规定对申报资料的合法性、完整性和规范性进行审核,并于接收产品申报资料之日起 5 个工作日内,做出是否受理的决定。经审核,对符合受理要求的产品,审评机构应向申报单位出具"健康相关产品受理通知书"。不符合受理要求的产品,审评机构应向申报单位出具"健康相关产品未予受理通知书",通知书应写明需修改和补充的内容。

（3）评审:评审委员会根据有关规定,按产品清单顺序,对产品进行技术评审,并完成评审报告。所有评审资料均应妥善保管或处理,不得外传或泄密。评审结论分为"建议批准""建议不批准""补充资料后,建议批准""补充资料后,大会再审"等几种。

对"补充资料后,建议批准"和"补充资料后,大会再审"的产品,审评机构应及时完成"健康相关产品评审意见通知书"。对"补充资料后,建议批准"的产品,审评机构应收到申报单位提交的修改补充资料后,按有关规定通知评审委员会指定委员对修改的补充资料进行审核。

对"补充资料后,大会再审"的产品,审评机构应于收到申报单位提交的修改补充资料后及时完成资料审核,经审核符合要求的产品,列入受理产品清单;不符合要求的产品,将审核意见以"健康相关产品修改补充资料审核意见通知书"的方式通知申报单位。

（4）产品报批与批准：评审会议结束后，审评机构按受理产品的清单顺序，根据评审委员会的评审报告，将"建议批准"和"建议不批准"的产品按有关要求报国家卫生计生行政部门。

国家卫生计生行政部门收到审评机构上报的健康相关产品报批资料后，应在规定的时限内做出是否批准的决定。对因存在问题暂时无法做出是否批准决定的产品和未获批准的产品，审评机构应及时完成"健康相关产品评审意见通知书"。

（三）健康相关产品国家卫生监督抽检的规定

健康相关产品国家卫生监督抽检是指由国家卫生计生委及国家食品药品监督管理局依法组织的对健康相关产品及其生产经营场所进行的卫生监督抽检和抽查。国家卫生计生委负责制定国家卫生监督抽检工作计划并组织实施；省级卫生计生行政部门根据国家卫生监督抽检工作计划制定具体实施方案，组织卫生监督、疾病控制和相关检验机构落实各项抽检任务。

具体抽检工作应该符合以下要求：①按照卫生监督法定程序开展抽检工作。采集样品的种类、数量应当满足检验、留样的需要，不得超过规定的数量。现场检查和采样方法应当符合国家有关规定。承担健康相关产品国家卫生监督抽检任务的单位和个人不得擅自将抽检计划内容事先告知被抽检单位；②卫生监督员应当及时将样品送检，并按照规定填写样品检验通知单。检验机构应当在接收样品前作好检验准备，自收到样品之日起 15 日内出具检验报告。检验结果应依据国家有关规定进行判定。必要时，国家或省级卫生计生行政部门可组织专家对抽检结果进行审定。卫生监督机构对不合格样品应留样至抽查结果公布后 3 个月。对抽检结果有异议的样品，应当根据具体情况延长留样期限；③国家卫生监督抽检结果由承担抽检任务的省级以上卫生计生行政部门负责及时向社会公布。在公布不合格产品信息前，行政部门应当将抽检结果告知被抽检单位。产品生产单位、进口代理商或经销单位对抽检结果有异议的，可以在收到抽检结果通知之日起 10 日内书面向承担抽检工作的省级或国家卫生计生行政部门提出复检申请并说明理由。相关部门在收到复检申请之日起 10 日内做出是否予以复检的决定；④省级卫生计生行政部门在公布具体抽检结果时，应向各相关省份通报，同时按照规定上报国家卫生计生行政部门。国家卫生监督抽检结果尚未正式公布前，不得擅自对外泄露有关抽检情况及抽检结果。

第二节 生活饮用水卫生法律制度与监督

一、相关概念

（一）生活饮用水

生活饮用水（drinking water）是指供人生活的饮水和生活用水。

（二）集中式供水

集中式供水（central water supply）是指自水源集中取水，经统一净化及消毒处理后，通过输配水管网送至用户或者公共取水点的供水方式，包括自建设施供水。为用户提供日常饮用水的供水站和为公共场所、居民社区提供的分质供水也属于集中式供水。

（三）二次供水

二次供水（secondary water supply）是指用水单位将来自城市集中式供水系统的生活饮用水经贮存或再处理（如过滤、软化、矿化、消毒等）后，经管道输送给用户的供水方式。包括客运船舶、旅客列车等交通工具上的供水。

（四）分散式供水

分散式供水（non- central water supply）是指分散居户直接从水源取水，无任何设施或仅有简易设施的供水方式。

二、生活饮用水卫生法律制度

国家多次发布并修订生活饮用水卫生管理相关规定。卫生部2001年发布了修订后的《生活饮用水卫生规范》，同时配套发布了《生活饮用水水质卫生规范》《生活饮用水集中式供水单位卫生规范》《生活饮用水检验规范》等。2006年发布了经过修订的《生活饮用水卫生标准》（GB 5749—2006）。

其他相关的法律法规还有：《中华人民共和国环境保护法》《中华人民共和国水污染防治法》《二次供水设施卫生规范》《生活饮用水标准检验方法》（GBT 5750—2006）、《瓶（桶）装饮用水卫生标准》（GB 19298—2014）和《瓶（桶）装饮用纯净水卫生标准》（GB 17324—2014）等。

三、生活饮用水的卫生监督

（一）卫生监督机构与职责

《生活饮用水卫生监督管理办法》（2016）规定，各级卫生计生行政部门是生活饮用水卫生监督机关；建设行政主管部门是城市生活饮用水管理机关。国家卫生计生行政部门主管全国生活饮用水卫生监督工作，县级以上地方人民政府卫生计生行政部门主管本行政区域内生活饮用水卫生监督工作。卫生监督机构的主要职责是做好生活饮用水的预防性卫生监督和经常性卫生监督工作。

（二）生活饮用水的卫生许可

集中式供水单位必须取得县级以上地方人民政府卫生计生行政部门签发的卫生许可证。城市自来水供水企业和自建设施对外供水的企业还必须取得建设行政主管部门颁发的《城市供水企业资质证书》方可供水。

供水单位新建、改建、扩建的饮用水供水工程项目，选址和设计审查、竣工验收必须有建设、卫生行政主管部门参加。集中式供水单位必须有水质净化消毒设施及必要的水质检验仪器、设备和人员，对水质进行日常性检验，并向当地卫生计生行政部门和建设行政主管部门报送检验资料。

卫生许可证有效期四年，每年复核一次。有效期满前六个月应该重新提出申请换发新证，符合卫生要求的换发新的卫生许可证。

(三)生活饮用水的预防性卫生监督

1. 集中式供水的预防性卫生监督

(1)规划选址阶段:根据城市总体规划和给水专项规划的要求选好水源。水源选择的基本原则要综合考虑以下四个方面:

1)水量充足:水量能达到规划的需要,并应该考虑到近期和远期的发展规划。选用地面水时,必须考虑长时间内流量的变化,一般要求枯水期流量大于设计总用水量的保证率应该在95%以上,以确保供水的可靠性。

2)水质良好:①只经过加氯消毒即供作生活饮用的水源水,每100ml水样中总大肠菌群MPN值不应超过200;经过净化处理及加氯消毒后供生活饮用的水源水,每100ml水样中总大肠菌群MPN值不应超过2000;②必须按《生活饮用水水质卫生规范》的规定,对水源水进行全部项目的测定和评价;③水源水的感官性状、一般化学指标经过净化处理后应符合《生活饮用水水质卫生规范》及相应卫生标准的规定。毒理学指标、放射性指标应直接符合《生活饮用水水质卫生规范》及相应卫生标准的规定。当水源水中可能含有《生活饮用水水质卫生规范》所列之外的有害物质时,应由当地卫生计生行政部门会同有关部门确定所需增加的检测项目,其限值应由当地卫生计生行政部门另行确定;④水源水中耗氧量不应超过4mg/L,五日生化需氧量不应超过3mg/L;⑤饮水型氟中毒流行区应选用氟化物含量适宜的水源。当无合适的水源而不得不采用高氟化物的水源时,应采取除氟措施,降低饮用水中氟化物含量。当水源水碘化物含量低于10μg/L时采取补碘措施,防止碘缺乏病发生。

3)便于防护:卫生部门在选择水源时要充分考虑到水源防护问题,应优先考虑选用地下水。所选水源应能按《生活饮用水水源保护区污染防治管理规定》中的规定,设置水源防护区。以地面水为水源时,取水点周围半径不小于100米的范围内,严禁捕捞、停靠船只、游泳等一切可能污染水源的活动,并应设置明显的防护标志。取水点上游1000米至下游100米的水域,不得排入工业废水和生活污水;其沿岸防护范围内不得堆放废渣,不得设置有害化学品仓库或装卸垃圾、粪便、毒物品的码头;沿岸农田不得使用工业废水或生活污水灌溉及施用有持久性和剧毒性农药;不得从事放牧等有可能污染该段水域水质的活动。供水单位及其主管部门会同卫生、环保、水利等部门,根据实际需要,可把取水点上游1000米以外的一定范围河段划为水源保护区,严格控制上游污染物的排放量。受潮汐影响的地面水水源的防护范围应该扩大,由供水单位及主管部门会同卫生、环保和水利部门研究确定。以地下水为水源时,水源保护区、构筑物的防护范围及影响半径的范围,应根据水源地所处的地理位置、水文地质条件、供水数量、开采方式和污染源的分布,由供水单位及其主管部门会同卫生、环保及规划设计、水文地质等部门研究确定。在单井或井群的影响半径范围内,不得使用工业废水或生活污水灌溉和施用难降解或剧毒的农药;不得修建渗水厕所、渗水坑;不得堆放废渣或铺设污水渠道;不得从事破坏深层土层的活动。人工回灌的水质应该严格控制,其水质应不影响当地地下水水质。在水厂生产区外围不小于10米的范围内,不得设置生活居住区和修建禽畜饲养场、渗水坑或铺设污水管道。同时,应该保持良好的卫生状况和绿化。

4)技术经济合理:在若干个水源同时能满足前三项条件下,通过比较分析,选择技术可行、投资节省的方案。

（2）设计阶段：应依照国家有关法律法规，对水厂总体布置，水处理工艺的选择及卫生设施和设备配置的可靠性进行审查。

（3）施工验收阶段：施工单位必须按设计卫生要求进行施工。竣工后须经卫生计生行政部门按本规范要求验收，验收合格后方可投入使用。

2. 二次供水的预防性卫生监督

《二次供水设施卫生规范》（GB 17051）和《建筑给水排水规范》（GB 50015）是二次供水预防性卫生监督的重要依据，其具体要求如下：

（1）二次供水设施的卫生要求：①设施周围应保持环境整洁，应有很好的排水条件，供水设施应运转正常；②设施与饮用水接触表面必须保证外观良好，光滑平整，对饮用水水质不造成影响；③通过设施所供给居民的饮用水感官性状不应对人产生不良影响，不应含有危害人体健康的有毒有害物质，不能引起肠道传染病发生或流行。

（2）二次供水设施设计的卫生要求：①饮用水箱或蓄水池应专用，不得渗漏，设置在建筑物内的水箱其顶部与屋顶的距离应大于80cm，水箱应有相应的透气管和罩，入孔位置和大小要满足水箱内部清洗消毒工作的需要，入孔或水箱入口应有盖（或门），并高出水箱面5cm以上，并有上锁装置，水箱内外应设有爬梯；②水箱必须安装在有排水条件的底盘上，泄水管应设在水箱的底部，溢水管与泄水管均不得与下水管道直接连通，水箱的材质和内壁涂料应无毒无害，不影响水的感观性状。水箱的容积设计不得超过用户48小时的用水量；③二次供水设施不得与市政供水管道直接连通，在特殊情况下需要连通时必须设置不承压水箱。设施管道不得与非饮用水管道连接，如必须连接时，应采取防止污染的措施；④设施须有安装消毒器的位置，有条件应设有消毒器；⑤设施中使用的过滤、软化、净化、消毒设备、防腐涂料，必须有省级以上（含省级）卫生计生行政部门颁发的"产品卫生安全性评价报告"；⑥蓄水池周围10米以内不得有渗水坑和堆放垃圾等污染源。水箱周围2米内不应有污水管线及污染物。

3. 其他方式供水的预防性卫生监督

（1）分散式供水预防性卫生监督：对分散式供水的水源选择、水源卫生防护、取水设施等卫生审查可参照集中式供水系统卫生审查的原则、方法进行。

（2）直饮水的预防性卫生监督

1）饮水机和饮水净化设备的卫生要求：①饮水净化设备和饮水机要达到涉水产品的卫生要求；②桶装水的水质标准要达到《瓶（桶）装饮用水卫生标准》（GB 19298—2014）和《食品安全国家标准包装饮用水》（GB 19298—2014）的要求；③加强饮水机周围环境卫生防护；④建立对饮水机定期或不定期的放空清洗消毒等维护和保养制度。

2）管道直饮水的卫生要求：①使用的直饮水设备须取得省级以上卫生计生行政部门核发的卫生许可批件；②管道直饮水系统采用的管材、管件、设备、辅助材料等应符合国家现行有关标准；③净水机房应能满足生产工艺的卫生要求；④建立规范的运行管理及卫生防护制度并保证其严格执行。

（四）生活饮用水的经常性卫生监督

1. 集中式供水经常性卫生监督　主要监督内容包括：①每年对辖区内供水水质整体情况进行

综合分析,掌握水质动态变化,分析可能存在的隐患,提出改进措施;②检查集中式供水的消毒设施是否合格,是否按要求对饮用水进行消毒。水处理工艺是否完善,设施设备运行是否正常,特别是水处理消毒的效果是否可靠;③加强饮用水水质与水性疾病的监督工作,建立介水传染病及饮用水化学中毒病例的报告制度,及时对饮用水污染事故进行调查和处理;④定期对辖区内集中式供水的水源水、出厂、管网末梢水水质进行监督抽查,并将抽查结果及供水单位自检结果统计整理,按规定向上级卫生部门上报。监督抽检和常规卫生监测的水源水、出厂水、管网末梢水是否符合《生活饮用水卫生标准》(GB 5749—2006);⑤检查供水单位是否建立规范的与供水规模相适应的生活饮用水水质检验室。水质检验项目及检验频率是否符合要求,水质检验记录是否完整清晰,档案资料是否保存完好。是否按有关规定向卫生计生行政部门和建设行政部门报送水质检测资料;⑥取水水源是否有卫生防护带,水源保护区是否有违规污染水质的情况;⑦是否建立各类净水构筑物保洁和定期冲洗消毒制度;⑧是否建立完善的供水管网运行管理制度,新建、改建、修复的管网是否经规范的冲洗消毒;⑨直接从事供、管水的人员必须取得体检合格证后方可上岗工作,并每年进行一次健康检查。凡患有痢疾、伤寒、病毒性肝炎、活动性肺结核、化脓性或渗出性皮肤病及其他有碍饮用水卫生的疾病的和病原携带者,不得直接从事供、管水工作。

2. 二次供水经常性卫生监督　主要监督内容包括:①监督供水设施是否符合国家或地方颁布的二次供水设施卫生规范的要求;②定期对辖区内二次供水水质进行监督抽检,并将结果统计整理,按规定向上级卫生计生行政部门报告。每年对辖区内二次供水水质整体情况进行综合分析,掌握动态变化,并分析原因提出改进措施;③对二次供水设施的供水、管水和清洗消毒等从业人员每年必须进行一次健康检查和卫生知识培训,合格后方可上岗;④掌握辖区二次供水单位的基本情况,建立各供水单位的卫生档案,档案内容包括二次供水系统的基本情况、水质检测结果和评价、从业人员健康体检和卫生知识培训情况等。

3. 水质卫生监测

(1)集中式供水的卫生监测

1)水源水的监测:集中式给水的采样点数一般按人口计算,每2万人设一个点。采样点的设置应该具有代表性,可分别设在水源取水口,供水单位出水口和居民常用水点,并在水质易受污染的地点设有一定数量的采样点。

2)出厂水的监测:出厂水采样点一般设在出厂水输水总管、二级泵、或水厂设置的专用化验水嘴。

3)管网末梢水的监测:《生活饮用水水质卫生规范》规定,城市集中式供水管网末梢水采样点分布要有代表性,一般选择居民经常用水的地点,在全部采样点中应有一定的点数选在水质易受污染的地段和管网系统陈旧部分。采样点数,一般应按供水人口每两万人设一个采样点来计算,不足两万人设一个采样点,供水人口超过一百万时,按上述比例计算出的采样点数可酌量减少。人口在二十万以下时,应酌量增加。

(2)二次供水的水质监测:《生活饮用水二次供水卫生规范》规定,二次供水设施水质采样点应包括进水、出水、水箱末梢水(1~2采样点),水质检验每年应做1~2次。每次清洗消毒后和投入正常使用前应做水质检验。

二次供水水质监测项目及其卫生要求包括：①色度、浊度、嗅味及肉眼可见物、pH、大肠菌群、细菌总数、余氯等必测项目以及总硬度、氯化物、硝酸盐氮、挥发酚、氰化物、砷、六价铬、铁、锰、铅、紫外线强度等选测项目，必须符合《生活饮用水卫生标准》（GB 5749—2006）的要求；②氨氮、亚硝酸盐氮、耗氧量的最高容许浓度分别为：氨氮 0.02mg/L、亚硝酸盐氮 1.0mg/L、耗氧量 0.1mg/L；③使用紫外线消毒饮用水时，紫外线强度应大于 $70\mu W/cm^2$。

（3）分散式供水水质监测：应该掌握分散式供水的种类、数量、分布、存在的主要卫生问题及动态情况。对易受污染的河、湖、池塘等地面水水源应进行定期监测。监测指标及检测频率参考集中式供水的有关规定。

四、法律责任

（一）行政责任

1. 集中式供水单位安排未取得体检合格证的人员从事直接供、管水工作或安排患有有碍饮用水卫生疾病的或病原携带者从事直接供、管水工作的，县级以上地方人民政府卫生计生行政部门应当责令限期改进，并可对供水单位处以 20 元以上 1000 元以下的罚款。

2. 有下列情形之一的，县级以上地方人民政府卫生计生行政部门应当责令限期改进，并可处以 20 元以上 5000 元以下的罚款：①在饮用水水源保护区内修建危害水源水质卫生的设施或进行有碍水源水质卫生的作业的；②新建、改建、扩建的饮用水供水项目未经卫生计生行政部门参加选址、设计审查和竣工验收而擅自供水的；③供水单位未取得卫生许可证而擅自供水及供应的饮用水不符合国家规定的生活饮用水卫生标准的。

3. 城市自来水供水企业和自建设施对外供水的企业，有下列行为之一的，由建设行政主管部门责令限期改进，并可处以违法所得 3 倍以下的罚款，但最高不超过 30 000 元，没有违法所得的可处以 10 000 元以下罚款：①未取得《城市供水企业资质证书》擅自供水的；②新建、改建、扩建的饮用水供水工程项目未经建设行政主管部门设计审查和竣工验收而擅自建设并投入使用的；③未按规定进行日常性水质检验工作的。

4.《传染病防治法》第七十三条规定，饮用水供水单位供应的饮用水不符合国家卫生标准和卫生规范导致或者可能导致传染病传播、流行的，由县级以上人民政府卫生计生行政部门责令限期改正，没收违法所得，可以并处五万元以下的罚款；已取得许可证的，原发证部门可以依法暂扣或者吊销许可证。

（二）民事责任

因生活饮用水不符合国家标准，造成他人身体伤害或中毒的，应该依法承担相应的民事责任。

（三）刑事责任

《刑法》第三百三十条规定，违反传染病防治法，供水单位供应的饮用水不符合国家规定的卫生标准以及拒绝按照卫生防疫机构提出的卫生要求，对传染病病原体污染的污水、污物、粪便进行消毒处理，引起甲类传染病传播或者有传播严重危险的，处三年以下有期徒刑或者拘役；后果特别严重的,处三年以上七年以下有期徒刑。

第三节　涉及饮用水卫生安全产品卫生法律制度与监督

一、相关概念

涉及饮用水卫生安全产品(health and safety products related to drinking water)(以下简称涉水产品)是指在饮用水生产和供水过程中与饮用水接触的连接止水材料、塑料及有机合成管材、管件、防护涂料、水处理剂、除垢剂、水质处理器及其他新材料和化学物质。

为加强涉水产品的监督管理,规范涉水产品的分类和产品范围,卫生部依据《传染病防治法》和《生活饮用水卫生监督管理办法》等法律法规发布了《涉及饮用水卫生安全产品分类目录》(2011)。目录列出了输配水设备和可用于管材、管件、蓄水容器的材质以及防护材料、水处理材料、化学处理剂、水质处理器等产品名称。

二、涉水产品卫生法律制度

除《生活饮用水卫生监督管理办法》《生活饮用水水质卫生规范》《生活饮用水卫生标准》(GB 5749—2006)、《传染病防治法》外,卫生部还发布了《生活饮用水水质处理卫生安全与功能评价规范》《生活饮用水输水设备及防护材料卫生安全评价规范》《生活饮用水化学处理剂卫生安全评价规范》《生活饮用水消毒剂和消毒设备卫生安全评价规范》《涉及饮用水卫生安全产品生产企业卫生规范》。为了规范涉水产品申报受理工作,保证许可工作公开、公平、公正,原卫生部先后发布了《涉及饮用水卫生安全产品卫生行政许可申报受理规定》《进口涉及饮用水卫生安全产品卫生行政许可》《省级涉及饮用水卫生安全产品卫生行政许可程序》等文件。

三、涉水产品的卫生监督

(一)卫生监督机构及其职责

涉水产品的卫生监督机构及其职责与生活饮用水的卫生监督相同,详见第二节。

(二)涉水产品的卫生许可

有关涉水产品卫生行政许可的规定如下:

1. 生产或进口下列类别的涉水产品应取得国家卫生计生行政部门涉水产品卫生行政许可批件:①进口涉水产品;②利用新材料、新工艺和新化学物质生产的涉及水产品。

2. 生产下列类别的涉水产品应事先取得生产所在地省级卫生计生行政部门的涉水产品卫生行政许可批件:①使用涉水产品分类目录中列明的材质制造的国产输配水设备;②使用涉水产品分类目录中列明的材质制造的国产水处理材料;③使用涉水产品分类目录中列明的材质制造的国产化学处理剂。

其具体审批程序参照原卫生部于 2009 年发布的《省级涉及饮用水卫生安全产品卫生行政许可

程序》。

3. 生产下列类别涉水产品不需要取得卫生行政许可,各地卫生计生行政部门应依法对其产品进行市场监督:①矿化水器或矿化水剂;②陶瓷、水泥输配水设备;③氯(液氯、氯气);④石英砂;⑤水泵、阀门、水表、水处理剂加入器等机械部件。

涉水产品批准文件有效期四年。取得卫生许可证的单位或个人,以及取得卫生许可批准文件的涉水产品,凡发现不符合卫生许可证颁发条件或不符合卫生许可批准文件颁发要求的,原批准机关有权收回批准文件。

(三)涉水产品生产企业的卫生要求

1. 选址、设计与设施的卫生要求　①凡新建、改建、扩建的涉水产品生产企业生产场所的选址、设计和施工、验收均应经省级卫生计生行政部门审查;②涉水产品生产企业应选择地势干燥、水源充足、交通方便的区域。厂区周围不得有粉尘、有害气体、放射性物质和其他扩散性污染源;③涉水产品生产企业生产区、辅助生产区和生活区设置应能保证生产的连续性,做到功能分区明确,人流与物流、清洁区与污染区分开,不得交叉;④应有与产品类型、生产规模相适应的生产用房,其净高一般不得低于 3 米,面积不小于 100 平方米;⑤生产场所通风换气量的设计应按《工业企业设计卫生标准》TJ36—79 的规定执行,换气次数不小于 8 次/小时;⑥采用紫外线消毒时,紫外线灯按 30 瓦/10~15 平方米设置,离地 2 米吊装。

2. 生产过程的卫生要求　①涉水产品生产企业应配备专职或兼职卫生管理人员。建立、完善产品生产的卫生安全保证体系;②涉水产品生产企业应建立健全的检验制度,设立与产品特点相适应的卫生安全和质量检验室;③采购的原材料必须符合有关标准和规定。采购时应向供货方索取该产品的卫生许可批件或同批产品的检验合格证明;④涉水产品生产企业应严格按国家卫生计生行政部门或省级卫生计生行政部门批准的生产工艺实施生产,对产品卫生安全有潜在威胁的工艺不得使用;⑤每批产品必须进行检验,检验合格后方可出厂。

3. 原材料和成品贮存、运输的卫生要求　①应有与生产规模、产品特点相适应的原材料、成品、危险品仓库;②原材料库应专人管理,按品种分类验收登记、分类分批分区贮存。同一库内不得贮存相互影响的原材料。先进先出,不符合质量和卫生标准的原材料应与合格的原材料分开,设置明显标志,防止混淆和污染。原材料贮存应隔墙离地,与屋顶保持一定距离,垛与垛之间也应有适当距离。要有通风、防潮、防尘、防鼠、防虫等措施。定期清扫,保持卫生;③成品库规模应与生产能力相适应。成品经检验合格包装后按品种、批次分类贮存于成品库中,防止相互混杂。成品库不得贮存有毒、有害物品或其他易燃易爆物品。成品堆放应隔墙离地,要便于通风,并有防尘、防鼠、防虫等措施。定期清扫,保持卫生;④化学、腐蚀性、易燃易爆原料应专库贮存,按危险品仓库有关要求管理。

4. 从业人员的卫生要求　①从业人员上岗前应经过卫生知识培训,考核合格后方可上岗;②直接从事水质处理器(材料)生产的人员,应每年进行一次健康检查,取得健康体检合格证后方可从事涉水产品生产;③凡患有痢疾、伤寒、病毒性肝炎、活动性肺结核、化脓性或渗出性皮肤病等疾病或病原携带者,不得从事水质处理器(材料)的生产工作;④操作人员手部有外伤时不得直接接触涉水产品和原料。

（四）涉水产品卫生安全评价与功能评价

涉水产品应进行卫生安全评价与功能评价。这里以生活饮用水水质处理器为例介绍水质处理器的卫生安全与功能评价。

1. 生活饮用水水质处理器的卫生安全评价　生活饮用水水质处理器应符合原卫生部《生活饮用水水质处理器卫生安全与功能评价规范》的要求。用于组装生活饮用水水质处理器的材料和直接与饮水接触的成型部件及过滤材料，应按照原卫生部《水质处理器中与水接触的材料卫生安全证明文件的规定》提供卫生安全证明文件，否则必须进行浸泡试验。

生活饮用水水质处理器卫生安全性评价采用整机浸泡试验方法。整机浸泡试验方法是按说明书要求，先用纯水注入处理器冲洗，然后注入纯水于室温浸泡 24 小时，浸泡后水与原纯水比较，浸泡水水质卫生要求参阅相关规定。水质处理器所用材料浸泡试验的步骤、浸泡水配制方法、检验结果的评价方法参照《生活饮用水输配水设备及防护材料卫生安全评价规范》进行。

2. 生活饮用水水质处理器的功能评价　生活饮用水水质处理器的出水水质均应符合《生活饮用水水质卫生规范》及相关卫生标准的要求。以活性炭为主要过滤材料者，在额定总净水量达到前，应保持申报的流量并在任一次检测中，耗氧量的去除率应 ≥25%，感官指标有明显改善。膜过滤、分子筛、陶瓷等过滤器，在额定总净水量内应保持申报的流量并须达到申报的净化处理效率。去除特殊成分的饮用水水质处理器（除氟、除砷、软化水器等）在额定总净水量内应保持申报的流量并须达到申报的去除功能。如生活饮用水水质处理器中含有载银活性炭，碘树脂等消毒部件，在额定总净水量范围内的任何阶段，应有明显的消毒作用。多种单元或组合过滤材料的生活饮用水水质处理器，功能试验应为各部分功能的和。

四、法律责任

（一）行政责任

《生活饮用水卫生监督管理办法》第二十七条规定，生产或者销售无卫生许可批准文件涉水产品的，县级以上地方人民政府卫生计生行政部门应当责令改进，并可处以违法所得 3 倍以下的罚款，最高不超过 30 000 元，或处以 500 元以上 10 000 元以下的罚款。

（二）民事责任

由于涉水产品不符合卫生要求等原因，造成他人身体损害的，应依法承担相应的民事责任。

（三）刑事责任

《传染病防治法》第七十三条规定，涉水产品不符合国家卫生标准和卫生规范导致或者可能导致传染病传播、流行的，由县级以上人民政府卫生计生行政部门责令限期改正，没收违法所得，可以并处五万元以下的罚款；已取得许可证的，原发证部门可以依法暂扣或者吊销许可证；构成犯罪的，依法追究刑事责任。

第四节　血液及血液制品卫生法律制度与监督

一、相关概念

（一）血液

血液（blood）是流动在心脏和血管内的不透明红色液体,主要成分为血浆、血细胞。血液管理法律法规所称的血液是指用于临床的全血或成分血。

（二）血站

血站（blood bank,blood center）是指采集、储存血液,并向临床或血液制品生产单位供血的公益性卫生机构。血站分为一般血站和特殊血站:一般血站包括血液中心、中心血站和中心血库;特殊血站包括脐带血造血干细胞库和卫生计生行政部门根据医学发展需要批准、设置的其他类型血库。

（三）单采血浆站

单采血浆站（station of sole collection of plasma）是指根据地区血源资源,按照有关标准和要求并经严格审批设立,采集供应血液制品生产用原料血浆的单位。

（四）血液制品

血液制品（blood products）是特指各种人血浆蛋白制品。

二、血液及血液制品的卫生法律制度

国务院 1996 年发布了《血液制品管理条例》,（根据 2016 年 2 月 6 日国务院令第 666 号《国务院关于修改部分行政法规的决定》,此条例作了部分修订）1997 年第八届全国人大常委第 29 次会议通过了《中华人民共和国献血法》（以下称《献血法》）。随后原卫生部根据《献血法》发布了《血站管理办法》《医疗机构临床用血管理办法》《临床输血技术规范》《单采血浆站管理办法》等规章。

三、血液及血液制品的卫生监督

（一）卫生监督机构与职责

1. 县级以上人民政府卫生计生行政部门对采供血活动履行下列职责,①制定临床用血储存、配送管理办法,并监督实施;②对下级卫生计生行政部门履行本办法规定的血站管理职责进行监督检查;③对辖区内血站执业活动进行日常监督检查,组织开展对采供血质量的不定期抽检;④对辖区内临床供血活动进行监督检查;⑤对违反本办法的行为依法进行查处。

2. 县级以上地方各级人民政府卫生计生行政部门依照《血液制品管理条例》负责本行政区域内的单采血浆站、供血浆者、原料血浆的采集及血液制品经营单位的监督管理;省级人民政府卫生计生行政部门依照本条例负责本行政区域内的血液制品生产单位的监督管理。

3. 国家提倡 18~55 周岁的健康公民自愿献血,鼓励国家工作人员、现役军人和高等学校在校生率先献血。地方各级人民政府领导本行政区域内的献血工作,统一规划并负责组织、协调有关部门

共同做好献血工作;县级以上各级人民政府卫生计生行政部门监督管理献血工作。

(二)采供血的卫生监督

1. 献血的卫生监督　血站在采血前必须核对献血者的身份证明,了解其献血次数等有关情况,并按照国务院卫生计生行政部门制定的《献血者健康检查标准》,免费对献血者进行严格的健康检查,身体状况不符合献血条件的,血站应当向其说明情况,不得采集血液。血站对献血者每次采集血液量一般为 200ml,最多不得超过 400ml,两次采集间隔不少于六个月。严格禁止血站违反规定对献血者超量、频繁采集血液。血站采集血液必须严格遵守有关操作规程和制度,采血必须由具有采血资格的医务人员进行,一次性采血器材用后必须销毁,确保献血者的身体健康。

血站应当根据国家卫生计生行政部门制定的有关标准,保证血液质量。血站对采集的血液必须进行检测,未经检测或者检测不合格的血液,不得向医疗机构提供。无偿献血的血液必须用于临床,不得买卖。

血站采集血液后,对献血者发给《无偿献血证》,并建立献血档案。

2. 血站的卫生监督

(1)一般血站的卫生监督

1)国家卫生计生行政部门根据全国医疗资源配置、临床用血需求,制定全国采供血机构设置规划指导原则,并负责全国血站建设规划的指导。省级人民政府卫生计生行政部门应当根据有关规定,结合本行政区域人口、医疗资源、临床用血需求等实际情况和当地区域卫生发展规划,制定本行政区域血站设置规划,报同级人民政府批准,并报国家卫生计生行政部门备案。

2)血站开展采供血活动,必须向所在省级人民政府卫生计生行政部门申请办理执业登记,取得《血站执业许可证》。血站申请办理执业登记必须填写《血站执业登记申请书》。省级人民政府卫生计生行政部门在受理血站执业登记申请后,应当组织有关专家或者委托技术部门,根据《血站质量管理规范》和《血站实验室质量管理规范》,对申请单位进行技术审查。在接到专家或者技术部门的技术审查报告后二十日内对申请事项进行审核。审核合格的,予以执业登记,发给《血站执业许可证》及其副本。有下列情形之一的,不予执业登记:①《血站质量管理规范》技术审查不合格的;②《血站实验室质量管理规范》技术审查不合格的;③血液质量检测结果不合格的。《血站执业许可证》有效期为三年。有效期满前三个月,血站应当提交《血站再次执业登记申请书》及《血站执业许可证》,办理再次执业登记。

3)血站因采供血需要,在规定的服务区域内设置分支机构,应当报所在省级人民政府卫生计生行政部门批准;设置固定采血点(室)或者流动采血车的,应当报省级人民政府卫生计生行政部门备案。为保证辖区内临床用血需要,血站可以设置储血点储存血液。储血点应当具备必要的储存条件,并由省级卫生计生行政部门批准。

4)血站执业应当遵守有关法律、法规和技术规范。血站应当根据医疗机构临床用血需求,制定血液采集、制备、供应计划,保障临床用血安全、及时、有效。

5)血站工作人员应当符合执业资格的规定,并接受血液安全和业务培训与考核,领取培训合格证书后方可上岗。

6)献血、检测和供血的原始记录应当至少保存十年,法律、法规另有规定的,依照有关规定执行。血液检测的全血标本的保存期应当与全血有效期相同;血清(浆)标本的保存期应当在全血有效期满后半年。

7)血站应当加强消毒、隔离工作管理,预防和控制感染性疾病的传播。血站产生的医疗废物应当按《医疗废物管理条例》规定处理。

8)血液的包装、储存、运输应当符合《血站质量管理规范》的要求。

(2)特殊血站的卫生监督:国家卫生计生行政部门根据全国人口分布、卫生资源、临床造血干细胞移植需要等实际情况,统一制定我国脐带血造血干细胞库等特殊血站的设置规划和原则。脐带血造血干细胞库等特殊血站执业除应当遵守一般血站的执业要求外,还应当遵守以下规定:①按照国家卫生计生行政部门规定的脐带血造血干细胞库等特殊血站的基本标准、技术规范等执业;②脐带血等特殊血液成分的采集必须符合医学伦理的有关要求,并遵循自愿和知情同意的原则。脐带血造血干细胞库必须与捐献者签署经执业登记机关审核的知情同意书;③脐带血造血干细胞库等特殊血站只能向有造血干细胞移植经验和基础,并装备有造血干细胞移植所需的无菌病房和其他必须设施的医疗机构提供脐带血造血干细胞;④出于人道主义、救死扶伤的目的,必须向境外医疗机构提供脐带血造血干细胞等特殊血液成分的,应当严格按照国家有关人类遗传资源管理规定办理手续;⑤脐带血等特殊血液成分必须用于临床。

(三)血液制品的卫生监督

1. 原料血浆的卫生监督

(1)单采血浆站的审批:国家实行单采血浆站统一规划、设置的制度。从事单采血浆活动的单位必须具备下列条件:①符合单采血浆站布局、数量、规模的规划;②具有与所采集原料血浆相适应的卫生专业技术人员;③具有与所采集原料血浆相适应的场所及卫生环境;④具有识别供血浆者的身份识别系统;⑤具有与所采集原料血浆相适应的单采血浆机械及其他设施;⑥具有对采集原料血浆进行质量检验的技术人员以及必要的仪器设备。

申请设置单采血浆站的,由县级人民政府卫生计生行政部门初审,经设区的市、自治州人民政府卫生计生行政部门或者省级人民政府设立的派出机关的卫生计生行政机构审查同意,报省级人民政府卫生计生行政部门审批。经审查符合条件的,由省级人民政府卫生计生行政部门核发《单采血浆许可证》,并报国家卫生计生行政部门备案。

(2)采集、供应的卫生监督:在一个采血浆区域内,只能设置一个单采血浆站。严禁单采血浆站采集非划定区域内的供血浆者和其他人员的血浆。单采血浆站只能向一个与其签订质量责任书的血液制品生产单位供应原料血浆,严禁向其他任何单位供应原料血浆。

单采血浆站必须对供血浆者进行健康检查,检查合格的,由县级人民政府卫生计生行政部门核发《供血浆证》。在采集血浆前,必须对供血浆者进行身份识别并核实其《供血浆证》,确认无误的,方可按照规定程序进行健康检查和血液化验。对检查、化验合格的,按照有关技术操作标准及程序采集血浆,并建立供血浆者健康检查及供血浆记录档案;对检查、化验不合格的,由单采血浆站收缴《供血浆证》,并由所在地县级人民政府卫生计生行政部门监督销毁。

单采血浆站必须使用单采血浆机械采集血浆,严禁手工操作采集血浆。单采血浆站必须使用有产品批准文号并经国家药品生物制品检定机构检定合格的体外诊断试剂以及合格的一次性采血浆器材。采集的血浆必须按单人份冷冻保存,不得混浆。

单采血浆站采集的原料血浆的包装、储存、运输,必须符合国家规定的卫生标准和要求。单采血浆站应当每半年向所在地的县级人民政府卫生计生行政部门报告有关原料血浆采集情况,同时抄报设区的市级人民政府卫生计生行政部门及省级人民政府卫生计生行政部门。

严禁单采血浆站采集血液或者将所采集的原料血浆用于临床。国家禁止出口原料血浆。

2. 血液制品生产经营单位的卫生监督

(1)血液制品生产经营单位的审批:新建、改建或扩建血液制品生产单位,经国务院卫生计生行政部门根据总体规划进行立项审查同意后,由省级人民政府卫生计生行政部门依照药品管理法的规定审核批准。血液制品生产单位必须达到国务院卫生计生行政部门制定的《药品生产质量管理规范》规定的标准,经审查合格,并依法向工商行政管理部门申领营业执照后,方可从事血液制品的生产活动。血液制品生产单位生产国内已经生产的品种,必须依法向国家卫生计生行政部门申请产品批准文号;国内尚未生产的品种,必须按照国家有关新药审批的程序和要求申报。严禁血液制品生产单位出让、出租、出借以及与他人共用《药品生产企业许可证》和产品批准文号。

(2)生产和经营的监督:血液制品生产单位不得向无《单采血浆许可证》的单采血浆站或者未与其签订质量责任书的单采血浆站及其他任何单位收集原料血浆;不得向其他任何单位供应原料血浆。血液制品生产单位在原料血浆投料生产前,必须使用有产品批准文号并经国家药品生物制品检定机构检定合格的体外诊断试剂,对每一人份血浆进行全面复检,并作检测记录。原料血浆经复检发现有经血液途径传播的疾病的,必须通知供应血浆的单采血浆站,并及时上报所在地省级人民政府卫生计生行政部门。

血液制品出厂前,必须经过质量检验;经检验不符合国家标准的,严禁出厂。血液制品经营单位应当具备与所经营的产品相适应的冷藏条件和熟悉所经营品种的业务人员。血液制品生产经营单位生产、包装、储存、运输、经营血液制品,应当符合国家规定的卫生标准和要求。

四、法律责任

(一)行政责任

1. 《献血法》中对违法行为的行政处罚如下:

(1)非法采集血液的血站、医疗机构出售无偿献血的血液的以及非法组织他人出卖血液的由县级以上地方人民政府卫生计生行政部门予以取缔,没收违法所得,可以并处十万元以下的罚款。

(2)血站违反有关操作规程和制度采集血液,由县级以上地方人民政府卫生计生行政部门责令改正;对直接负责的主管人员和其他直接责任人员,依法给予行政处分。

(3)临床用血的包装、储存、运输,不符合国家规定卫生标准和要求的,由县级以上地方人民政府卫生计生行政部门责令改正,给予警告,可以并处一万元以下的罚款。

(4)血站违反本法的规定,向医疗机构提供不符合国家规定标准的血液的,由县级以上地方人民政府卫生计生行政部门责令改正;情节严重,造成经血液途径传播疾病或者有传播危险的,限期整顿,对直接负责的主管人员和其他直接责任人员,依法给予行政处分。

（5）医疗机构的医务人员违反本法规定,将不符合国家规定标准的血液用于病人的,由县级以上地方人民政府卫生计生行政部门责令改正,对直接负责的主管人员和其他直接责任人员,依法给予行政处分。

（6）卫生计生行政部门及其工作人员在献血、用血的监督管理工作中,玩忽职守,造成严重后果,尚不构成犯罪的,依法给予行政处分。

2.《血站管理办法》中对违法行为的行政处罚形式如下:

（1）有下列行为之一的属于非法采集血液:①未经批准擅自设置血站,开展采供血活动的;②已被注销的血站,仍开展采供血活动的;③已取得设置批准但尚未取得《血站执业许可证》即开展采供血活动,或者《血站执业许可证》有效期满未再次登记仍开展采供血活动的;④租用、借用、出租、出借、变造、伪造《血站执业许可证》开展采供血活动的。以上行为由县级以上地方人民政府卫生计生行政部门按照《献血法》第十八条的有关规定予以处罚。

（2）血站有下列行为的,由县级以上地方人民政府卫生计生行政部门予以警告、责令改正,逾期不改正,造成经血液传播疾病或者其他严重后果的,对负有责任的主管人员和其他直接责任人,依法给予行政处分:①超出执业登记的项目、内容、范围开展业务活动的;②工作人员未取得相关岗位执业资格或者未经执业注册而从事采供血工作的;③血液检测实验室未取得相应资格即进行检测的;④擅自采集原料血浆、买卖血液的;⑤采集血液前,未按照国家颁布的献血者健康检查要求对献血者进行健康检查的;⑥采集冒名顶替者、健康检查不合格者血液以及超量、频繁采集血液的;⑦违反输血技术操作规程、有关质量规范和标准的;⑧采集前未向献血者、特殊血液成分捐赠者履行规定的告知义务的;⑨使用的药品、体外诊断试剂、一次性卫生器材不符合国家有关规定的及重复使用一次性卫生器材的;⑩对检测不合格或者报废的血液,未按有关规定处理的及向医疗机构提供不符合国家规定标准的血液的;⑪未经批准擅自与外省、自治区、直辖市调配血液的及未经批准向境外医疗机构提供血液或者特殊血液成分的;⑫未按规定保存血液标本的;⑬脐带血造血干细胞库等特殊血站违反有关技术规范的。

（3）血站造成经血液传播疾病发生或者其他严重后果的,卫生计生行政部门在行政处罚的同时,可以注销其《血站执业许可证》。

3.《血液制品管理条例》中对违法行为的行政处罚如下:

（1）未取得省级人民政府卫生计生行政部门核发的《单采血浆许可证》,非法从事组织、采集、供应、倒卖原料血浆活动的,由县级以上地方人民政府卫生计生行政部门予以取缔,没收违法所得和从事违法活动的器材、设备,并处违法所得5倍以上10倍以下的罚款,没有违法所得的,并处5万元以上10万元以下的处罚。

（2）单采血浆站有下列行为之一的,由县级以上地方人民政府卫生计生行政部门责令限期改正,处5万元以上10万元以下的罚款:①采集血浆前,未按照国务院卫生计生行政部门颁布的健康检查标准对供血浆者进行健康检查和血液化验的;②采集非划定区域内的供血浆者或者其他人员的血浆的,或者不对供血浆者进行身份识别,采集冒名顶替者、健康检查不合格者或者无《供血浆证》者的血浆的;③违反国务院卫生计生行政部门制定的血浆采集技术操作标准和程序,过频过量采集血浆的;④向医疗机构直接供应原料血浆或者擅自采集血液的;⑤未使用单采血浆机械进行血浆采集的;⑥未使用有产品批准文号并经国家药品生物制品检定机构逐批检定合格的体外诊断剂以及合格的一次性采血浆器材及重复使用一次性采血浆器材的;⑦未按照国家规定的卫生标准和要求包装、储存、运输原料血浆的;⑧对国家规定检测项目检测结果呈阳性的血浆不清除,不及时上报的;⑨对污染的注射器、采血浆器材及不合格血浆等不经消毒处理,擅自倾倒,污染环境,造成社会危害的;⑩向与其签订质量责任书的血液制品生产单位以外的其他单位供应原料血浆的。

（3）单采血浆站已知其采集的血浆检测结果呈阳性,仍向血液制品生产单位供应的,由省级人民政府卫生计生行政部门吊销《单采血浆许可证》,由县级以上地方人民政府卫生计生行政部门没收违法所得,并处 10 万元以上 30 万元以下的罚款。

（4）涂改、伪造、转让《供血浆证》的,由县级人民政府卫生计生行政部门收缴《供血浆证》,没收违法所得,并处违法所得 3 倍以上 5 倍以下的罚款,没有违法所得的,处 5 万元以上 10 万元以下的罚款。

（5）血液制品生产单位有下列行为之一的,由省级以上人民政府卫生计生行政部门依照药品管理法及其实施办法等有关规定,按照生产假药、劣药予以处罚:①使用无《单采血浆许可证》的单采血浆站或者未与其签订质量责任书的单采血浆站及其他任何单位供应的原料血浆的,或者非法采集原料血浆的;②投料生产前未对原料血浆进行复检的,或者使用没有产品批准文号或者未经国家药品生物制品检定机构逐批检定合格的体外诊断试剂进行复检的,或者将检测不合格的原料血浆投入生产的;③擅自更改生产工艺和质量标准的,或者将检验不合格的产品出厂的;④与他人共用产品批准文号的。

（6）血液制品生产单位擅自向其他单位出让、出租、出借以及与他人共用《药品生产企业许可证》、产品批准文号或者供应原料血浆的,由省级以上人民政府卫生计生行政部门没收违法所得,并处违法所得 5 倍以上 10 倍以下的罚款,没有违法所得的,并处 5 万元以上 10 万元以下的处罚。

（7）血液制品生产经营单位生产、包装、储存、运输、经营血液制品不符合国家规定的卫生标准和要求的,由省级人民政府卫生计生行政部门责令改正,可以处 1 万元以下的罚款。

（8）在血液制品生产单位成品库待出厂的产品中,经抽检有一批次达不到国家规定的指标,经复检仍不合格的,由国务院卫生行政部门撤销该血液制品批准证文号。

（9）擅自进出口血液制品或者出口原料血浆的,由省级以上人民政府卫生计生行政部门没收所进出口的血液制品或者所出口的原料血浆,没收违法所得,并处所进出口的血液制品或者所出口的原料血浆总值 3 倍以上 5 倍以下的罚款。

（10）血液制品检验人员虚报、瞒报、涂改、伪造检验报告及有关资料的,依法给予行政处分。

（二）民事责任

血站违反有关操作规程和制度采集血液,给献血者健康造成损害的,应当依法承担民事赔偿。医疗机构医务人员违反规定,将不符合国家规定标准的血液用于病人,给病人健康造成损害的,应当依法赔偿。

（三）刑事责任

违反《献血法》《血站管理办法》《血液制品管理条例》的有关规定,情节严重构成犯罪的要依法追究其刑事责任。

《刑法》第三百三十三条规定,非法组织他人出卖血液的,处五年以下有期徒刑,并处罚金;以暴力、威胁方法强迫他人出卖血液的,处五年以上十年以下有期徒刑,并处罚金。有前款行为,对他人造成伤害的,依照《刑法》第二百三十四条的规定定罪处罚。

《刑法》第三百三十四条第一款规定,非法采集、供应血液或者制作、供应血液制品,不符合国家规定的标准,足以危害人体健康的,处五年以下有期徒刑或者拘役,并处罚金;对人体健康造成严重危害的,处五年以上十年以下有期徒刑,并处罚金;造成特别严重后果的,处十年以上有期徒刑或者无期徒刑,并处罚金或者没收财产。

《刑法》第三百三十四条第二款规定,经国家主管部门批准采集、供应血液或者制作、供应血液制品的部门,不依照规定进行检测或者违背其他操作规定,造成危害他人身体健康后果的,对单位判处罚金,并对其直接负责的主管人员和其他直接责任人员,处五年以下有期徒刑或者拘役。

第五节 消毒产品卫生法律制度与监督

一、相关概念

（一）消毒产品

消毒产品（disinfection products）是指消毒剂、消毒器械（含生物指示物、化学指示物和灭菌物品包装物）、卫生用品和一次性使用医疗用品。

（二）消毒剂

消毒剂（disinfectant）是指用于杀灭外环境中感染性或有害微生物的化学因子。

（三）卫生用品

卫生用品（sanitary products）是指与人体直接或间接接触的,并为达到人体生理卫生或卫生保健目的而使用的各种日常生活用品。

（四）一次性医疗用品

一次性医疗用品（disposable medical products）是指使用一次后即丢弃的,深入人体组织或与皮肤黏膜表面接触,并为治疗或诊断目的而使用的各种用品。

二、消毒产品的卫生法律制度

为了加强消毒产品的管理,预防和控制传染性疾病的传播,保障人体健康,我国出台了一系列的法律法规。《传染病防治法》第二十九条规定,"用于传染病防治的消毒产品应当符合国家卫生标准和卫生规范",2016年国家卫生计生委发布了修订的《消毒管理办法》。原卫生部还制定一系列消毒产品卫生监督的配套文件,如《消毒卫生标准》《消毒产品检验规定》《消毒技术规范》《消毒产品标签说明书规范》《消毒产品生产企业卫生规范》《消毒产品生产企业卫生许可规定》《卫生用品和一次性使用医疗用品检验规定》《消毒产品分类目录》等,国家卫生计生委 2014 年 7 月发布了《消毒产品卫生监督工作规范》(国卫监督发〔2014〕40 号)。

三、消毒产品的卫生监督

(一)消毒产品卫生监督机构与职责

1. 省级卫生计生行政部门及其综合监督执法机构职责

(1)制订全省(区、市)消毒产品卫生监督工作制度、规划和年度工作计划。根据消毒产品分类监督情况,确定年度消毒产品卫生监督重点工作内容。

(2)组织实施全省(区、市)消毒产品卫生监督工作及相关培训,对下级消毒产品卫生监督工作进行指导、督查。

(3)负责职责范围内消毒产品生产企业卫生许可。

(4)开展消毒产品生产企业、在华责仕单位抽查。

(5)组织辖区内消毒产品卫生监督抽检。

(6)组织协调、督办、查办辖区内消毒产品重大违法案件。

(7)按照《健康相关产品生产企业卫生条件审核规范》的规定,负责新消毒产品生产能力审核及采封样。

(8)负责全省(区、市)消毒产品卫生监督信息管理及数据汇总、核实、分析及上报工作。

(9)承担上级指定或交办的消毒产品卫生监督工作任务。

省级以上卫生计生行政部门对已获得卫生许可批件和备案凭证的消毒产品有下列情形之一的,应进行重新审查:①产品配方、生产工艺真实性受到质疑的;②产品安全性、消毒效果受到质疑的;③产品宣传内容、标签(含说明书)受到质疑的。有下列情形之一的,省级以上卫生计生行政部门注销产品卫生许可批准文号或备案文号:①擅自更改产品名称、配方、生产工艺的;②产品安全性、消毒效果达不到要求的;③夸大宣传的。

2. 设区的市级、县级卫生计生行政部门及其综合监督执法机构职责

(1)根据本省(区、市)消毒产品卫生监督工作制度、规划和年度工作计划,结合实际,制订辖区内消毒产品卫生监督工作计划,明确重点监督工作内容并组织落实;组织开展辖区内消毒产品卫生监督培训工作。并承担上级指定或交办的消毒产品卫生监督工作任务。

(2)负责职责范围内辖区内消毒产品监督检查、消毒产品卫生监督抽检。开展辖区内消毒产品违法案件的查处、辖区内消毒产品卫生监督信息汇总、分析及上报工作。

(3)设区的市对县级消毒产品卫生监督工作进行指导、督查。

3. 消毒产品检验机构职责 消毒产品检验机构应当经省级以上卫生计生行政部门认定,其出具的检验和评价报告,应当客观、真实,符合有关规范、标准和规定。检验报告在全国范围内有效。

（二）消毒的卫生要求

医疗卫生机构应当建立消毒管理组织,制定消毒管理制度,执行国家有关规范、标准和规定,定期开展消毒与灭菌效果检测工作。医疗卫生机构工作人员应当接受消毒技术培训、掌握消毒知识,并按规定严格执行消毒隔离制度。

医疗卫生机构使用的进入人体组织或无菌器官的医疗用品必须达到灭菌要求。各种注射、穿刺、采血器具应当一人一用一灭菌。凡接触皮肤、黏膜的器械和用品必须达到消毒要求。一次性使用医疗用品用后应当及时进行无害化处理。医疗卫生机构购进消毒产品必须建立并执行进货检查验收制度。医疗卫生机构的环境、使用的物品应当符合国家有关规范、标准和规定。排放的污水、污物应当按照国家有关规定进行无害化处理。运送传染病病人及其污染物品的车辆、工具必须随时进行消毒处理。

医疗卫生机构发生感染性疾病暴发、流行时,应当及时向当地卫生计生行政部门报告,并采取有效消毒措施。

加工、出售、运输被传染病病原体污染或者来自疫区可能被传染病病原体污染的皮毛,应当进行消毒处理。

托幼机构应当健全和执行消毒管理制度,对室内空气、餐(饮)具、毛巾、玩具和其他幼儿活动的场所及接触的物品定期进行消毒。

（三）消毒产品生产企业的卫生监督

1. 消毒产品及生产企业卫生许可

(1)消毒剂、消毒器械、卫生用品和一次性使用医疗用品的生产企业应当取得所在地省级卫生计生行政部门发放的卫生许可证后,方可从事消毒产品的生产。利用新材料、新工艺技术和新杀菌原理生产消毒剂和消毒器械由国家卫生计生行政部门负责审批。

(2)消毒产品生产企业迁移厂址或者另设分厂(车间),应当按《消毒管理办法》规定向生产场所所在地的省级卫生计生行政部门申请消毒产品生产企业卫生许可证。产品包装上标注的厂址、卫生许可证号应当是实际生产地地址和其卫生许可证号。

(3)取得卫生许可证的消毒产品生产企业变更企业名称、法定代表人或者生产类别的,应当向原发证机关提出申请,经审查同意,换发新证。新证延用原卫生许可证编号。

(4)消毒产品生产企业卫生许可证有效期为4年,每年复核一次。消毒产品生产企业卫生许可证有效期满前3个月,生产企业应当向原发证机关申请换发卫生许可证。

2. 生产条件、生产过程卫生要求　生产企业的厂区布局、生产区、生产设备和检验设备等生产条件应符合《消毒产品生产企业卫生规范》的要求。

3. 使用原材料的卫生要求　新消毒产品中消毒剂主要有效成分的原料名称应与产品卫生许可批件一致;需要进行卫生安全评价的消毒剂、抗(抑)菌制剂所用原料名称、单一化学物质的CAS编码、商品名称、含量、等级及其所用量应与该产品《卫生安全评价报告》相同;除抗(抑)菌制剂以外的卫生用品应索取原料供应商提供的原料无毒、无害、无污染的检验报告或证明材料,原料应与生产产品的配方成分、规格、等级要求相符;消毒产品原(材)料不能有国家规定禁用的物质;消毒产品原

(材)料采购记录、出入库登记应完整清晰。

4. 消毒产品和物料仓储条件　消毒产品和物料仓储条件应符合《消毒产品生产企业卫生规范》的要求。如生产所用物料应能满足产品质量要求、消毒产品禁止使用抗生素、生产用水的水质应符合相关要求、仓储区应保持清洁和干燥等。

5. 从业人员要求　企业应配备适应生产需要的具有专业知识和相关卫生法律、法规、标准、规范知识的专职或兼职卫生管理人员、质量管理人员,并经培训合格上岗。

直接从事消毒产品生产的操作人员上岗前及每年必须进行一次健康体检取得预防性健康体检合格证明后方可上岗。患有活动性肺结核、病毒性肝炎、肠道传染病病人及病原携带者、化脓性或慢性渗出性皮肤病、手部真菌感染性疾病的工作人员,治愈前不得从事消毒产品的生产、分装或质量检验。

企业应建立相关卫生法律、法规、标准、规范和专业技术等知识的培训计划和考核制度。培训计划应与企业当前和预期的生产相适应。企业应保留所有人员的教育、培训档案。

生产人员在生产过程中应穿戴工作服,并不得有进食、吸烟等影响产品卫生质量的活动。非洁净室(区)区域生产操作人员和未经批准的人员不得进入洁净室(区)。净化车间和卫生用品生产车间工作人员在操作前应进行洗手消毒;在生产过程中应穿戴工作服、鞋和帽,不得穿戴工作服、鞋和帽等进入非生产场所,不得戴首饰、手表以及染指甲、留长指甲等。净化车间的工作人员还应戴口罩。

(四)进口消毒产品责任单位的监督

进口消毒产品责任单位的卫生监督要求如下:①工商营业执照的营业范围、进口产品生产国(地区)允许生产销售的证明文件及报关单应与所经销的消毒产品相符;②进口的新消毒产品卫生许可批件应与所经销的消毒产品相符;③需要进行卫生安全评价的进口消毒剂和消毒器械以及抗(抑)菌制剂应具有符合《消毒产品卫生安全评价规定》的卫生安全评价报告和备案凭证;④进口消毒产品质量标准应当符合消毒产品相关标准、规范的要求,并与备案提交的相符;⑤所销售的进口消毒产品应在有效期内。必要时对进口消毒产品进行监督抽检。

四、法律责任

(一)行政责任

1. 《传染病防治法》第六十九条规定,医疗机构未按照规定对本单位内被传染病病原体污染的场所、物品以及医疗废物实施消毒或者无害化处置的;未按照规定对医疗器械进行消毒,或者对按照规定一次使用的医疗器具未予销毁,再次使用的。由县级以上人民政府卫生计生行政部门责令改正,通报批评,给予警告;造成传染病传播、流行或者其他严重后果的,对负有责任的主管人员和其他直接责任人员,依法给予降级、撤职、开除的处分,并可以依法吊销有关责任人员的执业证书。

2. 《管理办法》规定,对出具虚假检验报告或者疏于管理难以保证检验质量的消毒产品检验机构,由省级以上卫生计生行政部门责令改正,并予以通报批评;情节严重的,取消认定资格。被取消认定资格的检验机构2年内不得重新申请认定。

3. 医疗卫生机构违反《管理办法》规定的消毒的卫生要求中有关规定的,由县级以上地方卫生计生行政部门责令限期改正,可以处 5000 元以下罚款;造成感染性疾病暴发的,处 5000 元以上 2 万元以下罚款。

4. 消毒产品生产经营单位违反《管理办法》有下列行为者,由县级以上地方卫生计生行政部门责令其限期改正,可以处 5000 元以下罚款;造成感染性疾病暴发的,处 5000 元以上 2 万元以下的罚款:①消毒产品的命名、标签(含说明书)不符合卫生部的有关规定。消毒产品的标签和宣传内容不真实,出现或暗示对疾病的治疗效果;②生产经营下列消毒产品:无生产企业卫生许可证、产品备案凭证或卫生许可批件的;产品卫生质量不符合要求的。

5. 消毒服务机构违反《消毒管理办法》规定,有下列情形之一的,由县级以上卫生计生行政部门责令其限期改正,可以处 5000 元以下的罚款;造成感染性疾病发生的,处 5000 元以上 2 万元以下的罚款:①消毒后的物品未达到卫生标准和要求的;②未取得卫生许可证从事消毒服务业务的。

6. 对于产品首次上市前未进行卫生安全评价的、伪造卫生安全性评价报告、评价结果显示产品不符合要求仍上市的,以及未按要求进行每批次卫生质量检验的,导致或者可能导致传染病传播、流行的,依据《传染病防治法》第七十三条规定,由县级以上人民政府卫生行政部门责令限期改正,没收违法所得,可以并处五万元以下的罚款;已取得许可证的,原发证部门可以依法暂扣或者吊销许可证。

(二)民事责任

违反《管理办法》规定造成他人人身损害的,应依法承担相应的民事责任。

(三)刑事责任

用于传染病防治的消毒产品不符合国家卫生标准和卫生规范,导致传染病传播、流行,构成犯罪的,依法追究刑事责任。

(沈孝兵)

思考题

1. 健康相关产品国家卫生监督抽检是如何规定的?

2. 生活饮用水的卫生许可审批主要包括哪些内容?

3. 集中式供水预防性监督的主要内容是哪些?

4. 对涉水产品生产企业的卫生监督包括哪些方面?

5. 对血液制品生产经营单位的卫生监督的主要内容是哪些?

6. 对消毒产品经营企业的卫生监督包括哪些方面?

第二十三章

卫生行政执法文书

制作和使用卫生行政执法文书是政府相关行政部门及卫生监督人员实施卫生法律、法规,依法行政不可缺少的重要手段和有力工具,是关系到维护卫生法律、法规的严肃性和权威性,提高卫生监督工作质量的关键环节。卫生行政执法文书既是反映卫生监督水平和工作质量的真实记录,也是一旦发生卫生行政争议时进行答复和举证的重要证据,同时它也是进行卫生法制宣传的重要教材。本章以卫生计生行政部门为例,阐述卫生行政执法文书的概念和作用,卫生行政执法文书的制作原则和基本要求,以及卫生行政执法文书规范。

第一节 概述

一、卫生行政执法文书的概念和作用

(一)卫生行政执法文书的概念

卫生行政执法文书(health administration enforcement document)是卫生计生行政部门及综合监督执法机构在卫生监督行政执法过程中,针对特定的管理相对人和事依法制作的具有法律效力或法律意义的公用文书。

上述概念包含了五个基本的要素。第一,卫生行政执法文书制作的主体是卫生计生行政部门及综合监督执法机构。第二,卫生行政执法文书是针对特定主体、特定事项的法律文书,不是具有普遍约束力的规范性法律文件。第三,卫生行政执法文书必须依法制作。所谓依法就是文书的实质内容和制作程序都必须有明确具体的法律依据。第四,卫生行政执法文书是具有法律效力或者法律意义的文书。既要有鲜明的主旨,又要有可操作的具体内容。第五,卫生行政执法文书是供卫生计生行政部门及综合监督执法机构使用的文书。尽管卫生行政执法文书是由卫生监督员个人制作的,但是它代表的是卫生行政执法部门,而不是民间私人使用的文书。

(二)卫生行政执法文书的作用

1. 卫生监督的必备手段　法律的制定和公布的意义在于实施,否则便是一纸空文。卫生行政执法文书是卫生法律、法规实施的必然产物,它使用于卫生监督活动的全过程。卫生行政执法文书是实施法律的必备手段,它是所依据法律效力的具体体现。通过使用卫生行政执法文书,卫生监督机关就能依法监督管理相对人履行卫生法律、法规规定的义务,处理各种违反卫生法律、法规的行为,从而保证卫生法律、法规的具体实施。

2. 卫生行政执法的忠实记录　常言道:"空口无凭,立字为证"。卫生监督活动的每一环节都需

要制作相应的卫生行政执法文书,用以忠实地记录卫生行政执法活动的全过程。每份文书的作用都不是孤立的,一系列的文书才能构成一个完整的案卷。一份文书既是对前一段卫生监督情况的总结,又是制定下一个文书的重要依据。由此可见,卫生行政执法文书为卫生监督活动所必需,也是履行法定程序的必要载体和重要保证。通过文书可以了解采取的具体行政行为是否合法合理。文书的制作水平可以反映卫生行政执法部门开展卫生监督活动的具体情况和卫生监督人员的素质。同时,卫生行政执法文书也是人民法院审理卫生行政诉讼案件的重要书证。

3. 卫生法制宣传的重要途径　卫生行政执法文书的法制宣传作用不是通过全面的法律条文解释来实现的,而是作为卫生监督的手段,强化管理相对人对某一法律、法规或者某一具体条款内容的理解和执行。尤其是在处理违法行为时,有关处罚性文书是对相对人最具体、最生动的教育。从广义上讲,卫生行政执法文书是具有较强说服力和教育实效的教材。它可以警告不法分子不要重蹈违法犯罪的覆辙,同时又可以增强人们的卫生法制观念,从而提高社会各阶层同违反卫生法律、法规的行为作斗争的自觉性和积极性,为更广泛地开展卫生监督创造有利的社会环境。

4. 考核卫生监督人员的重要内容　卫生行政执法文书的质量直接反映了卫生监督队伍的整体素质和执法水平。每份文书的质量则是制作人的法律水平、业务能力的集中表现。卫生行政执法文书制作的优劣不单纯是语言文字的问题,而是衡量制作者观察问题、分析问题、处理问题等综合能力的客观尺度。因此,卫生行政执法文书的制作是卫生监督人员的必修课。

5. 卫生监督人员培训的实用教材　卫生行政执法文书是研究和分析卫生执法案例,总结经验教训的第一手资料。尽管卫生行政执法文书到一定时间可失去效力,但是它重要的历史价值和教育作用仍然存在。一些高质量的文书可直接为卫生监督人员提供示范实例,而较差的文书也会使卫生监督人员从中发现存在的问题,引以为戒,不再出现类似的失误。全面系统地分析卫生行政执法文书可以提高卫生监督人员应用法律的能力,正确处理卫生监督工作中出现的各种复杂问题。另外通过了解卫生行政执法文书的制作情况得知卫生监督人员掌握和应用法律以及业务知识的现状,从而有针对性地确定培训内容,有的放矢地实行强化培训。

二、卫生行政执法文书的特性和分类

(一)卫生行政执法文书的特性

1. 法定的强制性　卫生法律、法规的实施必须依靠国家的强制监督来保证,具体是通过卫生监督来实现的。国家卫生计生行政部门及综合监督执法机构所依法制定的文书代表国家意志,它的制作和效力的发挥都具有较强的法律约束性和权威性。具有执行意义的法律文书生效后,其接受者除依法提请卫生计生行政部门复议和向人民法院提起诉讼外,须无条件执行,不存在协商的余地。如卫生行政处罚,作为一种行政制裁措施是卫生计生行政部门及综合监督执法机构单方意志的表现,是不能调解的。

2. 对象的针对性　卫生行政执法文书是没有普遍约束力的规范性法律文书。某一卫生行政执法文书是针对特定的人和事制作的,它所体现的是具体行政行为。如针对某申请者发放的"卫生许可证"只对该申请人有效,其他人不能借用;针对某违法行为制作的"卫生行政处罚决定书"只能对该违法行为产生法律效力,而对其他行为无效。因此文书中所记载的事实不能是抽象的,应是具体的、特定的;所引用的法律不能笼统,而应该是具体的条款(项)。

3. 效力的时限性 卫生行政执法文书的效力时限性,一方面体现在制作上的及时,这是由于行政执法高效性决定的。如果一旦发现违反卫生法律、法规的事实,就应及时采取行政措施,制作相应的卫生行政执法文书。例如,《卫生行政控制决定书》必须在危害可能出现或危害扩大之前发出,否则就失去了该文书的意义。另一方面行政执法文书的效力比其他规范性法律文件时限短,不能永远有效。在文书的法律效力实现后,其执行作用也随之消失。如受处罚者如数缴纳了罚款或在限定期限内改善了卫生状况,并经卫生行政执法部门验收合格后,随之相应的《卫生行政处罚决定书》的效力自行终结。

4. 制作的严肃性 卫生行政执法文书是卫生法律、法规实施的具体手段,它具有与所依据的法律、法规同样的严肃性,它不仅是卫生监督机构法定职责的履行,同样它要对文书的接受者负法律责任,不能侵害当事人的合法权益。因此要做到有法必依、违法必究和执法必严,严格遵循"以事实为依据,以法律为准绳"的法制原则。文书内容绝不能有半点虚构或夸大缩小,所记述的事实要客观真实、确凿无疑。对违法行为的处理裁定要公正合理,不能主观臆断,要严格按法定程序制作。如调查取证文书必须由调查人和被调查人签字认可,行政决定文书必须由制作机关加盖公章,才能生效。文书一旦生效,就不可擅自更改,更不能擅自篡改。同时凡属《行政复议法》和《行政诉讼法》中规定的复议和诉讼范围内的具体卫生行政行为,都应向文书的接受者交代诉权、诉期等必要内容,以防止滥用行政执法权,自觉接受司法监督。

5. 固有的专业技术性 卫生监督具有较强的专业性和技术性。尤其是卫生监督的范围很广,涉及多个卫生专业领域。卫生行政执法文书的制作往往需要必要的卫生监测和检验来提供科学依据,文书中常常会出现卫生专业术语和概念。这也会使文书的接受者理解困难,造成不必要麻烦。例如,一些检测方法和数据如何引用,如何作出卫生学评价都是文书制作时需要明确指出的。

6. 执行的可操作性 卫生行政执法文书与文学作品或普通的行政公文不同,它的执行具有法律效力。根据一定的事实,用相关的卫生法律、法规的尺度加以衡量,选用特定的卫生行政执法文书。这就要求文书既要目的明确,又要言辞朴实,便于操作执行。

（二）卫生行政执法文书的种类

按照不同的分类标准,卫生行政执法文书可以分为以下几类:

1. 按文书的性质分类 包括:①建设项目审批及卫生许可类,包括建设项目卫生审查申请书、建设项目设计卫生审查认可书、建设项目竣工卫生验收认可书、卫生许可证申请书、卫生许可证、不予行政许可决定书等;②产品样品采集、鉴定类,包括产品样品采样记录、产品样品确认告知书、检验结果告知书等;③卫生监督检查处理类,包括卫生监督意见书、职业禁忌人员调离通知书、卫生行政控制决定书等;④卫生行政处罚类,包括立案报告、案件移送书、现场检查笔录、询问笔录、行政处罚决定书、送达回执、强制执行申请书以及结案报告等;⑤卫生行政复议类,包括行政复议申请书(口头申请行政复议笔录)、行政复议答复书、行政复议决定书等;⑥卫生行政应诉类文书,包括行政诉讼答辩状、行政诉讼上诉状等。

2. 按文书的用途分类 包括：①执行类文书，包括各种通知书(告知书)、决定书、许可证等；②证据类文书，包括各种笔录、记录、鉴定结论等；③内部工作类文书，包括立案报告、合议记录、结案报告等。

3. 按文书的制作方法分类 包括：①填写式文书，包括案件移送书、采样记录等；②叙述式文书，包括现场检查笔录、卫生监督意见书等。

第二节 卫生行政执法文书的制作

一、卫生行政执法文书的制作原则

（一）合法原则

1. 制作的主体合法 卫生行政执法文书制作的主体是卫生计生行政部门及综合监督执法机构，其他的行政机关或组织是无权制作的。如《传染病防治法》规定，县级以上地方人民政府卫生计生行政部门负责本行政区域内的传染病防治及其监督管理工作，则县级以上人民政府卫生计生行政部门及综合监督执法机构就是传染病行政执法文书制作的主体。

2. 所依据的法律文件必须合法 卫生行政执法文书的制作必须依据现行有效的卫生法律、法规，这就意味着法律文件的发布机关是合法的，文件本身是合法的，既不是作废的法律、法规，也不是未生效的法律、法规。在地方法规和国家法律同时存在的情况下应依据国家法律。

3. 制作程序必须合法 为了防止滥用卫生监督执法权，卫生行政执法文书的制作，尤其是处罚类文书的制作，不仅要符合实体法的内容，还要严格依照法定的程序。目前卫生监督缺乏统一的程序，虽然在某项单项法规中规定了相应的程序，但还不够全面。在这种情况下，卫生行政执法文书的制作应该遵循法律及行政执法的一般程序或者卫生监督机关所制定的内部管理程序，尽量做到公平合理、无懈可击，减少由于程序问题而引起的行政复议和行政诉讼。

4. 内容合法 卫生行政执法文书中赋予或确认的权利和义务都应符合相应的法律法规。首先，要正确运用行政执法的自由裁定权，力求做到对违法者处理的幅度适当，避免倚轻、倚重超出法定限度的现象；其二，除符合与这一行政行为直接相关的法律法规外，还应符合其他各项法律法规；其三，不能有越权内容，文书中的行政决定必须在其管辖职权范围内，如运用卫生行政执法文书不能吊销文书接受者的工商企业执照或者实施没有法律依据的处罚。

（二）准确原则

1. 对象准确 制作卫生行政执法文书的主体必须与文书的接受者有明确法律关系，而且文书的接受者还必须是具有法定权利能力和行为能力的法人或自然人。也就是说文书制作的对象应有法律规定的被监督的主体资格，必须是卫生法律、法规调整的管理相对人。

2. 标的物准确 卫生监督行为有标的物时，首先要辨明标的物是否能依法作为该卫生监督行为的标的物。如黄色录像带就不能成为卫生监督的标的物。另外，标的物也不能张冠李戴，如对某甲的物品进行查封的行政控制时，就不能将某乙存在该处的物品进行查封，如有问题，应再行对某乙制作卫生行政执法文书。

3. 适用法律准确　制作卫生行政执法文书时要针对事实依据和案件性质准确引用相关法律条文,要具体到条款(项)。在进行处罚时应引用处罚条款而不能引用义务条款。另外,由于有些法律、法规规定的处罚有较大的自由裁量权,因此处罚、裁定应尽量在合法情况下合理进行,不能显失公正。

4. 选用文书准确　常用的卫生行政执法文书,每种文书都有其特定的用途,不能互相取代。卫生监督主体应根据实际执法的需要,采用不同种类的文书。如职业禁忌人员的调离,从法律上讲是一种能力罚,是属于比较严重的一种处罚,作出这种处罚的行政决定必须用法律效力高的法律文书。因此准确选用文书种类是使卫生行政执法文书发挥法定效力的重要因素和保证条件。

（三）实用原则

1. 形式要实用　形式为内容服务。卫生行政执法文书不论是在格式设计上,还是书写程序上都非常强调方便实际卫生监督工作。有些文书应适合于现场制作,如产品样品采样记录,尽可能采用填写式格式。文书中的项目要简明扼要,与卫生监督关系不大的项目尽可能省略,要便于文书的接受者理解和执行。

2. 范围要实用　卫生监督范围包括诸多领域,因此各种卫生行政执法文书都应具备各专业的通用性。同时一种卫生行政执法文书应具有多用性,凡是能用一种文书解决的问题,就不要设计两种以上的文书种类。

二、卫生行政执法文书制作的基本要求

（一）项目要填写齐全

规范的卫生行政执法文书中,设定的各个项目都代表着特定的法律意义,是卫生监督执法所必需的重要信息。如文书接受者的名称以及相关的信息、制作文书的具体时间、文书编号、制作文书的主体等都是缺一不可的。因此,制作文书如有空项无疑要损失某种重要的信息,严重时则可造成所制作的文书失去法律效力。例如,现场检查笔录没有被检查人的签字,就不能形成有效文书;具有执行意义的文书没有具体时间,诉期就无法认定。项目不但要填写齐全,而且还要准确。如文书的接受者的名称错误,就可能导致其拒绝接受或者拒不执行。如因某种原因项目不能填写齐全时,对缺项的原因应该在备注中注明。

（二）实体内容要严谨

1. 事实描述　案件的事实材料是客观存在的,不以人们的意志为转移,但对案件材料的如何选择和组织,是制作卫生行政执法文书的技术问题。要选择符合制作文书宗旨的事实材料,要突出重点,选材要精确适当,所列的事实要有充分的说服力,并且要列举确凿的证据,事实和证据要相互印证。

2. 法律引用　一要引用权利或义务条款说明事实的违法,提出处罚或某一具体行政行为的理由;二是要引用处罚条款提出处罚的法律依据。

3. 行政决定　以事实为依据、以法律为准绳作出职权范围内的具体行政决定。

（三）运用语言要规范

卫生行政执法文书是实效性文书,从文体上讲属于一种应用文,对文字语言都有特殊的要求,准确规范的语言是高质量卫生行政执法文书的重要标志。所谓语言规范就是要正确的遣词造句,正确使用标点符号,做到言简意赅,切忌啰嗦重复,当然也应避免过分简单而影响意思的表达。首先,语言要朴素。这是由卫生行政执法文书的特性决定的。语言必须准确,不能渲染、虚饰、比喻和夸张,要直截了当,不歪曲,不隐晦。第二,语言要庄重。卫生行政执法文书是法律性文书,语言要郑重严肃,力求"法言法语",尽量避免口语、方言,更不能写出污言秽语,还须注意褒贬词的使用。第三,语言要具有科学性。由于卫生行政执法文书是具有较强专业技术性的法律文书,在制作时应熟练、准确地运用法律名词和专业术语,使文书更加严谨、科学和规范。第四,语言要完整。文书中出现的各种名称,如法律名称、单位名称或当事人名称以及物品名称等都应该使用全称,不得随意省略。出现的数量词,如年、月、日、文号、序号、编号等都应使用阿拉伯数字。量词使用也应规范,而且前后一致。

（四）制作程序要完备

有些卫生行政执法文书需要在卫生行政执法部门内部运转处理后,才能正式发出而产生效力。一些文书既要发给文书的接受者,又要存档,根据实际需要有些文书采取联单式,有些文书采取存根式,而有些则需再行复制。例如,现场检查笔录在现场制作完毕后,要让被监督人签字,如拒不签字还应采取其他有效方式使该文书产生法律上的证据效力。执行类文书或具有重要意义的文书则须有送达回执,以示文书接受者收到。

第三节　卫生行政执法文书规范

一、卫生行政执法文书适用范围

为规范卫生行政执法行为,保障公民、法人和其他组织的合法权益,2002年12月卫生部颁布了《卫生行政执法文书规范》,自2003年5月1日起实施。经过近十年来的运行总结经验和不足,原卫生部根据《中华人民共和国行政处罚法》《中华人民共和国行政强制法》和有关法律法规对《卫生行政执法文书规范》进行了修订,已于2012年6月7日经卫生部部务会讨论通过,2012年9月6日公布,自2012年12月1日起施行。

该《卫生行政执法文书规范》规定的文书适用于监督检查、监督抽检、行政强制、行政处罚等卫生行政执法活动。

二、卫生行政执法文书制作要求

《卫生行政执法文书规范》对卫生行政执法文书制作提出如下要求:

1. 制作的文书应当完整、准确、规范,符合相应的要求。文书中卫生行政机关的名称应当填写机关全称。

2. 文书本身设定文号的,应当在文书标注的"文号"位置编写相应的文号,编号方法为:"地区简称+卫+执法类别+执法性质+〔年份〕+序号"。文书本身设定编号的,应当在文书标注的"编号:"后印制编号,编号方法为:"年份+序号"。

3. 现场使用的文书应当按照规定的格式印制后填写。两联以上的文书应当使用无碳复写纸印制。应当用黑色或者蓝黑色的水笔或者签字笔填写,保证字迹清楚、文字规范、文面清洁。

4. 因书写错误需要对文书进行修改的,应当用杠线划去修改处,在其上方或者接下处写上正确内容。对外使用的文书作出修改的,应当在改动处加盖校对章,或者由对方当事人签名或者盖章。

5. 文书也可以按照规范的格式打印。执法过程中需要利用手持移动执法设备现场打印文书的,在文书格式和内容不变的情况下,文书规格大小可以适当调整。

6. 预先设定的文书栏目,应当逐项填写。摘要填写的,应当简明、完整、准确。签名和注明日期必须清楚无误。

7. 调查询问所作的记录应当具体详细,涉及案件关键事实和重要线索的,应当尽量记录原话。不得使用推测性词句,以免发生词句歧义。对方位、状态及程度的描述记录,应当依次有序、准确清楚。

8. 当场制作的现场笔录、询问笔录、陈述和申辩笔录、听证笔录等文书,应当在记录完成后注明"以下空白",当场交由有关当事人审阅或者向当事人宣读,并由当事人签字确认。当事人认为记录有遗漏或者有差错的,应当提出补充和修改,在改动处签字或者用指纹、印鉴覆盖。

当事人认为笔录所记录的内容真实无误的,应当在笔录上注明"以上笔录属实"并签名。当事人拒不签名的,应当注明情况。采取行政强制措施时,当事人不到场的,应当邀请见证人到场在现场笔录上签名或者盖章。

9. 文书本身设有"当事人"项目的,按照以下要求填写:是法人或者其他组织的,应当填写单位的全称、地址、联系电话,法定代表人(负责人)的姓名、性别、民族、职务等内容;是个人的,应当填写姓名、性别、身份证号、民族、住址、联系电话等内容。"案件来源"按照《卫生行政处罚程序》的规定要求填写。

文书首页不够记录时,可以续页记录,但首页及续页均应当有当事人签名并注明日期。

10. 案由统一写法为当事人名称(姓名)+具体违法行为+案。如有多个违法行为,以主要的违法行为作为案由。文书本身设有"当事人"项目的,在填写案由时可以省略有关当事人的内容。

11. 对外使用的文书本身设定签收栏的,在直接送达的情况下,应当由当事人直接签收。没有设定的,一般应当使用送达回执。

三、卫生行政执法文书管理

《卫生行政执法文书规范》对卫生行政执法文书管理提出如下要求:

1. 各级卫生行政机关应当加强对卫生行政执法文书的管理,制定相应的管理制度,落实专人负责管理。为提高工作效率,现场使用的执法文书可以提前加盖印章,并做好领用登记管理。

2. 卫生行政执法案卷材料应当按照一案一卷形式进行装订,每卷顺序按照有关材料形成的时间先后顺序排列。

3. 《卫生行政执法文书规范》确定的各类文书应当按照规定的要求使用。除本规范规定的文书样式外,省级卫生行政机关可以根据工作需要增加相应文书,并上报国家卫生和计划生育委员会备案。

第四节　常用的卫生行政执法文书格式与制作方法

一、建设项目设计卫生审查认可书

（一）概念和作用

建设项目设计卫生审查认可书（health examination approval of construction project design）是指卫生计生行政部门及综合监督执法机构对建设项目设计进行审查之后，把审查意见形成的书面材料。

建设项目设计卫生审查认可书的作用有两方面：一是卫生计生行政部门及综合监督执法机构对项目设计进行审查之后，对项目是否符合卫生要求的一种正式意见。它既表明我们对这些意见负责，又是作为以后进行卫生监督时的凭据（是否按监督意见改进了，是否没有按设计图纸施工的地方）。二是申请建设单位施工的凭据。建设单位根据卫生审查意见或者直接施工，或者进一步修改图纸后施工。

（二）制作方法

文书编号是卫生计生行政部门发出"认可书"的编号；申请单位要填写建设项目申请单位的全称；项目名称无论是新、改、扩、续建的项目都要写全称；项目编号要填写设计单位在设计该项目图纸时的编号。

审查结论对图纸中设计的卫生设施或卫生专篇，应重点给予说明。对于设计遗漏或设计不合理的卫生设施，要一一指出，并要求在施工中补上。总的结论意见可写"本项目经卫生审查可以施工，对于存在的卫生问题要在施工过程中解决"。

（三）示例

中华人民共和国卫生监督文书

建设项目设计卫生审查认可书

No. Y-02

×卫公审字〔2014〕第 001 号

申请单位：　×× 市商业局

项目名称：　××市复兴商业大厦　　项目编号：筑--2009

工程地址：　××市开发区复兴路 3 号

审查结论：

　1. 图纸设计中有环境卫生专篇，各项卫生设施设计基本合理。

　2. 一楼女厕所蹲位数不够，应该增加蹲位数。

　3. 本项目经卫生审查可以施工，对于存在的卫生问题要在施工过程中解决。

××市卫生和计划生育委员会（公章）

2014 年 3 月 3 日

本书一式两联，第一联存档，第二联交申请单位

二、建设项目竣工卫生验收认可书

（一）概念和作用

建设项目竣工卫生验收认可书（health inspection approval of completed construction project）是卫生计生行政部门对一项建设项目在竣工时进行验收之后，表示的意见而形成的书面材料。

建设项目竣工卫生验收认可书的作用是表示一个具体建设项目已经过卫生计生行政部门的审查，在有关方面基本符合卫生要求，已取得卫生计生行政部门的认可，建设单位根据建设目的可以使用。至此一项具体建设项目的预防性卫生监督全部完成。

（二）制作方法

申请单位要填写项目建设单位的全称，设计卫生审查认可书文号要填写该项目在卫生计生行政部门进行设计审查时发出的"认可书"文号。

验收结论要对已具备的主要卫生设施一一给予鉴定，对于暂不完善或缺少的卫生设施也要一一指出，并提出尽快完善和补充的要求。发出验收"认可书"就是表示基本同意，虽然还存在某些问题和不足，但不影响使用。因此总的验收意见可写"本项目可以使用。对于存在的卫生问题限×日内解决。"

（三）示例

中华人民共和国卫生监督文书

建设项目竣工卫生验收认可书

NO. Y-03

×卫公验字〔2014〕第002号

申请单位：××市××股份公司

项目名称：××旅店

设计卫生审查认可书文号：×卫公审字[2014]第002号

工程地址：××市××路333号

验收结论：

1. 各项卫生设施均按原设计图纸施工，房间布局合理。

2. 客房床位占地面积、卫生间、采光、通风及辅助设施均符合卫生要求。

3. 每个楼层均设有消毒间。

4. 三楼的客房没有纱窗，需要增加防蚊蝇设施。

本项目基本达到《旅店业卫生标准》，可以使用。对于存在的卫生问题限15日内解决。

××卫生和计划生育委员会（公章）

2014年3月3日

本书一式两联，第一联存档，第二联交被验收单位。

三、卫生许可证申请书

（一）概念和作用

卫生许可证申请书，是生产经营单位在开业前向卫生计生行政部门提交的，请卫生计生行政部门进行卫生审查和发给《卫生许可证》的书面材料。

卫生许可申请书的作用有两方面：一是申请人自觉遵守卫生法律、法规，履行相应法律义务的书面承诺；二是作为卫生计生行政部门依法进行卫生审查的依据和卫生行政许可程序起始的凭证。通过审查使生产经营单位在开业前就能符合卫生法律、法规的要求，保护社会人群健康。

（二）制作方法

卫生许可申请书有固定的书写要求和统一的格式，申请者按照规范填写后上交指定卫生计生行政部门。填写时要用钢笔或碳素笔，文字要清楚，不得有涂改现象，空格处"无"字填写。申请许可项目要填写申请生产经营范围和种类。

（三）卫生许可证申请书格式

中华人民共和国卫生监督文书

卫生许可证申请书

NO. Y-04

申请单位：_____

申请日期：_____

中华人民共和国卫生和计划生育委员会制

第二页

申请单位		经济性质	
单位负责人		法人及法人代表	
单位地址		电　话	
职工人数		应体检人数	
固定资产（万元）		使用面积	
竣工验收认可书号		原卫生许可证号	
申请许可项目：　　　　　　有无化验室：　　　人数：			
卫生指标检验项目：			
委托检验机构名称、地址：			
委托检验项目及要求：			
申报材料：　　份　　　　　保密要求：　　　收到日期：			

续表

编号	材料名称
1	生产场所平面图
2	生产工艺流程图
3	产品配方、生产设备材料、包装材料
4	产品卫生标准
5	样品检验结果
6	毒理学安全性评价、生物效应、理化性质
7	产品标签、说明书
8	宣传广告(提供表格)
9	产品国内外有关资料
10	……

＊申报材料一式三份

第三页

卫生设施:		
主管部门意见 （公章） 年　月　日	收到申请书日期 年　月　日 卫生监督人员	经办监督员意见 卫生监督人员 年　月　日
卫生计生行政部门 审批许可项目 （公章） 年　月　日	发证日期及编号 年　月　日 编　号＿＿＿＿＿＿ 有效期限：年 月 日至 年 月 日	
备　注：		

（四）餐饮服务许可证申请书格式

餐饮服务许可申请书

申　请　人：_____

申 请 日 期：_____

国家食品药品监督管理局制

申请人			
地址			
经济性质		固 定 资 产（万元）	
电话		传真	
邮箱		其他联系方式	
法定代表人		法定代表人手机	
负责人		负责人手机	
业主		业主手机	
委托代理人		委托代理人手机	
职工人数		应体检人数	
就餐座位数		加工经营场所面积	

申请许可项目：

　　类型：□特大型餐馆；□大型餐馆；□中型餐馆；□小型餐馆；□快餐店；□小吃店；□饮品店；□食堂；□集体用餐配送单位；□其他：_____

　　备注：□单纯火锅；□单纯烧烤；□全部使用半成品加工；

　　　　　□中餐类制售；□西餐类制售；□日餐类制售；□韩餐类制售；

　　　　　□工地食堂；□学校食堂；□幼儿园食堂；□企事业机关单位食堂；

　　　　　□含凉菜；□含裱花蛋糕；□含生食海产品；□冷热饮品制售；

　　　　　□其他：_____

附申报资料

页数　编号　　　　　　　　　　　资料名称

☐1. 名称预先核准证明(已从事其他经营的可提供营业执照复印件);

☐2. 法定代表人(负责人或者业主)的身份证明(复印件);

☐3. 符合相关规定的食品安全管理人员培训证明资料;

☐4. 餐饮服务从业人员健康体检合格证明;

☐5. 餐饮服务场所合法使用的有关证明(如房屋所有权证或租赁协议等);

☐6. 餐饮服务经营场所和设备布局、加工流程、卫生设施等示意图及说明;

☐7. 保证食品安全的规章制度;

☐8. 环境保护行政主管部门的审查意见或情况说明;

☐9. 生活饮用水安全检测报告;

☐10. 设置专职食品安全管理岗位及人员的证明资料;

☐11. 关键环节食品加工规程;

☐12. 食品安全突发事件应急处置预案;

☐13. 与实际产品内容相符合的标识说明样张;

☐14. 与规模相适应的配送设备设施;

☐15. 不属于被限定人员的说明资料;

☐16. 委托代理人的身份证复印件及委托书;

☐17. 其他资料:

食品安全设施:

序号	名称	数量	位置	备注

保证申明

　　申请人保证:本申请书中所填内容及所附资料均真实、合法。如有不实之处,本人(单位)愿负相应的法律责任,并承担由此产生的一切后果。

　　申请人(签名):　　　　　　　　　　　　　　　法定代表人(负责人或业主)(签字):

　　　　　　　　　　　　　　　　　　　　　　　　　　　年　　　月　　　日

四、卫生许可证

（一）概念和作用

卫生许可证，是卫生计生行政部门在企业开业前依据其申请进行预防性卫生监督审查之后，认为经营的项目和卫生设施等都符合相应企业的卫生标准和要求而制发的卫生许可证明书。

卫生许可证是国家进行卫生监督的一种形式，是公民、法人或其他组织获得特定行为或从业资格的身份证明。一是表明该申请单位符合相应的标准和要求，它的开业已经得到卫生计生行政部门的许可；二是申请单位开业的凭据之一。

（二）适用范围

根据卫生法律、法规的规定，生产经营企业凡是需要经过卫生许可的，在开业前都应办理卫生许可证。

《餐饮服务许可证》适用于从事餐饮服务的单位和个人（餐饮服务提供者），许可样式由国家食品药品监督管理局统一规定。

（三）制作方法

单位名称要填写申请单位的全称。地址按经营场所的详细地址填写，城市要写明区、街、段、里、号，农村要写县、乡、村。

卫生许可项目要填写《卫生许可证申请书》中卫生计生行政部门批准的项目，不能任意添加和减少。有效期限要填写具体的起止日期。

《餐饮服务许可证》应当载明单位名称、地址、法定代表人（负责人或业主）、类别、许可证号、发证机关（加盖公章）、发证日期、有效期限及备注等内容。《餐饮服务许可证》规格：420mm×297mm。

（四）制作说明

1.《餐饮服务许可证》类别栏　特大型餐馆、大型餐馆、中型餐馆、小型餐馆、快餐店、小吃店、饮品店、食堂。省级餐饮服务监管部门可根据本地区习惯和特点，对经营项目的描述方式进行调整（如将"餐馆"调整为"饭店"）。

2.《餐饮服务许可证》许可证号栏　省、自治区、直辖市简称+餐证字+4 位年份数+6 位行政区域代码+6 位行政区域发证顺序编号。许可证号中的数字如不足相应位数，应在数字前加零补足。

3.《餐饮服务许可证》备注栏　包括：①各类餐馆：单纯经营火锅或者烧烤的，加注"单纯火锅"或者"单纯烧烤"；全部使用半成品加工的，加注"全部使用半成品加工"。②各类食堂：属于工地食堂、学校食堂等的，加注"工地食堂"、"学校食堂"等。③类别中除饮品店类外：供应凉菜的加注"含凉菜"，不供应的加注"不含凉菜"；供应自制裱花蛋糕的加注"含裱花蛋糕"，不供应的加注"不含裱花蛋糕"；供应生食海产品的加注"含生食海产品"，不供应的加注"不含生食海产品"。

（五）文书格式

No. Y-05-1

卫 生 许 可 证

卫 字〔 　〕第 　 号

单 位 名 称：

法 定 负 责 人：

地 　 　 址：

许 可 项 目：

发证机关 　（章） 　 年 　 月 　 日

有效期限： 　 年 　 月 　 日至 　 年 　 月 　 日

No. Y-05-2

卫 生 许 可 证

卫 字〔 　〕第 　 号

单 位 名 称：

负 　 责 　 人：

地 　 　 址：

许 可 项 目：

发证机关 　（章） 　 年 　 月 　 日

有效期限： 　 年 　 月 　 日至 　 年 　 月 　 日

餐 饮 服 务 许 可 证

省、自治区、直辖市简称餐证字################

单位名称：

法定代表人（负责人或业主）：

类别：

备注：

发证机关（章）

年 　 月 　 日

有效期限： 　 年 　 月 　 日至 　 年 　 月 　 日

国家食品药品监督管理局制

五、产品样品采样记录

（一）概念及作用

产品样品采样记录（product sampling recode）是采集用于鉴定检验的健康相关产品及其他产品的书面记录。

产品样品采样记录的作用在于证明产品样品的法律身份，如样品的名称、规格、数量、生产日期或批号、样品的生产者或加工者、包装情况等;同时证明样品的真实来源是从被采样人处取得的;更与样品检验报告一起,使检验结果具有证明意义。

（二）制作方法

采样记录应当写明被采样人、采样地址、采样方法、采样时间、采样目的等内容。

样品基本情况应写明样品名称、样品规格、样品数量、样品的包装状况或储存条件、样品的生产日期或批号、样品标注的生产或进口代理单位、采集样品的具体地点。

（三）制作说明

1. 被采样人　被采样人是指采样之前对样品本身拥有所有权或者进行管理的单位或个人。因为检验结果直接对被采样人的权益产生影响,所以必须依据营业执照或个人身份证正确填写被采样人一栏,否则检验结果就毫无意义。

2. 采样地址　采样地址填写实际采取样品的地址,如×××有限公司在中华路 32 号,则采样地址填写为中华路 32 号。

3. 采样方法　采样方法是否科学合理直接影响样品的客观性和合法性,所以要按照不同采样目的和要求如实填写。一般按样品的代表性要求选择随机采样、选择采样等方法。随机采样用于一般定型包装物品的客观性抽检;选择性采样一般用于对投诉产品质量问题或可疑物品的典型性评价。对采样有特殊要求的,如样品要求无菌采样就必须标注采用无菌采样方法。

4. 采样时间　应填写采样开始时的时间,要清晰、准确。

5. 采样目的　一般分为监督、监测、鉴定、调查或填写具体的目的。

6. 样品名称　定型包装产品按包装上标注的商品名称填写,使用通用商品名的可在商品名前加上其标注的商标名,如××牌白砂糖等。无定型包装的产品则按被采样人宣称的产品名称填写。

7. 规格　定型包装的产品一般以一个销售包装所含有的数或量表示,如 250 克/袋,10 个/包等。散装的产品样品需在包装状况一栏标明散装,在规格栏内填写相应的计量单位,如克/份、毫升/份等。

8. 数量　应标明一份样品的具体数量和样品份数。如 200 毫升/罐的定型包装产品,每份样品需要采取 3 罐,样品份数为 2 份,则样品数量相应表示为 3 罐/份×2 份。样品数量和所需要的份数按有关规定执行。

9. 包装状况或储存条件　根据样品具体情况选择填写"包装状况"或"储存条件",有包装的注明包装的名称,完整性等。散装的,要注明是用什么容器或材料盛装,采取定型包装的产品一般应是包装完整的。储存条件是针对一些对储存条件有特殊要求的样品所设定的,无特殊要求的产品不填写。如需要冷冻(藏)食品须注明是否在冷冻(藏)场所存放等。

10. 生产日期或批号　健康相关产品,均需标注生产日期或相应批号,采样时一定要按照实际标注填写。有批号的应填写批号,没有批号的则填写生产日期。

11. 采样地点　采样地点是在明确采样地址的基础上具体描述采集样品的方位、处所。注意:所采样品填写齐全后,在空白处应填写"以下空白"。

（四）文书格式

卫 生 行 政 执 法 文 书

产品样品采样记录

编号：

被采样人：

采样地址：

采样方法：

采样时间_____年_____月_____日_____时_____分

采样目的：

样品名称	规格	数量	包装状况或储存条件	生产日期或批号	生产或进口代理单位	采样地点

卫生监督员签名：　　　　　　　卫生行政机关名称并盖章（公章）

被采样人签名：

　　　年　月　日　　　　　　　　年　月　日

备注：本记录一式三联。第一联留存执法案卷，第二联交被采样人，第三联随样品送检。

中华人民共和国卫生和计划生育委员会制定

六、非产品样品采样记录

（一）概念和作用

非产品样品采样记录，是从有关场所采集鉴定检验用样品的书面记录。是执法人员实施监督时，通过一定的仪器设备或其他方法，采集生物样品、场所、物品、环境等样品并证明样品真实身份、来源及采集过程的合法性、合理性所作的记录。

（二）制作要求

非产品样品采样记录应写明被采样人、采样地点、采样方法、采样时间、采样目的、使用的设备或仪器名称、采集样品名称及份数。此外，还应当对相应的物品或场所的状况进行客观的描述。文书中所指的物品是指公共场所日常用具用品、餐饮场所的餐具等。

（三）制作说明

1. 采样方法　按照实际采样所使用的方法填写，如自然沉降法、涂抹法、集气法等。

2. 采样设备或仪器　按照实际所使用的设备、仪器填写名称，有专门型号表示的要填写相应型号。

3. 采集样品名称　按照实际采集的样品名称填写。如职业卫生监督中，采集车间粉尘样品时填写空气粉尘样品。公共场所卫生监督中，采集空气中菌落总数的样品可填写空气微生物样品；用涂抹法采集毛巾、床单等物品表面的菌落总数的样品可填写毛巾涂抹样品、床单涂抹样品。健康危害事故调查中采集的生物样品直接填写呕吐物、洗胃液等。

4. 被采样物品或场所状况　描述记录一定要正确、客观反映采样时的真实情况。如职业卫生监督采样时，要描述车间生产状态、机器运转情况、采样布点情况等，必要时可用示意图标明。另外还应对所采集的样品情况加以必要的说明，如涂抹法采集的样品应标明该样品涂抹的面积是多少，用沉降法采集的样品沉降的时间是多少。餐具和其他公共用具采样时应当标明存放的位置，是否经过清洗或消毒等。此外采用专用仪器、设备采集的样品，还应对专用仪器、设备所采用的参数如流量、时间、转数等详细记录。

（四）示例

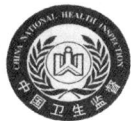

卫 生 行 政 执 法 文 书　　　　　编号:2014-003

非产品样品采样记录

被采样人:××市××宾馆

采样地点:××市开发区 333 号

采样方法:自然沉降法

采样时间: 2014 年　3　月　23　日　10　时　10　分

采样目的:空气中菌落总数测定

采样设备或仪器:普通琼脂培养基平皿、1.2 米高平面支架

采集样品名称:空气微生物样品 1、2、3、4

采集样品份数:4 份

被采样物品或场所状况:××宾馆共有客房 80 间,分布于一至六层,随机采取第二层的 208 房间和第六层的 608 房间进行监测。208 和 608 两个房间 22 日晚均没有客人住宿,面积均为 12 平方米,按东北和西南两点进行对角采样,每个房间采集 2 份样品。采样时门窗关闭,除采样人员外,禁止其他人员出入。采样时将普通琼脂培养基平皿放置于 1.2 米高的平面支架上,按照无菌操作要求打开平皿盖,放置 5 分钟后,将平皿盖盖紧。

被采样人签名:××　　　　卫生监督员签名:××　××

　　　　　　　　　　　　　　　　　　　　　　　　　　　××市卫生和计划生育委员会

　　　　　　　　　　　　　　　　　　　　　　　　　　　　　　　　(盖章)

2014 年 3 月 23 日　　　　　　　　2014 年 3 月 23 日　　　　　　　　2014 年 3 月 23 日

备注:本记录一式三联,第一联留存执法案卷,第二联交被采样人,第三联随样品送检。

　　　　　　　　　　　　　　　　　　　　　　　　　　中华人民共和国卫生和计划生育委员会制定

七、产品样品确认告知书

（一）概念和作用

产品样品确认告知书(information of product sample)是实施卫生监督抽检的卫生行政机关在流通市场采样后,为确认产品的真实生产或进口代理单位,向标签标注的生产或进口代理单位发出的书面告知通知。

一般用于能够引起较严重后果的产品抽检,如向社会公布不合格结果或行政处罚前等,其作用在于防止被仿冒而受到伤害或引起纠纷(食品安全事件、专项检查等)。

（二）制作方法

告知书应写明样品的基本情况,包括采样日期、被采样单位或地址、样品标识的生产或进口代理单位及地址、生产日期或批号、商标、规格、样品名称等内容。还应告知确认的方式、时间、地点、联系人、电话、联系地址和邮政编码等。

（三）制作说明

1. 接受确认告知的单位　以产品包装上标注的生产单位或生产者名称为准,进口产品以标签加贴的进口代理单位名称为准。

2. 样品包装上标注的生产单位、生产日期或批号、商标、规格、包装状况等,要与《产品样品采样

《记录》相一致。

3. 要求确认的依据　一般填写原卫生部《健康相关产品国家卫生监督抽检规定》第十一条。

4. 确认的联系资料情况　应将相关卫生计生行政部门的联系地址、邮政编码、联系电话、联系人、办公时间告知接受确认告知书的单位。

（四）文书格式

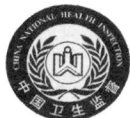

卫 生 行 政 执 法 文 书

产品样品确认告知书

文号：

_____：

本机关依法于_____年_____月_____日在_____（被采样单位）_____

采集到标识为_____生产（进口代理），地址为_____，生产日期（或批号）为_____，规格为_____，商标为_____的_____样品。根据_____的规定，你单位可在收到本告知书 10 日内将样品真实性的确认意见直接寄回本机关。你单位也可在收到本告知书 10 日内派员工携带身份证明、单位授权证明到本机关对产品的真实性进行现场确认。

逾期未书面回复或者逾期回复的，本机关将按照对样品真实性无异议处理。

对样品真实性有异议的，应在上述时限内提出并提供书面证明材料。

联系地址：

邮政编码：

联系电话：

联系人：

办公时间：

卫生行政机关名称并盖章

年　　月　　日

备注：本告知书一式二联，第一联留存执法案卷，第二联送产品生产或进口代理单位。

中华人民共和国卫生和计划生育委员会制定

八、卫生监督意见书

（一）概念和作用

卫生监督意见书（report of health supervision）是卫生行政机关制作的对被监督单位或个人具有指导性或指令性作用的文件。

《卫生监督意见书》的用途较为广泛。卫生行政机关凡是需要对被监督对象提出卫生要求、改进意见、技术指导、卫生学评价、产品卫生质量评价等均可使用。此外对虽有违法事实,但情节轻微,不需要给予行政处罚的当事人提出责令改正意见时,也应使用本文书。

卫生监督意见书的具体作用主要体现在两方面:一是警示作用,即管理相对人有轻微违法行为时,卫生行政机关可以不作出行政处罚,以监督意见的形式责令其改正违法行为;二是技术指导作用,即通过监督意见指导和帮助管理相对人达到卫生法律规范设定的卫生标准和要求。

（二）制作方法

监督意见栏应针对发现的问题提出切实可行的改进办法,使其达到卫生标准或卫生要求,一般用于设施、设备、工艺、具体操作等。

对虽有违法事实,但情节轻微,不需要给予行政处罚的当事人提出责令改正意见时,应写明法律依据、改正期限及责令改正意见等内容。

（三）示例

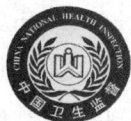

卫 生 行 政 执 法 文 书　　　　编号:2015-002

卫生监督意见书

被监督人　××宾馆　　　　　　　法定代表人/负责人　张××

地　　　址　××市××路3号

联系电话　1234567

监督意见:

1. 客房部服务员李××未取得健康合格证,不得从事公共场所服务工作。

2. 宾馆顶层(八楼)与外界相通的门、窗均需立即安装纱门、纱窗等防蚊蝇设施。

3. 一楼卫生间的污物桶应加盖,并及时清理。

4. 应当配备专(兼)职卫生管理人员,具体负责宾馆的卫生工作,建立健全卫生管理档案。

被监督人签收:张××　　　　　　　　　　　　　　　卫生行政机关名称并盖章

　　　　　　　　　　　　　　　　　　　　　　　　××市卫生和计划生育委员会

　　　2015 年 3 月 3 日　　　　　　　　　　　　　2015 年 3 月 3 日

备注:本意见书一式两联,第一联留存执法案卷,第二联交被监督人。

中华人民共和国卫生和计划生育委员会制定

九、卫生行政控制决定书

（一）概念和作用

卫生行政控制决定书，是卫生行政机关发现当事人生产经营的产品或场所已经或可能对人体健康产生危害，需要对物品或场所采取强制措施时发出的文书。

通过控制决定，防止已经或可能对人体健康产生危害的物品或场所继续生产经营，避免扩大危害范围。

采取控制措施时必须慎重。一是要有相关法律、法规规定作为依据，法律、法规没有规定的就不能采取强制控制措施；二是对于容易发生腐败变质的物品在控制时要慎重，要防止在控制期内发生物品变质，如确需控制，应采取相应的保证措施；三是采取控制措施时要经领导批准，卫生监督员不可擅自作出控制决定。

（二）制作要求

卫生行政控制决定书应写明当事人全称、控制的原因、控制的法律依据和作出处理决定的期限，对控制的物品或场所应写明物品或场所的名称、控制地点、控制方式等内容。

（三）制作说明

1. 被控制主体名称　由于被控制对象可以是物品或者场所，所以被控制主体应是物品的所有人或者场所的经营者。

2. 控制的原因　防止危害人体健康的情况发生或继续造成危害，并且符合相关法律、法规的规定。如被控制的对象是公共场所，根据《公共场所卫生管理条例实施细则》第三十三条规定，控制的原因可表述为两种：一是已经造成公共场所健康危害事故；二是有证据证明可能造成公共场所健康危害事故。

3. 控制的依据　填写相应法律、法规的具体规定。

4. 控制对象　填写实际控制物品、场所的名称。被控制对象是物品，还应对物品的主要性状做必要的描述，并标明物品的具体数量。

5. 控制地点　控制对象为场所的，场所所在的地址就是控制的地点。控制对象是物品的，控制的物品实际在什么地方就写什么地方，越详细越好。

6. 控制方式　根据法律、法规的规定确定，一般有"就地封存待查""就地封存等候处理""封存不得使用""封闭""异地封存""扣押"等方式，常常与"封条"一齐使用。

7. 控制的期限　控制不能无限期，按照卫生法律、法规的相关规定执行。因特殊事由可以申请延长期限，但必须避免无理由延长期限或多次重复控制的情况出现。

（四）文书格式

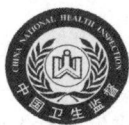

卫 生 行 政 执 法 文 书　　编号：

卫生行政控制决定书

文号

＿＿＿＿＿＿＿＿＿＿＿：

　　鉴于＿＿＿＿＿＿＿＿＿＿＿＿＿＿＿＿＿＿＿＿＿＿＿＿＿＿＿＿＿＿＿＿＿＿原因，

根据＿＿＿＿＿＿＿＿＿＿＿＿＿＿＿＿＿＿＿＿＿＿＿＿＿＿＿＿＿＿＿＿的规定，

本机关决定对下列物品或场所进行控制：

控制物品或场所名称	控制地点	控制方式

　　本机关将于＿＿＿＿＿＿日内对被控制的物品或场所依法作出处理决定。此前，你单位不得销毁或使用被控制的物品或场所，并负有安全保障责任。如不服本控制决定，可依法申请行政复议或向人民法院起诉，但不影响本控制决定的执行。

　　当事人签收：　　　　　　　　　　　　　卫生行政机关名称并盖章

　　　　年　　月　　日　　　　　　　　　　　　　年　　月　　日

备注：本决定书一式三联，第一联存根，第二联交当事人，第三联留存执法案卷。

中华人民共和国卫生和计划生育委员会制定

十、现场检查笔录

（一）概念与作用

　　现场检查笔录（investigation on the spot）是在案件调查过程中，对与案件有关的地点和物证场所进行实地查看、探访所制作的记录，或在日常卫生监督过程中依法对管理相对人的生产、经营等场所的卫生情况进行监督监测时所制作的客观文字记录。

　　现场检查笔录客观记载了现场状况，是卫生监督中非常重要的证据类文书；是进行卫生行政处罚和行政诉讼的重要原始证据之一；是了解管理相对人的生产经营状况，进行卫生学评价的重要依据;也是制作立案报告的依据之一。通过笔录中的文字内容,可以再现现场客观存在的状况,使没有到过现场的人对现场的卫生状况以及生产经营者存在的违法事实有一个比较全面的了解。

(二)制作方法

检查时间,到现场的年、月、日、时、分至何时何分。检查地点,应写清勘验、察看地点的具体方位和具体地点,如××市××区×街×楼×号。检查内容记录,要将涉及案件事实的有关情况准确、客观地记录下来。

(三)制作说明

检查记录是现场检查笔录的重点和核心,应注意:

1. 记录顺序可以与勘验、检查工作的顺序一致,边检查边记录;也可以在检查结束后,当场对检查内容加以归纳整理,并结合法律条款内容有针对性地加以记录。在检查过程中,拍摄现场照片、提取物证的,也应同时记录下来。

2. 检查笔录要突出重点,抓住主要违法事实作详细记录,不能事无巨细全部记录。记录时只对现场状况和违法行为作记载,不作任何评价,不写处罚与否。

3. 对违法事实的描述必须具体,主要从地点(部位)、内容、数量、状况等方面考虑,不能笼统、抽象。

4. 检查笔录不能当作催款单使用;不能当作产品推销广告;不能当作责令改正通知书;不能当作行政控制决定书;不能当作违法物品的收据或者清单。

5. 笔录要记录物证和拍照的物品所在的位置、名称、数量、状态、标记等。如果在现场采取了行政控制措施或保存证据措施的,应该在记录中记载。

6. 一案多个现场或同一现场进行多次检查的,应当分别制作现场检查笔录,不能结合起来只制作一份笔录。

(四)示例

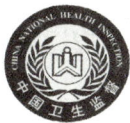

卫 生 行 政 执 法 文 书

现场检查笔录

第__1__页共__1__页

被检查人:××市自来水厂　　地址:××市解放路3号　　邮编:123004

　　负责人:张××　　性别:女　职务:总经理　　电话:1234567

检查机关:××市卫生和计划生育委员会

检查时间:__2015__年__3__月__3__日__9__时__10__分至__10__时__10__分

检查地点:××市解放路3号自来水水厂、取水水源地

卫生监督员出示证件后检查,检查记录:

××市卫生监督员刘×、张×向总经理张××出示证件(证件号×××、×××),并在其陪同下进行现场

检查,经检查发现:

1. 该自来水厂以河水为给水水源集中式供水,在取水点上游 1000 米至下游 100 米的水域内有工业废水和生活污水排入河内。(现场拍摄 4 张照片存档)

2. 未将取水点上游 1000 米以外的一定范围河段划为水源保护区,并未设明显的范围标志和注意事项告示牌。

3. 该自来水厂未建立饮用水卫生管理制度,直接从事供、管水的人员赵××、王××、李××三人未取得体检合格证明上岗工作。

4. 该水厂有消毒设施,设有水质检验室,有部分仪器、设备和两名检验人员,因设备不全、人员素质不高,水质检验项目仅能做 10 项。

以上笔录属实。

被检查人签名:张××　　　　　　　　　　　　卫生监督员签名:　刘×、张×

2015 年　3 月 3 日　　　　　　　　　　　　　2015 年　3 月　3　日

中华人民共和国卫生和计划生育委员会制定

十一、行政处罚事先告知书

（一）概念与作用

行政处罚事先告知书,是在作出行政处罚决定前,告知当事人将要作出的行政处罚决定的事实、理由、依据,以及当事人依法应当享有的权利的文书。

行政处罚事先告知书具有重要作用。一是卫生行政机关在作出行政处罚决定之前制作该法律文书,是实施行政处罚(简易程序、听证程序除外)时履行必经法定程序的重要证据记载;二是卫生行政机关在作出行政处罚决定之前向当事人送达该法律文书,对于保护当事人的合法权利具有重要作用。

（二）制作方法

事先告知书应写明当事人的违法行为,违反的法律条款,将要作出行政处罚决定的法律依据,行政处罚的种类和幅度,当事人进行陈述和申辩的时间、地点、联系电话、联系人等。

在当事人表明放弃陈述和申辩权时,应请当事人在"当事人签收"处写明"放弃陈述和申辩权"或"不陈述、不申辩"等内容。

（三）文书格式

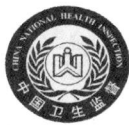

卫 生 行 政 执 法 文 书

行政处罚事先告知书

文号

_____：

你（单位）_____的行

为违反了_____的规定，

依据_____的规定，本

机关拟对你（单位）作出_____的

行政处罚。

如你（单位）对此有异议，根据《中华人民共和国行政处罚法》第三十一条和第三十二条之规定，

可在_____年_____月_____日到_____进行陈述

和申辩。逾期视为放弃陈述和申辩。

联系电话：   联系人：

当事人签收：   卫生行政机关名称并盖章

　　　年　月　日   　　　年　月　日

备注：本告知书一式两联，第一联留存执法案卷，第二联交当事人。

中华人民共和国卫生和计划生育委员会制定

十二、行政处罚决定书

（一）概念与作用

行政处罚决定书，是对事实清楚、证据确凿的违法案件根据情节轻重依法作出处罚决定的文件。适用于一般程序和听证程序的卫生行政处罚。

行政处罚决定书是卫生行政机关对案件作出的结论和总结，是国家意志的体现，送达后即发生法律效力，对被处罚主体来说是必须履行的强制性义务。

（二）制作方法

被处罚人是单位的，填写单位全称；是个人的，填写姓名，同时还应写明被处罚人的地址。

决定书应写明查实的违法事实、相关证据、违反的法律条款、行政处罚依据、行政处罚决定的内容，同时应提出责令立即或限期改正的意见。决定书还应将有关告知事项交代明白，如罚款缴往单位、地址和缴纳期限，复议和诉讼的途径、方法和期限等。

（三）制作说明

1. 违法事实　是案件定性和给予行政处罚的依据，要求逻辑清楚、层次分明。书写时不要把与案件定性无关的次要情节和细节都写上，尤其是证据不充分或法律法规没有明确规定的事实。

2. 证据　要将在监督检查及调查时所取得、能够证明当事人违法事实的文字、影像、录音、证人证言等证据详细列出。

3. 法律依据　引用的法律条款要准确,要与当事人违法事实相对应,能够确定违法事实中陈述的行为是违法行为;引用的法律条款要全面、具体,卫生行政机关对被处罚主体所做出的行政处罚,要与法律条款中规定的处罚完全一致;要尽可能引用法律地位较高的法律、法规条款作为依据;处罚部分,除了处罚决定的内容外,还应责令当事人立即或限期改正违法行为。

（四）文书格式

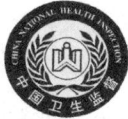

卫 生 行 政 执 法 文 书

行政处罚决定书

文号

被处罚人：＿＿＿＿＿＿＿＿＿＿＿＿＿＿＿＿＿＿＿＿　地址：＿＿＿＿＿＿＿＿＿＿＿＿

　　本机关依法查明＿＿＿＿＿＿＿＿＿＿＿＿＿＿＿＿＿＿＿＿＿＿＿＿＿＿＿＿＿＿＿＿＿。

　　以上事实有＿＿＿＿＿＿＿＿＿＿＿＿＿＿＿＿＿＿＿＿＿＿＿＿＿＿＿＿＿＿＿为证。

　　你(单位)违反了＿＿＿＿＿＿＿＿＿＿＿＿＿＿＿＿＿＿＿＿＿＿＿＿＿＿＿＿＿＿的规定。

　　现依据＿＿＿＿＿＿＿＿＿＿＿＿＿＿＿＿＿＿＿＿＿＿＿＿＿＿＿＿＿＿的规定,决定予以你(单位)＿＿＿＿＿＿＿＿＿＿＿＿＿＿＿＿＿＿＿＿＿＿＿＿的行政处罚,同时责令改正违法行为。

　　罚款于收到本决定书之日起十五日内缴至＿＿＿＿＿＿＿＿＿＿＿＿＿＿＿＿＿＿＿＿,地址＿＿＿＿＿＿＿＿＿＿＿＿＿＿＿＿＿＿＿＿＿＿＿＿＿＿＿＿＿＿＿＿＿＿＿＿＿＿＿。

　　逾期不缴纳罚款的,依据《行政处罚法》第五十一条第(一)项规定,每日按罚款数额的3%加处罚款。

　　如不服本处罚决定,可在收到本处罚决定书之日起60日内向＿＿＿＿＿＿＿＿＿＿＿＿＿＿＿或＿＿＿＿＿＿＿＿＿＿＿＿＿人民政府申请行政复议,或3个月内向＿＿＿＿＿＿＿＿＿＿＿＿人民法院起诉,但不得停止执行本处罚决定。逾期不申请行政复议也不向人民法院起诉,又不履行处罚决定的,本机关将依法申请人民法院强制执行。

卫生行政机关名称并盖章

年　　月　　日

备注:本决定书一式两联,第一联留存执法案卷,第二联交当事人。

中华人民共和国卫生和计划生育委员会制定

十三、当场行政处罚决定书

（一）概念与作用

当场行政处罚决定书,是对案情简单、违法事实清楚、证据确凿的违法案件依法当场作出处理决定的正式文件。

当场行政处罚决定书是当场处罚最主要的书面证明材料,且由于程序简单、操作方便,有利于提高行政效率。

（二）制作方法

当场行政处罚决定书的填写与一般程序行政处罚决定书的要求基本相同。其设定的行政处罚为警告和罚款。

（三）文书格式

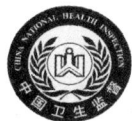

卫 生 行 政 执 法 文 书

编号:

当场行政处罚决定书

_____:

本机关于_____年_____月_____日查明你(单位)有下列违法行为:

_____

上述行为已违反了_____

_____之规定,现依据_____

_____规定,决定予以你(单位)□警告;□罚款_____元的行政处罚。同时责令(立即/_____日内)改正违法行为。

罚款于收到本决定书之日起 15 日内缴至_____。

逾期不缴纳罚款的,依据《行政处罚法》第五十一条第(一)项规定,每日按罚款数额的3%加处罚款。

如不服本处罚决定,可在收到本处罚决定书之日起 60 日内向_____

或_____人民政府申请行政复议,或者 3 个月内向人民法院起诉,但不得停止执行本处罚决定。逾期不申请行政复议也不向人民法院起诉,又不履行处罚决定的,本机关将依法申请人民法院强制执行。

卫生监督员签名_____　_____　　　卫生行政机关名称并盖章

年　　月　　日

我于　　年　　月　　日 收到本决定书,卫生监督员在处罚前已向我(单位)告知了权利,并听取了我的陈述和申辩。

当事人签名:

年　月　日

备注:本决定书一式二联,第一联留存执法案卷,第二联交当事人。

中华人民共和国卫生和计划生育委员会制定

十四、送达回执

（一）概念和作用

送达回执,是将卫生行政执法文书送交有关当事人而证明受送达人已收到的凭证。主要用于送达决定书、通知书、告知书等对外使用的文书。

送达回执是卫生行政执法文书中的一种重要文书,也是进行复议、诉讼时的重要证据材料。相对人在送达回执上签收,表示卫生行政机关所制作的卫生行政执法文书已经交付相对人,意味着该文书产生法律效力。

（二）制作要求

送达回执应写明受送达人、送达机关、送达文件名称及文号、送达地点等内容。

送达方式主要有:直接送达、邮寄送达、留置送达和公告送达等法定方式。

（三）制作说明

(1)受送达人:即送达文书的接收单位,应与所送达文书的当事人相一致。

(2)送达人和受送达人应分别签名,注明送达和收到的时间。送达人由承办人员签名。受送达人是公民的由本人签名,本人不在时,交同住的成年家属签名;受送达人是法人或者其他组织的,由法定代表人、其他组织负责人或者该单位负责收件人员签收。

(3)在当事人拒绝签字而采用留置送达方式时,可由送达人员在该文书备注栏处注明相关情况,可摄像、拍照,并要注意参照物,邀请见证人签署姓名及日期。

(4)采用邮寄送达方式,回执注明的收件日期为送达日期。

(5)当事人不在,卫生行政机关在7日内将卫生行政处罚决定书送达当事人。如当事人下落不明无法送达的,以公告方式送达,自发出公告之日起经过60日即视为送达。

（四）示例

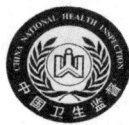

卫 生 行 政 执 法 文 书

送 达 回 执

受送达人:×××医院
送达机关:××卫生和计划生育委员会
送达文书名称及文号:×卫传罚字〔2015〕003 号《卫生行政处罚决定书》
送达地点:××市××区××路××号,×××医院李院长办公室

| 收件人签名:　　　　　　　　　　　　　　　　送达人签名:王××、张×× |
| 年　　月　　日　　　　　　　　　　　　　　 2015 年　3 月　3 日 |

备注:院长李××无故拒收卫生行政处罚决定书,卫生监督员王××、张××将《卫生行政处罚决定书》留置在李××的办公室。

见证人:黄××
2015 年 3 月 3 日

中华人民共和国卫生和计划生育委员会制定

十五、强制执行申请书

（一）概念与作用

强制执行申请书，是在当事人逾期不履行行政处罚决定书中给予的处罚时，卫生行政机关为请求人民法院强制执行而提交给人民法院的书面申请。

强制执行是卫生行政机关依靠国家强制力，通过司法程序强制相对人履行义务的手段。

（二）制作方法

申请理由要简述被处罚单位的违法事实，可依据行政处罚决定书中记载的违法事实来填写，不要填写其他违法事实。申请理由栏的"（　）"中填写行政处罚决定书的文号或当场行政处罚决定书的编号。

（三）制作说明

1. 申请内容　主要依据已发生法律效力的行政处罚决定书、复议决定书或行政判决书的内容提出，必须是行政相对人可以给付的，如罚款多少、没收财物的种类和数量等。

2. 法律依据　一般来说，被申请执行人违反了什么法，就要依据这个法的强制执行条款申请强制执行。也可以统一依据《行政处罚法》第五十一条第（三）项规定。对拒不执行行政复议决定的，可以依据《行政复议法》第三十三条规定。

（四）文书格式

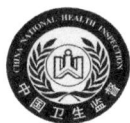

卫 生 行 政 执 法 文 书

强制执行申请书

文号

被申请执行人：＿＿＿＿＿＿＿＿＿＿＿＿＿＿＿＿＿＿＿＿＿＿＿＿＿＿＿＿＿＿＿＿＿

地址：＿＿＿＿＿＿＿＿＿＿＿＿＿＿＿＿＿＿＿＿　电话：＿＿＿＿＿＿＿＿＿＿＿＿＿

申请内容：

申请理由：

　　被申请执行人因＿＿＿＿＿＿＿＿＿＿＿＿＿＿违反了＿＿＿＿＿＿＿＿＿＿＿＿之规定。本机关已依法给予行政处罚，行政处罚决定书（　　　）已于＿＿＿＿年＿＿＿月＿＿＿日送达被申请执行人。现已超过法定起诉期，仍未履行。

　　根据＿＿＿＿＿＿＿＿＿＿＿＿＿＿＿＿＿＿之规定，特申请人民法院强制执行。

　　联系人：　　　　　　　　　　　　联系电话：

附件：

1.《卫生行政处罚决定书》1 份

2. 送达回执或其他证明文书送达的材料

3. 其他有关材料

卫生行政机关名称并盖章

年　　月　　日

备注：本申请书一式两联，第一联留存执法案卷，第二联送交人民法院。

中华人民共和国卫生和计划生育委员会制定

十六、卫生行政复议类文书

卫生行政复议文书（health administration review document）是卫生行政复议机关在办理卫生行政复议案件过程中形成和制作的具有法律效力的文书，是卫生行政复议机关从受理卫生行政复议申请到卫生行政复议决定履行的全部办案过程的记载，是卫生行政复议机关办理卫生行政复议案件时处理实体内容和履行法定程序的凭据。

行政复议文书根据卫生行政复议程序的阶段不同，可有不同用途的具体行政复议文书，不同用途的文书制作主体也有区别。例如，行政复议申请书由申请行政复议的公民、法人或其他组织制作；被申请人答复书由被申请复议的卫生行政机关制作；行政复议决定书由卫生行政复议机关制作等。

行政复议机关向当事人出具的行政复议法律文书，应当按照规定写明以下内容：申请人、被申请人、第三人的基本情况；行政复议机关作出相应处理决定基于的事实和理由，特别要注意针对申请人申请行政复议所根据的具体事实和理由阐明行政复议机关的意见；所适用的法律、法规，要引用有关法律、法规的具体条文。

行政复议机关办理行政复议案件作出的各类决定，凡行政复议法规定当事人不服可以提起行政诉讼的，行政复议机关制作的行政复议法律文书中必须写明诉权内容，包括起诉期限和管辖的人民法院名称。

行政复议法律文书应当加盖合法、有效的印章。行政复议机关办理行政复议案件出具的各类行政复议法律文书，除告知当事人依法应当受理的行政复议机关、县级地方人民政府转送《行政复议法》规定的行政复议申请、通知被申请人提出答复等规定情形可以加盖行政复议机关法制工作机构印章外，必须加盖行政复议机关印章。行政复议机关已经启用行政复议专用章的，可以加盖行政复议专用章，行政复议专用章与行政复议机关印章具有同等效力。但是，不能以行政复议机关法制工作机构印章或者行政复议机关办公机构印章代替行政复议机关印章。

卫生行政复议文书的编号分为两类：一类是决定类文书，其编号为"（行政区域简称）卫复决字〔制作年份〕（序数）号"。另一类是通知类文书，其编号为"（行政区域简称）卫复发字〔制作年份〕（序数）号"。行政区域简称要准确、标准。制作年份用阿拉伯数字全称标识。序号分别按照该年发出"×卫复决字"或"×卫复发字"行政复议文书的先后顺序，填写相应的阿拉伯数字，并不编虚位（即1 不编为 001），如黑卫复决字〔2011〕1 号。

（一）行政复议申请书

1. 概念和作用　行政复议申请书是公民、法人或者其他组织认为卫生行政机关或其执行机构及卫生法律、法规授权组织的具体行政行为侵犯了其合法权益，依法向作出具体行政行为的上一级卫生行政机关或本级人民政府提出复议请求，要求撤销、变更、责令重新作出具体行政行为或履行法定职责的法律文书。

行政相对人的复议申请是行政复议的前提和基础，是行政复议活动的起始环节。卫生行政复议申请书被卫生行政复议机关受理，标志着卫生行政复议程序的开始。同时，行政复议申请书又是卫生行政复议行为实施和作出决定的书面依据，是卫生行政复议机关审查复议申请是否符合《行政复议法》规定的唯一书面材料。因此，行政复议申请书在行政复议活动中起着非常重要的作用。

　　申请行政复议可以书面申请,也可以口头申请。口头申请的,行政复议机关应当记录申请人的基本情况、行政复议请求、申请复议的主要事实、理由和时间。因此卫生行政复议机关工作人员应了解并掌握行政复议申请书的格式和内容。

　　2. 制作方法　首部应当写明申请人、被申请人、委托代理人(委托代理人申请卫生行政复议必须持有申请人的委托书)的基本情况。正文应当阐明要求予以复议的被申请人的具体行政行为、复议的具体请求事项、支持复议请求事项的事实和理由、呈请复议的行政机关。尾部要有申请人签名、注明申请日期和附送的有关资料。

　　3. 文书格式

行政复议申请书

申请人:姓名＿＿＿＿＿＿年龄＿＿＿＿性别＿＿＿＿住址＿＿＿＿＿＿＿＿＿＿＿＿＿＿

(法人或者其他组织名称:＿＿＿＿＿＿＿＿＿＿＿＿＿＿＿＿地址＿＿＿＿＿＿＿＿＿

法定代表人或主要负责人姓名:＿＿＿＿＿＿＿)。

委托代理人:姓名＿＿＿＿＿＿住址＿＿＿＿＿＿＿＿＿＿＿＿＿＿＿＿＿＿＿＿＿。

被申请人:名称＿＿＿＿＿＿地址＿＿＿＿＿＿＿＿＿＿＿＿＿＿＿＿＿＿＿＿＿＿。

行政复议请求:＿＿＿＿＿＿＿＿＿＿＿＿＿＿＿＿＿＿＿＿＿＿＿＿＿＿＿＿＿＿。

事实和理由:＿＿＿＿＿＿＿＿＿＿＿＿＿＿＿＿＿＿＿＿＿＿＿＿＿＿＿＿＿＿＿,

＿＿＿＿＿＿＿＿＿＿＿＿＿＿＿＿＿＿＿＿＿＿＿＿＿＿＿＿＿＿＿＿＿＿＿＿＿。

此致

　　＿＿＿＿＿＿＿＿＿＿＿＿＿(行政复议机关)

申请人(签名或者盖章):＿＿＿＿＿＿＿

(申请行政复议的日期)　　年　月　日

附件:

口头申请行政复议笔录

申请人:姓名＿＿＿＿＿＿＿性别＿＿＿＿＿出生年月＿＿＿＿＿＿＿＿＿＿＿＿＿＿

身份证(其他有效证件)号码＿＿＿＿＿＿＿＿＿＿＿＿＿＿＿工作单位＿＿＿＿＿＿

住址(联系地址)＿＿＿＿＿＿＿＿＿＿＿＿＿＿＿邮政编码＿＿＿＿＿＿电话＿＿＿

委托代理人:(姓名)＿＿＿＿＿＿＿＿＿＿＿电话＿＿＿＿＿＿＿＿＿＿＿

被申请人:(名称)＿＿＿＿＿＿＿＿＿＿＿＿＿＿＿＿＿＿＿＿＿＿＿＿＿＿＿

行政复议请求:＿＿＿＿＿＿＿＿＿＿＿＿＿＿＿＿＿＿＿＿＿＿＿＿＿＿＿＿。

事实和理由:＿＿＿＿＿＿＿＿＿＿＿＿＿＿＿＿＿＿＿＿＿＿＿＿＿＿＿＿＿＿＿

＿＿＿＿＿＿＿＿＿＿＿＿＿＿＿＿＿＿＿＿＿＿＿＿＿＿＿＿＿＿＿＿＿＿＿＿＿

＿＿＿＿＿＿＿＿＿＿＿＿＿＿＿＿＿。

(申请人确认)以上记录经本人核对,与口述一致。

申请人(签名或者盖章):＿＿＿＿＿＿＿＿＿＿＿＿＿

(申请行政复议的日期)＿＿＿＿＿年＿＿＿＿月＿＿＿日

记录人:＿＿＿＿＿＿＿＿　　＿＿年＿＿月＿＿日

（二）不予受理行政复议申请决定书

1. 概念和作用　不予受理行政复议申请决定书，是指卫生行政复议机关收到卫生行政复议申请后，经过审查，对不符合《行政复议法》规定的复议申请决定不予受理时，向申请人发出的法律文书。

不予受理行政复议申请决定书的作用是告知申请人不予受理的决定和理由，让申请人知道其提出的行政复议申请未被受理及其理由。

2. 制作方法　首部要准确填写文号、申请人和被申请人情况等。正文应当填写申请复议的理由，表明复议机关审查意见及不予受理的依据，并告知诉权和诉期。尾部行政复议机关加盖印章并注明文书制作日期。

3. 文书格式

不予受理行政复议申请决定书

　　　　　　　　　　　　　　　　　　　　　　　　　　　_____〔 〕   号

申请人:姓名_____性别____出生年月_____

住所_____

（法人或者其他组织名称_____地址_____

法定代表人或者主要负责人（姓名）_____职务_____）

被申请人:名称_____地址_____

法定代表人或者主要负责人（姓名）_____职务_____

申请人对被申请人（具体行政行为）_____不服，于_____年____月____日

向本机关提出了行政复议申请。经审查，本机关认为：（不予受理的事实和理由）。根据《中华人民共和国行政复议法》第_____条、第十七条的规定，决定不予受理。

　　　　　　　　　　　　　　　　　　　　　　　年　　月　　日

　　　　　　　　　　　　　　　　　　（行政复议机关印章或者行政复议专用章）

（三）被申请人答复书

1. 概念和作用　被申请人答复书，是卫生执法主体的具体行为被当事人提出申请复议，卫生行政复议机关依法决定受理并送达受理通知和申请书副本后，作为被申请人的卫生行政机关，在法定期限内针对当事人的复议申请，向卫生行政复议机关提交的说明具体行政行为认定事实清楚、适用法律正确的书面答复。

根据《行政复议法》的规定，被申请人在规定期限内不答复、不提交相关证据将依法撤销具体行政行为，因此该文书在行政复议中具有非常重要的法律意义。

2. 制作要求　写明答复人的基本情况（名称、地址、法定代表人及职务等）；复议申请人（被答复人）的身份情况。

被申请人应该在答复书中全面、准确、详实地阐述做出具体行政行为的合法性和合理性，提交作出具体行政行为的依据和有关证据材料。要对申请人提出的诉求和异议做出有针对性的答复，不得敷衍了事、避重就轻、回避矛盾。

3. 文书格式

被申请人答复书

＿＿＿＿＿＿＿〔 　〕　 号

被申请人:名称＿＿＿＿＿＿＿＿＿＿＿＿＿＿＿地址＿＿＿＿＿＿＿＿＿＿＿＿＿＿＿＿＿

法定代表人:姓名＿＿＿＿＿＿＿＿＿＿＿＿＿＿职务＿＿＿＿＿＿＿＿＿＿＿＿＿＿＿＿＿

(申请人)对本机关于＿＿＿＿＿年＿＿＿月＿＿＿日作出的(具体行政行为)不服提出行政复议申请,根据你机关行政复议答复通知书(文号＿＿＿＿)的要求,现答复如下:(针对申请人提出的问题作出答复,同时说明作出该具体行政行为的事实依据、法律依据。)＿＿＿＿＿＿＿＿＿＿＿＿＿＿＿＿＿＿＿＿＿

＿＿。

　　此　致

(行政复议机关名称)＿＿＿＿＿

附件:1. 被申请人答复书一式三份

　　　2. 证据目录清单及相关证据

　　　3. 授权委托书(有委托代理人的)

被申请人:(印章)
年　　月　　日

（四）行政复议决定书

1. 概念和作用　行政复议决定书,是指行政复议机关在查明复议案件事实的基础上,根据事实与法律规定对原具体行政行为作出维持、变更、撤销、确认违法,重新作出具体行政行为和责令履行法定职责等决定时制作的法律文书。

行政复议决定书是行政复议机关对被申请复议的具体行政行为进行审查后得出的结论,体现了行政复议机关对案件的态度。撰写行政复议决定书是整个行政复议活动的最后环节,也是最关键的环节。行政复议决定书的形成,标志着行政复议案件审理阶段的结束。

2. 制作方法　行政复议决定书适用于除申请人撤回申请而终止以外的所有被卫生行政复议机关受理并经审理后作出行政复议决定的行政复议案件。是直接对外发生法律效力的文书,可以直接对当事人的权利义务产生影响,因此制作必须规范。

首部应当准确填写文号、申请人、被申请人、委托代理人、第三人基本情况等。正文应表明具体行政行为、申请复议日期、申请人请求、申请人称、被申请人称、经查、本机关认为等各项内容。尾部应当告知当事人诉讼的权利和期限,由行政复议机关署名盖章,并注明日期。

3. 文书格式

(行政复议机关名称)行政复议决定书

＿＿＿＿＿＿〔 　〕　 号

申请人:姓名＿＿＿＿＿＿＿性别＿＿＿＿出生年月＿＿＿＿＿＿住所＿＿＿＿＿＿＿＿＿＿＿

(法人或者其他组织名称＿＿＿＿＿＿＿＿＿＿＿＿＿＿＿住所＿＿＿＿＿＿＿＿＿＿＿＿＿＿

法定代表人或者主要负责人姓名＿＿＿＿＿＿＿＿＿＿＿＿＿职务＿＿＿＿＿＿＿＿＿＿)。

委托代理人:姓名_____住址_____

被申请人:名称_____住址_____

第三人:名称_____住址_____

委托代理人:姓名_____住址_____。

　　申请人不服被申请人的(具体行政行为)_____,于_____年_____月_____日向本机

关申请行政复议,本机关依法已予受理。

　　申请人请求:_____。

　　申请人称:_____。

　　被申请人称:_____

_____。

　　(第三人称:_____。)

　　经查:_____

_____。

　　本机关认为:(具体行政行为认定事实是否清楚,证据是否确凿,适用依据是否正确,程序是否

合法,内容是否适当)_____。

　　根据《中华人民共和国行政复议法》第二十八条规定,本机关决定如下:_____

_____。

　　(符合行政诉讼受案范围的,写明:对本决定不服,可以自接到本决定之日起 15 日内,向

_____人民法院提起行政诉讼。)

　　(法律规定行政复议决定为最终裁决的,写明:本决定为最终裁决。)

年　　月　　日

(行政复议机关印章或者行政复议专用章)

(娄峰阁)

思考题

1. 卫生行政执法文书的概念与作用是什么?

2. 卫生行政执法文书有哪些特征?

3. 卫生行政执法文书的制作原则和基本要求有哪些?

4. 卫生行政复议文书的概念是什么?

第二十四章

卫生行政法律救济制度

卫生法律救济(health legal remedies)是指公民、法人或者其他组织认为卫生行政执法主体的行政行为造成其合法权益的损害,请求有关国家机关给予法律上的补偿。卫生法律救济途径(methods of health legal remedies),是指公民、法人或者其他组织的法定权益受到卫生行政执法主体的行政行为侵害时,为了维护自身的合法权益,可以通过法定的方式和程序实现救济。

我国现有的卫生行政法律救济途径主要有卫生行政复议、卫生行政诉讼和卫生行政赔偿等。

第一节 卫生行政复议

一、卫生行政复议的概念和特征

卫生行政复议(health administration review)是指公民、法人或其他组织认为卫生行政执法主体的具体行政行为侵犯了其合法权益,依法向作出该具体行政行为的行政执法主体的上一级行政机关或法定的其他机关提出申请,受理机关依照法定程序对引起争议的具体行政行为进行审查,并作出裁决的一项法律制度。卫生行政复议主要有以下特征。

1. 是一种依申请而产生的行政活动 卫生行政管理相对人提出申请,是卫生行政复议产生的前提条件。没有当事人的申请,复议机关不能依职权主动对某一个具体行政行为进行行政复议。

2. 是由于卫生行政管理相对人不服卫生行政执法主体具体行政行为而引起的行政活动 没有具体卫生行政行为,或者不服卫生行政执法主体的抽象行政行为(如发布决定、命令、指示等),则不能直接产生卫生行政复议。

3. 是上级行政机关对下级行政执法主体行政活动进行监督的一种规范性的行政活动 卫生行政复议是行政机关内部对具体行政行为进行审查的活动,具有监督性;卫生行政复议机关只能是依法享有行政复议职权履行行政复议职责的国家行政机关;卫生行政复议活动必须符合法定的主管权、管辖权,不能超越法定的行政职责范围;必须符合法定的程序,从申请、受理、答复、审理、决定至送达,都必须符合法定的实体要件和形式要件,符合法定的时限要求,违反了任何一项程序,都可能导致行政复议的停止或无效。

4. 是具有救助性的行政活动 卫生行政复议必须对原具体行政行为做出维持、撤销或变更的决定,以答复提出复议申请的相对人。通过行政复议纠正或撤销违法或不当的具体行政行为,保护管理相对人的合法权益不受侵害,弥补管理相对方的损失,解决因卫生行政执法主体行使职权而产生的行政争议。

二、卫生行政复议的原则

1. 合法原则 是指承担复议职责的机关必须严格按法定的权限、程序和时限,以事实为依据,以法律为准绳,对具体行政行为进行审查并作出裁决。要求:①履行复议职责的主体必须合法,具有承担卫生行政复议的法定资格;②审理复议案件的依据必须合法,符合行政复议法的规定;③审理复议案件的程序必须合法,不能违反行政复议法规定的步骤、形式和顺序。

2. 公正原则 是指承担复议职责的机关在行使复议权时,对复议双方当事人应当公平对待,没有偏袒。

3. 公开原则 是指承担复议职责的机关从受理申请、调查审理到作出决定等的行政复议活动都应当公开进行。

4. 及时原则 是指承担复议职责的机关在保证公正的前提下,应当保证行政效率,克服办事拖拉现象,及时作出决定。

5. 便民原则 是指承担复议职责的机关尽可能为复议申请人提供便利条件,在尽量节省费用、时间、精力的情况下,保证公民、法人和其他组织能够充分有效地行使行政复议申请权。

6. 有错必纠原则 要求承担复议职责的机关,对被复议的具体行政行为进行全面审查,既审查行为的合法性,也要审查行为的适当性、合理性。这一原则有别于行政诉讼只对具体行政行为是否合法进行审查的原则。行政机关经过复议审查,凡具体行政行为合法、适当、合理的,就应予以维持;反之,就应予以撤销或变更。

7. 诉讼终局原则 是指复议当事人对复议决定不服的,可以在法定期限内向人民法院提起行政诉讼,经人民法院审理后作出的终审判决才具有法律效力。

三、卫生行政复议的受案范围

卫生行政复议的受案范围,是指卫生行政复议机关依照法律规定可以受理的行政复议的范围。

根据《行政复议法》的规定,公民、法人或者其他组织对下列具体行政行为不服的,可以申请卫生行政复议:①对卫生计生行政机关作出的警告、罚款、没收违法所得、没收非法财物、责令停产停业、暂扣或吊销许可证或执照等行政处罚决定不服的;②对卫生计生行政机关作出的限制人身自由或者查封、扣押、冻结财产等行政强制措施决定不服的;③对卫生计生行政机关作出的有关许可证、执照、资质证、资格证等证书变更、中止、撤销的决定不服的;④认为卫生计生行政机关侵犯其合法的经营自主权的;⑤认为符合法定条件,申请卫生计生行政机关颁发许可证、执照、资质证、资格证等证书,或者申请卫生计生行政机关审批、登记有关事项,卫生计生行政机关没有依法办理的;⑥申请卫生计生行政机关履行保护其人身权利、财产权利的法定职责,而卫生计生行政机关没有依法履行的;⑦认为卫生计生行政机关的其他行政行为违反法律、法规的规定,侵犯其合法权益等。

根据《行政复议法》的规定,不服卫生计生行政机关做出的行政处分或其他人事处理决定,不服卫生计生行政机关对民事纠纷作出的调解或者其他处理,公民、法人或者其他组织都不能申请行政复议。

四、卫生行政复议的管辖

卫生行政复议管辖,是指不同层级及不同职能的行政机关之间在受理行政复议案件方面的具体分工和权限。

1. 一般管辖对县级以上地方各级人民政府工作部门的具体行政行为不服的,由申请人选择管辖,既可以向该部门的本级人民政府申请行政复议,也可以向上一级主管部门申请行政复议。对地方各级人民政府的具体行政行为不服的,由上一级地方人民政府管辖。

2. **特殊管辖包括以下几种情况**　①对省级政府派出机关所属的县级人民政府的具体行政行为不服申请行政复议的,由该派出机关管辖;②对省级人民政府或国务院部门的具体行政行为不服申请行政复议的,由作出具体行政行为的省级人民政府或国务院部门自行管辖,对复议决定不服时,可以申请国务院作最终裁决;③对县级以上地方人民政府派出机关的具体行政行为不服申请复议的,由设立该派出机关的人民政府管辖;④对政府工作部门依法设立的派出机构依照法律、法规或者规章规定,以自己的名义作出的具体行政行为不服申请复议的,由设立该派出机构的部门或者该部门的本级地方人民政府管辖;⑤对法律、法规授权组织的具体行政行为不服申请复议的,由直接管理该组织的行政机关管辖;⑥对两个或两个以上行政机关共同作出的具体行政行为不服申请复议的,由共同上一级行政机关管辖;⑦对被撤销的行政机关在对其被撤销前所作出的具体行政行为不服申请复议的,由继续行使其职权的行政机关的上一级行政机关管辖。

五、卫生行政复议的程序

（一）卫生行政复议的申请

1. 申请人和被申请人申请行政复议的公民、法人或者其他组织是申请人。有权申请行政复议的公民死亡的,其近亲属可以申请行政复议。有权申请行政复议的公民为无民事行为能力人或者限制民事行为能力人的,其法定代理人可以代为申请行政复议。有权申请行政复议的法人或者其他组织终止的,承受其权利的法人或者其他组织可以申请行政复议。同申请行政复议的具体行政行为有利害关系的其他公民、法人或者其他组织,可以作为第三人参加行政复议。公民、法人或者其他组织对行政机关的具体行政行为不服申请行政复议的,作出具体行政行为的行政机关是被申请人。申请人、第三人可以委托代理人代为参加行政复议。

2. 申请期限公民、法人或者其他组织认为卫生计生行政机关的具体行政行为侵犯其合法权益的,可以自知道该具体行政行为之日起 60 日内提出行政复议申请;但是法律规定的申请期限超过 60 日的除外。因不可抗力或者其他正当理由耽误法定申请期限的,申请期限自障碍消除之日起继续计算。

3. 申请方式申请人申请行政复议,可以书面申请,也可以口头申请;口头申请的,行政复议机关应当当场记录申请人的基本情况、行政复议请求、申请行政复议的主要事实、理由和时间。

（二）卫生行政复议的受理

1. **受理条件**　行政复议申请符合下列规定的,应当予以受理:①有明确的申请人和符合规定的被申请人;②申请人与具体行政行为有利害关系;③有具体的行政复议请求和理由;④在法定申请期限内提出;⑤属于行政复议法规定的行政复议范围;⑥属于收到行政复议申请的行政复议机构的职责范围;⑦其他行政复议机关尚未受理同一行政复议申请,人民法院尚未受理同一主体就同一事实提起的行政诉讼。

卫生行政复议机关受到行政复议申请后,应当在 5 日内进行审查,对不符合规定的行政复议申请,决定不予受理,并书面告知申请人。法律、法规规定应当先向行政复议机关申请行政复议、对行政复议决定不服再向人民法院提起行政诉讼的,行政复议机关决定不予受理或者受理后超过行政复议期限不作答复的,公民、法人或者其他组织可以自收到不予受理决定书之日起或者行政复议期满之日起 15 日内,依法向人民法院提起行政诉讼。

2. 对不予受理的救济　①公民、法人或者其他组织对行政复议机关决定不予受理的,可以自收到不予受理决定书之日起 15 日内向人民法院提起行政诉讼;②向上级行政机关投诉,上级行政机关对下级行政机关无正当理由不受理行政复议申请的应当责令其受理;③必要时,上级行政机关对下级行政机关不履行行政复议职责的案件直接受理。

3. 卫生行政复议期间不停止具体行政行为的执行　但是在下列情况下可以停止执行:①被申请人认为需要停止执行的;②复议机关认为需要停止执行的;③申请人申请停止执行,复议机关认为其申请要求合理,裁决停止执行的;④法律、法规和规章规定停止执行的。

（三）卫生行政复议的审理

卫生行政复议的审理,是指对被申请复议的具体行政行为的合法性和合理性进行审查的过程,是行政复议程序的核心。

1. 审理方式根据　《行政复议法》规定,卫生行政复议原则上采取书面审查的办法;但是申请人提出要求或者复议机关认为有必要时,可以向有关组织和人员调查情况,听取申请人、被申请人和第三人的意见的方式审理复议案件。

2. 审理时限包括　①行政复议机关的复议工作机构应当自行政复议申请受理之日起 7 日内,将行政复议申请书副本送达被申请人。被申请人应当自收到申请书副本之日起 10 日内,提出书面答复,并提出有关证据材料;②行政复议机关对受理的审查规范性文件的请求,应当在 30 日内作出处理,无权处理的应当在 7 日内移交有权机关,有权机关应当在 60 日内作出处理;③行政复议机关在审查具体行政行为时,发现具体行政行为的依据不合法,应当在 30 日内作出处理,无权处理的应当在 7 日内移送有权机关处理;④行政复议机关应在收到复议申请之日起 60 日内作出复议决定,因特殊情况不能作出复议决定的,经行政机关首长批准,最多可以延长 30 天。如果其他法律对作出复议决定期限的规定少于 60 天,应当遵循其他法律的规定。

3. 审理内容包括　①对具体行政行为的合法性和适当性进行全面审查;②对具体行政行为的依据事实和规范性文件进行全面审查。卫生行政复议作为监督行政活动的一种形式,其审理内容不应受行政复议申请时提出的请求范围的限制。

（四）卫生行政复议的决定

卫生行政复议机关经审查,提出意见,经行政复议机关的负责人同意或者集体讨论通过后,应当按不同情况依法作出决定,并制作复议决定书,依法送达当事人双方。

1. 卫生行政复议决定的内容包括　①具体行政行为认定事实清楚,证据确凿,适用依据正确,程序合法,内容适当的,决定维持;②被申请人不履行法定职责的,决定其在一定期限内履行;③具体行政行为有下列情形之一的,决定撤销、变更或者确认该具体行政行为违法;决定撤销或者确认该具体行政行为违法的,可以责令被申请人在一定期限内重新作出具体行政行为:一是主要事实不清、证据不足的;二是适用依据错误的;三是违反法定程序的;四是超越或者滥用职权的;五是具体行政行为明显不当的。

卫生行政复议机关责令被申请人重新作出具体行政行为的,被申请人不得以同一事实和理由作出与原具体行政行为相同或者基本相同的具体行政行为。

卫生行政复议机关在申请人的行政复议请求范围内,不得作出对申请人更为不利的行政复议决定。

卫生行政复议机关对有下列情形之一的,可以按照自愿、合法的原则进行调解:①公民、法人或者其他组织对行政机关行使法律、法规规定的自由裁量权作出的具体行政行为不服申请行政复议的;②当事人之间的行政赔偿或者行政补偿纠纷。当事人经调解达成协议的,行政复议机关应当制作行政复议调解书。调解书应当载明行政复议请求、事实、理由和调解结果,并加盖行政复议机关印章。行政复议调解书经双方当事人签字,即具有法律效力。调解未达成协议或者调解书生效前一方反悔的,行政复议机关应当及时作出行政复议决定。

2. 卫生行政复议决定的执行　根据《行政复议法》规定,行政复议决定书一经送达即发生法律效力,当事人应当执行。被申请人不履行或者无正当理由拖延履行行政复议决定的,行政复议机关或者有关上级行政机关应当责令其限期履行。申请人逾期不起诉又不履行行政复议决定的,或者不履行最终裁决的行政复议决定的,应按照下列规定处理:①维持具体行政行为的行政复议决定,由作出具体行政行为的行政机关依法强制执行,或者申请人民法院强制执行;②变更具体行政行为的行政复议决定,由行政复议机关依法强制执行,或者申请人民法院强制执行。

第二节　卫生行政诉讼

一、卫生行政诉讼的概念和特征

卫生行政诉讼(health administration proceedings)是指公民、法人或其他组织认为行政机关及其工作人员的具体行政行为,侵犯了其合法权益,依法向人民法院提起诉讼,由人民法院进行审理并作出裁决的活动。

卫生行政诉讼的特征主要包括:①原告是卫生行政管理相对人;②被告只能是行使卫生行政管理职权的行政机关或法律、法规授权组织;③被诉讼的客体,必须是法律规定可以向人民法院起诉的卫生计生行政机关实施的具体行政行为。

二、卫生行政诉讼的基本原则

卫生行政诉讼除了要遵循诉讼制度的共有原则外,又具有以下特有原则:

1. 人民法院特定主管原则　特定主管,是指人民法院只主管法律规定的由人民法院主管的行政案件。《行政诉讼法》对法院受案范围有明确的规定,不是所有行政争议都可以提起行政诉讼。人民法院不审查抽象性行政行为引起的争议和行政机关内部具体行政行为引起的争议。

2. 有下列情形之一的,应停止具体行政行为的执行　①被告认为需要停止执行;②原告申请停止执行,人民法院认为该具体行政行为的执行会造成难以弥补的损失,并且停止执行不损害社会公共利益,裁定停止执行;③法律、法规规定停止执行。

3. 审查具体卫生行政行为的合法性原则　卫生行政诉讼中,人民法院只对卫生计生行政机关具体行政行为的合法性进行审查,一般不进行是否合理的审查。在一般情况下,人民法院不能直接变更具体行政行为的内容,只有在具体行政行为明显不当的情况下,才能变更行政机关的具体行政行为。

4. 卫生计生行政机关负有举证责任的原则　举证责任,是指当事人对争议事项有责任加以证明,否则就要承担败诉的风险。在行政诉讼中,作为被告的行政机关负举证责任,应当提供作出具体行政行为的事实依据和法律依据。如果行政机关不举证或举不出证据,就要承担败诉的后果。

5. 审理卫生行政诉讼案件不适用调解的原则　在行政诉讼中,除原告撤诉外,行政诉讼不能以调解为结案方式。因为行政机关作出的具体行政行为是法律规定的国家权力,任何机关和个人都不具有转让、放弃和随意处分这一权力的权力。因此不存在当事人之间进行互谅互让、协商解决争议的问题。人民法院只能根据事实和法律规定对被诉具体行政行为是否合法作出裁判。但是行政诉讼在涉及行政赔偿、补偿以及行政机关行使法律、法规规定的自由裁量权的案件可以调解。调解应当遵循自愿、合法原则,不得损害国家利益、社会公共利益和他人合法权益。

三、卫生行政诉讼的受案范围

卫生行政诉讼的受案范围,是指人民法院受理卫生行政案件的权限范围,也就是确定人民法院与有权解决行政争议案件的国家机关处理卫生行政争议案件上的权限和分工。

根据《行政诉讼法》,结合我国现行的卫生法律和法规的相关规定,卫生行政诉讼的受案范围主要包括以下几类:①不服卫生行政处罚的对罚款、吊销卫生许可证、责令停产停业、没收财物等行政处罚不服的;②不服卫生行政强制措施的对限制人身自由或者对财产的查封、扣押、冻结等行政强制措施不服的;③不服医疗事故处理决定的根据《行政诉讼法》第 2 条规定:"公民、法人或者其他组织认为行政机关和行政机关工作人员的具体行政行为侵犯其合法权益,有权依照本法向人民法院起诉"。在医疗纠纷行政诉讼中,对医疗纠纷作出行政处理的卫生计生行政部门是当然的被告,病人及其病人的家属、医疗机构中任何一方如对卫生计生行政部门作出的处理决定不服的,可以在法定期限内向人民法院提起诉讼;④法律、法规规定可以提起诉讼的其他卫生行政案件卫生行政管理相对人对申请行政机关履行保护人身权、财产权的法定职责,行政机关拒绝履行或者不予答复的;认为行政机关违法要求履行义务的,都可以依法向人民法院提起诉讼。

四、卫生行政诉讼的管辖

卫生行政诉讼管辖,是指人民法院之间受理第一审行政案件的分工和权限。行政诉讼管辖可分为级别管辖、地域管辖、指定管辖和移送管辖。

(一)级别管辖

指各级人民法院之间受理第一审卫生行政诉讼案件的职权分工。根据《行政诉讼法》的规定,基层人民法院管辖第一审行政案件;中级人民法院管辖本辖区内重大、复杂的案件,以及对国务院部门或者县级以上地方人民政府所作的行政行为提起诉讼的案件;高级人民法院管辖本辖区内重大、复杂的第一审行政案件;最高人民法院管辖全国范围内重大、复杂的第一审行政案件。

(二)地域管辖

指按辖区划分的同级人民法院之间受理第一审行政案件的分工和权限。根据《行政诉讼法》的规定,卫生行政案件由最初作出卫生行政行为的行政机关所在地人民法院管辖,经复议的案件,也可以由复议机关所在地人民法院管辖;对限制人身自由的行政强制措施不服提起的诉讼,由被告所在地或者原告所在地人民法院管辖;两个以上人民法院都有管辖权的案件,原告可以选择其中一个人民法院提起诉讼;原告向两个以上有管辖权的人民法院提起诉讼的,由最先立案的人民法院管辖。

(三)指定管辖和移送管辖

指定管辖是指有管辖权的人民法院由于特殊原因不能行使管辖权的,由上级人民法院指定管辖;人民法院对管辖权发生争议的,由争议双方协商解决,协商解决不成的,报共同上级人民法院指定管辖。

移送管辖是指人民法院发现受理的案件不属于自己管辖时,应当移送有管辖权的人民法院。

五、卫生行政诉讼程序

(一)起诉与受理

起诉(prosecute)是指公民、法人或其他组织,认为卫生计生行政机关的具体行政行为侵犯了其合法权益而向人民法院提出诉讼请求,要求人民法院行使审判权,依法予以保护的诉讼行为。

根据《行政诉讼法》规定,起诉必须符合一定条件:①原告是卫生行政行为的相对人以及其他与卫生行政行为有利害关系的公民、法人或者其他组织;②必须有明确的被告;③有具体的诉讼请求和事实根据;④诉讼请求属于人民法院受案范围和受诉人民法院管辖。

公民、法人或其他组织直接向人民法院提起诉讼的,应当在知道作出具体行政行为之日起3个月内提出,法律另有规定的除外。

受理(accept and hear a case)是指原告起诉,经人民法院审查认为符合条件,决定立案审理的行为。符合起诉条件的,应当在7日内立案受理;不符合起诉条件的,作出不予立案的裁定,裁定书应当载明不予立案的理由。原告对裁定不服的,可以提起上诉。

（二）审理与判决

审理（hear）是指人民法院受理卫生行政案件之后，对案件进行实质性审查至终审判决前所进行的各项行政诉讼活动的总和。

审理卫生行政诉讼案件，人民法院应依法组成由 3 名以上单数审判员、陪审员参加的合议庭；对卫生行政案件，人民法院一般均开庭公开审理，但涉及国家秘密、个人隐私和法律另有规定的除外。开庭审理是人民法院在当事人及诉讼参与人的参加下，依法定程序，在法庭上对案件进行全面审查的诉讼活动。开庭审理一般要经过宣布开庭、告之权利、法庭调查、双方辩论、最后陈述等程序。

判决（judgment）是指人民法院依据法律、法规，参照规章，对审理终结的卫生行政诉讼争议作出判决。

根据《行政诉讼法》的规定，行政判决主要有以下四种形式：①对具体行政行为证据确凿，适用法律、法规正确，符合法定程序的，判决维持行政机关的具体行政行为；②对具体行政行为具有下列情形之一的，判决撤销或者部分撤销，并可以判决被告重新作出行政行为：主要证据不足的；适用法律、法规错误的；违反法定程序的；超越职权的；滥用职权的；明显不当的；③经过审理，查明被告不履行法定职责的，判决被告在一定期限内履行；④对行政机关显失公正的具体行政行为，判决变更行政机关的具体行政行为。

我国卫生行政诉讼实行两审终审制。卫生行政诉讼当事人不服第一审人民法院的判决或者裁定的，有权在判决书送达之日起 15 日内，在裁定送达 10 日内，向上一级人民法院提出上诉。

（三）执行

执行（execute）是指人民法院依照法定程序，对已经发生法律效力的法律文书，在负有义务的一方当事人拒不履行义务时，强制其履行义务，保证实现法律文书内容的活动。

卫生计生行政机关在管理相对人拒绝履行判决、裁定、调解书的，对行政行为在法定期间不提起诉讼又不履行的，可以向第一审人民法院申请强制执行，或者依法强制执行。

卫生计生行政机关拒绝履行判决、裁定、调解书的，第一审人民法院可以采取下列措施：①对应当归还的罚款或者应当给付的款额，通知银行从该行政机关的账户内划拨；②在规定期限内不履行的，从期满之日起，对该行政机关负责人按日处 50 元至 100 元的罚款；③将行政机关拒绝履行的情况予以公告；④向监察机关或者该行政机关的上一级行政机关提出司法建议。接受司法建议的机关，根据有关规定进行处理，并将处理情况告知人民法院；⑤拒不履行判决、裁定、调解书，社会影响恶劣的，可以对该行政机关直接负责的主管人员和其他直接责任人员予以拘留；情节严重，构成犯罪的，依法追究刑事责任。

第三节　卫生行政赔偿

一、卫生行政赔偿的概念

卫生行政赔偿（health administration compensation）是指卫生计生行政机关及其工作人员违法行

使职权,侵犯公民、法人或者其他组织的合法权益造成损害后果,由卫生计生行政机关承担赔偿责任的制度。

二、卫生行政赔偿的特征

1. 卫生行政赔偿是因卫生行政管理活动而产生的赔偿　卫生行政赔偿是卫生计生行政机关及其卫生监督员在执行公务时所作出的具体行政行为违法,侵犯了卫生管理相对人、公民、法人或者其他组织的合法权益造成损害而发生的赔偿。

2. 卫生计生行政机关是卫生行政侵权损害责任的承担者　无论是卫生计生行政机关自身或是卫生监督人员造成的损害,一律由卫生计生行政机关承担赔偿责任。

3. 卫生计生行政机关对于因故意或重大过失给卫生管理相对人造成侵权损害的卫生监督人员有追偿权　卫生计生行政机关赔偿损失后,应当责令故意或重大过失的卫生监督人员承担部分或者全部赔偿费用。

4. 卫生行政侵权赔偿的主要方式是支付赔偿金　卫生行政管理相对人还可以同时或单独请求作出处理决定的卫生计生行政机关通过承认错误、赔礼道歉、恢复名誉、消除影响、返还财产及其他方式承担责任。

5. 卫生行政赔偿可以适用调解　调解应当遵循自愿、合法原则,不得损害国家利益、社会公共利益和他人合法权益。

三、卫生行政赔偿的构成要件

1. 有损害事实存在　国家卫生计生行政机关及其卫生监督人员的具体行政行为侵犯公民、法人或者其他组织的合法权益,并造成了实际存在的损失。作为行政侵权赔偿的条件之一,就是对实际发生的损害结果给予赔偿,如果没有损害结果,也就无需赔偿。

2. 具体行政行为违法　国家卫生计生行政机关及其卫生监督人员所作的行为,必须是违法行使职权的行为。只有卫生计生行政机关及其卫生监督人员违法行使职权的行为,才能产生卫生行政赔偿的问题。这里违法行使职权主要有以下几种情形:①认定事实的主要证据不足;②作出的制裁措施在适用法律、法规上有错误;③超越职权;④以权谋私,滥用权力;⑤违反法定程序从而严重限制或者剥夺了法律赋予受害人保护自己的权利。具备上述情形之一,即为违法行使职权。

3. 违法行为与损害结果之间有直接的因果关系　即违法行为是造成损害结果的直接原因,而不仅仅是条件。没有因果关系,卫生计生行政机关当然不能承担赔偿责任。此外,一个违法行使职权的行为可能造成几个损害结果,即所谓一因多果,受害人可以提出数项赔偿请求;一个损害结果可能由几个行为所造成,包括卫生计生行政部门违法行使职权的行为、民事行为以及个人行为,即所谓一果多因。这就需要根据具体情况,逐一分析各行为所占的份额,确定行政赔偿应该承担的部分。

4. 必须有法律的明确规定　法律规定是卫生行政赔偿的法律依据。法律只规定行为人的违法行使职权行为给相对人的合法权益造成损害的,卫生计生行政机关才承担赔偿责任。法律没有规定或法律予以排除的,卫生计生行政机关就不承担赔偿责任。卫生计生行政机关的抽象行政行为、民事行为,以及卫生监督人员非职务行为给相对人的合法权益造成损害的,只能构成其他赔偿责任,而不能构成卫生行政赔偿责任。

四、卫生行政赔偿的请求人和赔偿主体

(一)卫生行政赔偿的请求人

赔偿请求人,又称为赔偿诉讼的原告,是指以自己的名义,就自身权益受到侵害而提起卫生行政赔偿的公民、法人和其他组织。

根据《国家赔偿法》规定,赔偿请求人有以下几种:①受害的公民、法人和其他组织;②受害的公民如果死亡,其继承人和其他有抚养关系的亲属;③受害的法人或其他组织终止,其权利承受人。

(二)卫生行政赔偿的主体

按照《国家赔偿法》的规定,侵权的主体有两类,即国家机关和国家机关工作人员,而赔偿的义务机关则只有一个,就是国家机关。具体到卫生行政赔偿,应包括以下几个方面:①卫生计生行政机关及其工作人员行使职权,侵犯公民、法人或者其他组织的合法权益并造成损害的,该行政机关为赔偿义务机关;②两个以上卫生计生行政机关共同行使职权时,侵犯公民、法人或者其他组织的合法权益造成损害的,共同行使行政职权的卫生计生行政机关,为共同赔偿义务机关;③由法律、法规授权的组织在行使授予的卫生行政权力时,侵犯公民、法人和其他组织的合法权益,造成损害的,被授权的组织是赔偿义务机关;④由卫生计生行政机关委托的组织或个人在行使受委托的卫生监督权力时,侵犯公民、法人或者其他组织的合法权益并造成损害的,委托的卫生计生行政机关为赔偿义务机关;⑤原赔偿义务机关被撤销的,继续行使其职权的卫生计生行政机关为赔偿义务机关;没有继续行使其职权的行政机关,撤销该赔偿义务机关的行政机关为赔偿义务机关;⑥经过复议机关复议的,最初造成侵权行为的行政机关为赔偿义务机关,但复议机关的复议决定加重损害的,复议机关对加重的部分履行赔偿义务。

五、卫生行政赔偿的范围

卫生行政赔偿的范围,是指国家对卫生计生行政机关及其工作人员在行使行政职权时,侵犯公民、法人或者其他组织合法权益造成的损害给予赔偿的范围。

(一)卫生行政承担赔偿责任的范围

根据《国家赔偿法》规定,公民、法人在其人身权、财产权受到卫生计生行政机关及卫生监督人员违法行使职权造成损害时,可以请求国家赔偿。

1. 侵犯人身权情形　卫生计生行政机关及其工作人员在行使行政职权时有下列侵犯人身权情形之一的,受害人有取得赔偿的权利:①违法拘留或者违法采取限制公民人身自由的行政强制措施的;②非法拘禁或者以其他方式非法剥夺公民人身自由的;③以殴打等暴力行为或者唆使他人以殴打等暴力行为造成公民身体伤害或者死亡的;④违法使用武器、警械造成公民身体伤害或者死亡的;⑤造成公民身体伤害或者死亡的其他违法行为。

2. 侵犯财产权情形　行政机关及其工作人员在行使行政职权时有下列侵犯财产权情形之一

的,受害人有取得赔偿的权利:①违法实施罚款、吊销许可证和执照、责令停产停业、没收财物等行政处罚的;②违法对财产采取查封、扣押、冻结等行政强制措施的;③违法征收财物、征用财产的;④造成财产损失的其他违法行为。

(二)卫生行政不承担赔偿责任的范围

卫生计生行政机关对属于下列情形之一的不承担赔偿责任:①卫生计生行政机关工作人员与行使职权无关的个人行为;②因公民、法人或者其他组织自己的行为致使损害发生的;③法律规定的其他情形。

六、卫生行政赔偿的程序

卫生行政赔偿程序,是指赔偿请求人请求赔偿,以及行政机关和人民法院处理赔偿案件的整个过程。

(一)单独请求卫生行政赔偿

赔偿请求人没有提出其他卫生行政诉讼的请求,单独就卫生行政赔偿提出请求和诉讼。单独要求卫生计生行政机关赔偿的,赔偿申请人必须先向卫生行政赔偿义务机关提出,并按照法律规定递交行政赔偿申请书。卫生行政赔偿义务机关应当自收到赔偿请求人提交的行政赔偿申请书之日起2个月内作出是否给予卫生行政赔偿和赔偿多少的决定。赔偿义务机关逾期不予赔偿或者请求人对赔偿数额有异议,赔偿请求人可以在期限届满之日起3个月内向人民法院提起诉讼,由人民法院按行政诉讼程序审理。

(二)附带请求卫生行政赔偿

赔偿请求人在提起卫生行政复议和卫生行政诉讼的同时,一并提出卫生行政赔偿请求,完全适用行政复议和行政诉讼程序。

(三)申请赔偿的时效

赔偿请求人请求卫生行政赔偿的时效为2年,自卫生计生行政机关及其卫生监督人员行使职权时的行为被依法确认为违法之日起计算。赔偿请求人在赔偿请求时效的最后6个月内,因不可抗力或者其他障碍不能行使请求权的,时效中止。从中止时效的原因消除之日起,赔偿请求时效期间继续计算。

七、卫生行政赔偿的方式和计算标准

(一)卫生行政赔偿的方式

根据《国家赔偿法》规定,卫生行政赔偿,以支付赔偿金为主要方式,能够返还财产或者恢复原状的,予以返还或恢复原状;违法行使职权致人精神损害的,应当在侵权行为影响的范围内,为受害人消除影响,恢复名誉,赔礼道歉;造成严重后果的,应当支付相应的精神损害抚慰金。

(二)卫生行政赔偿的计算标准

1. 侵犯公民人身自由的,每日的赔偿金按照国家上年度职工日平均工资计算。

2. 侵犯公民生命健康权的,赔偿金按照下列规定计算:①造成身体伤害的,应当支付医疗费以及赔偿因误工减少的收入。减少的收入每日的赔偿金按照国家上年度职工日平均工资计算,最高额为国家上年度职工年平均工资的 5 倍;②造成部分或者全部丧失劳动能力的,应当支付医疗费、护理费、残疾生活辅助费、康复费等因残疾而增加的必要支出和继续治疗所必需的费用,以及残疾赔偿金。残疾赔偿金根据丧失劳动能力的程度,按照国家规定的伤残等级确定,最高不超过国家上年度职工年平均工资的 20 倍。造成全部丧失劳动能力的,对其抚养的无劳动能力的人,还应当支付生活费;③造成死亡的,应当支付死亡赔偿金、丧葬费,总额为国家上年度职工年平均工资的 20 倍。对死者生前抚养的无劳动能力的人,还应当支付生活费。

生活费的发放标准,参照当地最低生活保障标准执行。被抚养的人是未成年人的,生活费给付至 18 周岁止;其他无劳动能力的人,生活费给付至死亡时止。

3. 侵犯公民、法人或者其他组织的财产权造成损害的,按照下列规定处理:①处罚款、罚金、追缴、没收财产或者违法征收、征用财产的,返还财产;②查封、扣押、冻结财产的,解除对财产的查封、扣押、冻结,造成财产损坏或者灭失的,按照规定赔偿;③应当返还的财产损坏的,能够恢复原状的恢复原状,不能恢复原状的,按照损坏程度给付相应的赔偿金;④应当返还的财产灭失的,给付相应的赔偿金;⑤财产已经拍卖或者变卖的,给付拍卖或者变卖所得的价款;变卖的价款明显低于财产价值的,应当支付相应的赔偿金;⑥吊销许可证和执照、责令停产停业的,赔偿停产停业期间必要的经常性费用开支;⑦返还执行的罚款或者罚金,追缴或者没收的金钱,解除冻结的存款或者汇款的,应当支付银行同期存款利息;⑧对财产权造成其他损害的,按照直接损失给予赔偿。

国家赔偿费用,列入各级财政预算。卫生计生行政机关赔偿损失后,应当责令有故意或者重大过失的工作人员或者受委托的组织和个人承担部分或全部赔偿费用。对有故意或者重大过失的责任人员,卫生计生行政机关应当依法给予处分;构成犯罪的,应当依法追究刑事责任。

（高建伟）

思考题　　1. 我国现有的卫生行政法律救济途径主要有哪些?

2. 什么是卫生行政复议、卫生行政诉讼和卫生行政赔偿?

3. 卫生行政诉讼有哪些基本原则?

4. 卫生行政赔偿责任的构成要件有哪些?

推荐阅读

[1] 孙国华,朱景文.法理学.4 版.北京:中国人民大学出版社,2015.

[2] 张静,赵敏.卫生法学.北京:清华大学出版社,2014.

[3] 郭永胜,孙子迪,孙嘉悦.卫生行政法基础研究.北京:法律出版社,2012.

[4] 沈宗灵.法理学.北京:北京大学出版社,2014.

[5] 马怀德.行政法与行政诉讼法.北京:中国法制出版社,2015.

[6] 姚卫光.卫生事业管理学.广州:中山大学出版社,2012.

[7] 巫肇胜.从司法解释的作用看我国法律适用体系的重构.河南警察学院学报,2009, 12(6):52-54.

[8] 关信平.社会政策概论.北京:高等教育出版社,2009.

[9] 梅文华.卫生政策情境分析与应用.北京:科学出版社,2008.

[10] 张正钊,胡锦光.行政法与行政诉讼法.4 版.北京:中国人民大学出版社,2009.

[11] 樊立华.卫生监督学.2 版.北京:人民卫生出版社,2013.

[12] 陈光中.证据法学.3 版.北京:法律出版社,2015.

[13] 杨碧亮,金新政.医疗事故处理技术集成.北京:科学出版社,2005.

[14] 师永霞,李小波,幸芦琴等.传染病的国境卫生检疫对策.旅行医学科学,2007,13 (2):15-18.

[15] 涂彧.放射卫生学.北京:中国原子能出版社,2014.

[16] 季成叶.儿童少年卫生学.7 版.北京:人民卫生出版社,2012.

[17] 汪建荣.卫生法学.4 版.北京:人民卫生出版社,2013.

[18] 孙长颢,凌文华,黄国伟.营养与食品卫生学.7 版.北京:人民卫生出版社,2012.

[19] 全国人大常委会法制工作委员会行政法室.中华人民共和国食品安全法解读 (2015 年最新修订).北京:中国法制出版社,2015.

[20] 徐天强.卫生监督工作指南.上海:上海科学技术出版社,2012.

中英文名词对照索引

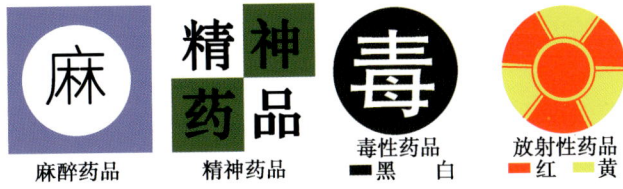

图 20- 1
特殊药品标示图